中成药
用药指南

杨静娴　主编

化学工业出版社

·北京·

本书形式新颖，利用思维导图模式高度凝练药物的组成、性状、功能主治、用法用量、规格、注意事项等各方面的内容。全书共分八章，内容包括中成药基本知识、内科常用中成药、外科常用中成药、妇产科常用中成药、儿科常用中成药、五官科常用中成药、骨伤科常用中成药、皮肤科常用中成药。

本书可为医师和药剂师合理、安全、有效用药提供参考，可供医药学院师生阅读使用，也可供广大群众参考阅读。

图书在版编目（CIP）数据

中成药用药指南 / 杨静娴主编 . —北京：化学工业出版社，2019.6
ISBN 978-7-122-34139-6

Ⅰ . ①中… Ⅱ . ①杨… Ⅲ . ①中成药 - 用药法 - 指南
Ⅳ . ① R286-62

中国版本图书馆 CIP 数据核字（2019）第 052683 号

责任编辑：张　蕾　　　　　　　　　　文字编辑：吴开亮
责任校对：王素芹　　　　　　　　　　装帧设计：关　飞

出版发行：化学工业出版社（北京市东城区青年湖南街 13 号　邮政编码：100011）
印　　装：大厂聚鑫印刷有限责任公司
880mm×1230mm　1/16　印张 19¾　字数 937 千字　2020 年 10 月北京第 1 版第 1 次印刷

购书咨询：010-64518888　　　　　　　售后服务：010-64518899
网　　址：http：//www.cip.com.cn

凡购买本书，如有缺损质量问题，本社销售中心负责调换。

定　　价：128.00 元

编写人员名单

主　编

杨静娴

编　者

马可佳	王　慧	齐丽娜	远程飞	杨静娴
李　丹	李　娜	李慧婷	吴　宁	宋巧琳
宋立音	张　进	张　彤	张　健	罗　娜
赵　慧	赵　蕾	赵春娟	姜鸿昊	夏　欣
郭志慧	陶红梅	黄腾飞	董　慧	韩艳艳
雷　杰				

前 言

　　无论世事如何变幻，时代如何变迁，人们对健康的孜孜追求亘古不变，能够真正获得健康是每个人最由衷的愿望。如今，随着物质条件的不断改善，人们对健康的追求也越来越高。人们不仅希望自己能有好身体，也更加关注好心态；不仅努力进行着健康实践，也在不断修正健康理念。总而言之，人们迫切需要一个能方便快捷地获取大量权威健康信息的途径。大家生活中多多少少都会有病痛的时候，不免要服用药物，但是有的时候可能因为对药物不了解，导致病情加剧。那到底如何针对性地用药呢？为此，我们编写了本书。

　　本书形式新颖，利用思维导图模式高度凝练药物的组成、性状、功能主治、用法用量、规格、注意事项等各方面的内容。全书共分八章，内容包括中成药基本知识、内科常用中成药、外科常用中成药、妇产科常用中成药、儿科常用中成药、五官科常用中成药、骨伤科常用中成药、皮肤科常用中成药。

　　本书可为医师和药剂师合理、安全、有效用药提供参考，可供医药学院校师生阅读使用，也可供广大群众参考阅读。

　　由于编者水平及掌握的资料有限，尽管尽心尽力，但不足之处在所难免，敬请广大读者批评指正，以便及时修订与完善。

编者

2020 年 6 月

目 录

第一章

中成药基本知识

中成药临床应用原则

中成药的储存和养护 —— 中成药基本知识

中成药的不良反应

中成药的常用剂型

内科中成药的分类

中成药的用法

中成药的用药禁忌

第一节　中成药的常用剂型

注射剂
- 作用迅速、给药方便、药物不受消化液和食物影响、能够直接进入人体组织
- 适用于多种疾病，对急症、神志不清和不能口服给药的患者尤为适宜

气雾剂
- 使用便捷，奏效迅速，卫生条件好，雾粒微小，能直达患处，药物分布均匀，方便吸收，给药剂量小
- 常用于治疗慢性支气管炎、咽喉炎、哮喘、冠心病及烧伤等

栓剂
- 可分为肛门栓、阴道栓、尿道栓
- 在腔道内起局部作用，如润滑、收敛、抗菌、消炎、杀虫、止痒、局部麻醉等作用
- 由腔道吸收后起全身作用，如镇痛、镇静、兴奋、扩张支气管和血管以及抗菌消炎等作用
- 比口服给药吸收快，药物利用度高
- 可以防止或减少药物在肝内发生变化
- 能够减少药物对肝脏的毒副作用
- 可避免药物对胃肠道的刺激
- 防止胃酸和消化酶对药物的破坏作用

凝胶剂
- 可分为水溶性凝胶和油性凝胶
- 适用于皮肤、黏膜及腔道给药

中成药的常用剂型

胶剂
- 含有丰富的氨基酸等营养成分，属于补养药
- 有补血、止血、祛风、滋阴壮阳、调经等功能
- 适用于治疗虚劳羸瘦、吐血衄血、腰酸腿软、阴阳虚弱等病症

胶囊剂
- 分为硬胶囊、软胶囊（胶丸）及肠溶胶囊等
- 可掩盖药物的不良气味，容易吞服
- 可制成速效、长效或肠溶胶囊，能够提高药物的稳定性及生物利用度
- 对药物颗粒进行不同程度包衣后，可以定时、定位释放药物

滴丸剂
- 药物稳定、含量准确、可提高难溶药物的生物利用度

涂膜剂
- 可通过口服、舌下含服、滴眼、阴道黏膜吸收、体内植入、皮肤和在创伤、烧伤、炎症表面覆盖等多种途径给药
- 方便携带使用
- 可制成多层复方薄膜，以避免发生配伍禁忌

贴膏剂
- 包括橡胶膏剂、巴布膏剂及贴剂等
- 用法简便，兼有外治与内治的功能
- 巴布膏剂
  - 能快速、持久地透皮释放基质中所包含的有效成分
  - 给药剂量准确、吸收面积小、血药浓度较稳定、使用舒适方便

中成药的常用剂型

露剂
- 作清凉解热剂用
- 能保存原药物固有的香味，方便服用，吸收快
- 不易保存和运输，服用量较大

酊剂
- 制法简便，无须加热
- 适用于含挥发性成分或不耐热成分的药物
- 可储存较长时间
- 禁用于对乙醇过敏的患者

糖浆剂
- 味甜、吸收快、方便服用，儿童服用尤为适宜

口服液
- 剂量小、吸收快、疗效好、方便急性病患者服用、卫生条件好、质量稳定、方便携带保存

锭剂
- 内服锭剂多用于清热解毒
- 外用锭剂主治疮痈肿毒等

酒剂
- 服用方便、吸收快、奏效迅速
- 将祛风活血、止痛散瘀的药物制成酒剂的效果更佳
- 小儿、孕妇、心脏病及高血压患者不宜服用

丹剂
- 用量小，药效确切
- 可直接用于疮面，也可制成药条、药线或是外用膏剂

膏剂
煎膏剂（膏滋）
- 方便服用、容易吸收、奏效迅速
- 具有滋补、润肺的作用
- 适合慢性病、久病体虚或需要长期连续服药者

软膏剂（油膏、药膏）
- 多用于皮肤或黏膜，具有局部治疗作用
- 适用于疮疡肿疖等疾病

硬膏剂（黑膏药）
- 贴敷于皮肤的外用制剂
- 常用于治疗跌打损伤、风湿痹痛、疮痈等疾病

曲剂
- 具有健脾胃、助消化、消积导滞等功效
- 与其他芳香性药物混合，多作芳香性健胃药

片剂
- 体积小、剂量准确、服用方便、方便携带和储存
- 除了主要供内服外，也有外用或其他特殊用法

颗粒剂
- 口味较好、体积小、方便服用、携带方便
- 可分为无糖颗粒剂型与有糖颗粒剂型

合剂
- 在汤剂基础上改进的一种剂型
- 易吸收，能够较长时间储存

丸剂
蜜丸
- 性质柔润，作用缓和，能矫味，且具有补益作用
- 适用于慢性病和虚弱患者
- 多制成大丸使用，每丸重3~9g

水丸
- 容易崩解，吸收快，颗粒小，容易吞服
- 适用于多种疾病，是一种比较常用的丸剂

浓缩丸
- 有效成分含量高，服用量少，容易服用
- 适用于各种疾病

糊丸
- 有黏性，崩解速度比水丸、蜜丸缓慢，内服后在体内缓慢吸收，既可延长药效，又能减少某些刺激性较强的药物对胃肠道的刺激

蜡丸
- 崩解缓慢，能延长药效，防止中毒并降低刺激性

散剂
内服散剂
- 研为细末，直接冲服
- 研成粗末，用时加水煮沸服用

外用散剂
- 将药物研成极细粉末，撒布或调敷患处
- 制作简便，方便服用，起效迅速，节省药物，容易储存

第二节　内科中成药的分类

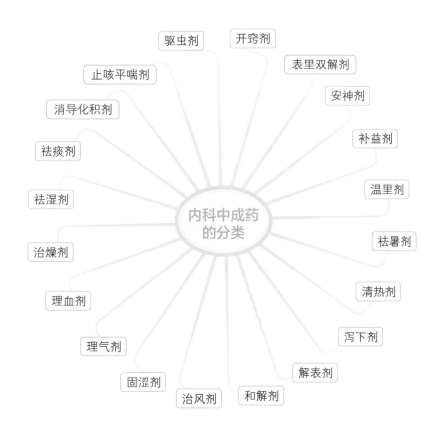

驱虫剂　开窍剂　表里双解剂　安神剂　补益剂　温里剂　祛暑剂　清热剂　泻下剂　解表剂　和解剂　治风剂　固涩剂　理气剂　理血剂　治燥剂　祛湿剂　祛痰剂　消导化积剂　止咳平喘剂

内科中成药的分类

一、解表剂

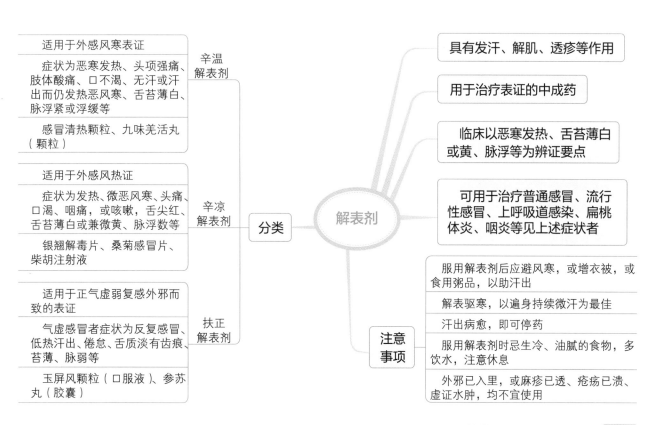

解表剂

- 具有发汗、解肌、透疹等作用
- 用于治疗表证的中成药
- 临床以恶寒发热、舌苔薄白或黄、脉浮等为辨证要点
- 可用于治疗普通感冒、流行性感冒、上呼吸道感染、扁桃体炎、咽炎等见上述症状者

分类

辛温解表剂
- 适用于外感风寒表证
- 症状为恶寒发热、头项强痛、肢体酸痛、口不渴、无汗或汗出而仍发热恶寒、舌苔薄白、脉浮紧或浮缓等
- 感冒清热颗粒、九味羌活丸（颗粒）

辛凉解表剂
- 适用于外感风热证
- 症状为发热、微恶风寒、头痛、口渴、咽痛，或咳嗽，舌尖红、舌苔薄白或兼微黄、脉浮数等
- 银翘解毒片、桑菊感冒片、柴胡注射液

扶正解表剂
- 适用于正气虚弱复感外邪而致的表证
- 气虚感冒者症状为反复感冒、低热汗出、倦怠、舌质淡有齿痕、苔薄、脉弱等
- 玉屏风颗粒（口服液）、参苏丸（胶囊）

注意事项
- 服用解表剂后应避风寒，或增衣被，或食用粥品，以助汗出
- 解表驱寒，以遍身持续微汗为最佳
- 汗出病愈，即可停药
- 服用解表剂时忌生冷、油腻的食物，多饮水，注意休息
- 外邪已入里，或麻疹已透、疮疡已溃、虚证水肿，均不宜使用

二、泻下剂

病愈，即可停药

老年体虚、新产血亏、病后津伤以及各种出血证后等，应攻补兼施，虚实兼顾

注意事项

适用于里热与积滞互结之实证

症状为大便秘结、腹部或满或胀或痛，甚或潮热、苔黄、脉实等

三黄片、当归龙荟丸、复方芦荟胶囊

寒下剂

适用于因寒成结之里实证

症状为大便秘结、脘腹胀满、腹痛喜温、手足不温甚或厥冷、脉沉紧等

苁蓉通便口服液

温下剂

适用于肠燥津亏、大便秘结证

症状为大便干结、小便短赤、舌苔黄燥、脉滑实等

麻仁润肠软胶囊、麻仁滋脾丸

润下剂

适用于水饮壅盛于里之实证

症状为胸胁引痛或浮肿腹胀、二便不利、脉实有力等

舟车丸

逐水剂

适用于里实正虚而大便秘结证

症状为脘腹胀满、大便秘结兼气血阴津不足表现

便通胶囊（片）

攻补兼施剂

分类

泻下剂

具有通利大便、泻下积滞、荡涤实热或攻逐水饮、攻下寒积等作用

用于治疗里实证的中成药

临床以大便秘结不通、少尿或无尿、胸腔积液、腹水等为辨证要点

临床可用于治疗便秘、肠梗阻、急性胰腺炎、急性胆囊炎、幽门梗阻、胸腔积液、腹水等见上述症状者

三、和解剂

本类方剂以祛邪为主，单纯虚证不宜用

临证应用要辨清表里、上下、气血以及寒热虚实

注意事项

适用于邪在少阳证

症状为往来寒热、胸胁苦满、心烦喜呕、默默不欲饮食，以及口苦、咽干、目眩等

小柴胡颗粒

和解少阳剂

适用于肝脾不和证

症状为脘腹胸胁胀痛、神疲食少、月经不调、腹痛泄泻、手足不温等

加味逍遥丸、逍遥丸

调和肝脾剂

适用于肠胃不和证

症状为心下痞满、恶心呕吐、脘腹胀痛、肠鸣下利等

小半夏合剂

调和肠胃剂

分类

和解剂

具有和解少阳、调和肝脾、调和肠胃等作用

用于治疗伤寒邪在少阳、胃肠不和、肝脾不和等证

临床以寒热往来、胸胁满闷、呕吐下利等为辨证要点

临床可用于治疗疟疾、感冒、各类肝炎、胆囊炎、慢性肠炎、慢性胃炎、胃肠功能紊乱等见上述症状者

四、清热剂

适用于热在气分、热盛津伤证

症状为身热不恶寒、反恶热、大汗、口渴饮冷、舌质红苔黄、脉数有力等

牛黄上清丸、黄连上清片

> 清气分热（清热泻火）剂

适用于邪热传营，或热入血分证

症状为身热夜甚、神烦少寐、时有谵语，或斑疹隐隐、发斑、出血、昏狂，舌绛、脉数等

石龙清血颗粒、五福化毒丸、新雪丸

> 清营凉血剂

适用于火热毒邪引起的各类病证

症状为口舌生疮、咽喉肿痛、便秘溲赤或大热渴饮、谵语神昏、吐衄发斑、舌质绛唇焦，或头面红肿焮痛、痈疡疔疮、舌苔黄燥及外科的热毒痈疡等

双黄连合剂、银黄颗粒、板蓝根颗粒、季德胜蛇药片、连翘败毒丸

> 清热解毒剂

适用于火热邪毒引起的脏腑火热证

心经热盛，症状为心烦、口舌生疮或小便涩痛、舌质红脉数

肝胆火旺，症状为头痛、目赤、胁痛、口苦、舌质红苔黄、脉弦数有力

肺热，症状为咳嗽气喘、发热、舌质红苔黄、脉细数

热蕴脾胃，症状为牙龈肿痛、溃烂、口臭，便秘，舌质红苔黄，脉滑数

湿热蕴结肠腑，症状为腹痛、腹泻、脓血便、里急后重、舌苔黄腻、脉弦数

牛黄清心丸、龙胆泻肝丸、护肝片

> 清脏腑热剂

适用于阴虚内热证

症状为夜热早凉、舌质红少苔，或骨蒸潮热，或久热不退之虚热证

知柏地黄丸

> 清虚热剂

适用于疫毒或热毒所致的气血两燔证

症状为大热烦渴、吐衄、发斑、神昏谵语等

清瘟解毒丸（片）

> 气血两清剂

分类 — 清热剂

具有清热泻火、凉血解毒和滋阴透热等作用

用于治疗里热证

临床以发热、舌质红苔黄、脉数等为辨证要点

临床可用于治疗各种感染性与非感染炎症性疾病

注意事项

病愈，即可停药

注意辨别热证的部位

辨别热证真假、虚实

对于平素阳气不足、脾胃虚弱的患者，可配伍醒脾和胃之品

如服药呕吐者，可采用凉药热服法

五、祛暑剂

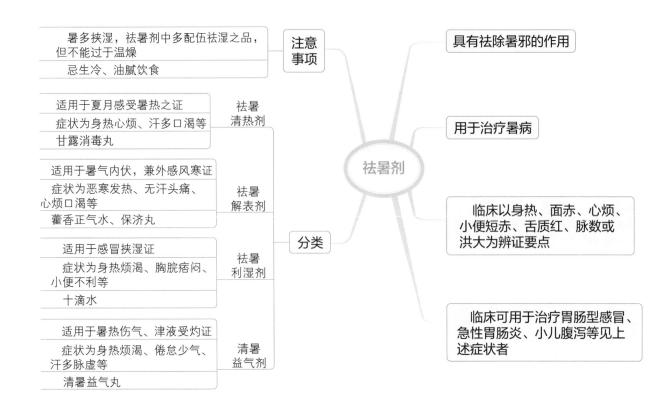

祛暑剂

注意事项
- 暑多挟湿，祛暑剂中多配伍祛湿之品，但不能过于温燥
- 忌生冷、油腻饮食

分类

祛暑清热剂
- 适用于夏月感受暑热之证
- 症状为身热心烦、汗多口渴等
- 甘露消毒丸

祛暑解表剂
- 适用于暑气内伏，兼外感风寒证
- 症状为恶寒发热、无汗头痛、心烦口渴等
- 藿香正气水、保济丸

祛暑利湿剂
- 适用于感冒挟湿证
- 症状为身热烦渴、胸脘痞闷、小便不利等
- 十滴水

清暑益气剂
- 适用于暑热伤气、津液受灼证
- 症状为身热烦渴、倦怠少气、汗多脉虚等
- 清暑益气丸

- 具有祛除暑邪的作用
- 用于治疗暑病
- 临床以身热、面赤、心烦、小便短赤、舌质红、脉数或洪大为辨证要点
- 临床可用于治疗胃肠型感冒、急性胃肠炎、小儿腹泻等见上述症状者

六、温里剂

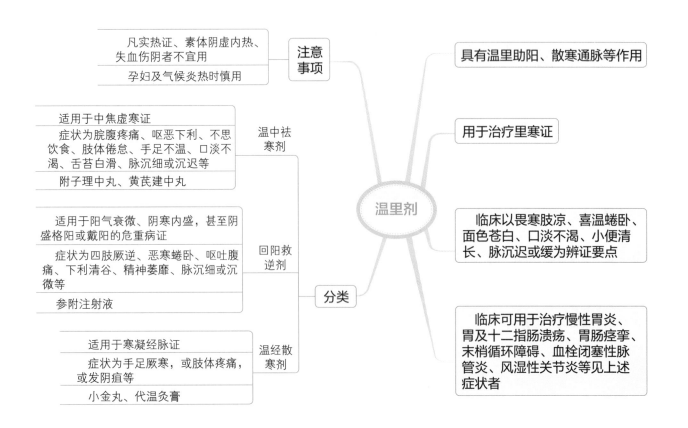

温里剂

注意事项
- 凡实热证、素体阴虚内热、失血伤阴者不宜用
- 孕妇及气候炎热时慎用

分类

温中祛寒剂
- 适用于中焦虚寒证
- 症状为脘腹疼痛、呕恶下利、不思饮食、肢体倦怠、手足不温、口淡不渴、舌苔白滑、脉沉细或沉迟等
- 附子理中丸、黄芪建中丸

回阳救逆剂
- 适用于阳气衰微、阴寒内盛，甚至阴盛格阳或戴阳的危重病证
- 症状为四肢厥逆、恶寒蜷卧、呕吐腹痛、下利清谷、精神萎靡、脉沉细或沉微等
- 参附注射液

温经散寒剂
- 适用于寒凝经脉证
- 症状为手足厥寒，或肢体疼痛，或发阴疽等
- 小金丸、代温灸膏

- 具有温里助阳、散寒通脉等作用
- 用于治疗里寒证
- 临床以畏寒肢凉、喜温蜷卧、面色苍白、口淡不渴、小便清长、脉沉迟或缓为辨证要点
- 临床可用于治疗慢性胃炎、胃及十二指肠溃疡、胃肠痉挛、末梢循环障碍、血栓闭塞性脉管炎、风湿性关节炎等见上述症状者

七、表里双解剂

必须既有表证又有里证者才能应用

辨别表证与里证的寒、热、虚、实，然后针对病情选择适宜的方剂

分清表证与里证的轻重主次

注意事项

适用于外有表邪，里有实积之证

既有表寒或表热的症状，又有里实表现

防风通圣丸

解表攻里剂

适用于表证未解、里热已炽之证

既有表寒或表热的症状，又有里热表现

葛根芩连丸

解表清里剂

适用于外有表证而里有寒象之证

临床兼见表寒与里寒的症状

小青龙胶囊、五积散

解表温里剂

分类

表里双解剂

具有表里双解作用

适用于治疗表里同病

临床以表寒里热、表热里寒、表实里虚、表虚里实、表里俱寒、表里俱热、表里俱虚、表里俱实等表现为辨证要点

临床可用于治疗急性胰腺炎、急性胆囊炎、胆石症、胃及十二指肠溃疡、肥胖症、习惯性便秘、痔疮、痢疾、胃肠型感冒、急性肾炎等有表里同病表现者

八、安神剂

不宜久服

平时脾胃不健者，服用安神剂时可配合补脾和胃的中成药

注意事项

适用于心阳偏亢证

症状为烦乱、失眠、惊悸、怔忡等

磁朱丸、朱砂安神丸

重镇安神剂

适用于阴血不足、心神失养证

症状为虚烦少寐、心悸盗汗、梦遗健忘、舌质红苔少等

天王补心丸（片）、养血安神丸、柏子养心丸

滋养安神剂

分类

安神剂

具有安神定志的作用

适用于治疗各种神志不安的疾患

临床以失眠、心悸、烦躁、惊狂等为辨证要点

临床可用于治疗睡眠异常（失眠）、神经官能症、甲状腺功能亢进、高血压、心律失常等出现上述症状者

九、补益剂

适用于脾肺气虚证

症状为肢体倦怠乏力、少气懒言、语声低微、动则气促、面色萎黄、食少便溏、舌质淡苔白、脉弱或虚大，甚或虚热自汗，或脱肛、子宫脱垂等

参苓白术散、补中益气丸

补气剂

适用于血虚证

症状为面色无华、头晕、目眩、心悸失眠、唇甲色淡，妇女经水愆期、量少色淡，脉细数或细涩、舌质淡红、苔滑少津等

归脾丸（合剂）、当归补血丸

补血剂

适用于气血两虚证

症状为面色无华、头晕目眩、心悸气短、肢体倦怠、舌质淡、苔薄白、脉虚细等

八珍益母丸、乌鸡白凤丸、人参养荣丸

气血双补剂

适用于阴虚证

症状为肢体羸瘦、头晕耳鸣、潮热颧红、五心烦热、口燥咽干、虚烦不眠、大便干燥、小便短黄，甚则骨蒸盗汗、呛咳无痰、梦遗滑精、腰背酸痛，脉沉细数、舌质红少苔、少津等

六味地黄丸、杞菊地黄丸、生脉饮

补阴剂

适用于阳虚证

症状为腰膝酸痛、四肢不温、酸软无力、少腹拘急冷痛、小便不利，或小便频数、阳痿早泄、身体羸瘦、消渴，脉沉细或尺脉沉伏等

金匮肾气丸、四神丸

补阳剂

适用于阴阳两虚证

症状为头晕目眩、腰膝酸软、阳痿遗精、畏寒肢冷、午后潮热等

补肾益脑片

阴阳双补剂

分类 —— 补益剂

具有补养人体气、血、阴、阳等作用

适用于治疗各种虚证

临床以气、血、阴、阳虚损不足诸症表现为辨证要点

临床可用于治疗慢性心力衰竭、贫血、休克、衰老、退行性病变、内分泌与代谢性疾病出现气血阴阳虚损表现者

注意事项

辨治虚证，辨别真假

体质强壮者不宜补，邪气盛者慎用

脾胃素虚者应先调理脾胃，或在补益方中佐以健脾和胃、理气消导的中成药

服药时间以空腹或饭前为佳

十、开窍剂

具有开窍醒神等作用

适用于治疗神昏窍闭（神志障碍）、心痛彻背诸证

临床以神志障碍、情志异常为辨证要点

临床可用于治疗急性脑血管病、流行性乙型脑炎、流行性脑脊髓膜炎、尿毒症、肝性脑病、癫痫、冠心病、心肌梗死等见上述症状者

开窍剂

注意事项
- 神昏有闭与脱之分，闭证可用本类药物治疗，同时闭证要和祛邪药同用，脱证不宜使用
- 孕妇慎用或忌用
- 临床多用于急救，中病即止

分类

凉开（清热开窍）剂
- 适用于温热邪毒内陷心包的热闭证
- 症状为高热、神昏谵语，甚或惊厥等
- 清开灵注射液、安脑丸、局方至宝丸

温开（芳香开窍）剂
- 适用于中风、中寒、痰厥等属于寒闭证
- 症状为突然昏倒、牙关紧闭、神昏不语、苔白脉迟等
- 苏合香丸、十香返生丸

十一、理气剂

具有行气或降气的作用

适用于治疗气滞或气逆病证

临床以脘腹胀痛，嗳气吞酸，恶心呕吐，大便不畅，胸胁胀痛，游走不定，情绪抑郁，月经不调或喘咳等为辨证要点

临床可用于治疗抑郁症、更年期综合征、肠胃功能紊乱、慢性肝炎、慢性结肠炎、慢性胃炎、慢性胆囊炎等见上述症状者

理气剂

注意事项
- 中病即止，慎勿过量
- 年老体弱、阴虚火旺、孕妇或素有崩漏、吐衄者应慎用

分类

行气剂
- 适用于气机郁滞证
- 行气剂的作用有理气疏肝、疏肝散结、理气和中、理气止痛等
- 气滞证症状为脘腹胀满、嗳气吞酸、呕恶食少、大便失常或胸胁胀痛，或疝气痛，或月经不调，或痛经
- 胃苏颗粒、元胡止痛片、三九胃泰颗粒

降气剂
- 适用于气机上逆之证
- 症状为咳喘、呕吐、嗳气、呃逆等
- 苏子降气丸

十二、固涩剂

固涩剂适用于正虚无邪者，凡外邪未去者，误用固涩剂，则有"闭门留寇"之弊 —— 注意事项

适用于体虚卫外不固、阴液不能内守之证 —— 固表止汗剂
症状为自汗、盗汗
玉屏风颗粒

适用于久咳肺虚、气阴耗伤证 —— 敛肺止咳剂
症状为咳嗽、气喘、自汗、脉虚数等
固本咳喘片

适用于泻痢日久不止、脾肾虚寒，以致大便滑脱不禁之证 —— 涩肠固脱剂
症状为久泻久痢或五更腹泻、完谷不化、形寒肢冷、腰膝冷痛等
固肠止泻丸

适用于肾气不足、膀胱失约证或肾虚封藏失职、精关不固证 —— 涩精止遗剂
症状为遗精滑泄或尿频遗精等
缩泉丸（胶囊）、金锁固精丸

适用于妇女崩中漏下，或带下日久不止等证 —— 固崩止带剂
症状为月经过多、漏下不止或带下量多不止等
千金止带丸

分类

固涩剂

具有收敛固涩的作用

适用于治疗气、血、精、津耗散滑脱证

临床以自汗、盗汗、久咳、久泻、遗精、滑泄、小便失禁、崩漏、带下等为辨证要点

临床可用于治疗肺结核、自主神经功能失调、小儿遗尿、神经性尿频、神经衰弱、功能性子宫出血、产后出血过多、慢性咳嗽等见上述症状者

十三、理血剂

妇女经期、月经过多者及孕妇应慎用或禁用活血祛瘀剂 —— 注意事项
只能暂用，不能久服，中病即止

可分为活血化瘀、益气活血、温经活血、养血活血、凉血散瘀、化瘀消癥、散瘀止血、接筋续骨剂 —— 活血剂
适用于蓄血和各种瘀血阻滞、跌打损伤证
症状为刺痛有定处、舌质紫暗、舌上有青紫斑或紫点，腹中或其他部位有肿块、疼痛拒按、按之坚硬、固定不移等
丹参注射液、麝香保心丸、速效救心丸、活血止痛散

适用于血溢脉外的出血证 —— 止血剂
症状为吐血、衄血、咯血、便血、尿血、崩漏等
槐角丸、三七胶囊

分类

理血剂

具有活血祛瘀或止血的作用

适用于治疗各类瘀血或出血病证

临床以刺痛有定处、舌质紫暗、瘀斑瘀点、痛经、闭经、病理性肿块，以及各种出血病证（吐血、衄血、咯血、尿血、便血、崩漏及外伤）为辨证要点

临床可用于治疗各类骨折、软组织损伤、疼痛、缺血性疾病（冠心病、缺血性脑血管病）、血管性疾病、血液病、风湿病、肿瘤等有瘀血表现及各类出血性疾病等见上述症状者

十四、治风剂

应注意区别内风和外风 ┐
阴津不足或阴虚阳亢者应慎用 ┘ — **注意事项**

分类

疏散外风剂
- 适用于外风所致病证
- 症状为头痛、恶风、肌肤瘙痒、肢体麻木、筋骨挛痛、关节屈伸不利，或口眼歪斜，甚则角弓反张等
- 川芎茶调丸、疏风活络丸

平息内风剂
- 适用于内风证
- 症状为眩晕、震颤、四肢抽搐、语言謇涩、足废不用，甚或猝然昏倒、不省人事、口角歪斜、半身不遂等
- 天麻钩藤颗粒、松龄血脉康胶囊、华佗再造丸

治风剂
- 具有疏散外风或平息内风等作用
- 适用于治疗风病
- 临床以头痛、口眼歪斜、肢体痉挛、眩晕头痛、猝然昏倒、半身不遂或高热、抽搐、惊厥等为辨证要点
- 临床可用于治疗偏头痛、面神经麻痹、破伤风、急性脑血管病、高血压脑病、妊娠高血压、癫痫发作、帕金森病、小儿高热惊厥、流行性乙型脑炎、流行性脑脊髓膜炎等见上述症状者

十五、治燥剂

应先分清外燥和内燥，外燥又须分清温燥与凉燥 ┐
脾虚便溏或素体湿盛者忌用 ┘ — **注意事项**

分类

轻宣外燥剂
- 适用于外感凉燥或温燥证
- 凉燥证症，状为头痛恶寒、咳嗽痰稀、鼻塞咽干、舌苔薄白
- 温燥证症，状为头痛身热、干咳少痰或气逆而喘、口渴鼻燥、舌边尖红、舌苔薄白而燥
- 杏苏止咳糖浆

滋阴润燥剂
- 适用于脏腑津伤液耗的内燥证
- 燥在上者，症状为干咳、少痰、咽燥、咯血
- 燥在中者，症状为肌肉消瘦、干呕食少
- 燥在下者，症状为消渴或津枯便秘等
- 养阴清肺糖浆、蜜炼川贝枇杷膏

治燥剂
- 具有轻宣外燥或滋阴润燥等作用
- 适用于治疗燥证
- 临床以干咳少痰、口渴、鼻燥、消渴、便秘、舌质红为辨证要点
- 临床可用于治疗上呼吸道感染、慢性支气管炎、肺气肿、百日咳、肺炎、支气管扩张、肺癌、习惯性便秘、糖尿病、干燥综合征、肺结核、慢性萎缩性胃炎等见上述症状者

十六、祛湿剂

适用于湿浊内阻、脾胃失和证

症状为脘腹痞满、嗳气吞酸、呕吐泄泻、食少体倦等

香砂平胃散、枳术丸

化湿和胃剂

适用于湿热外感，或湿热内盛，以及湿热下注证

症状为身目发黄、小便短赤，或霍乱吐泻、下利脓血便或大便臭秽、小便浑浊，或关节红肿酸痛等

消炎利胆片、妇科千金片、八正颗粒

清热祛湿剂

适用于水湿壅盛证

症状为小便不利、身体浮肿、腹水、腹泻等

五苓散（胶囊、片）

利水渗湿剂

适用于阳虚不能化水和湿从寒化证

症状为痰饮、身体浮肿、小便不利、泻痢不止、形寒肢冷等

萆薢分清丸、肾炎康复片

温化水湿剂

适用于湿浊不化所致的白浊、妇女带下等证

症状为小便混浊、淋沥涩痛，或带下色白、质稠、状如凝乳或豆腐渣状、气味酸臭，舌苔厚腻、脉滑等

血脂康胶囊、白带丸

祛湿化浊剂

适用于风湿痹阻经络证

症状为肢体、肌肉或关节疼痛、酸楚、麻木、沉重以及关节肿大、变形、屈伸不利等

独活寄生丸

祛风胜湿剂

分类 —— 祛湿剂

具有化湿利水、通淋泄浊的作用

适用于治疗水湿病证

临床以肢体麻木、关节疼痛、关节肿胀、腰膝疼痛、屈伸不利及小便不利、无尿、身体浮肿、腹泻等为辨证要点

临床可用于治疗各类风湿病、骨关节炎、骨质增生及急性肾炎、慢性肾炎、肝硬化腹水、尿路感染、前列腺炎、前列腺增生等见上述症状者及产后小便困难者

注意事项 —— 对素体阴虚津亏、病后体弱者，以及孕妇等均应慎用

十七、祛痰剂

适用于湿痰证

症状为咳吐多量稠痰、痰滑易咳、胸脘痞闷、恶心呕吐、眩晕、肢体困重、食少口腻、舌苔白腻或白滑、脉缓或滑等

二陈丸、内消瘰疬丸、祛痰止咳颗粒

燥湿化痰剂

适用于热痰证

症状为咳吐黄痰、咳吐不利、舌质红苔黄腻、脉滑数

祛痰灵口服液、橘红片、黄氏响声丸

清热化痰剂

适用于燥痰证

症状为咳嗽甚或呛咳、咳痰不爽，或痰黏成块，或痰中带血、胸闷胸痛、口鼻干燥，舌干少津、苔干、脉涩等

养阴清肺丸、蜜炼川贝枇杷膏

润燥化痰剂

适用于寒痰证

症状为咳吐白痰、胸闷脘痞、气喘哮鸣、畏寒肢冷、舌苔白腻、脉弦滑或弦紧

通宣理肺丸

温化寒痰

适用于内风挟痰证

症状为眩晕头痛，或发癫痫，甚则昏厥、不省人事、舌苔白腻、脉弦滑等

半夏天麻丸

化痰息风

分类 ——— **祛痰剂**

具有消除痰涎的作用

适用于治疗各种痰证

临床以咳嗽、喘促、头痛、眩晕、呕吐等为辨证要点

临床可用于治疗慢性支气管炎、肺气肿、支气管哮喘、神经性呕吐、神经官能症、消化性溃疡、更年期综合征、癫痫、脑卒中、冠心病、肺炎、高血压病等见上述症状者

注意事项

辨别痰证的性质，分清寒热燥湿、标本缓急

有咯血倾向者，禁用燥热之剂

表邪未解或痰多者，慎用滋润之品

明确生痰之源，重视循因治本

十八、止咳平喘剂

具有止咳平喘等作用

适用于治疗各种痰、咳、喘证

临床以咳嗽、咳痰、哮喘、胸闷、憋气等为辨证要点

作用可分为清肺止咳、温肺止咳、补肺止咳、化痰止咳、温肺平喘、清肺平喘、补肺平喘、纳气平喘等

临床可用于治疗急性支气管炎、支气管哮喘、慢性阻塞性肺疾病、肺源性心脏病、胸膜炎、肺炎、小儿喘息性支气管炎、上呼吸道感染等见上述症状者

蛤蚧定喘丸、固本咳喘片

外感咳嗽初起，不应单用收涩止咳剂

止咳平喘剂

十九、消导化积剂

注意事项
- 使用人参类补益药时，不宜配伍含莱菔子的药物
- 食积内停应配伍具有理气作用的药物，使气行而积消
- 不宜久服
- 单纯虚证而无实证者禁用

分类

消食化积剂
- 适用于食积内停证
- 症状为胸脘痞闷、嗳腐吞酸、恶食呕逆、腹痛、腹泻等
- 保和丸、枳实导滞丸

健脾消食剂
- 适用于脾胃虚弱、食积内停证
- 症状为脘腹痞满、不思饮食、面黄体瘦、倦怠乏力、大便溏薄等
- 健脾丸、健儿消食口服液

消导化积剂
- 具有消食健脾或化积导滞的作用
- 适用于治疗食积停滞证
- 临床以脘腹胀闷、嗳腐吞酸、厌食呕恶、腹胀、腹痛或腹泻、舌苔腻等为辨证要点
- 临床可用于治疗消化不良、小儿厌食症、胃肠炎、胆囊炎、细菌性痢疾等见上述症状者

二十、驱虫剂

注意事项
- 宜空腹服，尤其适用于临睡前服用，忌油腻香甜食物
- 有时需要适当配伍泻下药物
- 注意掌握剂量，且不宜连续服用
- 年老、体弱者及孕妇等慎用或禁用
- 临证时结合粪便检验，再辨证选用驱虫剂
- 服驱虫剂之后有脾胃虚弱者，应适当调补脾胃

驱虫剂
- 具有驱虫或杀虫的作用
- 适用于治疗消化道寄生虫病
- 临床以脐腹作痛、时发时止、痛定能食、面色萎黄，或面白唇红，或面生干癣样的白色虫斑，或胃中嘈杂、呕吐清水，舌苔剥落、脉象乍大乍小等为辨证要点
- 临床可用于驱杀消化道内的蛔虫、蛲虫、绦虫、钩虫等

第三节　中成药的用法

用法
- 用药方法
  - 内服法
  - 外用法
  - 注射法
  - 特殊剂型中成药的正确使用
- 用药时间

内服法

- 露剂、合剂、乳剂、酒剂、酊剂、糖浆剂、流浸膏剂、口服安瓿剂等液体制剂，都可采用直接吞服的方法

- 茶剂、袋泡剂、颗粒剂、膏滋剂等用沸水冲（泡）服法

- 丸剂、片剂、胶囊剂、散剂等多种固体制剂多采用温开水送服法

- 活络丹、醒消丸、跌打丸、七厘散、云南白药等可用黄酒送服，增强其温通经络、活血散瘀的作用

- 藿香正气丸、附子理中丸等可用姜汤送服，具有增强散寒、温胃止呕的作用

- 六味地黄丸、大补阴丸等可用淡盐水送服，取其引药入肾，增强滋阴补肾的作用

- 至宝锭用焦三仙煎汤送服，具有增强消导的作用

- 川芎茶调散用清茶送服，具有清热的功效

- 四神丸、更衣丸用米汤送服，取其保护胃气的作用

- 服药呕吐者，宜先服少量姜汁，然后再服药

- 遇昏迷或吞服困难患者，宜鼻饲给药

- 六神丸、西瓜霜片等需要含化，将药物含在口中约1分钟，使其缓慢溶解和发挥疗效，然后咽下

- 气雾剂采用吸入法

滴眼剂、滴鼻剂、滴耳剂
应采用点入法

栓剂采用塞入法

洗剂采用熏洗法

其他

将药物用适当的液体调
成糊状，敷布于患处

药物直接接触患处，达
到治疗目的

多为散剂

用小纸筒取少量药粉，吹
之使其散布于患处

吹于耳的红棉散，吹于咽
喉的锡类散、珠黄散，吹于
牙龈的冰硼散

吹布
患处

调敷
患处

治跌打外伤的七厘散、五
虎丹，用白酒调成糊状，敷
于患处

治痈肿疮毒的紫金锭、蟾
酥锭，用醋调成糊状，敷于患处

黄水疮药用香油调敷

外用法

四圣散用花椒油调敷

如意金黄散用茶水调敷

外用散剂通常采用此法

将药粉直接撒布于患处

撒布
患处

武力拔寒散用蛋清调敷

生肌散、珍珠散

多为硬质膏药，如狗皮膏药，
将膏药加热软化后贴在患处

橡皮膏制剂，如伤湿止痛膏，
可直接贴在患处

贴患处

涂患处

外用油膏、水剂多用此法

通常先洗净患处后直接涂抹

獾油、癣药水

枯痔注射液、消痔灵等用
于痔核内注射的枯痔疗法

莪术注射液用于宫颈癌或
皮肤癌肿的局部注射

局部
注射
给药

中成药注射剂应采用注射法

分为皮下、肌内、静脉、穴位以
及患处局部等给药方法

注射法

无菌操作要求与西药注射完全相同

静脉注射又分为推注与滴注

气雾剂

- 尽可能将痰液咳出，使口腔内的食物咽下
- 用前将气雾剂摇匀
- 将双唇紧贴近喷嘴，头稍微后倾，缓缓呼气，尽可能让肺部的气体排尽
- 深呼吸的同时揿压气雾剂阀头，使舌头向下，准确掌握剂量，明确一次给药揿压几下
- 屏住呼吸 10~15 秒，然后用鼻子呼气
- 用温水清洗口腔或用 0.9% 氯化钠溶液漱使用后应及时擦洗喷嘴口
- 使用后应及时擦洗喷嘴

栓剂

阴道栓剂

- 洗净双手，除去栓剂外封物
- 用清水或水溶性润滑剂涂在栓剂的尖端部
- 患者仰卧在床上，双膝屈起并分开，可利用置入器或戴指套，将栓剂尖端部从阴道口塞入，然后用手以向下、向前的方向轻轻推入阴道深处
- 置入栓剂后患者应合拢双腿，保持仰卧姿势约 20 分钟
- 在给药后 1~2 小时内尽可能不排尿
- 应于睡前给药，以便药物充分吸收
- 月经期停用
- 有过敏史者慎用

直肠栓

- 栓剂基质的硬度易受气候的影响而改变
- 剥去栓剂外裹的铝箔或聚乙烯膜，在栓剂的顶端蘸少量液状石蜡、凡士林、植物油或润滑油
- 塞入时患者取侧卧位，小腿伸直，大腿向前屈曲，贴于腹部；儿童可趴伏在大人的腿上
- 放松肛门，将栓的尖端向肛门插入，并用手指缓缓推进，深度距肛门口幼儿约 2cm、成人约 3cm，合拢双腿并保持侧卧姿势 15 分钟
- 尽力憋住大便，尽可能在用药后 1~2 小时不解大便
- 有条件可在肛门外塞一点脱脂棉或纸巾

鼻用喷雾剂

- 喷鼻前先呼气
- 头部稍向前倾斜，保持坐位
- 用力振摇气雾剂并将尖端塞入一侧鼻孔，同时用手堵住另一侧鼻孔且闭上嘴
- 挤压气雾剂的阀门喷药，一次喷入 1~2 揿或参阅说明书的剂量，同时缓慢用鼻子吸气
- 喷药后将头尽力向前倾，放在两膝之间，10 秒后坐直，使药液流入咽部，用嘴呼吸
- 换另一侧鼻孔重复前一过程，用完后可用凉开水冲洗喷头

特殊剂型中成药的正确使用

滴丸

- 主要供口服用
- 通常用于病情急重者，如冠心病、急慢性支气管炎等
- 仔细看好药物的服法，剂量不宜过大
- 宜以少量温开水送服，有些可直接含于舌下
- 滴丸在保存中不宜受热

软膏剂

- 涂敷前应将皮肤清洗干净
- 对有破损、溃烂、渗出的部位，通常不宜涂敷
- 涂敷部位有烧灼或瘙痒、发红、肿胀、出疹等反应，应立即停药，并将局部药物洗净
- 部分药物（如尿素）涂后采用封包（即用塑料膜、胶布包裹皮肤）可明显地提高角质层的含水量
- 涂敷后轻轻按摩可提高疗效
- 不宜涂敷于口腔、眼结膜

滴眼剂

- 用手指轻轻按压眼内眦
- 清洁双手，将头部后仰，眼向上望，用食指轻轻将下眼睑拉开形成一袋状
- 将药液从眼角侧滴入眼袋内，一次 1~2 滴
- 滴药时应距眼睑 2~3cm，不要使滴管口碰及眼睑或睫毛
- 滴后轻轻闭眼 1~2 分钟，同时用手指轻轻压住鼻梁，用药棉或纸巾擦拭流溢眼外的药液
- 如果同时使用两种药液，宜间隔 10 分钟
- 通常先滴右眼后滴左眼
- 如眼内分泌物过多，应先将分泌物清理干净，再滴入或涂敷
- 滴眼剂不宜多次打开使用，如药液出现浑浊或变色时，严禁再用

眼膏剂

- 清洁双手，用消毒的剪刀剪开眼膏管口
- 头部后仰，眼向上望，用食指轻轻将下眼睑拉开形成一袋状
- 压挤眼膏剂尾部，使眼膏成线状溢出，将约 1cm 长的眼膏挤进下眼袋内（如果眼膏为盒装，将药膏抹在玻璃棒上涂敷于下眼睑内），轻轻按摩 2~3 分钟
- 注意不得使眼膏管口直接接触眼睑或睫毛
- 眨眼数次，尽可能使眼膏分布均匀，闭眼休息 2 分钟
- 用脱脂棉擦去眼外多余药膏，盖好管帽
- 多次开管以及连续使用超过 1 个月的眼膏不要再用

橡皮膏剂贴2~3天后局部发痒，可取下隔1~2天再贴

外搽药通常每天搽2~3次

外敷药通常每天换1次

急性病不拘时间服

消食导滞药宜饭后服

开胃药宜饭前服

祛痰药宜在饭前服

平喘药宜在哮喘发作前2小时服

内服中成药多是每天2~3次，于早、晚或早、中、晚各服一次

对胃肠道有刺激，或欲使药力停留上焦较久的药物，宜在饭后服

滋补药应饭前空腹服

治疟药宜在发作前2小时服

驱虫药宜在清晨空腹服

安神药宜在睡前服

呕吐患者宜采取少量多次服用

调经药宜在临近经期前数天服用

用药时间

第四节　中成药的用药禁忌

用药禁忌

证候禁忌

- 体虚多汗者，忌用发汗药
- 阳虚里寒者，忌用寒凉药
- 阴虚内热者，忌用苦寒清热药
- 脾胃虚寒、大便稀溏者，忌用苦寒或泻下药
- 阴虚津亏者，忌用淡渗利湿药
- 火热内炽和阴虚火旺者，忌用温热药
- 妇女月经过多及崩漏者，忌用破血逐瘀药
- 脱证神昏者，忌用香窜的开窍药
- 邪实而正不虚者，忌用补虚药
- 表邪未解者，忌用固表止汗药
- 湿热泻痢者，忌用涩肠止泻药
- 虚喘、高血压和失眠患者，慎用含麻黄的中成药
- 湿盛胀满、水肿患者，忌用含有甘草的中成药
- 肝功能障碍者，忌用含黄药子的中成药
- 肾病患者，忌用含有马兜铃的中成药

饮食禁忌

- 服用含人参的中成药不宜吃萝卜
- 服用含铁的中成药不宜喝茶、吃柿子
- 服用清热解毒类中成药、清热泻火类中成药不宜吃辛辣温热的食物
- 服用祛寒类中成药不宜吃寒凉的食物

妊娠禁忌

- 具有通经祛瘀、行气破滞、泻下逐水等作用的中成药应禁用或慎用
- 如果因特殊需要对孕妇使用妊娠禁忌药时，应加强观察和护理

配伍禁忌

- "十八反"和"十九畏"
- 贝母、半夏、白及、白蔹、瓜蒌反乌头
- 海藻、大戟、甘遂、芫花反甘草
- 人参、沙参、苦参、玄参（《本草纲目》有紫参无玄参）、细辛、芍药反藜芦
- 水银畏砒霜
- 狼毒畏密陀僧
- 巴豆畏牵牛
- 丁香畏郁金
- 川乌、草乌畏犀角
- 牙硝畏三棱
- 官桂畏赤石脂
- 人参畏五灵脂
- 硫黄畏朴硝

第五节　中成药的不良反应

中成药的不良反应

- 中成药常见的不良反应及产生的原因
- 中成药不良反应的防治

一、中成药常见的不良反应及产生的原因

常见不良反应及产生原因

不良反应

毒副作用

含北五加皮、罗布麻叶、夹竹桃等中药的中成药，对心血管有较强的毒副作用，可引起心率过快或过缓、心律不齐、传导阻滞、血压下降，甚至引起心源性休克，导致死亡，有的还可伴有感觉和运动神经障碍

含有巴豆、牵牛子、槟榔、胆矾、雷公藤、南豆根、北豆根等中药的中成药，对消化系统有较强的刺激性，可引起消化道黏膜水肿，造成剧烈的呕吐、腹泻，甚至便血、休克

含有川乌、草乌、雪上一枝蒿、附子、羊踯躅等中药的中成药中毒可引起麻木、感觉神经障碍

含蟾蜍、蟾酥等中药的中成药中毒，可能出现运动神经障碍表现

含有华山参、曼陀罗苗、曼陀罗花和果实、细辛、胡椒等中药的中成药中毒，以颜面潮红、瞳孔散大、烦渴狂躁为特点

含有火麻仁、商陆等中药的中成药中毒，以幻觉幻视、步态不稳、昏迷抽搐为特征

含有马钱子、苍耳子、蜂蛹等中药的中成药中毒，以肌肉发僵、强直性痉挛或阵挛为特征

含苦楝子肉、野百合、望江南等中药的中成药中毒，以肝功能损害，引起中毒性肝炎为特征

含斑蝥、苍耳子、樟油、肉桂等中药的中成药中毒，以肾功能障碍或肾衰竭为特征

中成药中六神丸、十滴水、九转回生丹、舒筋活血丸、舒筋活络丹、风湿定痛丸、玉真散、藿香正气丸、牛黄解毒丸、昆明山海棠片等中毒，可引起神经系统中毒反应

中成药复方斑蝥散、牛黄解毒片、肾炎四味片、速效伤风胶囊等中毒，可见泌尿系统中毒反应

含麝香等中药的中成药可导致出血，以损害血液系统为主

含铅中成药中毒，可引起恶心呕吐、剧烈腹痛、眩晕谵妄、昏迷、尿铅增高等中毒反应

含汞中成药中毒，可导致倦怠嗜睡、头痛头晕、痉挛昏迷、呕吐腹痛、口腔有明显金属味、尿汞高、汞性肾病等中毒反应

含砷中成药中毒，可引起剧烈恶心呕吐、腹痛腹泻、脱水休克、中毒性心肌病、中毒性肝病、肾衰竭等中毒反应

过敏反应

清开灵注射液、安神补脑丸、牛黄上清丸、牛黄解毒丸、穿心莲片、云南白药、银翘解毒丸、六神丸、丹参舒心片等可导致过敏性皮疹、荨麻疹及胸闷心慌等过敏反应

天花粉注射液、牛黄解毒片、柴胡注射液、板蓝根注射液等可引起过敏性休克

百宝丹可引起过敏性喉炎

产生原因

剂量过大

用药时间过长

炮制不当或制药工艺不当

过敏体质

剂型不同

误用药

二、中成药不良反应的防治

开展中成药临床应用监测、建立中成药应用点评制度

加强对中成药不良反应的监测
- 一旦发生不良反应立即停药，并采取相应的治疗措施
- 建立对中药严重不良反应的快速反应和紧急处理预案
- 建立严重病例报告追踪调查制度

不良反应的防治

对含毒性中药的中成药加强管理
- 辨证使用是防止中毒的关键
- 注意合理配伍
- 注意用量
- 建立并健全保管、验收、调配、核对等制度

预防中成药不良反应的发生
- 对中成药的处方组成、功能、主治、用法用量及注意事项等均要有所了解
- 注意患者是否有过敏史
- 注意观察用药反应，如发现不耐受、异常等，需立即停药
- 对中成药可能引起的不良反应要有正确的认识

第六节　中成药的储存和养护

中成药的储存和养护
- 中成药储存与养护过程中的检查
- 中成药的分类养护

一、中成药储存与养护过程中的检查

口服液的检查
- 和糖浆剂类似
- 澄明度的要求比糖浆剂高

糖浆剂的检查
- 外观容器应该清洁，药液均匀澄明无沉淀

注射剂的检查
- 外观品名字迹应清楚
- 灯检时不得含有任何异物或溶液浑浊不清的现象

胶囊剂的检查
- 外观应洁净光亮、无粘连、无爆裂及变形、无漏粉

颗粒剂的检查
- 粒度均匀，颜色均匀，无结块潮解
- 正常含水量为4%以内

片剂的检查
- 包衣片外观颜色应均匀、鲜明光亮、无花斑变色，无裂片，不粘连
- 素片外观应干整光洁、无花斑，无裂片，无松片
- 干燥失重糖衣片在6%以内、素片在8%以内为正常

胶剂的检查
- 色泽均匀，表面油润光滑，两块相碰发出清脆的声音，无异臭
- 干燥失重在15%以内为正常
- 气温过高易发生变形、粘连、发霉现象

药酒的检查
- 色泽一致，无沉淀，无浑浊（含胶类的药酒除外）
- 如果瓶盖不严或储存温度过高，易使乙醇挥发

储存与养护过程中的检查

丸剂的检查

水泛丸
- 大小均匀，色泽一致，不粘连，凡干透的水丸，在瓶内摇晃会发出清脆的响声
- 将其取出，用烘干法测定其含水量，干燥失重在8%以内为正常
- 生虫时药丸质轻会起泡，用手捻时易碎，或见包装内有蛀屑
- 发霉时，先从表面出现润湿，继而慢慢出现霉斑，最后转为深暗、无光泽，并容易出现丸粒松碎
- 如果原料中含有油脂、树脂等成分的水泛丸，与空气接触或受热后可出现泛油的现象，严重者色泽加深并产生异味

蜜丸
- 纯蜜丸比较滋润柔软，水蜜丸比较干硬
- 干燥失重小蜜丸在9%以内、大蜜丸在14%以内为正常
- 生虫，一般先在表面可见害虫排泄物黏附
- 发霉时不显油润，但是质地变得潮软、有黏性，严重时出现白膜，有酸气异味

糊丸
- 干透的糊丸质地坚实
- 干燥失重在8%以内为正常
- 发霉前通常表面发黏，失去光泽

浓缩丸
- 包上外衣的浓缩丸要求外表圆滑光亮，大小均匀，色泽鲜明，无粘连、开裂、吸潮等现象

散剂的检查
- 散剂应干燥、疏松、不结块、颜色一致

膏剂的检查

膏滋
- 表面光滑、油润细腻均匀、没有隆起的水泡或是下陷的凹孔，上下部位的浓稠度应该一致、不分层，滴在纸上没有水渍扩散的现象
- 出现"返砂"（即析出糖粒）现象，则说明在加工时砂糖未完全转化或含水量过少
- 发霉时表面的油润度慢慢减退，出现细微的斑点，并逐步扩大成片

膏药
- 表面应该光亮、无气孔，色泽一致，气味浓淡一致，无渗流干枯现象

橡皮膏
- 摊涂均匀、色泽一致、质地柔软、黏性强、气味浓、膏布无露膏渗油现象

软膏
- 表面平整光滑，色泽一致
- 受热易出现融化、质地变稀薄，或出现外溢现象

二、中成药的分类养护

储存在低温通风的库房内，库内温度需保持在 28℃以下，相对湿度在 75% 左右，不要使阳光直接照射

易发酵、变味的中成药

储存在干燥阴凉的库房，库房内的温度不超过 28℃，相对湿度不超过 70%

如果温度过高、湿度过大，应及时采取降温吸潮措施

做好库房的清洁卫生工作

当库内温度高于库外、潮湿闷热时，应选择晴天打开门窗通风

储存在低温、干燥、通风和阳光不能直射的库房内

库内温度不高于 25℃，相对湿度以 70%~75% 为宜

易融化、泛油的中成药

分类养护

易生虫的中成药

库外温度和湿度均高于库内时和阴雨前后不能开门窗

当开启库房门窗降温散潮无效时，或不便通风时，可关闭门窗，采用生石灰、干木炭、无水氯化钙等吸潮，有条件的可采用空调机、抽湿机降温散潮

储存在既凉爽干燥又不通风的库房里，库内温度应保持在 28℃以下，相对湿度以不超过 70% 为宜

采用按件密封的方法，避免气味散失

易挥发散失气味的中成药

易发霉的中成药

库内温度维持在 28℃以下、相对湿度不超过 68% 为宜

以 5~7 天检查一次为宜

第七节 中成药临床应用原则

基本原则
- 辨证用药
- 辨病辨证结合用药
- 剂型的选择
- 使用剂量的确定
- 合理选择给药途径

其他
- 用药前须仔细询问过敏史
- 严格按照药品说明书规定的功能主治使用
- 按照药品说明书推荐的剂量、调配要求、给药速度和疗程使用
- 中药注射剂需单独使用，严禁混合配伍，谨慎联合用药
- 加强用药监护

肝肾功能不全者用药原则
- 明确疾病诊断和治疗目标
- 忌用有肝肾毒性的药物
- 注意药物相互作用，避免产生新的肝肾损害
- 坚持少而精、中病即止的用药原则
- 定期检查肝肾功能，及时调整方案

儿童用药原则
- 注意生理特殊性，根据不同年龄阶段儿童生理特点，选择恰当的药物和用药方法
- 优先选用儿童专用药
- 非儿童专用中成药宜结合具体病情，在保证有效性和安全性的前提下，根据儿童年龄与体重选择相应药量
- 含有较强毒副作用成分的中成药，或是含有对小儿有特殊毒副作用成分的中成药，通常情况下不应使用
- 尽可能采取口服或外用途径给药
- 应尽可能缩短儿童用药疗程，及时减量或停药

孕妇用药原则
- 选择对胎儿无损害的中成药
- 尽可能采取口服途径给药
- 妊娠禁忌和妊娠慎用药物

联合用药原则

中成药的联合使用
- 遵循药效互补原则和增效减毒原则
- 功能相同或基本相同的中成药原则上不宜叠加使用
- 药性峻烈的或含毒性成分的药物应避免重复应用
- 合并用药时，注意中成药的各药味、各成分间的配伍禁忌
- 谨慎联合用药
- 需同时应用两种或两种以上中药注射剂时，严禁混合配伍

中成药与西药的联合使用
- 如无明确禁忌，可以联合使用
- 给药途径相同的，应分开使用
- 避免不良反应相似的中西药联合使用
- 避免有不良相互作用的中西药联合使用
- 谨慎联合使用
- 尽量选择不同的给药途径

第二章
内科常用中成药

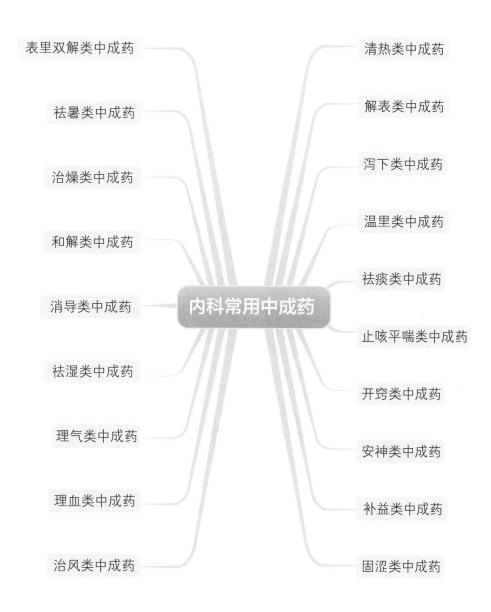

表里双解类中成药

祛暑类中成药

治燥类中成药

和解类中成药

消导类中成药

祛湿类中成药

理气类中成药

理血类中成药

治风类中成药

内科常用中成药

清热类中成药

解表类中成药

泻下类中成药

温里类中成药

祛痰类中成药

止咳平喘类中成药

开窍类中成药

安神类中成药

补益类中成药

固涩类中成药

第一节 解表类

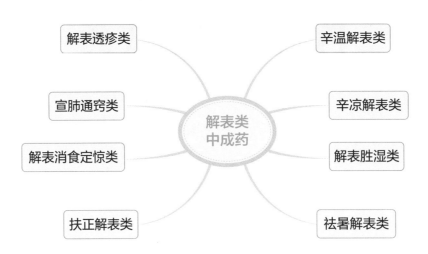

- 解表透疹类
- 宣肺通窍类
- 解表消食定惊类
- 扶正解表类
- 辛温解表类
- 辛凉解表类
- 解表胜湿类
- 祛暑解表类

解表类中成药

一、辛温解表类

辛温解表类

表实感冒颗粒

- 紫苏叶、葛根、生姜、白芷、麻黄、防风、桔梗、甘草、桂枝、陈皮、苦杏仁（炒）
- 本品为浅棕色至深棕色的颗粒，味甜、微苦
- 发汗解表，祛风散寒
- 适用于感冒风寒表实证，症见恶寒重、发热轻、无汗、头项强痛、鼻流清涕、咳嗽、痰稀白
- 开水冲服。一次 10~20g，2~3 次 / 天；儿童酌减
- 10g/ 袋
- 高血压、心脏病患者慎用

伤风停胶囊

- 麻黄、荆芥、白芷、陈皮、甘草、苍术（炒）
- 本品为胶囊剂，内容物为棕黄色至棕褐色的颗粒，气微清香，味甜、微苦
- 发散风寒
- 适用于外感风寒引起的恶寒发热、头痛、鼻塞、鼻流清涕、肢体酸重、喉痒咳嗽、咳痰清稀、舌质淡红、脉浮紧；上呼吸道感染、鼻炎等见上述证候者
- 口服。一次 3 粒，3 次 / 天
- 0.35g/ 粒
- 高血压、心悸患者慎用

风寒感冒颗粒

- 麻黄、葛根、防风、紫苏叶、甘草、桂枝、白芷、陈皮、苦杏仁、桔梗、干姜
- 本品为浅棕色至深棕色的颗粒，味甜、微苦
- 解表发汗，疏风散寒
- 适用于感冒身热、头痛、咳嗽、鼻塞、流涕
- 口服。一次 1 袋，3 次 / 天；小儿酌减
- 8g/ 袋
- 高血压、心脏病患者慎用

正柴胡饮颗粒

- 柴胡、防风、陈皮、赤芍、甘草、生姜
- 本品为黄棕色至红棕色的颗粒，味甜、微苦，或味微苦（无蔗糖）
- 发散风寒，解热止痛
- 适用于外感风寒所致的发热恶寒、无汗、头痛、鼻塞、喷嚏、咽痒咳嗽、四肢酸痛；流行性感冒（简称流感）初起、轻度上呼吸道感染见上述证候者
- 开水冲服。一次 10g 或 3g（无蔗糖），3 次 / 天；小儿酌减或遵医嘱
- 10g/ 袋、3g/ 袋（无蔗糖）

辛温解表类

都梁丸（软胶囊）

- 白芷（酒浸蒸）、川芎
- 丸剂：浅黄色至棕黄色的大蜜丸，气香，味甜、微辛、苦
- 软胶囊剂：深褐色橄榄形软胶囊，内容物为棕褐色混悬油状物，气香，味苦
- 祛风散寒，活血通络
- 适用于风寒瘀血阻滞脉络所致的头痛，症状为头胀痛或刺痛、痛有定处、反复发作、遇风寒诱发或加重
- 丸剂：9g/丸，口服。一次1丸，3次/天
- 软胶囊剂：0.54g/粒，口服。一次3粒，3次/天

流感丸

- 诃子、大戟膏、木香、獐牙菜、安息香、藏木香等21味中药
- 本品为棕色水丸，味辛、苦
- 清热解毒
- 适用于流行性感冒，症状为鼻流清涕、头痛咳嗽、周身酸痛、发热等
- 口服。一次1~2丸，2~3次/天
- 1g/丸
- 有过敏倾向者慎用

表虚感冒颗粒

- 桂枝、葛根、白芍、苦杏仁（炒）、生姜、大枣
- 本品为浅棕色至棕色的颗粒，味甜、微苦
- 散风解肌，和营退热
- 适用于外感风寒表虚证，症状为发热恶风、有汗、头痛项强、咳嗽痰白、鼻鸣干呕、苔薄白、脉浮缓
- 开水冲服。一次10~20g，2~3次/天
- 10g/袋
- 风热感冒者慎用

感冒清热口服液（颗粒）

- 薄荷、防风、柴胡、葛根、桔梗、苦杏仁、白芷、荆芥穗、紫苏叶、苦地丁、芦根
- 口服液：棕褐色的液体，味苦，微甜
- 颗粒剂：棕黄色的颗粒，味甜、微苦，或棕褐色的颗粒，味微苦（无蔗糖或含乳糖）
- 疏风散寒，解表清热
- 适用于风寒感冒，症状为头痛发热、恶寒身痛、鼻流清涕、咳嗽咽干
- 口服液：10ml/支，口服。一次10~20ml，3次/天，用时摇匀
- 颗粒剂：12g/袋、6g/袋（无蔗糖）、3g/袋（含乳糖），开水冲服。一次1袋，2次/天

荆防合剂（颗粒）

- 荆芥、防风、独活、羌活、柴胡、川芎、前胡、枳壳、茯苓、桔梗、甘草
- 合剂：棕黑色的澄清液体，气芳香，味微苦
- 颗粒剂：棕色的颗粒，气香，味甜、微苦
- 发汗解表，散风祛湿
- 适用于外感风寒引起的头痛身痛、恶寒无汗、鼻塞流涕、咳嗽
- 合剂：100ml/瓶，口服。一次10~20ml，3次/天，用时摇匀
- 颗粒剂：15g/袋，开水冲服。一次15g，3次/天

桂枝合剂

- 桂枝、甘草、白芍、生姜、大枣
- 本品为棕黄色澄清液体，气香，味辛、微甜
- 解肌发表，调和营卫
- 适用于外感风邪引起的头痛发热、鼻塞干呕、汗出恶风
- 口服。一次10~15ml，3次/天
- 10ml/支
- 表实无汗者或温病内热口渴者忌用

感冒软胶囊

- 羌活、麻黄、桂枝、防风、白芷、薄荷、川芎、葛根、当归、石菖蒲、荆芥穗、苦杏仁、黄芩、桔梗
- 深棕色黏稠状液体，气香，味苦、辛
- 散风解热
- 适用于外感风寒导致的头痛身热、鼻塞流涕、恶寒无汗、骨节酸痛、咽喉肿痛
- 口服。一次2~4粒，2次/天
- 0.425g/粒（相当于总药材1.8g）
- 高血压、心脏病患者慎用

感冒疏风丸

- 防风、大枣、麻黄绒（蜜炙）、苦杏仁、桂枝、白芍（酒制）、紫苏叶、桔梗、谷芽（炒）、甘草、生姜（捣碎）、独活
- 黑色水丸或黑褐色大蜜丸，味甜、苦、略麻涩
- 散寒解表，宣肺止咳
- 适用于风寒感冒，症状为恶寒发热、气促咳嗽、头痛鼻塞、鼻流清涕、骨节酸痛、四肢疲倦
- 口服。水蜜丸一次6g；大蜜丸一次1丸，2次/天
- 水蜜丸，6g/袋；大蜜丸，9g/丸

二、辛凉解表类

辛凉解表类

感冒退热颗粒
- 大青叶、板蓝根、连翘、拳参
- 棕黄色的颗粒，味甜、微苦，或味苦、微甜（无蔗糖）
- 清热解毒，疏风解表
- 适用于上呼吸道感染、急性扁桃体炎、咽喉炎属外感风热、热毒壅盛证，症状为发热、咽喉肿痛
- 开水冲服。一次 1~2 袋，3 次 / 天
- 18g/ 袋、4.5g/ 袋（无蔗糖）

小儿消炎栓
- 金银花、黄芩、连翘
- 棕色或深棕色的栓剂
- 疏风解表，清热解毒
- 适用于外感风热引起的感冒，症状为发热、咳嗽、咽痛、上呼吸道感染、肺炎见上述证候者
- 直肠给药。小儿一次 1 粒，2~3 次 / 天
- 1.5g/ 粒
- 脾胃虚寒者慎用

精制银翘解毒片（胶囊）
- 桔梗、连翘、甘草、淡豆豉、淡竹叶、牛蒡子、金银花、荆芥穗、薄荷脑、对乙酰氨基酚
- 片剂：糖衣片，除去糖衣后显棕褐色，味苦
- 胶囊剂：内容物是棕褐色粉末，味微苦
- 清热散风，解表退烧
- 适用于流行性感冒，症状为发热、四肢酸软、头痛咳嗽、咽喉肿痛、温毒发颐、两腮赤肿
- 片剂：每片含对乙酰氨基酚 44mg，口服。一次 3~5 片，2 次 / 天；儿童酌减
- 胶囊剂：0.19g/ 粒（含对乙酰氨基酚 44mg）口服。一次 3~5 粒，2 次 / 天；儿童酌减

感冒舒颗粒
- 连翘、荆芥、防风、薄荷、大青叶、牛蒡子、桔梗、白芷、甘草
- 浅棕色至棕色的颗粒，味甜而后酸、苦
- 疏风清热，发表宣肺
- 适用于风热感冒，症状为头痛体重、发热恶寒、鼻塞流涕、咳嗽咽痛
- 开水冲服。一次 15g，3 次 / 天；病情较重者，首次可加倍
- 15g/ 袋

儿感退热宁口服液
- 青蒿、菊花、苦杏仁、桔梗、连翘、薄荷、板蓝根、甘草
- 棕色至深棕色的液体，气香，味甜、微苦
- 解表清热，化痰止咳，解毒利咽
- 适用于小儿外感风热、内郁化火引起的发热头痛、咳嗽、咽喉肿痛
- 口服。10 岁以上儿童一次 10~15ml；5~10 岁一次 6~10ml；3~5 岁一次 4~6ml。3 次 / 天，或遵医嘱
- 10ml/ 支

小儿宝泰康颗粒
- 连翘、地黄、蒲公英、滇柴胡、玄参、桑叶、滇紫草、桔梗、浙贝母、莱菔子、南板蓝根、甘草
- 棕色至棕红色的颗粒，气微，味苦
- 解表清热，止咳化痰
- 适用于小儿外感风热引起的发热、流涕、咳嗽、脉浮
- 温开水冲服。1 岁以内一次 2.6g；1~3 岁一次 4g；3~12 岁一次 8g。3 次 / 天
- 2.6g/ 袋、4g/ 袋、8g/ 袋

感冒消炎片
- 臭灵丹、蒲公英、千里光
- 糖衣片，除去糖衣后显棕褐色，味微苦
- 散风清热，解毒利咽
- 适用于感冒热毒壅盛证，症状为发热、咳嗽、咽喉肿痛、乳蛾、目赤肿痛
- 口服。一次 6 片，3 次 / 天
- 每片相当于总药材 1g
- 脾胃虚寒者慎用

感冒清胶囊（片）
- 岗梅、山芝麻、大青叶、金盏银盘、穿心莲叶、南板蓝根、盐酸吗啉胍、马来酸氯苯那敏、对乙酰氨基酚
- 胶囊剂：内容物是四色颗粒，味苦
- 片剂：薄膜衣片，除去包衣后显灰绿色或灰褐色，味苦
- 疏风解表，清热解毒
- 适用于风热感冒，症状为发热头痛、鼻塞流涕、喷嚏、咽喉肿痛、全身酸痛
- 胶囊剂：0.5g/ 粒（含对乙酰氨基酚 24mg），口服。一次 1~2 粒，3 次 / 天
- 片剂：每素片重 0.22g（含对乙酰氨基酚 12mg），口服。一次 3~4 片，3 次 / 天
- 用药期间不宜驾驶车辆、管理机器及高空作业等

辛凉解表类

风热清口服液

- 青黛、桔梗、山银花、熊胆粉、瓜蒌皮、甘草
- 深棕色的液体，气微腥，味苦
- 清热解毒，宣肺透表，利咽化痰
- 适用于外感风热引起的感冒，症状为发热、微恶风寒、头痛、咳嗽、口渴、咽痛；急性上呼吸道感染见上述症状者
- 口服。一次10ml，3~4次/天，重症加量；儿童酌减，或遵医嘱
- 10ml/支

双梅喉片

- 岗梅、水杨梅根、薄荷素油
- 类白色至浅棕色的片，气香，味甜、凉、微苦
- 疏风清热，生津止渴
- 适用于外感风热引起的咽喉部肿痛、口干咽燥
- 含服。一次2~3片，4~6次/天
- 0.5g/片（薄膜衣）
- 虚火喉痹者慎用

小儿解表颗粒

- 金银花、荆芥穗、牛蒡子（炒）、蒲公英、防风、黄芩、紫苏叶、连翘、葛根、人工牛黄
- 黄褐色的颗粒，味甜、微苦
- 宣肺解表，清热解毒
- 适用于小儿外感风热引起的感冒，症状为发热恶风、头痛咳嗽、鼻塞流涕、咽喉痛痒
- 开水冲服。1~2岁一次4g，2次/天；3~5岁一次4g，3次/天；6~14岁一次8g，2~3次/天
- 8g/袋
- 脾胃虚寒、大便溏薄者慎用

小儿感冒口服液（茶、颗粒）

- 广藿香、大青叶、板蓝根、菊花、连翘、地黄、地骨皮、白薇、薄荷、石膏
- 口服液：棕红色液体，气微香，味苦、辛、微甜
- 茶剂：浅棕色的块状物，味甜、微苦
- 颗粒剂：浅棕色的颗粒，味甜、微苦
- 疏风解表，清热解毒
- 适用于小儿风热感冒，症状为发热重、头胀痛、咳嗽痰黏、咽喉肿痛；流行性感冒（简称流感）见上述证候者
- 口服液：10ml/支，口服。1岁以内一次5ml；1~3岁一次5~10ml；4~7岁一次10~15ml；8~12岁一次20ml。2次/天，摇匀服用
- 茶剂：6g/块，开水冲服。1岁以内一次6g；1~3岁一次6~12g；4~7岁一次12~18g；8~12岁一次24g。2次/天
- 颗粒剂：12g/袋，开水冲服。1岁以内一次6g；1~3岁一次6~12g；4~7岁一次12~18g；8~12岁一次24g。2次/天
- 脾胃虚弱、大便稀薄者慎用

小儿感冒宁糖浆

- 薄荷、桔梗、前胡、芦根、荆芥穗、金银花、苦杏仁、牛蒡子、黄芩、白芷、炒栀子、山楂（焦）、六神曲（焦）、麦芽（焦）、连翘
- 深棕色的液体，味甜、微苦
- 疏散风热，清热止咳
- 适用于小儿外感风热引起的感冒，症状为发热、汗出不爽、鼻塞流涕、咳嗽咽痛
- 口服。1岁以内，一次5ml；2~3岁一次5~10ml；4~6岁一次10~15ml；7~12岁一次15~20ml。3~4次/天，或遵医嘱
- 100ml/瓶、120ml/瓶

辛凉解表类

芎菊上清丸（片）

- 川芎、菊花、栀子、防风、黄芩、黄连、薄荷、连翘、羌活、藁本、桔梗、甘草、白芷、荆芥穗、蔓荆子（炒）
- 丸剂：棕黄色至棕褐色的水丸，味苦
- 片剂：除去糖衣后显黄棕色至黑棕色，气微香，味微苦
- 清热解毒，散风止痛
- 适用于外感风邪导致的恶风身热、偏正头痛、鼻流清涕、牙痛喉痛
- 丸剂：每100粒重6g，口服。一次6g，2次/天
- 片剂：片心重0.25g、0.3g，口服。一次4片，2次/天
- 体虚者慎用

玉叶解毒颗粒

- 玉叶金花、金银花、野菊花、菊花、岗梅、山芝麻、积雪草
- 棕黄色至棕色的颗粒，味甜、微苦涩
- 清热解毒，辛凉解表，清暑利湿，生津利咽
- 适用于防治外感风热导致的感冒、咳嗽、咽喉炎、尿路感染及防暑
- 开水冲服。一次1袋，3次/天
- 12g/袋、7g/袋

四味土木香散

- 藏木香、苦参、珍珠杆（去粗皮、心）、山奈
- 黄白色的粉末，气香，味极苦、微辛
- 清瘟解表
- 适用于温病初期，症状为发冷发热、头痛咳嗽、咽喉肿痛、胸胁作痛
- 口服。水煎服，一次2.5~3.6g，2~3次/天
- 20g/袋

风热感冒颗粒

- 板蓝根、连翘、芦根、薄荷、桑叶、牛蒡子、菊花、荆芥穗、苦杏仁、桑枝、六神曲
- 棕褐色颗粒，气芳香，味甘、微苦
- 清热解毒，宣肺利咽
- 适用于感冒身热、鼻塞、头痛、咳嗽、痰多
- 口服。一次1袋，3次/天；小儿酌减
- 10g/袋

双黄连口服液（颗粒、片、糖浆、合剂、胶囊、注射液、粉针剂、栓剂）

- 金银花、黄芩、连翘
- 口服液：棕红色的澄清液体，味甜、微苦
- 颗粒剂：棕黄色的颗粒，气微，味苦、微甜
- 薄膜衣片：除去薄膜衣后显棕黄色至棕红色，气微，味苦涩
- 糖浆剂：棕褐色液体，味甜、微苦
- 合剂：棕红色的澄清液体，久置可有微量轻摇易散的沉淀，味甜、微苦
- 胶囊剂：内容物是黄棕色粉末或颗粒，气微，味苦
- 注射液：棕红色的澄明液体
- 粉针剂：黄棕色无定形粉末或疏松固体状物，有引湿性，味苦、涩
- 栓剂：棕色或深棕色栓
- 疏风解表，清热解毒
- 适用于外感风热引起的感冒，症状为发热、咳嗽、咽痛；上呼吸道感染、肺炎见上述证候者
- 口服液：10ml/支，口服。一次20ml，3次/天；小儿酌减或遵医嘱
- 颗粒剂：5g/袋（无糖颗粒相当于原药材60g，含糖颗粒相当于原药材30g），口服或开水冲服。成人一次5g，3次/天；6个月以内一次1~1.5g；6个月至1岁一次1.5~2g；1~3岁一次2~2.5g；3岁以上儿童酌量或遵医嘱
- 片剂：0.53g/片，口服。一次4片，3次/天；小儿酌减或遵医嘱
- 糖浆剂：口服，一次20ml，3次/天；小儿酌减 合剂：口服。一次10ml，3次/天；小儿酌减或遵医嘱
- 胶囊剂：0.4g/粒，口服。成人每次4粒，3次/天；小儿酌减或遵医嘱
- 注射液：20ml/支，静脉注射，一次10~20ml，1~2次/天；静脉滴注，每次千克体重1ml，加入生理盐水或5%~10%葡萄糖溶液中；肌内注射，一次2~4ml，2次/天
- 粉针剂：600mg/瓶，静脉滴注。每次每千克体重60mg，1次/天，或遵医嘱。临用前，先以适量灭菌注射用水充分溶解，再用氯化钠注射液或5%葡萄糖注射液500ml稀释
- 栓剂：1.5g/粒，直肠给药。小儿一次1粒，2~3次/天
- 脾胃虚寒者慎服
- 滴速不宜过快，剂量不宜过大，稀释用溶剂不宜过少，儿童及年老体弱者尤应注意

辛凉解表类

抗感口服液（颗粒）
- 金银花、赤芍、绵马贯众
- 口服液：红棕色的液体，味甜、微苦
- 颗粒剂：黄棕色的颗粒，味甜、微苦
- 清热解毒
- 适用于外感风热导致的感冒，症状为发热，头痛，鼻塞，喷嚏，咽痛，全身乏力、酸痛
- 口服液：10ml/支，口服。一次10ml，3次/天；小儿酌减或遵医嘱。用时摇匀
- 颗粒剂：10g/袋，开水冲服。一次10g，3次/天；小儿酌减或遵医嘱

连花清瘟胶囊
- 连翘、金银花、麻黄（蜜炙）、大黄、石膏、板蓝根、鱼腥草、广藿香、红景天、薄荷脑、甘草、绵马贯众、苦杏仁(炒)
- 胶囊剂，内容物为棕黄色至黄褐色颗粒，味微苦，气微香
- 清瘟解毒，宣肺泄热
- 适用于治疗流行性感冒属热毒袭肺证，症状为发热或高热、恶寒、肌肉酸痛、鼻塞流涕、咳嗽、头痛、咽干咽痛、舌质偏红、苔黄或黄腻等
- 口服。一次4粒，3次/天
- 0.35g/粒
- 高血压、心脏病患者慎用

抗病毒颗粒
- 板蓝根、忍冬藤、鱼腥草、山豆根、白芷、重楼、贯众、青蒿、川射干
- 褐色的颗粒，味甜、略苦
- 清热解毒
- 适用于病毒性上呼吸道感染（病毒性感冒）
- 开水冲服。一次3~6g，3次/天
- 3g/袋
- 糖尿病患者禁用

重感灵片
- 羌活、青蒿、葛根、石膏、马鞭草、毛冬青、板蓝根、马来酸氯苯那敏、安乃近
- 胶囊剂，内容物为棕褐色的粉末，味苦而凉
- 解表清热，疏风止痛
- 适用于感冒表邪未解、入里化热引起的恶寒高热、头痛、四肢酸痛、咽痛、鼻塞、咳嗽等
- 口服。一次6~8片，3~4次/天
- 每素片重0.25g（含安乃近31.25mg，马来酸氯苯那敏0.37mg）
- 用药期间不宜驾驶车辆、管理机器及高空作业等

抗病毒口服液（胶囊、糖浆）
- 板蓝根、生地黄、石膏、芦根、郁金、知母、广藿香、石菖蒲、连翘
- 口服液：棕红色的液体，味辛、微苦
- 胶囊剂：硬胶囊，内容物为棕褐色粉末，气芳香，味微苦、涩
- 糖浆剂：棕色至棕褐色的液体，气香，味甜
- 清热祛湿，凉血解毒
- 适用于风热感冒、温病发热及上呼吸道感染、流行性感冒、腮腺炎病毒感染疾患
- 口服液：10ml/支，口服。一次10ml，2~3次/天（早饭前和午饭、晚饭后各服一次）；小儿酌减
- 胶囊剂：0.3g/粒，口服。成人一次4~6粒；3~7岁一次2粒；2岁以内一次1粒。3次/天
- 糖浆剂：100ml/瓶，口服。一次20ml，2~3次/天（早饭前和午饭、晚饭后各服一次）；小儿酌减

热可平注射液
- 北柴胡、鹅不食草
- 无色或微黄色的澄明液体
- 退热解表
- 适用于外感热病，症状为高热面赤、头痛身楚、口干口渴；流行性感冒或其他病毒性疾病及疟疾引起的发热
- 肌内注射。一次2~4ml，2次/天
- 2ml/支

桑菊银翘散
- 桑叶、菊花、川贝母、金银花、僵蚕、连翘等18味中药
- 黄褐色的粉末，味苦、甜、微涩
- 辛凉透表，宣肺止咳，清热解毒
- 适用于外感风热引起的憎寒壮热、头痛咳嗽、咽喉肿痛
- 口服。一次10g，2~3次/天
- 10g/袋

桑姜感冒片
- 桑叶、菊花、连翘、紫苏叶、苦杏仁、干姜
- 糖衣片或薄膜衣片，除去包衣后显褐色，味微苦
- 散风清热，宣肺止咳
- 适用于外感风热、痰浊阻肺引起的感冒，症状为发热头痛、咽喉肿痛、咳嗽痰白
- 口服。一次3~4片（糖衣片）或1~2片（薄膜衣片），3次/天
- 糖衣片，片心重0.25g；薄膜衣片，0.5g/片

辛凉解表类

羚羊感冒口服液（片、胶囊）

- 荆芥、连翘、羚羊角、牛蒡子、淡豆豉、金银花、淡竹叶、桔梗、薄荷素油、甘草
- 口服液：棕红色液体，味微苦、辛、微甜
- 片剂：糖衣片或薄膜衣片，除去包衣后，显黄棕色至棕褐色，气香，味甜
- 胶囊剂：内容物显黄棕色，气香、味凉，苦而后微甜
- 清热解表
- 适用于流行性感冒，症状为发热恶风、头痛头晕、咳嗽、胸闷、咽喉肿痛
- 口服液：10ml/支，口服。一次10ml，3次/天
- 片剂：薄膜衣片0.32g/片、0.36g/片，口服。一次4~6片，2次/天
- 胶囊剂：0.42g/粒，口服。一次2粒，2~3次/天
- 服用本品可发生过敏、皮疹等不良反应

维C银翘片

- 山银花、淡豆豉、连翘、桔梗、荆芥、淡竹叶、牛蒡子、芦根、甘草、马来酸氯苯那敏、对乙酰氨基酚、维生素C、薄荷素油
- 糖衣片或薄膜衣片，除去包衣后显灰褐色层与白色层，或显灰褐色，夹杂有少量白点，气微，味微苦
- 疏风解表，清热解毒
- 适用于外感风热引起的流行性感冒，症状为发热、头痛、咳嗽、口干、咽喉疼痛
- 口服。一次2片，3次/天
- 每片含维生素C 49.5mg，对乙酰氨基酚105mg，马来酸氯苯那敏1.05mg
- 用药期间不宜驾驶车辆、管理机器及高空作业等
- 肝肾功能不全者慎用

柴黄片（颗粒、口服液）

- 柴胡、黄芩
- 片剂：糖衣片或薄膜衣片，除去包衣后，显黄棕色至棕褐色，味苦
- 颗粒剂：棕黄色颗粒，味甜、微苦
- 口服液：红棕色液体，味辛、微苦
- 清热解表
- 适用于风热感冒，症状为发热、周身不适、头痛、目眩、咽喉肿痛
- 片剂：薄膜衣片，0.5g/片；糖衣片，片心重0.5g，口服。一次3~5片，2次/天；小儿酌减
- 颗粒剂：4g/袋，口服。一次1袋，2次/天
- 口服液：10ml/支，口服。一次10~20ml，3次/天
- 颗粒剂忌用于糖尿病患者

桑菊感冒片（颗粒、合剂）

- 桑叶、连翘、菊花、薄荷、桔梗、甘草、苦杏仁、芦根
- 片剂：淡棕色至棕褐色的片，或为糖衣片或薄膜衣片，除去包衣后显淡棕色至棕褐色，气微香，味微苦
- 颗粒剂：黄棕色颗粒，气微香，味甜、微苦
- 合剂：棕褐色至棕黑色液体，气芳香，味微苦
- 疏风清热，宣肺止咳
- 适用于风热感冒初起，症状为头痛、咳嗽、口干、咽痛
- 片剂：薄膜衣片，0.62g/片，口服。一次4~8片，2~3次/天
- 颗粒剂：11g/袋，开水冲服。一次1~2袋，2~3次/天
- 合剂：100ml/瓶，口服。一次15~20ml，3次/天，用时摇匀

辛凉解表类

祖卡木颗粒
- 山奈、薄荷、大枣、洋甘菊、甘草、睡莲花、蜀葵子、大黄、罂粟壳、破木布果
- 黄棕色的颗粒，气微香，味甜、微苦
- 清热，发汗，通窍
- 适用于感冒咳嗽、发热无汗、咽喉肿痛、鼻塞流涕
- 开水冲服，一次 12g，3 次 / 天。3 岁以内一次 3g；3 ~ 12 岁以上同成人用法
- 12g/ 袋
- 运动员慎用
- 糖尿病患者遵医嘱

治感佳胶囊
- 山芝麻、穿心莲、葫芦茶、薄荷脑、三叉苦、板蓝根、羌活、盐酸吗啉双胍、对乙酰氨基酚、马来酸氯苯那敏
- 胶囊剂，内容物为棕褐色的粉末，味苦而凉
- 清热解毒，疏风解表
- 适用于温病初起、风热感冒，症状为发热恶风、头痛鼻塞、咽喉肿痛、咳嗽痰黄
- 口服。一次 2 粒，3 次 / 天；小儿酌减
- 每粒含对乙酰氨基酚 100mg
- 用药期间不宜驾驶车辆、管理机器及高空作业等

金莲花片
- 金莲花
- 糖衣片，除去糖衣后显棕褐色，味苦
- 清热解毒
- 适用于感冒、喉痹、乳蛾之风热袭肺、热毒内盛证，症状为发热恶风、咽喉肿痛；上呼吸道感染、咽炎、扁桃体炎见上述证候者
- 口服。一次 3~4 片，3 次 / 天
- 0.3g/ 片

金羚感冒片
- 羚羊角、北豆根、水牛角浓缩粉、忍冬藤、野菊花、阿司匹林、马来酸氯苯那敏、维生素 C
- 糖衣片，除去糖衣后，显淡褐色，味酸
- 辛凉解表，清热解毒
- 适用于伤风感冒及上呼吸道感染
- 口服。一次 4~5 片，3 次 / 天
- 0.3g/ 片
- 用药期间不宜驾驶车辆、管理机器及高空作业等
- 胃、十二指肠溃疡患者慎用

金莲清热颗粒
- 金莲花、大青叶、知母、石膏、地黄、玄参、苦杏仁（炒）
- 棕色至棕褐色的颗粒，味甜，微苦
- 清热解毒，生津利咽，止咳祛痰
- 适用于感冒热毒壅盛证，症状为高热、口渴、咽干、咽痛、咳嗽、痰稠；流行性感冒、上呼吸道感染见上述证候者
- 口服。成人一次 5g，4 次 / 天，高热时每 4 小时服 1 次；1 岁以内一次 2.5g，3 次 / 天，高热时每天 4 次；1~15 岁一次 2.5~5g，4 次 / 天，高热时每 4 小时 1 次，或遵医嘱
- 5g/ 袋、2.5g/ 袋
- 虚寒泄泻者忌用

辛凉解表类

黄氏响声丸

薄荷、川芎、儿茶、桔梗、浙贝母、连翘、蝉蜕、胖大海、大黄（酒炙）、诃子肉、甘草、薄荷脑

糖衣或炭衣浓缩丸，除去包衣后显褐色或棕褐色，味苦、清凉

疏风清热，化痰散结，利咽开音

适用于风热外束、痰热内盛引起的急、慢性喉喑，症状为声音嘶哑、咽喉肿痛、咽干灼热、咽中有痰，或寒热头痛，或便秘尿赤；急、慢性喉炎及声带小结、声带息肉初起见上述证候者

口服。炭衣丸一次8丸（每丸重0.1g）或6丸（每丸重0.133g），糖衣丸一次20丸，3次/天，饭后服用；儿童减半

0.1g/丸、0.133g/丸

阴虚火旺者慎用

羚翘解毒丸（片）

连翘、薄荷、桔梗、羚羊角、金银花、荆芥穗、淡豆豉、牛蒡子（炒）、淡竹叶、甘草

丸剂：黑褐色大蜜丸，气微，味苦、微甜

片剂：浅棕色至棕色的片，气芳香，味苦、辛

疏风清热，解毒

适用于风热感冒，症状为恶寒发热、头晕目眩、咳嗽、咽痛、两腮赤肿等

丸剂：9g/丸，口服。一次1丸，2~3次/天

片剂：0.55g/片，口服。用芦根汤或温开水送服，一次4片，2次/天

银翘伤风胶囊

桔梗、芦根、薄荷、山银花、连翘、牛蒡子、淡豆豉、甘草、淡竹叶、荆芥、人工牛黄

硬胶囊，内容物为黄褐色至棕褐色的粉末，气芳香，味苦、辛

疏风解表，清热解毒

适用于外感风热、温病初起，症状为发热恶寒、高热口渴、头痛目赤、咽喉肿痛

口服。一次4粒，3次/天

0.3g/粒

银翘双解栓

连翘、黄芩、金银花、丁香叶

黄棕色子弹形栓剂

疏解风热，清肺泻火

适用于外感风热、肺热内盛引起的发热、微恶风寒、咽喉肿痛、咳嗽、痰白或黄、口干微渴、舌红苔白或黄、脉浮数或滑数；上呼吸道感染、扁桃体炎、急性支气管炎见上述证候者

肛门给药。一次1粒，3次/天；儿童用量酌减

1g/粒、1.5g/粒

辛凉解表类

感冒丸

- 薄荷、前胡、麻黄、石膏、菊花、黄芩、紫苏叶、苦杏仁、金银花、甘草、桔梗、桑叶
- 黑褐色的大蜜丸，气微，味甜、微苦
- 清热止咳，宣肺平喘
- 适用于感冒，症状为头痛发热、鼻流清涕、咳嗽声重、气逆喘急
- 口服。一次 1~2 丸，2~3 次 / 天
- 9g/ 丸
- 高血压、心脏病患者慎用

催汤丸

- 干姜、诃子、余甘子、毛诃子、藏木香、悬钩子茎、宽筋藤、螃蟹甲
- 灰黄色的浓缩水丸，表面粗糙，纤维碎末明显，气香，味苦、辛、微咸
- 清热解表，止咳止痛
- 适用于感冒初起，症状为咳嗽头痛、关节酸痛；防治流行性感冒
- 口服。水煎服，用冷水约 400ml 浸泡 1~2 小时后，煎至约 300ml，趁热服汤。一次 1~2 丸，3 次 / 天
- 4g/ 丸
- 肾病患者慎用

感冒止咳合剂（颗粒、糖浆）

- 柴胡、葛根、青蒿、黄芩、连翘、桔梗、山银花、苦杏仁、薄荷脑
- 合剂：红棕色的澄清液体，气香，味甜、微苦
- 颗粒剂：黄色至棕黄色颗粒，味甜、微苦，具清凉感，或味微苦，具清凉感（无蔗糖）
- 糖浆剂：深棕色的澄清液体，味甜、微苦，具清凉感
- 清热解表，止咳化痰
- 适用于外感风热引起的感冒，症状为有发热恶风、头痛鼻塞、咽喉肿痛、咳嗽、周身不适
- 合剂：100ml/ 瓶，口服。一次 10ml，3 次 / 天
- 颗粒剂：10g/ 袋、3g/ 袋（无蔗糖），开水冲服。一次 1 袋，3 次 / 天
- 糖浆剂：100ml/ 瓶，口服。一次 10ml，3 次 / 天

银翘解毒丸（浓缩丸、片、胶囊、颗粒、滴鼻剂、软胶囊）

- 连翘、桔梗、薄荷、荆芥、金银花、淡豆豉、牛蒡子（炒）、淡竹叶、甘草
- 丸剂：棕褐色浓缩蜜丸，气芳香，味微甜而苦、辛
- 浓缩丸：棕褐色浓缩蜜丸，气芳香，味微甜而苦、辛
- 片剂：浅棕色至棕褐色的片或薄膜衣片，除去包衣后显浅棕色至棕褐色，气芳香，味苦、辛
- 软胶囊：内容物为棕褐色油膏状物，气香，味苦
- 胶囊剂：硬胶囊，内容物为浅棕色至棕褐色的颗粒和粉末，气芳香，味苦、辛
- 颗粒剂：浅棕色颗粒，味甜、微苦，或味淡、微苦（含乳糖）
- 滴鼻剂：橙黄色至黄棕色的澄明液体，气香，味微苦
- 疏风解表，清热解毒
- 适用于风热感冒，症状为发热头痛、咳嗽口干、咽喉疼痛
- 丸剂：3g/ 丸，口服。用芦根汤或温开水送服，一次 1 丸，2~3 次 / 天
- 浓缩丸：3g/ 丸，口服。用芦根汤或温开水送服，一次 1 丸，2~3 次 / 天
- 片剂：素片，0.3g/ 片；薄膜衣片，0.52g/ 片。口服。一次 4 片，2~3 次 / 天
- 软胶囊：0.5g/ 粒，口服。一次 2 粒，3 次 / 天
- 胶囊剂：0.4g/ 粒，口服。一次 4 粒，2~3 次 / 天
- 颗粒剂：15g/ 袋、2.5g/ 袋（含乳糖），开水冲服。一次 15g 或 5g（含乳糖），3 次 / 天；重症者加服 1 次
- 滴鼻剂：10ml/ 支，滴鼻。1 岁以内一次双鼻各 1 滴；2~3 岁各 2 滴；4 ~ 5 岁各 3 滴；6 ~ 9 岁各 4 滴。每隔 30 分钟一次
- 服用本品可能出现心慌、胸闷、憋气、呼吸困难、大汗淋漓、面色苍白、眼前发黑、恶心呕吐等不良反应及过敏性休克

强力感冒片

- 连翘、桔梗、薄荷、甘草、荆芥、金银花、牛蒡子、淡竹叶、淡豆豉、对乙酰氨基酚
- 糖衣片或薄膜衣片，除去包衣后显浅棕色或棕褐色，气香，味苦、辛
- 疏风解表，清热解毒
- 适用于风热感冒，症状为发热、头痛、口干、咳嗽、咽喉痛
- 口服。一次 2 片，2~3 次 / 天
- 0.5g/ 片
- 用药期间不宜驾驶车辆、管理机器及高空作用

三、解表胜湿类

麻黄、柴胡、广藿香、肉桂等

红棕色液体，气清香，味甜而微苦

解表宣肺，化湿和中

适用于感冒属风寒、风寒夹湿者，症状为恶寒、发热、头痛、鼻塞、咳嗽、咽干或兼脘闷、恶心等

饭后半小时口服，一次 10ml，3 次 / 天，或遵医嘱

10ml/ 支

高血压、冠心病患者慎用

柴连口服液

白芷、木香、神曲、钩藤、广藿香、化橘红等 16 味中药

口服液: 深棕色的澄清液体，味甘、微辛、苦

丸剂: 朱红色水丸，气芳香，味微苦、辛

浓缩丸: 朱红色浓缩包衣水丸，除去包衣后显黄棕色，气芳香，味微苦、辛

解表，祛湿，和中

适用于腹痛吐泻、伤食嗳酸、恶心呕吐、肠胃不适、消化不良、舟车晕浪、四时感冒、发热头痛

口服液: 10ml/ 支，口服。一次 10~20ml，3 次 / 天；儿童酌减

丸剂: 1.85g/ 瓶、3.7g/ 瓶，口服。一次 1.85~3.7g，3 次 / 天

浓缩丸: 1.2g/ 瓶，口服。一次 1.2g，3 次 / 天

保济口服液（丸、浓缩丸）

厚朴、陈皮、芙蓉叶、牛蒡子（炒）

黄棕色的块或颗粒，味甜、微苦涩

清热解毒，宣肺利咽，宽中理气

适用于风热或风热夹湿感冒导致的发热头痛、咽痛、肢体酸痛、鼻塞、纳差等

开水冲服。一次 15~30g，2 次 / 天

15g/ 袋

朴芙感冒颗粒

解表胜湿类

羌活、川芎、白芷、防风、苍术、细辛、黄芩、甘草、地黄

丸剂: 棕褐色水丸，气香，味辛、微苦

口服液: 棕褐色的澄清液体，气微香，味苦、辛、微甜

颗粒剂: 棕黄色颗粒，气香，味甜、微苦

疏风解表，散寒除湿

适用于外感风寒夹湿引起的感冒，症状为恶寒、发热、无汗、头重而痛、肢体酸痛

丸剂: 6g/ 丸，口服。姜葱汤或温开水送服，一次 6~9g，2~3 次 / 天

口服液: 10ml/ 支，口服。一次 20ml，2~3 次 / 天

颗粒剂: 15g/ 袋，姜汤或开水冲服。一次 15g，2~3 次 / 天

九味羌活丸（口服液、颗粒）

苍术、柴胡、羌活、防风、连翘、白芷等 19 味中药

颗粒剂: 棕色颗粒，气微香，味甜、微苦

胶囊剂: 硬胶囊，内容物为棕色至棕褐色的粉末，气微香，味淡、微苦

祛风解表，化湿和中

适用于外感风寒、内伤食积证，症状为恶寒发热、头痛身楚、胸脘满闷、恶心呕吐、腹痛腹泻

颗粒剂: 6g/ 袋，开水冲服。一次 6g，1~2 次 / 天

胶囊剂: 0.25g/ 粒、0.5g/ 粒，口服。一次 6 粒（0.25g 装）或一次 3 粒（0.5g 装），1~2 次 / 天

午时茶颗粒（胶囊）

四、祛暑解表类

藿香正气水（口服液、片、合剂、胶囊、软胶囊、滴丸、颗粒）

- 苍术、陈皮、厚朴（姜制）、白芷、茯苓、大腹皮、生半夏、甘草浸膏、广藿香油、紫苏叶油
- 水剂：深棕色的澄清液体（久储略有浑浊），味辛、苦
- 口服液：棕色的澄清液体，味辛、微甜
- 片剂：棕褐色片，气香，味辛、苦
- 合剂：棕黑色的澄清液体，气芳香，味微苦
- 胶囊剂：内容物为红棕色颗粒，味甜、微苦
- 软胶囊：除去胶囊后，内容物为棕褐色膏状物，气芳香，味微苦
- 滴丸：包薄膜衣的滴丸，除去薄膜衣后显棕色至棕褐色，气香，微甜、苦
- 颗粒剂：浅灰棕色颗粒，气香，味辛、甜
- 解表化湿，理气和中
- 适用于外感风寒、内伤湿滞或夏伤暑湿引起的感冒，症状为头痛昏重、胸膈痞闷、脘腹胀痛、呕吐腹泻；胃肠型感冒见上述证候者
- 水剂：10ml/支，口服。一次5~10ml，2次/天，用时摇匀
- 口服液：10ml/支，口服。一次5~10ml，2次/天，用时摇匀
- 片剂：0.3g/片，口服。一次4~8片，2次/天
- 合剂：10ml/支，口服。一次10~15ml，3次/天，用时摇匀
- 胶囊剂：0.45g/粒，口服。一次4粒，2次/天
- 软胶囊：0.45g/粒，口服。一次2~4粒，2次/天
- 滴丸：2.6g/袋，口服。一次1~2袋，2次/天
- 颗粒剂：5g/袋，口服。一次5g，2次/天；儿童酌减
- 服用本品可出现药疹、紫癜、休克等过敏反应及肠梗阻、上消化道出血、低血糖等不良反应
- 阴虚火旺者忌服

祛暑解表类

香苏正胃丸

- 香薷、厚朴、枳壳、茯苓、山楂、陈皮、砂仁、广藿香、紫苏叶、白扁豆、六神曲、麦芽、滑石、朱砂、甘草
- 黑褐色的大蜜丸，味微甜、略酸苦
- 解表化湿，和中消食
- 适用于小儿暑湿感冒，症状为头痛发热、停食停乳、腹痛胀满、呕吐腹泻、小便不利
- 口服。一次1丸，1~2次/天；1岁以内小儿酌减
- 3g/丸

暑湿感冒颗粒

- 藿香、防风、佩兰、白芷、紫苏叶、苦杏仁、大腹皮、香薷、陈皮、半夏、茯苓
- 棕黄色颗粒
- 清暑祛湿，芳香化浊
- 适用于外感风寒导致的感冒，症状为胸闷呕吐、腹泻便溏、发热不畅
- 口服。一次1袋，3次/天；小儿酌减
- 8g/袋

祛暑解表类

纯阳正气丸

- 广藿香、半夏（制）、木香、陈皮、丁香等 16 味中药
- 棕黄色至棕红色的水丸，气芳香，味苦、辛
- 温中散寒
- 适用于暑天感受寒湿引起的腹痛吐泻、胸膈胀满、头痛恶寒、肢体酸重
- 口服。一次 1.5~3g，1~2 次 / 天
- 3g/ 瓶
- 肝肾功能不全者慎用

正金油软膏（正金油）

- 樟脑、樟油、桉油、薄荷脑、薄荷素油、丁香罗勒油
- 浅黄色的固状油膏，气芳香，具清凉感
- 祛风兴奋，局部止痛、止痒
- 适用于中暑头晕、伤风鼻塞、蚊叮虫咬
- 外用。涂于患处
- 3g/ 盒、4g/ 盒

沙溪凉茶（颗粒）

- 岗梅、蒲桃、臭屎茉莉、金纽扣、野颠茄
- 棕色颗粒，味苦涩、微甜
- 清热祛暑，除湿导滞
- 适用于暑湿感冒，症状为恶寒发热、身倦骨痛、胸膈饱滞、大便不爽
- 茶剂：煎煮茶 75g/ 袋；袋泡茶 1.8g/ 袋。煎煮茶用水煎服；袋泡茶用开水泡服。一次 1 袋，1~2 次 / 天
- 颗粒剂：7g/ 袋（相当于原药材 75g）开水冲服。一次 7g，1~2 次 / 天

加味藿香正气软胶囊

- 白芷、陈皮、半夏（制）、广藿香、紫苏叶、炒白术、姜厚朴、大腹皮、茯苓、桔梗、甘草、生姜、大枣
- 软胶囊，内容物为含少量悬浮固体粉末的棕褐色油状液体，气芳香，味苦
- 解表化湿，理气和中
- 适用于外感风寒、内伤湿滞证，症状为头痛昏重、胸膈痞闷、脘腹胀痛、呕吐腹泻；胃肠型感冒见上述证候者
- 口服。一次 3 粒，2 次 / 天
- 0.6g/ 粒（相当于饮片 2.157g）

五、扶正解表类

参苏丸（胶囊）

- 党参、前胡、茯苓、葛根、半夏（制）、陈皮、枳壳（炒）、紫苏叶、桔梗、甘草、木香
- 丸剂：棕褐色水丸，气微，味微苦
- 胶囊剂：硬胶囊，内容物为棕褐色粉末
- 益气解表，疏风散寒，祛痰止咳
- 适用于身体虚弱、感受风寒引起的感冒，症状为恶寒发热、头痛鼻塞、咳嗽痰多、胸闷呃逆、乏力气短
- 丸剂：9g/ 袋，口服。一次 6 ~ 9g，2 ~ 3 次 / 天
- 胶囊剂：0.45g/ 粒，口服。一次 4 粒，2 次 / 天

六、解表消食定惊类

麻黄、紫苏叶、葛根、前胡、麦芽、甘草、桔梗、陈皮、枳壳（麸炒）、枳实、木香、法半夏、六神曲（麸炒）

深黄色的大蜜丸，味甜、微苦

解表止嗽，消食化痰

适用于小儿肺热宿滞、外感风寒导致的头痛发热、鼻流清涕、咳嗽痰盛、胸膈不利、呕吐食水、夜卧不安

口服。一次 1 丸，2 次 / 天；周岁以内小儿酌减

3g/ 丸

九宝丸（九宝丹）

钩藤、全蝎、天麻、羌活、荆芥穗、防风等 26 味中药

棕色的大蜜丸，气芳香，味甜、微苦

散寒解表，清热镇惊，化痰止咳

适用于小儿肺胃痰热、外感风寒导致的发热恶寒、头痛鼻塞、咳嗽气促、烦躁不安、内热惊风、四肢抽搐

口服。用薄荷汤或温开水送服，一次 1 丸，2 次 / 天；1 岁以内小儿酌减

3g/ 丸

太和妙灵丸

羌活、玄参、木通、赤芍、川贝母等 18 味中药

褐色的大蜜丸，气香，味苦

清热化痰，散风镇惊

适用于外感风热夹痰引起的感冒，症状为咳嗽发热、头痛眩晕、咳嗽、呕吐痰涎、鼻干口燥、咽喉肿痛

口服。一次 1 丸，2 次 / 天

1.5g/ 丸

肝肾功能不全者慎用

妙灵丸

解表消食定惊类

雄黄、天麻、天竺黄、全蝎、清半夏等 19 味中药

朱红色的包衣水丸，除去包衣后显黄色，气芳香，味凉、微麻

消积导滞，通便泻火，镇惊退热，化痰息风

适用于小儿感冒发热、夹食夹惊、乳食停滞、大便不通、惊风抽搐、痰涎壅盛

口服。用白开水或糖水送服，或投入食物中，或同乳共服，空腹服最好。1 个月以内一次 3~4 粒；2~6 个月一次 5~6 粒；7~8 个月一次 8~9 粒；9~11 个月一次 10~12 粒；1~2 岁一次 15 粒；3~4 岁一次 25 粒；5~6 岁一次 30 粒；7~8 岁一次 35 粒；9 岁以上一次 40 粒。若未奏效，隔 24 小时再服 1 次，最多限服 3 次

每 100 粒重 0.62g

麻疹及久泻气虚者忌服

小儿七珍丸

胆南星、僵蚕、全蝎、蜈蚣、天麻等 21 味中药

深棕色的大蜜丸，气香，味苦、微甜

祛风化痰，解热镇惊

适用于小儿痰热内闭、外感风寒引起的身热面赤、咳嗽痰盛、气粗喘促以及风热急惊

口服。一次 1 丸，2~3 次 / 天；周岁以内小儿酌减

1g/ 丸

至圣保元丸

七、宣肺通窍类

宣肺通窍类

鼻炎糖浆
- 黄芩、麻黄、白芷、辛夷、苍耳子、鹅不食草、薄荷
- 棕色的黏稠液体，气香，味甜而后苦
- 清热解毒，消肿通窍
- 适用于急性鼻炎
- 口服。一次 20ml，3 次 / 天
- 100ml/ 瓶

芩芷鼻炎糖浆
- 黄芩、白芷、辛夷、麻黄、苍耳子、鹅不食草、薄荷
- 棕色至棕褐色的黏稠液体，气香，味甜而后苦
- 清热解毒，消肿通窍
- 适用于急性鼻炎
- 口服。一次 20ml，3 次 / 天
- 150ml/ 瓶

鼻炎口服液
- 辛夷、防风、连翘、桔梗、白芷、知母、荆芥、甘草、苍耳子、野菊花、五味子
- 深棕黄色至深棕褐色的液体，气芳香，味苦
- 祛风宣肺，清热解毒
- 适用于急、慢性鼻渊
- 口服。一次 1 支，3 次 / 天
- 10ml/ 支

藿胆丸（片）
- 广藿香叶、猪胆粉
- 丸剂：黑色的包衣水丸，除去包衣后显灰棕色至棕褐色，气特异，味苦
- 片剂：糖衣片，除去糖衣后显淡褐色，具有引湿性，气芳香，味苦
- 芳香化浊，清热通窍
- 适用于湿浊内蕴、胆经郁火引起的鼻塞、流清涕或浊涕、前额头痛
- 丸剂：36g/ 瓶，口服。一次 3~6g，2 次 / 天
- 片剂：片心重 0.2g，口服。一次 3~5 片，2~3 次 / 天；儿童酌减，或遵医嘱

鼻渊丸
- 辛夷、苍耳子、金银花、茜草、野菊花
- 黑褐色的浓缩水蜜丸，气微香，味辛、微苦、涩
- 祛风宣肺，清热解毒，通窍止痛
- 适用于鼻塞鼻渊、通气不畅、流涕黄浊、嗅觉不灵、头痛、眉棱骨痛
- 口服。一次 12 丸，3 次 / 天
- 每 10 丸重 2g

八、解表透疹类

解表透疹类

五粒回春丹
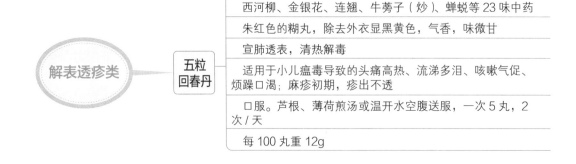
- 西河柳、金银花、连翘、牛蒡子（炒）、蝉蜕等 23 味中药
- 朱红色的糊丸，除去外衣显黑黄色，气香，味微甘
- 宣肺透表，清热解毒
- 适用于小儿瘟毒导致的头痛高热、流涕多泪、咳嗽气促、烦躁口渴；麻疹初期，疹出不透
- 口服。芦根、薄荷煎汤或温开水空腹送服，一次 5 丸，2 次 / 天
- 每 100 丸重 12g

第二节　泻下类

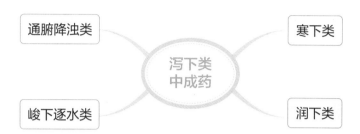

通腑降浊类　　　　　　　　　　　寒下类

泻下类
中成药

峻下逐水类　　　　　　　　　　　润下类

一、润下类

通便灵胶囊

- 番泻叶、当归、肉苁蓉
- 胶囊剂，内容物为黑褐色的颗粒或粉末，气微，味微苦、咸
- 泻热导滞，润肠通便
- 适用于热结便秘、长期卧床便秘、一时性腹胀便秘、老年习惯性便秘者
- 口服。一次 5~6 粒，1 次 / 天
- 0.25g/ 粒

导便栓

- 猪胆膏、醋酸洗必泰
- 浅棕色的栓剂
- 润肠通便
- 适用于肠燥便秘
- 直肠给药。一次 1 粒，塞入肛门内约 3cm 处为宜
- 每粒含总胆酸 200mg

苁蓉通便口服液

- 肉苁蓉、何首乌、枳实（麸炒）、蜂蜜
- 深棕色液体，味甜、微苦涩
- 滋阴补肾，润肠通便
- 适用于中老年人和病后、产后等虚性便秘及习惯性便秘者
- 口服。一次 10~20ml，1 次 / 天，睡前或清晨服用
- 10ml/ 支

通乐颗粒

- 地黄、当归、麦冬、玄参、何首乌、枳壳（麸炒）
- 浅棕色至棕褐色的颗粒，味微甜、苦
- 滋阴补肾，润肠通便
- 适用于阴虚便秘，症状为大便秘结、口干、咽燥、烦热；习惯性、功能性便秘见于上述证候者
- 开水冲服。一次 2 袋，2 次 / 天，2 周为一个疗程，或遵医嘱
- 6g/ 袋
- 偶见上腹部不适或大便难以控制

便秘通

- 白术、肉苁蓉（淡）、枳壳
- 棕色的稠厚液体，气香，味咸、微辛苦
- 健脾益气，润肠通便
- 适用于虚性便秘，尤其是脾虚和脾肾两虚型便秘，症状为大便秘结、面色无华、腹胀、神疲气短、头晕耳鸣、腰膝酸软等
- 口服。每次 20ml，每天早、晚各 1 次，1 个月为一个疗程
- 20ml/ 瓶
- 个别患者服用后有口干现象

一、润下类

麻仁滋脾丸
- 大黄（制）、当归、火麻仁、姜厚朴、苦杏仁（炒）、麸炒枳实、郁李仁、白芍
- 深棕色至黑褐色的大蜜丸，气微香，味苦
- 润肠通便，消食导滞
- 适用于胃肠积热、肠燥津伤引起的大便秘结、胸腹胀满、饮食无味、烦躁不宁、舌质红少津
- 口服。一次1丸，2次/天
- 9g/丸

麻仁润肠丸
- 大黄、白芍、木香、陈皮、火麻仁、苦杏仁（去皮炒）
- 黄褐色的大蜜丸，气微香，味苦、微甘
- 润肠通便
- 适用于肠胃积热引起的胸腹胀满、大便秘结
- 口服。一次1~2丸，2次/天
- 6g/丸

通幽润燥丸
- 枳壳（麸炒）、红花、当归、木香、姜厚朴、桃仁（去皮）、苦杏仁（炒）、火麻仁、郁李仁、熟地黄、生地黄、黄芩、槟榔、熟大黄、生大黄、甘草
- 黑色至黑褐色的大蜜丸，气微，味苦
- 清热导滞，润肠通便
- 适用于胃肠积热引起的便秘，症状为大便不通、脘腹胀满、口苦、尿黄
- 口服。一次1~2丸，2次/天
- 6g/丸

麻仁丸（胶囊）
- 大黄、枳实（炒）、厚朴（姜制）、白芍（炒）、火麻仁、苦杏仁
- 蜜丸：黄褐色的水蜜丸、小蜜丸或大蜜丸，味苦
- 胶囊剂：内容物为深棕色至棕黑色颗粒状粉末，气香，味苦
- 润肠通便
- 适用于肠热津亏引起的便秘，症状为大便干结难下、腹部胀满不舒；习惯性便秘见上述证候者
- 蜜丸：水蜜丸，每10丸重2g；小蜜丸，每10丸重2g。大蜜丸：9g/丸。口服。水蜜丸一次6g，小蜜丸一次9g，大蜜丸一次1丸，1~2次/天
- 胶囊剂：0.35g/粒，口服。每次2~4粒，早、晚各1次，或睡前服用

润下类

二、寒下类

当归龙荟丸
- 芦荟、青黛、栀子、当归（酒炒）、龙胆（酒炒）、黄连（酒炒）、黄芩（酒炒）、黄柏（盐炒）、大黄（酒炒）、木香、麝香
- 黄绿色至深褐色的水丸，气微，味苦
- 泻火通便
- 适用于肝胆火旺引起的心烦不宁、头晕目眩、耳鸣耳聋、胁肋疼痛、脘腹胀痛、大便秘结
- 口服。一次6g，2次/天
- 6g/丸
- 阴虚阳亢引起的眩晕者慎用

六味能消胶囊
- 大黄、碱花、诃子、藏木香、寒水石
- 胶囊剂，内容物为棕黄色至棕褐色的颗粒，气香，味苦
- 宽中理气，润肠通便，调节血脂
- 适用于胃脘胀痛、厌食、纳差及大便秘结；高脂血症及肥胖症
- 口服。3次/天。便秘、胃脘胀痛一次2粒；高脂血症一次1粒；老人及儿童遵医嘱
- 0.45g/粒

大黄清胃丸
- 大黄、木通、槟榔、白芷、黄芩、羌活、滑石粉、胆南星、牵牛子（炒）、芒硝、蜂蜜
- 黑褐色的大蜜丸，味苦、辛
- 清热通便
- 适用于胃火炽盛引起的口燥舌干、头痛目眩、大便燥结
- 口服。一次1丸，2次/天
- 9g/丸

九制大黄丸
- 大黄
- 黄褐色的水丸，味微苦
- 通便润燥，消食化滞
- 适用于胃肠积滞引起的湿热下痢、口渴不休、停食停水、胸热心烦、大便燥结、小便赤黄
- 口服。一次6g，1次/天
- 每50粒重3g，6g/袋

寒下类

芦荟、青黛、朱砂、琥珀

内容物为灰绿色或灰褐色粉末，具芦荟特异臭气，味苦

调肝益肾，清热润肠，宁心安神

适用于习惯性便秘，症状为大便燥结，或因大便数日不通导致的腹胀、腹痛等

口服。一次 1~2 粒，1~2 次 / 天

0.5g/ 粒

肾功能不全者慎用

复方芦荟胶囊

大黄、枳实、黄芩、甘草、朱砂粉

赭红色的包衣水丸，除去包衣后显褐黄色，味苦、涩

清热，通便，消滞

适用于实热积滞引起的大便秘结

口服。一次 5.4g

5.4g/ 袋

清泻丸

寒下类

大黄、黄芩、陈皮、厚朴、半夏（制）、枳壳、桃仁、杏仁、车前子、香附、侧柏叶、桑叶、木香、白术、绿豆、黑豆、麦芽

黑褐色水蜜丸，味苦涩

清热泻火通便

适用于胃肠实热积滞引起的脘腹胀满、头晕耳鸣、口燥舌干、咽喉不利、目赤牙痛、大便秘结、小便赤黄

口服。一次 6g，1 次 / 天

6g/ 瓶

莫家清宁丸

大黄、绿豆、麦芽、陈皮、白术（炒）、黑豆、半夏（制）、香附（醋制）、桑叶、桃枝、牛乳、厚朴（姜制）、车前草、侧柏叶

黑色的大蜜丸或黑褐色的水蜜丸，味苦

清热泻火，消肿通便

适用于火毒内蕴引起的咽喉肿痛、口舌生疮、头晕耳鸣、目赤牙痛、腹中胀满、大便秘结

口服。大蜜丸一次 1 丸，水蜜丸一次 6g，1~2 次 / 天

水蜜丸 6g/ 袋；大蜜丸 9g/ 丸

清宁丸

番泻叶干膏粉、牵牛子、砂仁、白豆蔻

棕色素片，味微苦

宽中理气，泻下通便

适用于肠胃实热积滞引起的便秘，症状为大便秘结、腹痛拒按、腹胀纳呆、口干苦、小便短赤、舌质红苔黄、脉弦滑数

口服。一次 4 片，1 次 / 天；如服药 8 小时后不排便再服一次，或遵医嘱

0.48g/ 片

通便宁片

三、峻下逐水类

黄葵胶囊
- 黄蜀葵花
- 胶囊剂，内容物为棕褐色的粉末，味微甘、苦
- 清利湿热，解毒消肿
- 适用于慢性肾炎之湿热证，症状为浮肿、腰痛、蛋白尿、血尿、舌苔黄腻等
- 口服。一次5粒，3次/天，8周为一个疗程
- 0.5g/粒
- 本品宜饭后服用
- 个别患者用药后出现上腹部胀满不适

峻下逐水类

舟车丸
- 大黄、甘遂（醋制）、芫花（醋制）、青皮（醋制）、陈皮、木香、轻粉、红大戟（醋制）、牵牛子（炒）
- 黄褐色的水丸，味苦
- 行气利水
- 适用于蓄水腹胀、四肢浮肿、胸腹胀满、停饮喘急、大便秘结、小便短少
- 口服。一次3g，1次/天
- 3g/袋
- 水肿属阴水者禁用
- 孕妇忌服
- 不可过量、久服；服药时应从小剂量开始

控涎丸
- 甘遂（醋制）、红大戟、白芥子
- 棕褐色带有淡黄色斑点的糊丸，味微辛、辣
- 涤痰逐饮
- 适用于痰涎水饮停于胸膈引起的胸胁隐痛、咳喘痛甚、痰不易出，以及瘰疬、痰核
- 用温开水或枣汤、米汤送服。一次1~3g，1~2次/天
- 丸剂（糊丸），每100粒重6g
- 虚寒性痰涎水饮者忌用

肾复康胶囊
- 槐花、土茯苓、白茅根、益母草、广藿香
- 硬胶囊，内容物为棕黄色至棕褐色的粉末和颗粒，气香，味微酸、微苦
- 清热利尿，益肾化浊
- 适用于热淋涩痛、急性肾炎水肿、慢性肾炎急性发作
- 口服。一次4~6粒，3次/天
- 0.3g/粒

四、通腑降浊类

通腑降浊类

尿毒灵灌肠液

- 大黄、金银花、龙骨（煅）、蒴藋、牡蛎（煅）等 20 味中药
- 甲组：灰绿色的粉末，味淡
- 乙组：棕褐色的液体，味淡
- 通腑泄浊，通利消肿
- 适用于湿浊内阻、脾肾衰败引起的全身浮肿、恶心呕吐、大便不通、无尿或少尿、头痛烦躁、舌质黄苔腻、脉实有力；慢性肾衰竭、尿毒症及肾性高血压见上述证候者
- 将甲、乙组（甲组 10g，乙组 100ml）混合，摇匀，一次灌肠，1~2 次／天
- 甲组 20g/ 瓶，乙组 200ml/ 瓶
- 有直肠疾病或腹泻每天 3 次以上者慎用
- 不宜单独使用

肾衰宁胶囊

- 黄连、陈皮、丹参、牛膝、茯苓、大黄、红花、甘草、太子参、法半夏
- 硬胶囊，内容物为黄棕色至棕褐色的粉末或细小颗粒，气微香，味苦
- 益气健脾，活血化瘀，通腑泄浊
- 适用于脾胃气虚、浊瘀内阻、升降失调引起的面色萎黄、腰痛倦怠、恶心呕吐、食欲不振、小便不利、大便黏滞；慢性肾功能不全见上述证候者
- 口服。一次 4~6 粒，3~4 次／天；小儿酌减
- 0.35g/ 粒
- 肝肾阴虚、脾肾阳虚、阴阳两虚引起的浮肿、肾劳者忌用
- 有出血症状者忌用
- 服药后每天大便次数超过 4 次以上者慎用

尿毒清颗粒

- 大黄、半夏（姜制）、黄芪、党参、白术等 16 味中药
- 棕色或棕褐色的颗粒，味甘、微苦
- 通腑降浊，健脾利湿，活血化瘀
- 适用于脾肾亏损、湿浊内停、瘀血阻滞引起的少气乏力、腰膝酸软、恶心呕吐、肢体浮肿、面色萎黄；慢性肾功能衰竭（氮质血症期或尿毒症早期）见上述证候者
- 温开水冲服。4 次／天,6 时、12 时、18 时各服 1 袋,22 时服 2 袋，每天最大服用量为 8 袋。也可另定服药时间，但两次服药间隔勿超过 8 小时
- 5g/ 袋
- 肝肾阴虚证者慎用
- 服药后每天大便超过 2 次，可酌情减量
- 忌用于慢性肾衰竭尿毒症晚期患者

第三节　清热类

解毒消癥类　凉血活血类　——　清热类
中成药　——　清热泻火类　清热解毒类　清脏腑热类

一、清热泻火类

阮氏上清丸
- 儿茶、冰片、诃子、硼砂、山豆根、马槟榔、薄荷叶、乌梅（肉）、甘草
- 黑色的水丸，味苦凉、涩、微甜
- 清热降火，生津止渴
- 适用于火热伤津引起的咽部肿痛、口舌生疮、牙龈红肿、口干舌燥
- 吞服或含服。一次 0.5g，2~4 次/天
- 8g/瓶
- 阴虚火旺者慎用

白石清热冲剂
- 薄荷、葛根、生石膏、板蓝根、白花蛇舌草
- 袋泡茶，内容物为黄棕色至棕褐色颗粒或粗粉，气香，味淡、微苦
- 疏风清热，解毒利咽
- 适用于外感风热，或风寒化热、表邪尚在，症状为发热、微恶风、头痛鼻塞、咳嗽痰黄、咽红肿痛、口干而渴、舌苔薄白或薄黄、脉浮数；上呼吸道感染、急性扁桃体炎见上述证候者
- 口服。一次 1 袋，3 次/天；小儿酌减，3 天为一个疗程
- 10g/袋

瓜霜退热灵胶囊
- 石膏、滑石、磁石、玄参、西瓜霜、北寒水石、水牛角浓缩粉、羚羊角、丁香、沉香、甘草、升麻、麝香、冰片、朱砂
- 硬胶囊，内容物为灰色的粉末，气芳香，味咸、凉
- 清热解毒，开窍镇静
- 适用于热病热入心包、肝风内动证，症状为高热、惊厥、抽搐、咽喉肿痛
- 口服。1 岁以内一次 0.15~0.3g；1~3 岁一次 0.3~0.6g；3~6 岁一次 0.6~0.75g；6~9 岁一次 0.75~0.9g；9 岁以上一次 0.9~1.2g；成人一次 1.2~1.8g。3~4 次/天
- 0.3g/粒
- 脾虚便溏者慎用
- 不宜过量、久服

清热泻火类

一清胶囊（颗粒）
- 大黄、黄芩、黄连
- 胶囊剂：硬胶囊，内容物为浅黄色至黄棕色粉末，气微，味苦
- 颗粒剂：黄褐色的颗粒，味微甜、苦
- 清热泻火解毒，化瘀凉血止血
- 适用于火毒血热引起的身热烦躁、目赤口疮、咽喉牙龈肿痛、大便秘结、吐血、咳血、衄血、痔血；咽炎、扁桃体炎、牙龈炎见上述证候者
- 胶囊剂：0.5g/粒，口服。一次 2 粒，3 次/天
- 颗粒剂：7.5g/袋，开水冲服。一次 7.5g，3~4 次/天
- 阴虚火旺者慎用
- 不可过量、久服
- 服药后大便次数每天 2~3 次者，应减量

牛黄消炎灵胶囊
- 人工牛黄、黄芩、栀子、郁金、朱砂、雄黄、冰片、石膏、珍珠母、盐酸小檗碱、水牛角浓缩粉
- 胶囊剂，内容物为黄棕色的粉末，气香，味苦、辛
- 消炎退热，通窍镇静，降压安神
- 适用于病毒性感冒、上呼吸道感染、肺炎、气管炎及其他细菌性感染导致的高热不退等症
- 口服。一次 3~4 粒，2 次/天
- 0.4g/粒
- 脾胃虚寒者慎用
- 不宜过量、久服

去感热注射液
- 石膏、青蒿、芦根、竹叶、柴胡
- 淡黄色至橙黄色的澄明液体
- 清热解毒，发汗解表
- 适用于上呼吸道感染导致的高热
- 肌内注射。一次 2~4ml，2~3 次/天
- 2ml/支
- 本品不宜与其他药物同用

二、清热解毒类

十三味榜嘎散

- 榜嘎、洪连、波棱瓜子、秦艽花、小檗皮、巴夏嘎、苦荬菜、金腰草、人工牛黄、红花、止泻木子、节裂角茴香、印度獐牙菜
- 绿色粉末，气微香，味苦、甘
- 清热解毒，凉肝利胆
- 适用于热性"赤巴"病、胆囊炎、黄疸型肝炎
- 口服。一次 1~1.5g，2 次 / 天
- 15g/ 袋

十二味翼首散

- 红花、檀香、人工牛黄、翼首草、榜嘎、天竺黄、安息香、莪大夏、铁棒锤叶、五脂灵膏、麝香、节裂角茴香
- 灰棕色粉末，气香，味苦，有麻舌感
- 清热解毒，防疫
- 适用于瘟疫、流行性感冒、乙型脑炎、痢疾、发热等
- 口服。一次 1g，2 次 / 天
- 1g/ 袋

八宝拨云散

- 冰片、朱砂、蕤仁、麝香、珍珠、熊胆、人工牛黄、琥珀、硼砂、硇砂、海螵蛸、炉甘石（制）
- 淡棕红色的细粉，气香
- 清热散瘀，消云退翳
- 适用于胬肉攀睛、云翳湿痒
- 外用。取适量本品，用冷开水或乳汁调匀，用玻璃棒蘸药，涂入眼内，静息片刻，3 次 / 天
- 0.7g/ 瓶
- 不宜过量使用

清热解毒类

九味牛黄丸

- 红花、人工牛黄、马兜铃、巴夏嘎、渣驯膏、波棱瓜子、獐牙菜、绿绒蒿、木香
- 棕褐色水丸，微香，味苦
- 清肝热
- 适用于肝大、肝区疼痛、恶心、目赤；各种肝火偏盛引起的疾病
- 口服。一次 4~5 丸，3 次 / 天
- 每 10 丸重 5g

二丁颗粒

- 紫花地丁、半边莲、蒲公英、板蓝根
- 棕褐色的颗粒，味甜、微苦，或味微甜、微苦（无蔗糖）
- 清热解毒
- 适用于火热毒盛引起的热疖痈毒、咽喉肿痛、风热火眼
- 口服。一次 1 袋，3 次 / 天
- 20g/ 袋、4g/ 袋（无蔗糖）
- 糖尿病患者慎用

二十五味松石丸

- 松石、珍珠、珊瑚、朱砂、诃子肉、余甘子等 26 味中药
- 黑色的水丸，气香，味苦、涩
- 清热解毒，疏肝利胆，化瘀
- 适用于肝郁气滞、血瘀，肝中毒，肝痛，肝硬化，腹水，各种急、慢性肝炎和胆囊炎
- 口服。开水泡服，一次 1g，1 次 / 天
- 每 4 丸重 1g；1g/ 丸

清热解毒类

小儿清热片
- 黄柏、栀子、钩藤、龙胆、雄黄、黄连、朱砂、黄芩、大黄、灯心草、薄荷素油
- 糖衣片，除去糖衣后显棕黄色，气特异，味苦
- 清热解毒，祛风镇惊
- 适用于小儿风热，症状为烦躁抽搐、发热口疮、小便短赤、大便不利
- 口服。一次 2~3 片，1~2 次 / 天；1 岁以内小儿酌减

口腔溃疡散
- 青黛、白矾、冰片
- 淡蓝色的粉末，气芳香，味涩
- 消溃止痛
- 适用于复发性口腔溃疡、疱疹性口腔溃疡
- 外用。用消毒棉球蘸药擦患处，2~3 次 / 天
- 3g/ 瓶
- 阴虚火旺者慎用

三子散
- 诃子、川楝子、栀子
- 姜黄色至棕黄色的粉末，气微，味苦、涩、微酸
- 清热凉血，解毒
- 适用于温热、血热、新久热
- 口服。水煎服，一次 3~4.5g，2~3 次 / 天
- 3g/ 袋
- 肝、肾功能不全者慎用

万通炎康片
- 苦玄参、肿节风
- 薄膜衣片或糖衣片，除去包衣后显黄棕色至棕色，味苦
- 疏风清热，解毒消肿
- 适用于外感风热引起的咽部红肿、牙龈红肿、疮疡肿痛；急、慢性咽炎、扁桃体炎，牙龈炎，疮疖
- 薄膜衣片：口服。小片一次 3 片，重症一次 4 片，3 次 / 天；大片一次 2 片，重症一次 3 片，3 次 / 天
- 糖衣片：口服。一次 6 片，重症一次 9 片，3 次 / 天；小儿酌减
- 0.35g/ 片（薄膜衣大片）、0.24g/ 片（薄膜衣小片）
- 脾胃虚寒者慎用

三黄片
- 大黄、盐酸小檗碱、黄芩浸膏
- 糖衣片或薄膜衣片，除去包衣后显棕色，味苦、微涩
- 清热解毒，泻火通便
- 适用于三焦热盛引起的目赤肿痛、口鼻生疮、咽喉肿痛、牙龈肿痛、心烦口渴、尿黄、便秘；急性胃肠炎、痢疾
- 口服。一次 4 片，2 次 / 天；小儿酌减
- 0.25g/ 片
- 冷积便秘、寒湿泻痢、虚火口疮、喉痹者忌服

清热解毒类

仁青芒觉

- 蒲桃、人工牛黄、麝香、朱砂、毛诃子、西红花、马钱子等
- 黑褐色的水丸，气香，味苦、甘、涩
- 清热解毒，益肝养胃，明目醒神，愈疮，滋补强身
- 适用于自然毒、食物毒、配制毒等各种中毒症；消化道溃疡，急、慢性胃肠炎，萎缩性胃炎，腹水，麻风病等
- 口服。研碎，开水送服，一次 1 丸，1 次 / 天
- 1~1.5g/ 丸

山香圆片（颗粒）

- 山香圆叶
- 片剂：糖衣片或异形薄膜衣片，除去包衣后显棕色至棕褐色，味苦、涩
- 颗粒剂：棕黑色的颗粒或棕色（降糖）颗粒，味甜、微涩
- 清热解毒，利咽消肿
- 适用于肺胃热盛引起的急喉痹、急乳蛾，症状为咽部红肿、咽痛
- 片剂：薄膜衣片，0.5g/ 片，口服。一次 2~3 片，3~4 次 / 天；小儿酌减
- 颗粒剂：10g/ 袋、4g/ 袋（降糖），开水冲服。一次 1 袋，3 次 / 天；小儿酌减
- 虚火喉痹、乳蛾者忌用

片仔癀（胶囊）

- 人工牛黄、麝香、三七、蛇胆等
- 锭剂：类扁椭圆形块状，块上有椭圆环。表面棕黄色或灰褐色，有密纹，可见霉斑。质坚硬，难折断。折断面略粗糙，呈棕褐色，色泽均匀，偶见少量菌丝体。粉末呈棕黄色或淡棕黄色，气微香，味苦、微甘
- 胶囊剂：硬胶囊，内容物为棕黄色的颗粒及细粉，气香，味苦、微甘
- 消热解毒，凉血化瘀，消肿止痛
- 适用于热毒血瘀引起的急、慢性病毒性肝炎，痈疽疔疮，跌打损伤及各种炎症
- 锭剂：3g/ 粒，口服。每次 0.6g，8 岁以下儿童每次 0.15~0.3g，2～3 次 / 天；外用研末，用少量冷开水或食醋调匀涂在患处（溃疡者可在患处周围涂敷），每天数次，常保持湿润，或遵医嘱
- 胶囊剂：0.3g/ 粒，口服。一次 2 粒，1~5 岁儿童一次 1 粒，3 次 / 天，或遵医嘱

六应丸

- 丁香、人工牛黄、蟾酥、雄黄、珍珠、冰片
- 黑色有光泽的微丸，断面深黄色，味苦、辛，有麻舌感
- 清热，解毒，消肿，止痛
- 适用于火毒内盛引起乳蛾、喉痹、疖痈疮疡；咽喉炎以及虫咬等
- 饭后口服。一次 10 丸，儿童一次 5 丸，婴儿一次 2 丸，3 次 / 天
- 外用。以冷开水或醋调敷患处
- 每 5 丸重 19mg
- 阴虚火旺者慎用
- 不宜过量、久服

双料喉风散

- 冰片、珍珠、黄连、青黛、甘草、山豆根、寒水石、人中白（煅）、人工牛黄
- 青灰色粉末，有冰片的香气，味微甘、苦
- 清热解毒，消肿利咽
- 适用于肺胃热毒炽盛引起的咽喉肿痛、口腔糜烂、齿龈肿痛、皮肤溃烂
- 口腔咽喉诸症：吹敷患处，3 次 / 天
- 鼻窦脓肿：取少量药吸入鼻内，5 次 / 天
- 皮肤溃烂：先用浓茶洗净患处，后敷药粉于患处，1 次 / 天
- 1g/ 瓶、1.25g/ 瓶、2.2g/ 瓶
- 如用药于口腔、咽喉处，用药后禁食 30~60 分钟

巴特日七味丸

- 诃子、茜草、草乌叶、翻白草、黑云香、麝香、银朱
- 红色水丸，除去包衣显棕褐色，气香，味酸、涩、麻、微苦
- 清瘟解毒，止痛，散瘀，止痢
- 适用于瘟疫热盛、脑炎、赤白痢疾、白喉、目黄、音哑、转筋
- 口服。一次 9~13 粒，1~2 次 / 天，或遵医嘱
- 每 10 粒重 2g

清热解毒类

牛黄清火丸

- 大黄、山药、黄芩、桔梗、冰片、丁香、人工牛黄、雄黄、薄荷脑
- 棕黄色的大蜜丸，有冰片香气，味微甜而苦
- 清热，散结，解毒
- 适用于肝胃肺蕴热导致的头晕目眩、口鼻生疮、风火牙痛、咽喉肿痛、疖腮红肿、耳鸣肿痛
- 口服。一次2丸，2次/天
- 3g/丸

牛黄益金片

- 黄柏、硼砂、人工牛黄、薄荷脑、玄明粉、薄荷素油
- 浅黄色至棕黄色的片，气芳香，味甜、咸、辛、苦
- 清热利咽，消肿止痛
- 适用于急、慢性咽炎，咽部异感症
- 含化。一次2~4片，3次/天
- 0.5g/片

牙痛一粒丸

- 朱砂、蟾酥、雄黄、甘草
- 黄褐色的水丸，气微，味辛，有麻舌感
- 解毒消肿，杀虫止痛
- 适用于火毒内盛引起的牙龈肿痛、龋齿疼痛
- 外用。每次取1~2丸，填入龋齿洞内或肿痛的齿缝处，外塞一块消毒棉花，防止药丸滑脱
- 每125丸重0.3g
- 将含药后渗出的唾液吐出，不可咽下
- 不宜过量、久服
- 外用不可入目

牛黄消炎片

- 蟾酥、青黛、珍珠母、天花粉、大黄、雄黄、人工牛黄
- 糖衣片，除去糖衣后显黄棕色，味苦，有麻辣感
- 清热解毒，消肿止痛
- 适用于热毒蕴结引起的咽喉肿痛、疔痈疮疖
- 口服。一次1片，3次/天；小儿酌减
- 外用。研末，调敷患处
- 每片相当于总药材0.05g
- 虚火喉痹、阴疽漫肿者忌用
- 不宜过量、久服

清热解毒类

牛黄解毒丸（片、胶囊、软胶囊）

- 人工牛黄、大黄、黄芩、雄黄、石膏、桔梗、冰片、甘草
- 丸剂：棕黄色的大蜜丸，有冰片香气，味微甜而后苦、辛
- 片剂：素片、糖衣片或薄膜衣片，素片或包衣片除去包衣后显棕黄色，有冰片香气，味微苦、辛
- 胶囊剂：内容物为棕黄色的颗粒及粉末，有冰片香气，味微苦、辛
- 软胶囊：棕黄色黏稠状液体，有冰片香气，味微苦、辛
- 清热解毒
- 适用于火热内盛引起的咽喉肿痛、牙龈肿痛、口舌生疮、目赤肿痛
- 丸剂：3g/丸，口服。一次1丸，2~3次/天
- 片剂：0.6g/片（大片）、0.4g/片（小片），口服。小片一次3片，大片一次2片，2~3次/天
- 胶囊剂：0.3g/粒（小粒）、0.4g/粒（大粒），口服。小粒一次3粒，大粒一次2粒，2~3次/天
- 软胶囊剂：0.4g/粒，口服。一次4粒，2~3次/天
- 阴虚热盛者忌服
- 脾胃虚弱者慎用
- 不宜过量、久服

功劳去火片

- 功劳木、黄柏、黄芩、栀子
- 糖衣片或薄膜衣片，除去包衣后，显棕黄色至棕褐色，味苦
- 清热解毒
- 适用于实热火毒型急性咽喉炎、急性胆囊炎、急性肠炎
- 口服。糖衣片一次5片，薄膜衣片一次3片，3次/天
- 糖衣片，片心重0.3g；薄膜衣片，0.5g/片
- 脾胃虚寒者忌用；虚火喉痹、肝郁胁痛、虚寒泄泻者忌用
- 老人、儿童及素体脾胃虚弱者慎服

牛黄上清丸（胶囊、片）

- 人工牛黄、薄荷、菊花、荆芥穗、白芷等19味中药
- 丸剂：红褐色至黑褐色的大蜜丸或棕黄色至深棕色的水丸，气芳香，味苦
- 胶囊剂：硬胶囊，内容物为棕黄色至深棕色的粉末，气香，味苦
- 片剂：糖衣片或薄膜衣片，除去包衣后显棕褐色至黑褐色，气微香，味凉、苦
- 清热泻火，散风止痛
- 适用于热毒内盛、风火上攻引起的头痛眩晕、目赤耳鸣、咽喉肿痛、口舌生疮、牙龈肿痛、大便燥结
- 丸剂：水蜜丸，每16粒重3g；大蜜丸，6g/丸，口服。水蜜丸一次3g，大蜜丸一次1丸，2次/天
- 胶囊剂：0.3g/粒，口服。一次3粒，2次/天
- 片剂：薄膜衣片，0.265g/片。口服。一次4片，2次/天
- 阴虚火旺者忌用

石膏散

- 石膏、冰片
- 白色的粉末，气凉香，味辛
- 清热祛火，消肿止痛
- 适用于胃火上攻导致的牙齿疼痛、口舌糜烂、牙龈出血
- 外用。取药粉少量，敷患处
- 3g/瓶
- 阴虚火旺者慎用

白花蛇舌草注射液

- 白花蛇舌草
- 棕黄色的澄明液体
- 清热解毒，利湿消肿
- 适用于湿热蕴毒引起的呼吸道感染、扁桃体炎、肺炎、胆囊炎、阑尾炎、痈疖脓肿及手术后感染，也可用于癌症辅助治疗
- 肌内注射。一次2~4ml，2次/天
- 2ml/支

清热解毒类

板蓝根注射液
- 板蓝根
- 棕黄色至棕色的澄明液体
- 清热解毒，凉血利咽，消肿
- 适用于扁桃体炎、腮腺炎、咽喉肿痛；防治传染性肝炎、小儿麻疹等
- 肌内注射。一次 2ml，1 次 / 天
- 2ml/ 支

垂盆草颗粒
- 鲜垂盆草
- 棕色至棕褐色的颗粒，味甜而苦，或味微甜而苦（无蔗糖）
- 清热解毒，活血利湿
- 适用于急、慢性肝炎湿热瘀结证
- 开水冲服。一次 1 袋，2~3 次 / 天，或遵医嘱
- 10g/ 袋、5g/ 袋（无蔗糖）

灵丹草颗粒
- 臭灵丹草
- 棕色至褐色的颗粒，气微香，味甜而苦涩
- 清热疏风，解毒利咽，止咳祛痰
- 适用于风热邪毒引起的咽喉肿痛及肺热咳嗽；急性咽炎、扁桃体炎、上呼吸道感染见上述证候者
- 开水冲服。一次 3~6g，3~4 次 / 天，或遵医嘱
- 3g/ 袋

西园喉药散
- 黄连、硼砂、薄荷、栀子（焦）、青黛、珍珠、青果（炭）、冰片、天花粉、川贝母、人工牛黄
- 灰绿色粉末，具冰片特异香气，味微苦
- 清热疏风，化痰散结，消肿止痛
- 适用于喉痹和乳蛾引起的发热、咽喉肿痛、吞咽不利、咽干灼热；急性咽炎、急性充血性扁桃体炎见上述证候者
- 口腔用药。喷敷患处，每次 0.2g，5 次 / 天
- 3g/ 瓶

冰硼含片（散）
- 冰片、硼砂（煅）、朱砂、玄明粉
- 含片：淡红色的片，气香，味甜、辛凉
- 散剂：粉红色的粉末，气芳香，味辛凉
- 清热解毒，消肿止痛
- 适用于咽喉疼痛、牙龈肿痛、口舌生疮
- 含片：0.5g/ 片，口含。一次 1 片，3~5 次 / 天，小儿酌减
- 散剂：3g/ 瓶，外用。吹敷患处，每次少量，一天数次
- 虚火上炎者慎用
- 哺乳期妇女不宜使用

西黄清醒丸
- 藏青果、金果榄、薄荷冰、黄芩、栀子、防己、槟榔、木香、甘草、冰片
- 棕色大蜜丸，气芳香，味苦、辛凉
- 清利咽喉，解热除烦
- 适用于肺胃蕴热导致的口苦舌燥、咽喉肿痛、烦躁不安、气滞胸满、头晕耳鸣
- 口服。一次 2 丸，2 次 / 天
- 6g/ 丸
- 虚火喉痹者慎用

清热解毒类

青黛散
- 青黛、冰片、硼砂（煅）、黄连、人中白（煅）、薄荷、儿茶、甘草
- 靛灰色粉末，气香，味苦，有凉感
- 清热解毒，消肿止痛
- 适用于火毒内蕴引起的口疮、咽喉肿痛、牙疳出血
- 外用。先用凉开水或淡盐水漱净口腔，将药少量吹撒患处，2~3次/天
- 1.5g/瓶
- 阴虚火旺者慎用

青果丸
- 青果、黄芩、麦冬、玄参、白芍、桔梗、金银花、北豆根
- 棕褐色的水蜜丸或黑棕色的大蜜丸，味微苦
- 清热利咽，消肿止痛
- 适用于肺胃蕴热引起的咽部红肿、咽痛、失音声哑、口干舌燥、干咳少痰
- 口服。水蜜丸一次8g，大蜜丸一次2丸，2次/天
- 水蜜丸每10丸重1g；大蜜丸6g/丸
- 风寒喉痹及虚火喉痹、喉喑者忌用
- 不宜过量、久服

金嗓开音丸
- 金银花、连翘、板蓝根、黄芩、桑叶等16味中药
- 黑褐色的水蜜丸或大蜜丸，气微，味甘
- 清热解毒，疏风利咽
- 适用于风热邪毒引起的咽喉肿痛、声音嘶哑；急性咽炎、喉炎见上述证候者
- 口服。水蜜丸一次60~120丸，大蜜丸一次1~2丸，2次/天
- 水蜜丸每10丸重1g；大蜜丸9g/丸
- 虚火喉痹、喉喑者慎用

金银花露
- 金银花
- 无色至淡黄色的透明液体，气芳香，味微甜
- 清热解毒
- 适用于暑热内犯肺胃引起的中暑、痱疹、疖肿，症状为发热口渴、咽喉肿痛、痱疹鲜红、头部疖肿
- 口服。一次60~120ml，2~3次/天
- 60ml/瓶、100ml/瓶、150ml/瓶、340ml/瓶

金莲花润喉片
- 金莲花、薄荷素油
- 浅棕色的片，味酸甜、微苦，有清凉感
- 清热解毒，消肿止痛，利咽
- 适用于热毒内盛引起的咽部红肿热痛、牙龈肿胀、口舌生疮；急性咽炎、急性扁桃体炎、上呼吸道感染见上述证候者
- 含服。一次1~2片，4~5次/天
- 0.5g/片
- 风寒急喉痹、虚火喉痹、乳蛾者慎用

板蓝根茶（颗粒、糖浆）
- 板蓝根
- 茶剂：棕色或棕褐色的块状物，味甜、微苦
- 颗粒剂：棕色或棕褐色的颗粒，味甜、微苦
- 糖浆剂：棕色的液体，味甜
- 清热解毒，凉血利咽
- 适用于肺胃热盛引起的咽喉肿痛、口咽干燥、腮部肿胀；急性扁桃体炎、腮腺炎见上述证候者。可用于防治传染性肝炎、小儿麻疹等
- 茶剂：10g/块，开水冲服。一次1块，3次/天
- 颗粒剂：5g/袋、10g/袋、3g/袋（无蔗糖），开水冲服。一次5~10g（含蔗糖），或一次3~6g（无蔗糖），3~4次/天
- 糖浆剂：60ml/瓶，口服。一次15ml，3次/天
- 阴虚火旺引起的喉痹、乳蛾者忌用
- 老人、儿童及素体脾胃虚弱者慎服

炎宁颗粒
- 鹿茸草、白花蛇舌草、鸭跖草
- 棕色颗粒，味甜、微苦
- 清热解毒，利湿止痢
- 适用于外感风热、湿毒蕴结引起的发热头痛、咽部红肿、咽痛、喉核肿大、小便淋沥涩痛、泻痢腹痛；上呼吸道感染、扁桃体炎、尿路感染、急性细菌性痢疾（简称菌痢）、肠炎见上述证候者
- 开水冲服。一次14g，3~4次/天
- 14g/袋（相当于总药材31.25g）
- 阴虚外感、虚火乳蛾、淋证及寒湿泻痢者忌用

肿节风片
- 肿节风浸膏
- 糖衣片，除去糖衣后，显棕褐色，气香，味苦、微涩
- 清热解毒，消肿散结
- 适用于肺炎、阑尾炎、蜂窝织炎属热毒壅盛证者，并可用于癌症辅助治疗
- 口服。一次3片，3次/天
- 每片含肿节风干浸膏0.25g

金果饮咽喉片
- 地黄、玄参、蝉蜕、陈皮、麦冬、西青果、胖大海、南沙参、太子参、薄荷素油
- 浅棕色或棕色的片，或为薄膜衣片，除去包衣后显浅棕色或棕色，味甜，具清凉感
- 养阴生津，清热利咽
- 适用于肺热阴伤引起的咽部红肿、咽痛、口干咽燥；急、慢性咽炎见上述证候者。也可用于放疗导致的咽干不适
- 含服。每小时4片（0.5g/片）或每小时2片（1g/片）
- 0.5g/片、1g/片

清热解毒类

复方木尼孜其颗粒
- 甘草、香茅、洋甘菊、芹菜根、骆驼蓬子、茴芹果、菊苣子等
- 棕黄色颗粒，味甜、微苦
- 调节异常体液及气质，为四种体液的成熟剂
- 可用于调节内分泌，增强免疫功能，治疗肝胆炎症、皮肤疾病，排除体内毒素等
- 口服。一次6g，2~3次/天
- 12g/袋
- 糖尿病患者慎用

复方双花口服液（片）
- 金银花、连翘、穿心莲、板蓝根
- 口服液：棕红色液体，久置有微量沉淀，气微香，味苦
- 片剂：薄膜衣片，除去包衣后，为棕褐色，味苦
- 清热解毒，利咽消肿
- 适用于风热外感、风热乳蛾，症状为发热、微恶风、头痛、鼻塞流涕、咽红而痛，或咽喉干燥灼痛、吞咽则加剧、咽扁桃体红肿，舌边尖红、苔薄黄，或舌质红苔黄，脉浮数
- 口服液：10ml/支，口服。成人一次20ml，4次/天；3岁以内一次10ml，3次/天；3~7岁一次10ml，4次/天；7岁以上一次20ml，3次/天。3天为一个疗程
- 片剂：0.6g/片，口服。成人一次4片，4次/天；3岁以内一次2片，3次/天；3~7岁一次2片，4次/天；7岁以上一次4片，3次/天。3天为一个疗程
- 风寒感冒者不宜使用
- 虚火乳蛾、素体脾胃虚寒者慎用

复方大青叶合剂
- 大青叶、山银花、羌活、拳参、大黄
- 棕红色的澄清液体，味甜、微苦
- 疏风清热，解毒消肿，凉血利胆
- 适用于外感风热或瘟毒引起的发热头痛、咽喉红肿、耳下肿痛、胁痛黄疸；流行性感冒（简称流感）、腮腺炎、急性病毒性肝炎见上述证候者
- 口服。一次10~20ml，2~3次/天。适用于急性病毒性肝炎，一次30ml，3次/天
- 10ml/瓶、100ml/瓶
- 虚寒证者忌服
- 孕妇慎用

鱼金注射液
- 鱼腥草、金银花
- 几乎无色的澄明液体
- 清热解毒
- 适用于风热犯肺、热毒内盛引起的发热、咳嗽、痰黄；上呼吸道感染、支气管肺炎、病毒性肺炎见上述证候者
- 肌内注射。一次2~4ml，2~4次/天
- 2ml/支
- 风寒束肺或寒湿阻肺证者忌用
- 不宜与其他药物同时滴注
- 偶有过敏反应

齿痛冰硼散
- 硼砂、硝石、冰片
- 白色粉末，气香，味凉、涩
- 散郁火，止牙痛
- 适用于火热内闭导致的牙龈肿痛、口舌生疮
- 外用。吹敷患处，每次少量，一天数次
- 3g/瓶
- 阴虚火旺者慎用

齿痛消炎灵颗粒
- 石膏、荆芥、细辛、防风、青皮、地黄、青黛、白芷、甘草、牡丹皮
- 棕褐色颗粒，味微甜、微苦
- 疏风清热，凉血止痛
- 适用于脾胃积热、风热上攻引起的急性齿根尖周炎、智齿冠周炎、牙周炎、牙髓炎等
- 开水冲服。一次1袋，3次/天，首次加倍
- 20g/袋、10g/袋（无蔗糖）
- 阴虚火旺及风冷牙痛者忌使用

咽喉消炎丸
- 人工牛黄、蟾酥（制）、珍珠、冰片、雄黄、七叶莲、百草霜、穿心莲总内酯
- 黑色小水丸，气香，味苦、凉，麻舌
- 清热解毒，消肿，止痛
- 适用于咽喉肿痛（咽喉炎，急、慢性扁桃体炎）
- 口服。一次5~10粒，3~4次/天，口含徐徐咽下；小儿按年龄酌减或遵医嘱
- 每100粒重0.3g
- 虚火喉痹、乳蛾者慎用
- 不宜过量、久服

清热解毒类

复方蒲公英注射液
- 蒲公英、鱼腥草、野菊花
- 黄色的澄明液体
- 清热解毒，疏风止咳
- 适用于风热感冒、肺胃热盛，症状为发热头痛、咳嗽痰黄
- 肌内注射。一次2~4ml，2次/天
- 2ml/支
- 外感风寒者慎用

复方黄芩片
- 黄芩、虎杖、穿心莲、十大功劳
- 糖衣片，除去糖衣后显棕褐色，味苦
- 清热解毒，凉血消肿
- 适用于咽喉肿痛、口舌生疮、感冒发热、大肠湿热泄泻、热淋涩痛、痈肿疮疡
- 口服。一次4片，3~4次/天；小儿酌减
- 0.25g/片
- 虚证者慎用

复方草珊瑚含片
- 肿节风浸膏、薄荷脑、薄荷素油
- 粉红色至棕红色的片或薄膜衣片，气香，味甜，清凉
- 疏风清热，消肿止痛，清利咽喉
- 适用于外感风热引起急性咽喉炎
- 含服。一次2片（小片），每隔2小时1次，6次/天；或一次1片（大片），每隔2小时1次，5~6次/天
- 0.44g/片（小片）、1.0g/片（大片）
- 阴虚火旺者慎用

复方南板蓝根片（颗粒）
- 南板蓝根、紫花地丁、蒲公英
- 片剂：糖衣片，除去糖衣后，显棕褐色，味甘、苦、微涩
- 颗粒剂：棕褐色的颗粒，气微香，味甜、微酸
- 消炎解毒
- 适用于腮腺炎、咽炎、乳腺炎、疮疖肿痛
- 片剂：塑料瓶，100片/瓶、60片/瓶；铝塑泡罩，12片/板；塑料复合袋，24片/袋。口服。一次3片，3次/天
- 颗粒剂：10g/袋，开水冲服。一次1袋，3次/天
- 阴虚热盛者忌用

复方瓜子金颗粒
- 瓜子金、大青叶、海金沙、野菊花、白花蛇舌草、紫花地丁
- 棕褐色颗粒，味甜、微苦
- 清热利咽，散结止痛，祛痰止咳
- 适用于风热袭肺或痰热壅肺引起的咽部红肿、咽痛、发热、咳嗽；急性咽炎、慢性咽炎急性发作及上呼吸道感染见上述证候者
- 开水冲服。一次20g，或10g，或14g，或5g，3次/天；儿童酌减
- 10g/袋（相当原药材14g）、20g/袋（相当原药材28g）、7g/袋（相当原药材14g）、5g/袋（无蔗糖相当原药材28g）
- 虚火喉痹者慎用；孕妇慎用；老人、儿童及素体脾胃虚弱者慎用

复方红根草片
- 红根草、鱼腥草、金银花、野菊花、穿心莲
- 糖衣片，除去糖衣后显灰褐色，味苦
- 清热解毒，利咽，止泻，止痢
- 适用于火毒内盛、湿热蕴结引起的急性咽喉炎、扁桃体炎、肠炎、痢疾
- 口服。一次4片，3~4次/天
- 每片含干膏0.12g
- 慢喉痹、慢喉喑、慢乳蛾及脾胃虚寒者慎用

复方金黄连颗粒
- 连翘、黄芩、蒲公英、金银花、板蓝根
- 棕褐色颗粒，味微苦、微甜
- 清热疏风，解毒利咽
- 适用于风热感冒，症状为发热、恶风、头痛、鼻塞、流浊涕、咳嗽、咽痛
- 开水冲服。一次8g，3次/天
- 8g/袋（无蔗糖）
- 空腹服用时偶有胃肠不适

复方鱼腥草片
- 黄芩、连翘、鱼腥草、板蓝根、金银花
- 糖衣片，除去糖衣后显棕褐色，味微涩
- 清热解毒
- 适用于外感风热导致的咽喉疼痛、扁桃体炎
- 口服。一次4~6片，3次/天
- 每片相当于原药材1g
- 虚火喉痹、乳蛾者忌用

清热解毒类

热炎宁颗粒（片）

- 蒲公英、虎杖、北败酱、半枝莲
- 颗粒剂：棕色颗粒，味甜、微苦
- 片剂：糖衣片或薄膜衣片，除去包衣后显棕褐色，味苦
- 清热解毒
- 适用于外感风热、内郁化火引起的风热感冒，症状为发热、咽喉肿痛、口苦咽干、咳嗽痰黄、尿黄便结；化脓性扁桃体炎、急性咽炎、急性支气管炎、单纯性肺炎见上述证候者
- 颗粒剂：16g/袋、4g/袋（无蔗糖），开水冲服。一次1~2袋，2~4次/天，或遵医嘱
- 片剂：薄膜衣片，0.26g/片，糖衣片，片心重0.25g。口服。一次3~6片，2~4次/天，或遵医嘱
- 阴虚火旺者、脾胃虚弱者慎服

消炎退热颗粒

- 大青叶、蒲公英、紫花地丁、甘草
- 黄棕色至棕褐色的颗粒，味甜、微苦
- 清热解毒，凉血消肿
- 适用于外感热病热毒壅盛证，症状为发热头痛、口干口渴、咽喉肿痛；上呼吸道感染见上述证候者。也可用于疮疖肿痛
- 口服。一次1袋，4次/天
- 3g/袋（无蔗糖）、10g/袋
- 风寒感冒者慎用

桂林西瓜霜（含片、胶囊）

- 黄芩、黄连、大黄、黄柏、射干、西瓜霜、山豆根、浙贝母、青黛、薄荷脑、无患子果（炭）、硼砂（煅）、冰片、甘草
- 散剂：灰黄绿色粉末，气香，味咸、甜、微苦而辛凉
- 含片：灰黄绿色至黄绿色的片，气香，味甜、微苦而辛凉
- 胶囊剂：内容物为灰绿色粉末，气香，味咸、微苦而辛凉
- 清热解毒，消肿止痛
- 适用于风热上攻、肺胃热盛引起的乳蛾、喉痹、口糜，症状为咽喉肿痛、喉核肿大、口舌生疮、牙龈肿痛或出血；急、慢性咽炎，扁桃体炎，口腔炎，口腔溃疡，牙龈炎见上述证候者及轻度烫伤（表皮未破）者
- 散剂：1g/瓶、2g/瓶、2.5g/瓶、3g/瓶，外用。喷、吹或敷于患处，一次适量，一天数次；重症者兼服，一次1~2g，3次/天
- 含片：0.6g/片，外用，研细末，喷敷于患处，一次适量，一天数次；重症者兼口服，一次1~2g，1次/天。含服，每次2片，5次/天，5~7天为一个疗程
- 胶囊剂：0.5g/粒，口服，一次2~4粒，3次/天。外用，取内容物适量，敷患处，一天数次
- 阴虚火旺者忌用
- 脾胃虚弱者慎用
- 不宜过量、久服

栀子金花丸

- 栀子、黄柏、黄连、知母、黄芩、大黄、金银花、天花粉
- 黄色至黄褐色的水丸，味苦
- 清热泻火，凉血解毒
- 适用于肺胃热盛引起的口舌生疮、牙龈肿痛、目赤眩晕、咽喉肿痛、吐血衄血、大便秘结
- 口服。一次9g，1次/天
- 每100粒重6g
- 阴虚火旺者忌用
- 不可过量、久服

珍黄胶囊

- 珍珠、三七、冰片、猪胆粉、薄荷素油、人工牛黄、黄芩浸膏粉
- 内容物为黄色至深黄色粉末，气香，味辛凉而苦
- 清热解毒，消肿止痛
- 适用于肺胃热盛引起的咽喉肿痛、疮疡热疖
- 口服。一次2粒，3次/天
- 外用。取药粉用米醋或冷开水调成糊状，敷患处
- 0.2g/粒
- 虚火喉痹、阴疽漫肿者慎用；孕妇慎用

珍黛散

- 珍珠、青黛、人工牛黄、冰片、滑石
- 灰蓝色粉末，气芳香，味微凉
- 清热解毒，消炎止痛，生肌收敛
- 适用于口舌生疮、复发性口腔溃疡及疱疹性口腔炎
- 外用。吹撒涂搽患处，3~4次/天；症状较重者可加服半瓶，2~3次/天
- 1.5g/瓶
- 阴虚火旺者、脾胃虚弱者慎用

穿心莲片

- 穿心莲
- 糖衣片或薄膜衣片，除去包衣后显灰褐色至棕褐色，味苦
- 清热解毒，凉血消肿
- 适用于邪毒内盛引起的感冒发热、咽喉肿痛、口舌生疮、顿咳劳嗽、泄泻痢疾、热淋涩痛、痈肿疮疡、毒蛇咬伤
- 口服。一次2~3片（小片），3~4次/天；或一次1~2片（大片），3次/天
- 每片含穿心莲干浸膏0.105g（小片）、0.210g（大片）
- 阴虚火旺者慎用；脾胃虚寒者慎用

清热解毒类

清火栀麦片（胶囊）

- 穿心莲、栀子、麦冬
- 片剂：糖衣片，除去糖衣后，显褐绿色或黄褐色至棕褐色，味极苦
- 胶囊剂：内容物为黄褐色的颗粒状粉末，味极苦
- 清热解毒，凉血消肿
- 适用于咽喉肿痛、发热、牙痛、目赤
- 片剂：0.31g/片，每片含栀子以栀子苷计，不得少于1.2mg。口服。一次2片，2次/天
- 胶囊剂：0.25g/粒，口服。一次2粒，2次/天
- 风寒喉痹、虚火喉痹者慎用

清火片

- 大青叶、大黄、石膏、薄荷脑
- 糖衣片，除去糖衣后显棕褐色，味微苦
- 清热泻火，通便
- 适用于咽喉肿痛、牙痛、头目眩晕、口鼻生疮、风火目赤、大便不通
- 口服。一次6片，2次/天
- 0.23g/片，相当于原药材0.55g
- 阴虚火旺者忌用

梅花点舌丸（胶囊）

- 人工牛黄、珍珠、蟾酥（制）、沉香、冰片、熊胆粉、雄黄、朱砂、硼砂、葶苈子、乳香（制）、没药（制）、血竭、麝香
- 丸剂：朱红色包衣水丸，除去包衣后显棕黄色至棕色，气香，味苦，麻舌
- 胶囊剂：内容物为棕红色的粉末，气香，味苦，麻舌
- 清热解毒，消肿止痛
- 适用于疔疮痈肿初起，咽喉、牙龈肿痛、口舌生疮
- 丸剂：每10丸重1g，口服，一次3丸，1~2次/天。外用，用醋化开，敷于患处
- 胶囊剂：0.3g/粒，口服，一次1粒，1~2次/天。外用，用醋化开，敷于患处
- 阴虚火旺者忌用
- 不宜过量、久服

康氏牛黄解毒丸

- 大黄、白芍、防风、山药、肉桂子等16味中药
- 黄棕色至红棕色的大蜜丸，气凉香，味苦、微甜、辛
- 清热解毒，散风止痛
- 适用于肝肺蕴热、风火上扰导致的头目眩晕、口鼻生疮、风火牙痛、暴发火眼、皮肤刺痒
- 口服。一次2丸，2次/天。风火牙痛，也可随时嚼化
- 3g/丸

珠黄吹喉散

- 珍珠、人工牛黄、雄黄、冰片、儿茶、黄连、黄柏、硼砂（煅）、西瓜霜
- 淡黄色粉末，气香，味苦，有清凉感
- 解毒化腐
- 适用于咽喉口舌肿痛、糜烂
- 外用。吹于患处，3~5次/天
- 阴虚火旺者、脾胃虚弱者慎用

莲必治注射液

- 亚硫酸氢钠穿心莲内酯制成的灭菌水溶液
- 无色的澄明液体
- 清热解毒，抗菌消炎
- 适用于细菌性痢疾、肺炎、急性扁桃体炎
- 肌内注射。一次0.1~0.2g，2次/天
- 静脉滴注。一天0.4~0.75g，加于5%葡萄糖注射液或0.9%氯化钠注射液中滴注
- 2ml/支，0.1g；5ml/支，0.25g；10ml/支，0.5g
- 虚寒性痢疾忌用；寒痰停饮的喘证、虚火乳蛾忌用
- 肾功能不全者及孕妇慎用
- 不宜与其他药物混合使用
- 可出现急性肾功能损害、皮疹、头晕、胃肠道反应、过敏样反应等

莲芝消炎胶囊

- 穿心莲总内酯、山芝麻干浸膏
- 胶囊剂，内容物为棕黑色的粉末，味苦
- 清热，解毒，消炎
- 适用于肠胃炎、支气管炎、扁桃体炎、咽喉炎、肺炎等
- 口服。一次1粒，3次/天
- 0.5g/粒
- 虚火喉痹、乳蛾及寒痰咳嗽、虚寒泄泻者忌用
- 脾胃虚弱者慎服

速效牛黄丸

- 黄连、朱砂、冰片、栀子、黄芩、珍珠母、郁金、雄黄、石菖蒲、人工牛黄、水牛角浓缩粉
- 黄棕色至棕褐色的大蜜丸，气香，味微苦
- 清热解毒，开窍镇惊
- 适用于痰火内盛引起的烦躁不安、神志昏迷及高血压导致的头目眩晕
- 口服。一次1丸，2次/天；小儿酌减
- 3g/丸

清热解毒类

清热解毒口服液（片、颗粒）

- 玄参、知母、麦冬、地黄、黄芩、龙胆、连翘、栀子、生石膏、金银花、甜地丁、板蓝根
- 口服液：棕红色的液体，味甜、微苦
- 片剂：糖衣片，除去糖衣后显暗黄色，气微，味苦
- 颗粒剂：黄棕色的颗粒，味甜、微苦
- 清热解毒
- 适用于热毒壅盛引起的发热面赤、烦躁口渴、咽喉肿痛等症；流行性感冒、上呼吸道感染见上述证候者
- 口服液：10ml/支，口服。一次10~20ml，3次/天；儿童酌减
- 片剂：0.52g/片，口服。一次2~4片，3次/天；儿童酌减
- 颗粒剂：15g/袋，3次/天，一次1~2袋
- 风寒感冒、脏腑虚寒及虚热等证者忌用

清热散结片

- 千里光浸膏
- 糖衣片，除去糖衣后显深棕色，味微咸、略苦酸
- 消炎解毒，散结止痛
- 适用于急性结膜炎、急性咽喉炎、急性扁桃体炎、急性肠炎、急性细菌性痢疾、上呼吸道感染、急性支气管炎、淋巴结炎、疮疖疼痛、中耳炎、皮炎湿疹
- 口服。一次2~3片，3次/天
- 每素片重0.35g，每3片相当于原药材6g

清凉眼药膏

- 熊胆、冰片、硼砂、炉甘石（煅）、薄荷脑、西瓜霜
- 灰黄色的软膏，气芳香，有清凉感
- 消炎，抑菌，收敛
- 适用于结膜炎、睑缘炎、沙眼、麦粒肿
- 外用。用玻璃棒挑取少量，点入眼睑内，2~3次/天
- 3g/盒

清热明目茶

- 决明子（炒）、菊花、甜叶菊
- 黄褐色的粗粉，气香，味甜
- 清热祛风，平肝明目
- 适用于高血压、头眩、头痛、目赤目糊等
- 口服。开水泡服，一次1袋，一天数次
- 3g/袋

清咽丸

- 桔梗、青黛、薄荷、诃子肉、甘草、硼砂（煅）、冰片、乌梅肉、北寒水石
- 黑褐色的小蜜丸或大蜜丸，气清凉，味甜、酸、微苦
- 清热、利咽
- 适用于声哑失音
- 口服或含化。大蜜丸一次1丸，小蜜丸一次6g，2~3次/天
- 小蜜丸每30丸重6g；大蜜丸1g/丸

清咽润喉丸

- 射干、山豆根、桔梗、僵蚕、栀子等17味中药
- 棕褐色至黑褐色的水蜜丸或黑褐色的大蜜丸，味甘、微苦而辛凉
- 清热利咽，消肿止痛
- 适用于风热外袭、肺胃热盛引起的胸膈不利、口渴心烦、咳嗽多痰、咽部红肿、咽痛、失音声哑
- 温开水送服或含化。水蜜丸一次4.5g，大蜜丸一次2丸，2次/天
- 水蜜丸每100粒重3g；大蜜丸3g/丸

清咽滴丸

- 青黛、甘草、诃子、冰片、薄荷脑、人工牛黄、聚乙二醇
- 棕褐色至黑褐色的滴丸，味微苦涩，气辛凉
- 疏风清热，解毒利咽
- 适用于风热喉痹，症状为咽痛、咽干、口渴、或微恶风、发热、咽部红肿、舌边尖红、舌苔薄白或薄黄、脉浮数或滑数；急性咽炎见上述证候者
- 含服。一次4~6粒，3次/天
- 20mg/丸
- 虚火喉痹者慎用

清咽利膈丸

- 射干、连翘、防风、桔梗、栀子、黄芩、薄荷、天花粉、玄参、甘草、熟大黄、荆芥穗、炒牛蒡子
- 浅棕色至棕色水丸，味微苦
- 清热利咽，消肿止痛
- 适用于外感风邪、脏腑积热引起的咽部红肿、咽痛、面红腮肿、痰涎壅盛、胸膈不利、口苦舌干、大便秘结、小便黄赤
- 口服。一次6g，2次/天
- 每100粒重6g
- 虚火喉痹者慎用

清热解毒类

喉疾灵胶囊
- 人工牛黄、诃子、桔梗、连翘、冰片、天花粉、板蓝根、猪牙皂、山豆根、了哥王、珍珠层粉、广东土牛膝
- 内容物为棕褐色的粉末，气芳香，味苦
- 清热解毒，散肿止痛
- 适用于腮腺炎、扁桃体炎、急性咽炎、慢性咽炎急性发作及一般喉痛
- 口服。一次 3~4 粒，3 次 / 天
- 0.25g/ 粒
- 不宜过量、久服

喉咽清口服液
- 马兰草、土牛膝、车前草、天名精
- 棕褐色的液体，味甜、微苦，具清凉感
- 清热解毒，利咽止痛
- 适用于肺胃实热引起的咽部红肿、咽痛、发热、口渴、便秘；急性扁桃体炎、急性咽炎见上述证候者
- 口服。一次 10~20ml，3 次 / 天；小儿酌减，或遵医嘱
- 10ml/ 支
- 虚火乳蛾、喉痹者及素体脾胃虚弱者慎服

喉炎丸
- 硼砂（煅）、细辛、黄连、蟾酥、熊胆、珍珠、人工牛黄、冰片、麝香、五倍子、人指甲、水牛角浓缩粉
- 黑色的包衣微丸，除去包衣后显灰黄色，气微香，味苦、麻、微辛凉
- 清热解毒，消肿止痛
- 适用于咽喉肿痛、单双乳蛾、痈疽疮疖肿毒
- 口服：成人一次 10 粒；1 岁以内一次 1 粒；1~2 岁一次 2 粒；2~3 岁一次 3~4 粒；4~8 岁一次 5~6 粒；9~15 岁一次 7~9 粒。2~3 次 / 天
- 外用。凡疮疖疔毒初起，红肿热痛未破溃者，可取十余粒，用冷开水或醋调化，涂敷红肿四周，日涂数次
- 每 100 粒重 0.3g
- 疮肿已溃者切勿敷用

黄藤素片
- 黄藤素
- 黄色片，味苦
- 清热解毒
- 适用于妇科炎症、细菌性痢疾、肠炎、呼吸道及尿路感染、外科感染、眼结膜炎
- 口服。一次 0.2~0.4g，3 次 / 天
- 每片含黄藤素 0.1g

黄栀花口服液
- 黄芩、金银花、大黄、栀子
- 棕红色的液体，久置可有少量沉淀，味酸甜、微苦涩
- 清肺泄热
- 适用于小儿外感热证，症状为发热、头痛、咽痛、心烦口渴、大便干结、小便短赤；小儿急性上呼吸道感染见上述证候者
- 饭后口服。2.5~3 岁一次 5ml；4~6 岁一次 10ml；7~10 岁一次 15ml；11 岁以上一次 20ml。3 次 / 天，3 天为一个疗程，或遵医嘱
- 10ml/ 支

清膈丸
- 金银花、连翘、玄参、射干、山豆根等 19 味中药
- 黑棕褐色大蜜丸，气微香，味苦、甘
- 清热利咽，消肿止痛
- 适用于内蕴毒热引起的口渴咽干、咽喉肿痛、水浆难下、声哑失音、面赤腮肿、大便燥结
- 口服。一次 1 丸，2 次 / 天
- 9g/ 丸
- 阴虚火旺者忌用
- 不宜过量、久服

银蒲解毒片
- 山银花、野菊花、蒲公英、紫花地丁、夏枯草
- 糖衣片，除去糖衣后显棕色至棕褐色，味苦、涩
- 清热解毒
- 适用于风热型急性咽炎，症状为咽痛、充血，咽干或具灼热感，舌苔薄黄；湿热型肾盂肾炎，症状为尿频短急、灼热疼痛、头身疼痛、小腹坠胀、肾区叩击痛
- 口服。一次 4~5 片，3~4 次 / 天；小儿酌减
- 片心重 0.35g

黄连上清丸（片）
- 黄连、大黄、连翘、薄荷、旋覆花等 17 味中药
- 丸剂：暗黄色至黄褐色的水丸，或黄棕色至棕褐色的水蜜丸，或黑褐色的大蜜丸，气芳香，味苦
- 片剂：糖衣片或薄膜衣片，除去包衣后显黄棕色至棕色，气香，味苦
- 清热，泻火止痛
- 适用于风热上攻、肺胃热盛引起的头晕目眩、暴发火眼、牙齿疼痛、口舌生疮、咽喉肿痛、耳痛耳鸣、大便秘结、小便短赤
- 丸剂：水丸 6g/ 袋；水蜜丸每 40 丸重 3g；大蜜丸 6g/ 丸。口服。水丸或水蜜丸一次 3~6g；大蜜丸一次 1~2 丸，2 次 / 天
- 片剂：薄膜衣片，0.31g/ 片；糖衣片，片心重 0.3g，口服。一次 6 片，2 次 / 天
- 阴虚火旺者忌用
- 脾胃虚寒者禁用

银黄口服液（片、含化片、注射液、颗粒）
- 金银花提取物、黄芩提取物
- 口服液：红棕色的澄清液体，味甜、微苦
- 片剂：糖衣片，除去糖衣后，显灰绿色，味微苦
- 含化片：浅棕色椭圆形片，味微甜
- 注射液：棕黄色至棕红色的澄明液体
- 颗粒剂：淡黄色至棕黄色的颗粒，味甜、微苦
- 清热疏风，利咽解毒
- 适用于外感风热、肺胃热盛引起的咽干、咽痛、喉核肿大、口渴、发热；急、慢性扁桃体炎，急慢性咽炎，上呼吸道感染见上述证候者
- 口服液：10ml/ 支，口服。一次 10~20ml，3 次 / 天，小儿酌减
- 片剂：0.25g/ 片，口服。一次 2~4 片，4 次 / 天
- 含化片：含化。一次 1 片，3~4 次 / 天
- 注射液：肌内注射。一次 2~4ml，1~2 次 / 天
- 颗粒剂：4g/ 袋、2g/ 袋（无蔗糖），开水冲服。一次 1~2 袋，2 次 / 天
- 阴虚火旺、脾胃虚寒者慎用

清热解毒类

蓝芩口服液
- 黄芩、栀子、黄柏、板蓝根、胖大海
- 棕红色液体，味甜、微苦
- 清热解毒，利咽消肿
- 适用于肺胃实热引起的咽痛、咽干、咽部灼热；急性咽炎见上述证候者
- 口服。一次 20ml，3 次 / 天
- 10ml / 支
- 虚火喉痹者慎用

腮腺炎片
- 连翘、人工牛黄、板蓝根、蒲公英、夏枯草、蓼大青叶
- 黄褐色的片，气微香，味微苦、辛
- 清热解毒，消肿散结
- 适用于腮腺炎
- 口服。一次 6 片，3 次 / 天
- 0.3g / 片
- 不宜、久服

腮腺宁糊剂
- 白芷、大黄、芙蓉叶、苎麻根、赤小豆、乳香（醋制）、薄荷素油
- 黑褐色的稠膏状，气香，味甜、微苦
- 散瘀解毒，消肿止痛
- 适用于腮腺炎红、肿、热、痛
- 外用。取适量涂敷患处，2 次 / 天
- 20g / 盒

新癀片
- 三七、肿节风、红曲、人工牛黄、肖梵天花、猪胆粉、珍珠层粉、水牛角浓缩粉、吲哚美辛
- 淡棕灰色的片，气香、微腥，味苦
- 清热解毒，活血化瘀，消肿止痛
- 适用于热毒瘀血引起的咽喉肿痛、牙痛、痹痛、胁痛、黄疸、无名肿毒等
- 口服。一次 2~4 片，3 次 / 天；小儿酌减
- 外用。用冷开水调化，敷患处
- 0.32g / 片
- 宜饭后服用

新清宁片
- 熟大黄
- 糖衣片，除去糖衣后显棕黑色，味微苦、涩
- 清热解毒，泻火通便
- 适用于内结实热引起的喉肿、牙痛、目赤、便秘、下痢、发热；感染性炎症见上述证候者
- 口服。一次 3~5 片，3 次 / 天，必要时可适当增量；学龄前儿童酌减或遵医嘱；用于便秘，临睡前服 5 片
- 每片相当于原药材 0.3g，含总蒽衍生物不低于 7mg
- 脾胃虚寒、冷积便秘者忌服；胃阴不足引起的虚火牙痛者忌服

喉症丸
- 人工牛黄、冰片、青黛、雄黄、硼砂、蟾酥（酒制）、猪胆汁、玄明粉、板蓝根、百草霜
- 黑色的小丸，除去外衣后显棕黄色，气微，味先苦后麻
- 清热解毒，消肿止痛
- 适用于咽炎、喉炎、扁桃体炎及一般疮疖
- 含化。3~10 岁一次 3~5 粒；成人一次 5~10 粒。2 次 / 天
- 外用。疮疖初起，红、肿、热、痛，未破者，将丸用凉开水化开涂于红肿处，日涂数次
- 每 224 粒重 1g
- 阴虚火旺者忌服
- 不宜过量、久服
- 外用不可入眼

喉康散
- 冰片、青黛、甘草、硼砂（煅）、玄明粉、薄荷脑、生晒参、天花粉、珍珠层粉、穿心莲叶
- 蓝灰色粉末，有芳香气，味微苦
- 清热解毒，消炎止痛
- 适用于各种咽喉疾患，如急、慢性咽炎，喉炎，扁桃体炎，口腔溃疡等
- 喷射给药。咽喉疾患喷咽喉部，口腔溃疡喷患处，每次适量，2~3 次 / 天
- 3g / 瓶

猴耳环消炎片（胶囊）
- 猴耳环浸膏
- 片剂：糖衣片，除去糖衣显黑褐色，味涩、微苦
- 胶囊剂：内容物为黑褐色的颗粒，味涩、微苦
- 清热解毒，凉血消肿，止泻
- 适用于上呼吸道感染、急性咽喉炎、急性扁桃体炎、急性胃肠炎，也可用于细菌性痢疾
- 片剂：每片含猴耳环浸膏 0.2g，口服。一次 3~4 片，3 次 / 天
- 胶囊剂：每粒含猴耳环浸膏 0.4g，口服。一次 2 粒，3 次 / 天
- 阴虚火旺者、虚寒泻痢者及素体脾胃虚弱者慎服

紫龙金片
- 黄芪、白英、当归、龙葵、丹参、蛇莓、郁金、半枝莲
- 薄膜衣片，除去薄膜衣后显棕色至深棕色，气微香，味微苦
- 益气养血，清热解毒，理气化痰
- 适用于气血两虚证原发性肺癌化疗者，症状为神疲乏力、少气懒言、头昏眼花、食欲不振、气短自汗、咳嗽、疼痛
- 口服。一次 4 片，3 次 / 天，在化疗同时使用，每 4 周为 1 个周期，2 个周期为一个疗程
- 0.65g / 片

复方牛黄消炎胶囊

- 黄芩、栀子、郁金、雄黄、冰片、石膏、朱砂、人工牛黄、珍珠母、水牛角浓缩粉、盐酸小檗碱
- 硬胶囊，内容物为黄棕色的粉末，气香，味苦、辛
- 清热解毒，镇静安神
- 适用于气分热盛引起的高热烦躁；上呼吸道感染、肺炎、气管炎见上述证候者
- 口服。一次 3~4 粒，2 次 / 天
- 0.4g/ 粒（含盐酸小檗碱 4.3mg）
- 不宜久服
- 孕妇禁服

五味麝香丸

- 麝香、木香、诃子（去核）、黑草乌、藏菖蒲
- 棕褐色的水丸，具麝香特异的香气，味微苦、涩、麻
- 消炎，止痛，祛风
- 适用于扁桃体炎、咽峡炎、流行性感冒、炭疽病、风湿性关节炎、神经痛、胃痛、牙痛
- 睡前服或含化。一次 2~3 丸，1 次 / 天，极量 5 丸
- 每 10 丸重 0.3g
- 不可过量

麝香牛黄丸

- 人工牛黄、麝香、防风、赤芍、黄连、钩藤等 21 味中药
- 红棕色的水蜜丸、小蜜丸或大蜜丸，气芳香，味甜、苦
- 清热解毒
- 适用于热毒内盛引起的头晕目赤、咽干咳嗽、风火牙痛、大便秘结
- 口服。水蜜丸一次 2g，小蜜丸一次 3g，大蜜丸一次 1 丸，2~3 次 / 天
- 大蜜丸 3g/ 丸
- 脾胃虚寒者慎用
- 不宜过量、久服

清热解毒类

锡类散

- 青黛、珍珠、冰片、人工牛黄、象牙屑、壁钱炭、人指甲（滑石粉制）
- 青灰色粉末，具冰片凉味，味苦后涩
- 解毒化腐，敛疮
- 适用于心胃火盛引起的咽喉糜烂肿痛
- 外用。每用少量，吹敷患处，1~2 次 / 天
- 1g/ 瓶
- 虚火上炎者、脾胃虚弱者慎用

熊胆开明片

- 熊胆粉、石决明、菊花、枸杞子、泽泻等
- 糖衣片，除去糖衣后显棕灰色，气略腥，味苦
- 清肝泄热，滋阴明目
- 适用于肝胆郁热兼阴虚型瞳神紧小，症状为目赤肿痛、羞明流泪、视物模糊等；急性虹膜睫状体炎见以上证候者
- 口服。一次 4 片，3 次 / 天
- 基片重 0.45g

鼻咽灵片

- 茯苓、玄参、麦冬、党参、山豆根、天花粉、茅莓根、半枝莲、石上柏、白花蛇舌草
- 糖衣片或薄膜衣片，除去包衣后显棕褐色，味苦、微涩
- 解毒消肿，益气养阴
- 适用于火毒蕴结、耗气伤津引起的口干、咽痛、咽喉干燥灼热、声嘶、头痛、鼻塞、流脓涕或涕中带血；急、慢性咽炎，口腔炎，鼻咽炎见上述证候者。也可用于鼻炎癌放疗、化疗辅助治疗
- 口服。一次 5 片，3 次 / 天
- 糖衣片，片心重 0.38g；薄膜衣片，0.39g/ 片
- 风寒喉痹者慎用；脾胃虚弱者慎服

三、清脏腑热类

清脏腑热类

清热八味散
- 檀香、瞿麦、石膏、红花、苦地丁、胡黄连、麦冬、人工牛黄
- 黄色粉末，气香，味苦
- 清热解毒
- 适用于脏腑之热导致的肺热咳嗽、痰中带血、肝火胁痛
- 口服。一次 1.5~3g，1~2 次 / 天
- 3g/ 袋

智托洁白丸
- 诃子、木香、蜂蜜、寒水石、矮紫堇、兔耳草、渣驯膏
- 灰白色水蜜丸，味酸、苦
- 清胃热，制酸，止咳
- 适用于慢性胃炎、胃痛、呕吐酸水、咳嗽、音哑、胃部壅塞、呼吸不畅
- 口服。一次 2~3 丸，3 次 / 天
- 每 10 丸重 14g
- 感冒发热者慎用

熊胆胶囊
- 熊胆粉或熊胆
- 硬胶囊，内容物为浅黄棕色粉末，味苦、微腥
- 清热，平肝，明目
- 适用于惊风抽搐、咽喉肿痛
- 口服。一次 1 粒或一次 2~3 粒，3 次 / 天
- 0.2g/ 粒（含熊胆粉 0.2g）、0.25g/ 粒（含熊胆粉 50mg）

解热清肺糖浆
- 黄芩、鱼腥草、桑白皮、倒扣草、前胡、紫苏叶、紫菀、枳壳、甘草
- 棕色的稠厚液体，味甜、微苦涩
- 清热解毒，宣肺利咽，祛痰止咳
- 适用于风温感冒，症状为发热、头痛、咽喉肿痛、咳嗽
- 温开水冲服。一次 15ml，3 次 / 天；小儿酌减
- 135ml/ 瓶
- 风寒感冒者慎用；糖尿病患者慎用

溃得康颗粒
- 黄连、白及、白蔹、蒲公英、苦参、砂仁、豆蔻、黄芪、三七、甘草、浙贝母、海螵蛸
- 黄棕色至棕色的颗粒，味微苦
- 清热和胃，制酸止痛
- 适用于胃脘痛郁热证，症状为胃脘痛势急迫、有灼热感，泛酸、嗳气、便秘、舌质红苔黄、脉弦数；消化性溃疡见上述证候者
- 空腹口服。一次 10g，2 次 / 天，6 周为一个疗程，或遵医嘱
- 10g/ 袋
- 胃痛而胃酸缺乏者忌用
- 肾功能不全者慎用

牛黄清胃丸

人工牛黄、黄芩、黄柏、冰片、麦冬、玄参、桔梗、甘草、栀子、石膏、菊花、连翘、薄荷、大黄、枳实（沙烫）、番泻叶、牵牛子（炒）

黄褐色的大蜜丸，气香，味苦、微凉

清胃泻火，润燥通便

适用于心胃火盛引起的头晕目眩、口舌生疮、牙龈肿痛、乳蛾咽痛、便秘尿赤

口服。一次2丸，2次/天

6g/丸

阴虚火旺者慎用

小儿导赤片

大黄、滑石、地黄、栀子、甘草、木通、茯苓

棕黄色片，味微苦

清热利便

适用于胃肠积热引起的口舌生疮、咽喉肿痛、牙根出血、腮颊肿痛、暴发火眼、大便不利、小便赤黄

口服。一次4片，2次/天；1岁以内酌减

0.3g/片

久芝清心丸

大黄、桔梗、山药、麝香、黄芩、丁香、人工牛黄、冰片、朱砂、雄黄、薄荷脑

棕黄色的大蜜丸，气芳香，味苦、辛

清热，泻火，通便

适用于内热壅盛导致的头昏脑胀、口鼻生疮、咽喉肿痛、风火牙痛、耳聋耳肿、大便秘结

口服。一次2丸，2次/天

3g/丸

八味清心沉香散

沉香、红花、广枣、檀香、紫檀香、肉豆蔻、天竺黄、北沙参

浅棕红色粉末，气香，味微酸、苦

清心肺，理气，镇静安神

适用于心肺火盛引起的胸闷不舒、胸胁闷痛、心悸气短

口服。一次3g，1~2次/天

15g/袋

清脏腑热类

乙肝清热解毒胶囊（颗粒）

虎杖、土茯苓、茜草、北豆根、白花蛇舌草、拳参、茵陈等

胶囊剂：内容物为棕黄色至棕褐色的粉末，气微，味微苦、涩

颗粒剂：棕色至棕褐色颗粒，味甜、微苦

清肝利胆，解毒逐瘟

适用于肝胆湿热型急、慢性病毒性乙型肝炎初期或活动期，乙型肝炎病毒携带者，症状为黄疸（或无黄疸）、发热（或低热）、舌质红、舌苔厚腻、脉弦滑数、口干苦或口黏臭、厌油、胃肠不适等

胶囊剂：0.4g/粒，口服。一次8粒，3次/天

颗粒剂：10g/袋，开水冲服。一次2袋，3次/天

脾胃虚寒者慎用

寒湿阴黄者忌用；肝郁气滞、瘀血停着、肝阴不足者忌用

乙肝解毒胶囊

黄柏、黄芩、大黄、黑矾、贯众、重楼、胡黄连、土茯苓

胶囊剂，内容物为灰黄色粉末，味苦

清热解毒，疏肝利胆

适用于乙型肝炎辨证属于肝胆湿热内蕴者，症状为肝区热痛、全身乏力、口苦咽干、头晕耳鸣、或面红耳赤、心烦易怒、大便干结、小便少而黄、舌苔黄腻、脉滑数或弦数

口服。成人一次4粒，3次/天；小儿酌减

0.25g/粒

脾胃虚寒者慎用；肾功能不全者应慎用

寒湿阴黄者忌用

宜饭后服，不宜久服

七味红花殊胜丸

红花、诃子、麻黄、天竺黄、獐牙菜、木香马兜铃、五脉绿绒蒿

黄褐色水丸，气微香，味苦

清热消炎，保肝退黄

适用于新旧肝病、劳伤导致的肝血增盛、肝大、巩膜黄染、食欲不振

口服。一次4~6丸，2次/天，早晚服

0.3g/丸

清脏腑热类

清胃黄连丸
- 黄连、石膏、连翘、桔梗、甘草、知母、玄参、地黄、栀子、黄柏、黄芩、赤芍、牡丹皮、天花粉
- 大蜜丸，棕褐色，味微甜后苦；水丸，黄棕色，味苦
- 清胃泻火，解毒消肿
- 适用于肺胃火盛引起的口舌生疮，齿龈、咽喉肿痛
- 口服。大蜜丸一次 1~2 丸；水丸一次 9g，2 次 / 天
- 大蜜丸 9g/ 丸；水丸每 20 粒重 1g
- 阴虚火旺者忌用
- 本品不可过量、久服

坐珠达西
- 西红花、寒水石、石灰华、天竺黄、肉豆蔻、草果、船形乌头、西红花、熊胆、人工牛黄、人工麝香等
- 黑色的水丸，气芳香，味甘、涩、微苦
- 疏肝，健胃，清热，愈溃疡，消肿
- 适用于"木布"病迁延不愈，胃脘嘈杂，灼痛，肝热疼痛，消化不良，呃逆，吐泻胆汁、坏血和烟汁样物，急腹痛，黄水病，脏腑痞瘤，食物中毒，以及陈旧性内科疾病，水肿等
- 内服。一次 1 丸，每 2~3 天 1 丸，清晨开水泡服
- 1g/ 丸

利肝片
- 金钱草、猪胆汁
- 糖衣片，除去糖衣后显灰褐色，味先甜后苦
- 清肝利胆
- 适用于急、慢性传染性肝炎，胆囊炎以及肝脏分泌功能障碍等
- 口服。一次 2~4 片，3 次 / 天
- 0.2g/ 片
- 脾胃虚寒者慎用
- 寒湿阴黄者忌用

龙胆泻肝丸（口服液、片、颗粒）
- 龙胆、泽泻、柴胡、黄芩、栀子（炒）、木通、当归（酒炒）、地黄、炙甘草、车前子（盐炒）
- 丸剂：6g/ 丸，黄褐色的大蜜丸，味苦、微甜
- 口服液：10ml/ 支，深棕色液体，有少量沉淀，气清香，味苦
- 片剂：0.3g/ 片、0.45g/ 片、0.6g/ 片，素片或糖衣片，素片或除去糖衣后显棕黄色，味苦
- 颗粒剂：6g/ 袋，黄褐色的颗粒，气微香，味甜、微苦
- 清肝胆，利湿热
- 适用于肝胆湿热引起的头晕目赤、耳鸣耳聋、耳肿疼痛、胁痛口苦、尿赤涩痛、湿热带下
- 丸剂：口服。一次 1~2 丸，2 次 / 天
- 口服液：口服。一次 1 支，3 次 / 天
- 片剂：口服。一次 4~6 片，2~3 次 / 天
- 颗粒剂：开水冲服。一次 6g，2 次 / 天
- 脾胃虚寒者忌用
- 不可过量、久服

戊己丸
- 黄连、吴茱萸（制）、白芍（炒）
- 棕黄色水丸，味苦，稍有麻辣感
- 泻肝和胃，降逆止呕
- 适用于肝胃不和引起的胃脘灼热疼痛、呕吐吞酸、口苦嘈杂、腹痛腹泻
- 口服。一次 3~6g，2 次 / 天
- 18g/ 瓶
- 肝寒犯胃者忌用

白清胃散
- 石膏、玄明粉、硼砂、冰片
- 白色粉末，味咸涩而微凉
- 清热泻火，消肿止痛
- 适用于胃火上升引起的牙龈疼痛、口舌生疮
- 外用。吹敷患处，每次少量，一天数次
- 3g/ 瓶
- 阴虚火旺、虚火上炎者慎用；脾胃虚寒者慎用

龙泽熊胆胶囊
- 龙胆、地黄、当归、栀子、黄芩、木贼、菊花、柴胡、防风、黄连、大黄、冰片、薄荷脑、熊胆粉、决明子、泽泻（盐制）、车前子（盐制）
- 内容物是浅棕色至棕褐色的粉末，气清凉，味苦、微辛
- 清热散风，止痛退翳
- 适用于风热或肝经湿热导致的目赤肿痛、羞明多泪
- 口服。一次4粒，2次/天；小儿酌减
- 0.2g/ 粒

导赤丸
- 连翘、黄连、栀子（姜炒）、木通、玄参、赤芍、大黄、黄芩、滑石、天花粉
- 黑褐色大蜜丸，味甘、苦
- 清热泻火，利尿通便
- 适用于口舌生疮、咽喉疼痛、心胸烦热、小便短赤、大便秘结
- 口服。一次 1 丸，2 次 / 天；1 岁以内小儿酌减
- 3g/ 丸
- 脾虚便溏者忌用

芄龙胶囊
- 龙胆总苷
- 硬胶囊，内容物为黄色至棕色的颗粒，味苦、微涩
- 清肝泄热
- 适用于功能性消化不良属肝胃郁热证，症状为胃脘饱胀、脘部烧灼、口干口苦
- 口服。一次 2 粒，3 次 / 天，4 周为一个疗程
- 每粒含龙胆苦苷 80mg
- 偶见恶心、呕吐、食欲不振、腹痛及轻度腹泻
- 脾胃虚寒者忌服

丹参、柴胡、虎杖、熊胆粉、龙胆草、板蓝根等

内容物为棕黄色至棕褐色的粉末或颗粒，气香，味苦

清热利湿

适用于慢性乙型肝炎湿热中阻证，症状为胸胁胀闷、口黏口苦、恶心厌油、纳呆、倦怠乏力、肢体困重、身目发黄等

口服。一次6粒，3次/天，3个月为一个疗程，或遵医嘱

0.45g/粒

虚寒证者忌用

偶见胃脘不适

复方熊胆乙肝胶囊

拳参、白及、海螵蛸、寻骨风、陈皮

糖衣片，除去糖衣后显棕色，味微咸、涩

收敛止血，制酸止痛

适用于胃热引起的胃痛，症状为胃脘疼痛、嘈杂吞酸，或见吐血便血

口服。一次6~8片，3次/天，空腹时服

0.3g/片

复方拳参片

大黄、牵牛子（炒）、栀子（姜制）、石膏等24味中药

黄褐色的大蜜丸，气香，味苦、微凉

清热泻火，解毒通便

适用于胃肠实热引起的口舌生疮、牙龈肿痛、咽膈不利、大便秘结、小便短赤

口服。一次2丸，2次/天

4.5g/丸

阴虚火旺者慎用

复方牛黄清胃丸

龙胆

糖衣片，除去糖衣后显淡黄色，味苦

清热燥湿，泻火

适用于目赤口燥、咽喉肿痛

口服。一次4片，3次/天

0.2g/片

苦胆草片

清脏腑热类

柴胡、茵陈、绿豆、板蓝根、五味子、猪胆粉

糖衣片或薄膜衣片，除去包衣后显棕色至褐色，味苦

疏肝理气，健脾消食，具有降低转氨酶的作用

适用于慢性肝炎及早期肝硬化等

口服。一次4片，3次/天

薄膜衣片，0.36g/片

脾胃虚寒者慎用

寒湿阴黄者忌用

护肝片

黄芩、黄连、黄柏、连翘、赤芍、甘草

黄色至棕黄色的片，气微香，味苦

清热解毒，消肿止痛

适用于脏腑蕴热引起的头痛目赤、口鼻生疮、热痢腹痛、湿热带下、疮疖肿痛

口服。一次4片，2~3次/天

0.55g/片

中焦虚寒及阴虚热盛者忌用

芩连片

诃子、石榴、木鳖子（制）、五灵脂、黑冰片

黑色水丸，气香，味涩、苦

祛"赫依"、"协日"病，健胃，助消化

适用于胃肠炽热、宿食不消、肝胆热证、黄疸

口服。一次10~15粒，1~2次/天

每10粒重2g

阿拉坦五味丸

四、凉血活血类

```
金银花、连翘、蒲公英、黄连、
生地黄等 16 味中药
```

```
黑色的包衣水蜜丸，除去包衣
显棕褐色至黑褐色，或为黑褐色
的小蜜丸或大蜜丸，气微，味辛、
涩、微苦
```

```
清热解毒，凉血活血
```

```
适用于热毒壅滞、气滞血瘀引
起的系统性红斑狼疮、系统性硬
皮病、皮肌炎、脂膜炎、白塞病、
结缔组织病
```

```
口服。水蜜丸一次 5.4g，小蜜
丸一次 10g，大蜜丸一次 2 丸，
2 次 / 天。系统性红斑狼疮急性期，
一次服用量加 1 倍，3 次 / 天
```

```
水蜜丸每 100 粒重 30g；大蜜
丸 5g/ 丸；小蜜丸 2g/ 丸
```

```
寒湿证者忌用
```

狼疮丸 ← **凉血活血类** → **复方青黛胶囊（丸）**

```
青黛、丹参、紫草、白芷、建曲、
乌梅、土茯苓、绵萆薢、蒲公英、
马齿苋、绵马贯众、白鲜皮、
南五味子（酒蒸）、焦山楂
```

```
胶囊剂：硬胶囊，内容物为
灰褐色至紫褐色的颗粒和粉末，
气微，味微苦、酸
```

```
丸剂：深蓝色的包衣水丸，
除去包衣后显灰褐色，气微，
味微苦、酸
```

```
清热凉血，解毒消斑
```

```
适用于血热引起的白疕、血
风疮，症状为皮疹色鲜红、筛
状出血明显、鳞屑多、瘙痒明显，
或皮疹为圆形、椭圆形红斑，
上附糠粃状鳞屑，有母斑；银
屑病进行期、玫瑰糠疹见上述
证候者
```

```
胶囊剂：0.5g/ 粒，口服。一
次 4 粒，3 次 / 天
```

```
水丸：6g/ 袋，口服。一次
6g，3 次 / 天
```

```
脾胃虚寒者慎用
```

```
儿童药量不宜过大
```

```
服用本品应定期检查血象及
肝功能
```

```
服用本品可出现肝损害、月
经紊乱、药物性肝炎、胃出血、
手指甲变黑、剧烈腹泻、固定
红斑型药疹等不良反应
```

五、解毒消癥类

解毒消癥类

养正消积胶囊
- 黄芪、女贞子、人参、莪术、灵芝等16味中药
- 内容物为棕色粉末，气香，味苦、涩
- 健脾益肾，化瘀解毒
- 适用于不宜手术的脾肾两虚、瘀毒内阻型原发性肝癌的辅助治疗。与肝内动脉介入灌注加栓塞化疗合用，有助于提高介入治疗疗效
- 口服。一次4粒，3次/天
- 0.39g/粒

抗癌平丸
- 蛇莓、蟾酥、珍珠菜、藤梨根、香茶菜、肿节风、半枝莲、兰香草、石上柏、白花蛇舌草
- 黑褐色的浓缩微丸，味苦
- 清热解毒，散瘀止痛
- 适用于热毒瘀血壅滞引起的胃癌、食管癌、贲门癌、直肠癌等消化道肿瘤
- 口服。一次0.5~1g，3次/天，饭后半小时服，或遵医嘱
- 1g/瓶
- 脾胃虚寒者慎用
- 不可过量、久服

平消胶囊（片）
- 郁金、五灵脂、干漆（制）、白矾、硝石、马钱子粉、枳壳（麸炒）、仙鹤草
- 胶囊剂：内容物为深灰色至黑灰色的颗粒，气微香，味苦、涩
- 片剂：糖衣片或薄膜衣片，除去包衣后显深灰色至黑灰色，气微香，味苦、涩
- 活血化瘀，散结消肿，解毒止痛
- 对毒瘀内结引起的肿瘤患者具有缓解症状、缩小瘤体、提高机体免疫力、延长生存时间的作用
- 胶囊剂：0.23g/粒，口服。一次4~8粒，3次/天
- 片剂：薄膜衣片，0.24g/片；糖衣片，片心重0.23g。口服。一次4~8片，3次/天
- 不可过量、久服
- 少数患者服用后有恶心、胃脘不适等不良反应

第四节　温里类

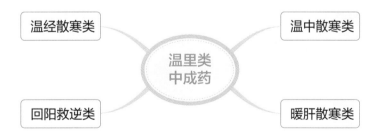

温里类中成药
- 温经散寒类
- 温中散寒类
- 回阳救逆类
- 暖肝散寒类

一、暖肝散寒类

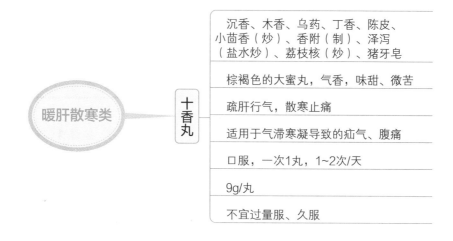

暖肝散寒类 — **十香丸**
- 沉香、木香、乌药、丁香、陈皮、小茴香（炒）、香附（制）、泽泻（盐水炒）、荔枝核（炒）、猪牙皂
- 棕褐色的大蜜丸，气香，味甜、微苦
- 疏肝行气，散寒止痛
- 适用于气滞寒凝导致的疝气、腹痛
- 口服，一次1丸，1~2次/天
- 9g/丸
- 不宜过量服、久服

二、温中散寒类

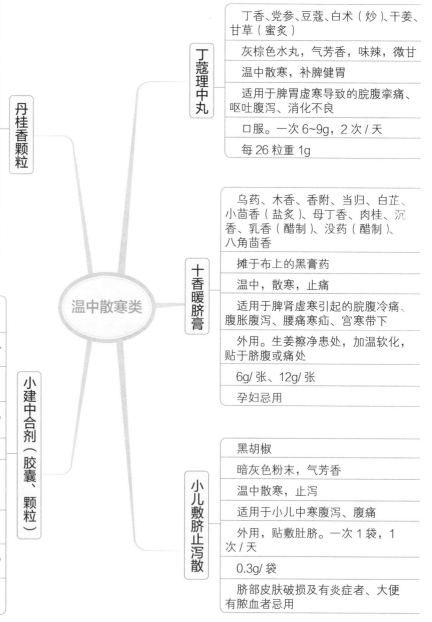

温中散寒类

丹桂香颗粒
- 黄芪（蜜炙）、桂枝、吴茱萸、肉桂、细辛等23味中药
- 棕色至棕褐色的颗粒，味微苦或味苦（无蔗糖）
- 益气温胃，散寒行气，活血止痛
- 适用于脾胃虚寒、气滞血瘀引起的胃脘痞满疼痛、食少纳差、嘈杂嗳气、腹胀；慢性萎缩性胃炎见上述证候者
- 口服。一次1袋，3次/天，饭前半小时服用
- 8g/袋、6g/袋（无蔗糖）
- 阴虚火旺及胃火壅盛、肝胃郁热引起的胃痛以及无瘀滞者忌用；月经过多者忌用
- 有自发性出血倾向者慎用

小建中合剂（胶囊、颗粒）
- 桂枝、白芍、生姜、大枣、饴糖、炙甘草
- 合剂：棕黄色的液体，气微香，味甜、微辛
- 胶囊剂：内容物是棕色粉末，气微香，味甜、辛
- 颗粒剂：棕色的颗粒，具姜的香气，味甜
- 温中补虚，缓急止痛
- 适用于脾胃虚寒导致的脘腹疼痛、喜温喜按，嘈杂吞酸，食少；胃及十二指肠溃疡见上述证候者
- 合剂：10ml/支，口服。一次20~30ml，3次/天，用时摇匀
- 胶囊剂：0.4g/粒，口服。一次2~3粒，3次/天
- 颗粒剂：15g/袋，口服。一次15g，3次/天

丁蔻理中丸
- 丁香、党参、豆蔻、白术（炒）、干姜、甘草（蜜炙）
- 灰棕色水丸，气芳香，味辣，微甘
- 温中散寒，补脾健胃
- 适用于脾胃虚寒导致的脘腹挛痛、呕吐腹泻、消化不良
- 口服。一次6~9g，2次/天
- 每26粒重1g

十香暖脐膏
- 乌药、木香、香附、当归、白芷、小茴香（盐炙）、母丁香、肉桂、沉香、乳香（醋制）、没药（醋制）、八角茴香
- 摊于布上的黑膏药
- 温中，散寒，止痛
- 适用于脾肾虚寒引起的脘腹冷痛、腹胀腹泻、腰痛寒疝、宫寒带下
- 外用。生姜擦净患处，加温软化，贴于脐腹或痛处
- 6g/张、12g/张
- 孕妇忌用

小儿敷脐止泻散
- 黑胡椒
- 暗灰色粉末，气芳香
- 温中散寒，止泻
- 适用于小儿中寒腹泻、腹痛
- 外用，贴敷肚脐。一次1袋，1次/天
- 0.3g/袋
- 脐部皮肤破损及有炎症者、大便有脓血者忌用

温中散寒类

胃炎宁颗粒

檀香、木香（煨）、肉桂、乌梅、细辛、山楂、薏苡仁（炒）、赤小豆、鸡内金、甘草（蜜炙）

黄棕色至棕色的颗粒，味酸甜、微苦

温中醒脾，和胃降逆，消食化浊

适用于脾胃虚寒、湿阻食滞引起的胃痛痞满、遇寒尤甚、喜温喜按、呕恶纳呆；浅表性胃炎、萎缩性胃炎、功能性消化不良见上述证候者

口服。一次15g，3次/天

15g/袋

阴虚内热、湿热中阻引起胃痛、痞满者慎用

胃肠灵胶囊

钻地风、胡椒、干姜、党参、白芍、砂仁、白及、海螵蛸、山楂、甘草

内容物为棕褐色的颗粒，气香，味涩、微苦

温中祛寒，健脾止泻

适用于中焦虚寒、寒湿内盛引起的泄泻，症状为脘腹冷痛、大便稀溏、体倦肢冷；慢性肠炎见上述证候者

口服。一次5粒，3次/天

0.3g/粒

大肠湿热泄泻者忌用

复方春砂颗粒

砂仁叶油、白术、化橘红、枳壳

棕色或棕褐色的颗粒，热水溶解后具砂仁香气，味甜、微苦

温中健脾，行气开胃，止痛消胀

适用于脾胃虚寒引起的胃痛，症状为胃脘疼痛痞塞、纳呆食少、腹胀；消化不良见上述证候者

开水冲服。一次10g，3次/天

10g/袋

阴虚火旺胃痛者忌用

参桂理中丸

人参、肉桂、附子（制）、干姜、白术（炒）、甘草

黄褐色或黄棕色的大蜜丸，味辛辣

温中散寒，祛湿定痛

适用于脾胃虚寒、阳气不足引起的腹痛泄泻、手足厥冷、胃寒呕吐、寒湿疝气、妇女血寒、行经腹痛

口服。姜汤或温开水送服，一次1~2丸，1~2次/天

6g/丸

实热证者忌用

仲景胃灵丸

肉桂、砂仁、白芍、牡蛎、甘草（蜜炙）、小茴香、高良姜、延胡索

黑褐色的微丸，气芳香，味辛、甘

温中散寒，健胃止痛

适用于脾胃虚弱、食欲不振、寒凝胃痛、脘腹胀满、呕吐酸水或清水

口服。一次1.2g，3次/天；儿童酌减

1.2g/袋

阴虚火旺胃痛者忌用

安中片

砂仁、桂枝、延胡索（醋制）、牡蛎（煅）、小茴香、高良姜、甘草

浅褐色的片或薄膜衣片，薄膜衣片除去包衣后为浅褐色，气香，味微甘、苦、涩

温中散寒，理气止痛，和胃止呕

适用于阳虚胃寒引起的胃痛，症状为胃痛绵绵、畏寒喜暖、泛吐清水、神疲肢冷；慢性胃炎、胃及十二指肠溃疡见上述证候者

素片：口服。一次4~6片，儿童一次2~3片，3次/天

薄膜衣片：口服。一次2~3片，儿童一次1~1.5片，3次/天

0.2g/片、0.52g/片（薄膜衣片）

良附丸

高良姜、香附（醋制）

棕黄色至黄褐色的水丸，气微香，味辣

温胃理气

适用于寒凝气滞导致的脘痛吐酸、胸腹胀满

口服。一次3~6g，2次/天

水丸：每100粒重6g

附子理中丸

党参、附子（制）、白术（炒）、干姜、甘草

棕褐色或棕黑色的水蜜丸或为棕褐色至黑褐色的大蜜丸，气微，味微甜而辛辣

温中健脾

适用于脾胃虚寒引起的脘腹冷痛、呕吐腹泻、手足不温

口服。水蜜丸一次6g，大蜜丸一次1丸，2~3次/天

水蜜丸，每50粒重2.5g；大蜜丸，9g/丸

大肠湿热泄泻者忌用

温中散寒类

暖脐膏
- 乌药、小茴香、沉香、白芷、木香、香附、麝香、乳香、没药、当归、肉桂、母丁香、八角茴香
- 摊于布或纸上的黑膏药
- 温里散寒，行气止痛
- 适用于寒凝气滞导致的少腹冷痛、脘腹痞满、大便溏泻
- 外用。加温软化，贴于脐上
- 3g/张、15g/张、30g/张
- 湿热中阻腹痛、泄泻者不宜用

温胃舒胶囊（颗粒）
- 肉桂、山药、党参、附片（黑顺片）、乌梅、陈皮、黄芪（蜜炙）、肉苁蓉（酒蒸）、白术（清炒）、南山楂（炒）、补骨脂、砂仁
- 胶囊剂：内容物为棕黄色至棕褐色的细粉和颗粒，味微酸、苦
- 颗粒剂：浅棕黄色的颗粒，味酸、甜
- 温中养胃，行气止痛
- 适用于中焦虚寒引起的胃痛，症状为胃脘冷痛、腹胀嗳气、纳差食少、畏寒无力；慢性萎缩性胃炎、浅表性胃炎见上述证候者
- 胶囊剂：0.4g/粒，口服。一次3粒，2次/天
- 颗粒剂：10g/袋，开水冲服。一次10~20g，2次/天
- 湿热中阻胃痛者忌用
- 胃大出血时禁用

御制平安丸
- 苍术、厚朴、陈皮、枳实、沉香等16味中药
- 黑色的包衣浓缩水丸，除去包衣后显淡褐色，具特异香气，味辛、微苦
- 温中和胃，行气止痛，降逆止呕
- 适用于湿浊中阻、胃气不和引起的晕车晕船、恶心呕吐、胸膈痞满、嗳腐厌食、脘腹胀痛、大便溏泄
- 口服。一次1.5~3g，1次/天，用温开水或姜汤送服
- 每10丸重约0.15g
- 阴虚火旺及湿热中阻者忌用
- 哺乳期妇女慎用

黄芪健胃膏
- 黄芪、白芍、桂枝、生姜、甘草、大枣
- 深棕色黏稠的液体，味甜、微辛
- 补气温中，缓急止痛
- 适用于脾胃虚寒导致的腹痛拘急、心悸自汗，也可用于胃及十二脂溃疡、胃肠功能紊乱
- 口服。一次15~20g，2次/天
- 100g/瓶
- 湿热中阻、阴虚内热者忌用

胃疡灵颗粒
- 黄芪、生姜、白芍、桂枝、大枣、炙甘草
- 棕黄色的颗粒或长方形块，气香，味甜、微辛
- 温中益气，缓急止痛
- 适用于脾胃虚寒、中气不足引起的胃痛，症状为脘腹胀痛、喜温喜按，食少乏力，舌质淡、脉弱；胃及十二指肠溃疡、慢性胃炎见上述证候者
- 开水冲服。一次20g，3次/天
- 20g/袋
- 阴虚内热胃痛者忌用

香砂理中丸
- 木香、砂仁、干姜（炮）、党参、白术（土炒）、甘草（蜜炙）
- 棕黑色大蜜丸，气香，味苦、甜、微辛
- 健脾和胃，温中理气
- 适用于脾胃虚寒引起的胃痛，症状为胃脘冷痛、喜按喜暖，不思饮食，反胃腹泻
- 口服。一次1丸，2次/天
- 9g/丸
- 胃阴不足、内热壅盛者忌用
- 服药时不宜与藜芦及其制剂同用

桂附理中丸
- 肉桂、附片、党参、白术（炒）、炮姜、甘草（蜜炙）
- 棕褐色大蜜丸，气微，味甜而辛辣
- 补肾助阳，温中健脾
- 适用于肾阳衰弱、脾胃虚寒引起的脘腹冷痛、呕吐腹泻、四肢厥冷
- 口服。用姜汤或温开水送服，一次1丸，2次/天
- 9g/丸
- 肝胃郁热引起胃脘痛者忌用
- 孕妇慎用；高血压、心脏病、肾病、咳喘、水肿患者慎用

理中丸
- 党参、土白术、甘草（蜜炙）、炮姜
- 黄棕色至棕褐色的大蜜丸，味甜而辣
- 温中散寒，健胃
- 适用于脾胃虚寒引起的呕吐腹泻、胸满腹痛、消化不良
- 口服。一次1丸，2次/天；小儿酌减
- 9g/丸
- 湿热中阻引起的胃痛、呕吐、泄泻者不宜用

虚寒胃痛胶囊（颗粒）
- 桂枝、党参、白芍、黄芪（蜜炙）、甘草（蜜炙）、高良姜、大枣、干姜
- 胶囊剂：内容物为黄棕色的粉末，气香，味甘、辛
- 颗粒剂：淡棕黄色至棕黄色的颗粒，味辛、甘
- 温胃止痛，健脾益气
- 适用于脾虚胃弱引起的胃脘隐痛、喜温喜按、空腹或遇冷痛重；十二指肠球部溃疡、慢性萎缩性胃炎见上述证候者
- 胶囊剂：0.4g/粒，口服。一次4粒，3次/天
- 颗粒剂：5g/袋、3g/袋（无蔗糖），开水冲服。一次1袋，3次/天
- 阴虚火旺胃痛者忌用

三、回阳救逆类

回阳救逆类

参附注射液

- 红参、附片
- 淡黄色或淡黄棕色的澄明液体
- 回阳救逆，益气固脱
- 主要用于阳气暴脱的厥脱证（感染性休克、失血性休克、失液性休克等），也可用于阳虚（气虚）引起的惊悸、怔忡、喘咳、胃痛、泄泻、痹证等
- 肌内注射。一次2~4ml，1~2次/天
- 静脉滴注。一次20~100ml（用5%~10%葡萄糖注射液250~500ml稀释后使用）
- 静脉推注。一次5~20ml（用5%~10%葡萄糖注射液20ml稀释后使用）
- 2ml/支、10ml/支
- 闭证者不宜使用
- 过敏体质者慎用
- 不宜长期使用

心宝丸

- 人参、肉桂、附子、鹿茸、洋金花、冰片、麝香、三七、蟾酥
- 黑色的小丸，除去包衣显棕褐色，气香，味甘、微苦、有麻舌感
- 温补心肾，益气助阳，活血通脉
- 适用于治疗心肾阳虚、心脉瘀阻引起的慢性心功能不全；窦房结功能不全引起的心动过缓、病窦综合征以及缺血性心脏病引起的心绞痛及心电图缺血性改变
- 口服。慢性心功能不全按心功能1级、2级、3级一次分别用120mg、240mg、360mg，3次/天，2个月为一个疗程，在心功能正常后改为日维持量60~120mg；病态窦房结综合征病情严重者一次300~600mg，3次/天，3~6个月为一个疗程；其他心律失常（期外收缩）及心房颤动、心肌缺血或心绞痛一次120~240mg，3次/天
- 60mg/丸
- 不宜过量、久服
- 青光眼患者禁服；经期妇女禁用
- 阴虚内热、肝阳上亢、痰火内盛者不宜应用
- 正在服用洋地黄类药物者慎用

四逆汤

- 附子（制）、干姜、甘草（蜜炙）
- 棕黄色的液体，气香，味甜、辛
- 温中祛寒，回阳救逆
- 适用于阳虚欲脱导致的冷汗自出、四肢厥逆、下利清谷、脉微欲绝
- 口服。一次10~20ml，3次/天
- 10ml/支
- 湿热、阴虚、实热之证者禁用
- 不宜过量、久服

四、温经散寒类

暖宫七味散

- 沉香、天冬、白豆蔻、手掌参、肉豆蔻、黄精、丁香等
- 浅棕色粉末，气芳香，味辛、甘
- 调经养血，暖宫止痛，消炎止带
- 适用于心、肾"赫依"病，症状为气滞腰痛，小腹冷痛、月经不调、白带过多、头晕、耳鸣、疲乏无力，宫冷不孕；更年期综合征见上述证候者
- 口服。一次 1.5~3g，1~2 次 / 天
- 3g/ 袋

骨痛灵酊

- 雪上一枝蒿、龙血竭、干姜、乳香、没药、冰片
- 橙红色的液体，久置有混浊或轻微沉淀，气香
- 温经散寒，祛风活血，通络止痛
- 适用于腰、颈椎骨质增生，骨性关节炎，肩周炎，风湿性关节炎
- 外用。一次 10ml，1 次 / 天，将药液浸于敷带上贴敷患处 30~60 分钟
- 30ml/ 瓶、60ml/ 瓶、70ml/ 瓶、100ml/ 瓶、250ml/ 瓶；5ml/ 袋、10ml/ 袋
- 风湿热痹、关节红肿热痛者慎用
- 皮肤破损处禁用
- 对酊剂过敏者勿用

温经散寒类（中心）

艾附暖宫丸

- 肉桂、当归、川芎、艾叶（炭）、香附（醋制）、吴茱萸（制）、白芍（酒炒）、地黄、黄芪（蜜炙）、续断
- 深褐色至黑色的小蜜丸或大蜜丸，气微，味甘而后苦、辛
- 理气养血，暖宫调经
- 适用于血虚气滞、下焦虚寒引起的月经不调、痛经，症状为行经后错、经量少、有血块，小腹疼痛，经行小腹冷痛喜热，腰膝酸痛
- 口服。小蜜丸一次 9g，大蜜丸一次 1 丸，2~3 次 / 天
- 小蜜丸，每 100 粒重 10g; 大蜜丸，9g/ 丸
- 热证、实证者忌用

阳和解凝膏

- 牛蒡草、凤仙透骨草、生川乌、桂枝、大黄等 27 味中药
- 摊于纸上的黑膏药
- 温阳化湿，消肿散结
- 适用于脾肾阳虚、痰瘀互结引起的阴疽、瘰疬未溃、寒湿痹痛
- 外用。加温软化，贴于患处
- 1.5g/ 张、3g/ 张、6g/ 张、9g/ 张
- 疮疡阳证者慎用；孕妇慎用
- 不可久用

狗皮膏

- 生川乌、生草乌、羌活、独活、青风藤等 29 味中药
- 摊于兽皮或布上的黑膏药
- 祛风散寒，活血止痛
- 适用于风寒湿邪、气滞血瘀引起的痹证，症状为四肢麻木、腰腿疼痛、筋脉拘挛，或跌打损伤、闪腰岔气、局部肿痛，或寒湿瘀滞引起的脘腹冷痛、行经腹痛、湿寒带下、积聚痞块
- 外用。用生姜擦净患处皮肤，将膏药加温软化，贴于患处或穴位
- 12g/ 张、15g/ 张、24g/ 张、30g/ 张
- 局部红肿热痛、属风湿热痹者慎用
- 患处局部皮肤破损者忌用；过敏患者忌用

坎离砂

- 防风、当归、川芎、透骨草、铁屑
- 黑色的粗粉，质重
- 祛风散寒，活血止痛
- 适用于风寒湿痹导致的四肢麻木、关节疼痛、脘腹冷痛
- 外用。将布袋抖动至发热后置于患处，一次 1 袋
- 62.5g/ 袋
- 风湿热痹、关节红肿热痛者慎用；患处有皮肤病者慎用
- 忌贴于创伤处

第五节　祛痰类

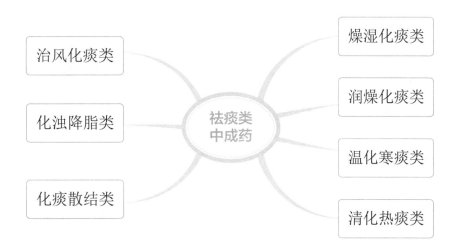

一、燥湿化痰类

化橘红、陈皮、法半夏、茯苓、甘草等15味中药

丸剂：棕褐色的水蜜丸、小蜜丸或大蜜丸，气微香，味甜、微苦

片剂：黄褐色的片，气香，味微甘、苦

颗粒剂：棕黄色至深棕色的颗粒，味甜

清肺，化痰，止咳

适用于痰热咳嗽、痰多、色黄黏稠，胸闷口干

丸剂：水蜜丸每100丸重10g；小蜜丸每10丸重0.3g；大蜜丸3g/丸、6g/丸。口服。水蜜丸一次7.2g，小蜜丸一次12g，大蜜丸一次2丸（6g/丸）或4丸（3g/丸），2次/天

片剂：0.5g/片，口服。一次6片，2次/天

颗粒剂：11g/袋（相当于原生药7g），开水冲服。一次1袋，2次/天

气虚咳喘及阴虚燥咳者忌用

孕妇慎用

橘红丸（片、颗粒） — 燥湿化痰类 — **痰咳净片（散）**

桔梗、远志、冰片、苦杏仁、咖啡因、五倍子、甘草

片剂：灰黄色的片，具冰片香气，味辛、凉、微苦

散剂：淡黄色或淡棕色粉末，具冰片香气，味辛、凉

通窍顺气，镇咳祛痰

适用于急、慢性支气管炎，咽喉炎，肺气肿等导致的咳嗽多痰、气促、气喘等症

片剂：0.2g/片（含咖啡因20mg），含服。一次1片，3~6次/天

散剂：每盒装6g（每克含咖啡因100mg），含服。一次0.2g（一小药匙），3~6次/天

孕妇禁用

糖尿病及脾胃虚寒泄泻者慎服

燥湿化痰类

橘红痰咳液（煎膏）

- 茯苓、半夏（制）、白前、甘草、化橘红、百部（蜜炙）、苦杏仁、五味子
- 口服液：棕色的液体，气芳香，味甜、微苦
- 煎膏剂：棕色的半流体，气芳香，味甜、微苦
- 理气化痰，润肺止咳
- 适用于痰浊阻肺引起的咳嗽、气喘、痰多；感冒、支气管炎、咽喉炎见上述证候者
- 口服液：10ml/支，口服。一次10~20ml，3次/天
- 煎膏剂：100g/瓶、180g/瓶、200g/瓶、250g/瓶，口服。一次10~20g，3次/天；小儿减半

橘红化痰丸（片）

- 白矾、甘草、化橘红、川贝母、锦灯笼、苦杏仁（炒）、罂粟壳、五味子
- 丸剂：棕色的大蜜丸，味苦
- 片剂：糖衣片或薄膜衣片，除去包衣后显浅棕色至深棕色，味甘
- 敛肺化痰，止咳平喘
- 适用于肺气不敛、痰浊内阻引起的咳嗽、咳痰、喘促、胸膈满闷
- 丸剂：9g/丸，口服。一次1丸，2次/天
- 片剂：0.3g/片，口服。每次3片，3次/天
- 外感咳喘者忌用

橘贝半夏颗粒

- 橘红、川贝母、枇杷叶、半夏、桔梗等16味中药
- 灰黄色的颗粒或块状物，味微甜而苦
- 化痰止咳，宽中下气
- 适用于痰气阻肺引起的咳嗽痰多、胸闷气急
- 口服。一次3~6g，2次/天
- 6g/袋
- 孕妇慎用

二陈丸

- 陈皮、半夏（制）、茯苓、甘草
- 灰棕色至黄棕色的水丸，气微香，味甘、微辛
- 燥湿化痰，理气和胃
- 适用于痰湿停滞引起的咳嗽痰多、胸脘胀闷、恶心呕吐
- 口服。一次9~15g，2次/天
- 每100粒重6g
- 肺阴虚引起的燥咳咯血等忌用

杏仁止咳糖浆

- 杏仁水、远志流浸膏、百部流浸膏、桔梗流浸膏、陈皮流浸膏、甘草流浸膏
- 浅黄棕色至红棕色的液体，气香，味甜、苦涩
- 化痰止咳
- 适用于痰浊阻肺引起的咳嗽痰多；急、慢性支气管炎见以上证候者
- 口服。一次15ml，3~4次/天
- 100ml/瓶

远志酊

- 远志流浸膏
- 棕色的液体
- 化痰止咳
- 适用于咳痰不爽
- 口服。一次2~5ml，3次/天
- 500ml/瓶

复方满山红糖浆

- 百部、满山红、罂粟壳、桔梗、远志
- 棕褐色的黏稠液体，味甜、微苦
- 止咳，祛痰，平喘
- 适用于痰浊阻肺引起的咳嗽、痰多、喘息；急、慢性支气管炎见上述证候者
- 口服。一次5~10ml，3次/天
- 10ml/瓶、100ml/瓶

二、润燥化痰类

橘红梨膏
- 化橘红、梨、川贝母、麦冬、天冬、枇杷叶、苦杏仁、五味子
- 棕红色稠厚的半流体,味甜、微苦
- 养阴清肺,止咳化痰
- 适用于肺胃阴虚引起的久咳痰少、口干咽燥
- 口服。一次 10~15g,2~3 次/天
- 200g/瓶

蜜炼川贝枇杷膏
- 桔梗、陈皮、川贝母、枇杷叶、北沙参、水半夏、五味子、款冬花、杏仁水、薄荷脑
- 棕红色的稠厚半流体,气香,味甜,具清凉感
- 清热润肺,化痰止咳
- 适用于肺燥咳嗽、痰黄而黏、胸闷、咽喉疼痛或痒、声音嘶哑
- 口服。一次 15ml,3 次/天;小儿酌减
- 75ml/瓶、100ml/瓶

润肺膏
- 党参、紫菀(蜜炙)、黄芪(蜜炙)、百部(蜜炙)、莱阳梨清膏、川贝母
- 深棕色的稠膏,味甜、微酸
- 润肺益气,止咳化痰
- 适用于肺虚气弱引起的胸闷不畅、久咳痰嗽、气喘自汗;慢性气管炎见上述证候者
- 口服或开水冲服。一次 15g,2 次/天
- 250g/瓶、200g/瓶
- 糖尿病患者忌用

枇杷叶膏
- 枇杷叶
- 黑褐色稠厚的半流体,味甜、微涩
- 清肺润燥,止咳化痰
- 适用于肺热燥咳、痰少咽干
- 口服。一次 9~15g,2 次/天
- 120g/瓶、150g/瓶、300g/瓶

润燥化痰类

二冬膏
- 天冬、麦冬
- 黄棕色稠厚的半流体,味甜、微苦
- 养阴润肺
- 适用于肺阴不足引起的燥咳痰少、痰中带血、鼻干咽痛
- 口服。一次 9~15g,2 次/天
- 62g/瓶、125g/瓶

二母宁嗽丸
- 知母、茯苓、陈皮、石膏、黄芩、川贝母、栀子(炒)、桑白皮(蜜炙)、瓜蒌子(炒)、枳实(麸炒)、甘草(蜜炙)、五味子(蒸)
- 棕褐色的水蜜丸或大蜜丸,气微香,味甜,微苦
- 清肺润燥,化痰止咳
- 适用于燥热蕴肺引起的咳嗽、痰黄而黏不易咳出、胸闷气促、久咳不止、声哑喉痛
- 口服。大蜜丸一次 1 丸,水蜜丸一次 6g,2 次/天
- 大蜜丸,9g/丸;水蜜丸,每 100 丸重 10g

百合固金丸(口服液、浓缩丸)
- 百合、生地黄、熟地黄、麦冬、玄参、川贝母、当归、白芍、桔梗、甘草
- 丸剂:黑褐色的水蜜丸或大蜜丸,味微甜
- 口服液:棕色的液体,气微香,味甘、微苦
- 浓缩丸:棕色至棕褐色的浓缩丸,味甜、微苦
- 养阴润肺,化痰止咳
- 适用于肺肾阴虚导致的燥咳少痰、痰中带血、咽干喉痛
- 丸剂:水蜜丸 6g/袋,大蜜丸 9g/丸。口服。水蜜丸一次 6g,大蜜丸一次 1 丸,2 次/天
- 口服液:10ml/瓶、20ml/瓶、100ml/瓶,口服。一次 10~20ml,3 次/天
- 浓缩丸:每 8 丸含生药 3g,口服。一次 8 丸,3 次/天

三、温化寒痰类

消咳喘糖浆（胶囊、片）

满山红

糖浆剂：红褐色的液体，气香，味甜、辛、苦

胶囊剂：内容物呈棕红色或棕黑色颗粒或粉末，气微，味苦、涩

片剂：除去糖衣后显黄绿色，气香，味苦

止咳，祛痰，平喘

适用于寒痰阻肺引起的咳嗽痰多、喘息胸闷、气短；慢性支气管炎见上述证候者

糖浆剂：50ml/瓶、100ml/瓶，口服。一次10ml，3次/天；小儿酌减

胶囊剂：0.35g/粒，口服。一次2粒，3次/天

片剂：0.3g/片，口服。一次4~5片，3次/天

糖尿病患者忌用

小青龙胶囊（合剂、颗粒、糖浆）

麻黄、干姜、桂枝、细辛、白芍、五味子、法半夏、甘草（蜜炙）

胶囊剂：内容物为棕色的粉末，气微香，味辛、微酸

合剂：棕黑色的液体，气微香，味甜、微辛

颗粒剂：浅棕色至棕色的颗粒，或浅灰色至浅棕色的颗粒，气微香，味甜、微辛

糖浆剂：淡棕黄色的黏稠液体，气芳香，味甜、微辛

解表化饮，止咳平喘

适用于风寒水饮引起的恶寒发热、无汗，喘咳痰稀

胶囊剂：0.3g/粒，口服。一次2~4粒，3次/天

合剂：10ml/瓶、100ml/瓶、120ml/瓶，口服。一次10~20ml，3次/天，用时摇匀

颗粒剂：6g/袋（无蔗糖）、13g/袋，开水冲服。一次6g（无蔗糖）或一次13g，3次/天

糖浆剂：60ml/瓶，口服。一次15~20ml，3次/天

内热咳喘及虚喘者忌服

孕妇禁用

高血压、青光眼患者慎用

青石颗粒

白芍、麻黄、桂枝、干姜、细辛、甘草等

棕色至棕褐色的颗粒剂，味甜、微酸

解表化饮，清热止咳，平喘祛痰

适用于表寒里饮化热引起的咳嗽，症状为恶寒发热，咳嗽喘促，痰稀色白、量多或淡黄，舌质淡红，舌苔滑润，脉浮数或滑数；上呼吸道感染、慢性支气管炎有上述证候者

开水冲服。一次10g，3次/天；7岁以下儿童服用1/2量

10g/袋

孕妇及干咳、虚咳患者忌服

痰饮丸

肉桂、干姜、苍术、淡附片、白术（麸炒）、紫苏子（炒）、莱菔子（炒）、白芥子（炒）、甘草（蜜炙）

棕褐色至黑褐色的浓缩水丸，气微香，味辛、微苦

温补脾肾，助阳化饮

适用于脾肾阳虚、痰饮阻肺引起的咳嗽、气促发喘、咳吐白痰、畏寒肢冷、腰酸背冷、腹胀食少

口服。一次14丸，2次/天；儿童酌减

0.18g/丸

孕妇忌服

参茸黑锡丸

鹿茸、肉桂、红参、胡芦巴、益智仁（盐炒）等20味中药

灰黑色光亮的水丸，气芳香，味苦、微辛

回阳固脱，坠痰定喘

适用于肾阳亏虚、痰浊壅肺引起的气喘、四肢厥冷、大汗不止、猝然昏倒、腹中冷痛

口服。一次1.5~3g，1~2次/天

每80粒重0.3g

实热证、阴虚内热证者忌服

满山红油胶丸

满山红油

黄棕色的滴丸，有特异香气

止咳祛痰

适用于寒痰犯肺引起的咳嗽、咳痰色白；急、慢性支气管炎见上述证候者

口服。一次0.05~0.1g，2~3次/天

每丸含满山红油0.05g、0.1g

（温化寒痰类）

四、清化热痰类

五味沙棘散
- 沙棘膏、木香、白葡萄干、甘草、栀子
- 深棕色的粉末，气香，味酸、甘而苦、涩
- 清热祛痰，止咳定喘
- 适用于肺热久嗽、喘促痰多、胸中满闷、胸胁作痛；慢性支气管炎见上述证候者
- 口服。一次 3g，1~2 次 / 天
- 15g/ 袋

十味龙胆花颗粒
- 甘草、矮紫堇、川贝母、小檗皮、龙胆花、鸡蛋参、螃蟹甲、藏木香、马尿泡、烈香杜鹃
- 棕黄色至棕褐色的颗粒剂，味苦、微甜
- 清热化痰，止咳平喘
- 适用于肺热壅肺引起的咳嗽、喘鸣、痰黄，或兼发热、流涕、咽痛、口渴、尿黄、便干等症；急性支气管炎、慢性支气管炎急性发作见以上证候者
- 开水冲服。一次 3g，3 次 / 天
- 3g/ 袋
- 对本品过敏者禁用
- 肺脓肿、肺心病、肺结核患者应在医师指导下服用

小儿回春丸
- 全蝎、朱砂、蛇含石（醋煅）、天竺黄、川贝母等 17 味中药
- 赭黄色水丸，气香，味苦、微辛
- 息风镇惊，化痰开窍
- 适用于小儿急惊抽搐、痰涎壅盛、神昏气喘、烦躁发热等症
- 口服，饭前用开水化服，1~2 岁一次 2 粒；3~4 岁一次 3 粒；10 岁以上一次 5 粒。1~3 次 / 天
- 每 5 粒重 3g

三蛇胆川贝糖浆
- 百部、麻黄、白薇、蛇胆汁、川贝母、枇杷叶、桑白皮、肿节风、牛白藤、桔梗、薄荷素油
- 棕色的澄清液体，味甜、微苦，有清凉感
- 清热润肺，化痰止咳
- 适用于痰热蕴肺引起的咳嗽、痰黄
- 口服。一次 10~15ml，3 次 / 天
- 100ml/ 瓶
- 孕妇及高血压、心脏病、糖尿病患者慎用

蛇胆川贝胶囊（液、散、软胶囊）
- 蛇胆汁、川贝母
- 胶囊剂：内容物为浅黄色至浅棕色的粉末，味甘、微苦
- 口服液：淡黄色或棕黄色液体，味甜、微苦，有凉喉感
- 散剂：浅黄色至浅棕黄色的粉末，味甘、微苦
- 软胶囊：软胶囊，内容物为浅黄色的油状混悬物，味微苦
- 清肺，止咳，祛痰
- 适用于肺热咳嗽、痰多
- 胶囊剂：0.3g/ 粒，口服。一次 1~2 粒，2~3 次 / 天
- 口服液：10ml/ 支，口服。一次 10ml，2 次 / 天，小儿酌减
- 散剂：0.3g/ 瓶、0.6g/ 瓶，口服。一次 0.3~0.6g，2~3 次 / 天
- 软胶囊：0.3g/ 粒，口服。一次 2~4 粒，2~3 次 / 天
- 孕妇慎用

蛇胆陈皮片（胶囊、液、散）
- 蛇胆汁、陈皮（蒸）
- 片剂：棕黄色至棕褐色的片或薄膜衣片，薄膜衣片除去包衣后显棕黄色至棕褐色，气微香，味甘、辛、微苦
- 胶囊剂：硬胶囊，内容物为黄棕色至红棕色的粉末，气微香，味甘、辛、微苦
- 口服液：棕黄色至深棕色澄清液体，气清香，味甜、微苦
- 散剂：黄棕色至红棕色的粉末，气微香，味甘、微辛、微苦
- 理气化痰，祛风和胃
- 适用于痰浊阻肺、胃失和降引起的咳嗽、呕逆
- 片剂：素片每片重 0.22g、0.32g；薄膜衣片 0.4g/ 片。口服。一次 2~4 片（素片）或 1~2 片（薄膜衣片），3 次 / 天
- 胶囊剂：0.3g/ 粒，口服。一次 1~2 粒，2~3 次 / 天
- 口服液：10ml/ 支，口服。一次 10ml，3~4 次 / 天；小儿酌减
- 散剂：0.3g/ 瓶、0.6g/ 瓶，口服。一次 0.3~0.6g，2~3 次 / 天
- 孕妇慎用

清化热痰类

礞石滚痰丸

- 金礞石（煅）、沉香、黄芩、熟大黄
- 黄色至棕褐色的水丸，味苦
- 逐痰降火
- 适用于痰火扰心引起的癫狂惊悸，或喘咳痰稠、大便秘结
- 口服。一次 6~12g，1 次 / 天
- 60g/ 瓶，6g/ 袋
- 非痰热实证、体虚及小儿虚寒成惊者忌用
- 不可过量、久服

清肺抑火丸

- 黄芩、知母、栀子、黄柏、苦参、桔梗、前胡、天花粉、大黄、浙贝母
- 淡黄色至黄褐色的水丸，或为棕褐色的大蜜丸，气微，味苦
- 清肺止咳，化痰通便
- 适用于痰热阻肺引起的咳嗽、痰黄稠黏、口干咽痛、大便干燥
- 口服。水丸一次 6g，大蜜丸一次 1 丸，2~3 次 / 天
- 水丸，每 100 粒重 6g；大蜜丸，9g/ 丸

黛蛤散

- 青黛、蛤壳
- 灰蓝色的粉末，味淡
- 清肝利肺，降逆除烦
- 适用于肝火犯肺引起的头晕耳鸣、咳嗽吐衄、痰多黄稠、咽膈不利、口渴心烦
- 口服。一次 6g，1 次 / 天，随处方入煎剂
- 12g/ 袋、500g/ 袋
- 孕妇慎用

清热化湿口服液

- 黄芩、法半夏、滑石、青蒿、淡豆豉、射干等
- 棕褐色液体，放置可有少量沉淀，气香，味甜、微苦
- 清热利湿，化痰止咳
- 适用于儿童急性支气管炎湿热蕴肺证，症状为发热、咳嗽、痰液黏稠，兼见呕恶纳呆、便溏不爽、溲黄、舌质红苔腻等
- 口服。1~2 岁一次 3~5ml，3~5 岁一次 5~10ml，6~14 岁一次 20ml，3 次 / 天
- 10ml/ 支

满山白糖浆

- 满山白
- 棕褐色的澄清液体，味甜、微苦、涩
- 祛痰止咳
- 适用于急、慢性支气管炎
- 口服。一次 10ml，2~3 次 / 天。小儿酌减
- 10ml/ 支，120ml/ 瓶

喘息灵胶囊

- 知母、甘草、何首乌、马兜铃、五味子、盐酸克仑特罗、马来酸氯苯那敏
- 内容物为黄棕色的颗粒，气香，味甘、微苦
- 平喘，止咳，祛痰
- 适用于急、慢性支气管炎，支气管哮喘等
- 口服。一次 2 粒，2~3 次 / 天。哮喘发作时用量可加倍，或遵医嘱
- 0.29g/ 粒
- 用药期间不宜驾驶车辆、管理机器及高空作业等
- 甲状腺功能亢进、心律失常及高血压患者慎用

强力枇杷露（胶囊）

- 百部、白前、枇杷叶、罂粟壳、桑白皮、桔梗、薄荷脑
- 露剂：淡棕色澄清液体，气香，味甜
- 胶囊剂：内容物为黄棕色粉末，气芳香，味苦
- 清热化痰，敛肺止咳
- 适用于痰热伤肺引起的咳嗽经久不愈、痰少而黄，或干咳无痰；急、慢性支气管炎见上述证候者
- 露剂：100ml/ 瓶，口服。一次 15ml，3 次 / 天，小儿酌减
- 胶囊剂：0.3g/ 粒，口服。一次 2 粒，2 次 / 天

清化热痰类

清化热痰类

良园枇杷叶膏
- 紫菀、杏仁、桔梗、陈皮、枇杷叶（去毛）、干芦根、甘草浸膏、盐酸麻黄碱
- 淡棕色稠厚的半流体，略具杏仁的芳香味，味甜
- 清热化痰，宣肺止咳
- 适用于外感风热、肺气失宣引起的感冒，症状为发热、咳嗽、痰黄、气促
- 口服。一次 15~20g，3~5 次 / 天
- 120g/ 瓶、210g/ 瓶、300g/ 瓶
- 孕妇及心脏病、高血压患者慎用

竹沥达痰丸
- 黄芩、半夏（制）、大黄（酒制）、橘红、甘草、沉香
- 绿褐色水丸，气微香，味苦
- 豁除顽痰，清火顺气
- 适用于痰热上壅、顽痰胶结引起的咳喘痰多、大便干燥、烦闷癫狂
- 口服。一次 6~9g
- 每 50 丸重 3g
- 孕妇慎用

灯台叶颗粒
- 灯台叶
- 淡黄色或淡棕黄色颗粒，气芳香而清凉，味甜、苦
- 清热化痰止咳
- 适用于痰热阻肺引起的咳嗽、咳痰；慢性支气管炎、百日咳见上述证候者
- 开水冲服。一次 10g，3 次 / 天
- 10g/ 袋（相当于原生药 7g）
- 孕妇、婴幼儿及老年体弱者慎用

牛黄蛇胆川贝液（散、滴丸）
- 人工牛黄、蛇胆汁、川贝母、薄荷脑
- 口服液：淡黄色至棕黄色液体，味甜、微苦，有凉喉感
- 散剂：浅黄色的粉末，味甘、微苦
- 滴丸：深黄色，气微腥，味甜、微苦
- 清热化痰止咳
- 适用于热痰、燥痰咳嗽，症状为咳嗽、痰黄，或干咳、咳痰不爽
- 口服液：10ml/ 支、100ml/ 支、150ml/ 支，口服。一次 10ml，3 次 / 天
- 散剂：0.5g/ 管，口服。一次 0.5~1g，2~3 次 / 天
- 滴丸：每 10 丸重 0.35g，口服或舌下含服。每次 10 丸，3 次 / 天；小儿酌减，或遵医嘱
- 孕妇慎用

川贝枇杷口服液（颗粒、糖浆）
- 川贝母浸膏、桔梗、枇杷叶、薄荷脑
- 口服液：棕红色液体，气香，味甜、微苦、凉
- 颗粒剂：棕色颗粒，味甜、微苦
- 糖浆剂：棕红色黏稠液体，气香，味甜、微苦、凉
- 清热宣肺，化痰止咳
- 适用于感冒咳嗽及支气管炎
- 口服液：10ml/ 支，口服。一次 10ml，3 次 / 天
- 颗粒剂：3g/ 袋，开水冲服。一次 3g，3 次 / 天
- 糖浆剂：100ml/ 瓶、150ml/ 瓶，口服。一次 10ml，3 次 / 天

双虎清肝颗粒
- 丹参、金银花、虎杖、黄连、瓜蒌、蒲公英、野菊花、法半夏、枳实（麸炒）、甘草、紫花地丁、白花蛇舌草
- 棕褐色的颗粒，气香，味微苦
- 清热利湿，化痰宽中，理气活血
- 适用于湿热内蕴引起的胃脘痞闷、口干不欲饮、恶心厌油、食少纳差、胁肋隐痛、腹部胀满、大便黏滞不爽或臭秽，或身目发黄，舌质黯红、舌苔厚腻或腻，脉弦滑或弦数者；慢性乙型肝炎见上述证候者
- 开水冲服。一次 1~2 袋，2 次 / 天或遵医嘱
- 12g/ 袋

止咳定喘片
- 虎刺、香白芷、矮地茶、罗汉果、水田七
- 糖衣片，除去包衣后显棕色至深棕色，味甜、苦
- 止咳祛痰，消炎定喘
- 适用于支气管哮喘、哮喘性支气管炎
- 口服。一次 4~6 片，3 次 / 天
- 每片相当于原药材 1g

止嗽化痰丸（颗粒）
- 罂粟壳、桔梗、知母、前胡、陈皮、大黄（制）等 25 味中药
- 丸剂：黄褐色或褐色的水丸，气微，味微苦
- 颗粒剂：黄棕色的颗粒，味甜、微苦
- 清肺化痰，止嗽定喘
- 适用于痰热阻肺导致的久嗽、咯血、痰喘气逆、喘息不眠
- 丸剂：每 6~7 丸重 1g，口服。一次 15 丸，1 次 / 天，临睡前服用
- 颗粒剂：3g/ 袋，开水冲服。一次 3g，1 次 / 天，临睡前服用，或遵医嘱
- 孕妇、婴幼儿及肾功能不全者禁用

清化热痰类

清肺化痰丸
- 胆南星（砂炒）、苦杏仁、法半夏（砂炒）、枳壳（麸炒）等 15 味中药
- 棕黑色的水蜜丸、黑褐色的大蜜丸，味甜、苦、微麻
- 降气化痰，止咳平喘
- 适用于肺热咳嗽、痰多作喘、痰涎壅盛、肺气不畅
- 口服。水蜜丸一次 6g，大蜜丸一次 1 丸，2 次 / 天
- 大蜜丸 9g/ 丸
- 孕妇忌用
- 高血压、心脏病患者慎用

清气化痰丸
- 黄芩（酒炙）、半夏（制）、陈皮、枳实、茯苓、苦杏仁、胆南星、瓜蒌仁霜
- 灰黄色水丸，气微，味苦
- 清肺化痰
- 适用于痰热阻肺引起的咳嗽痰多、痰黄稠黏、胸腹满闷
- 口服。一次 3g，3 次 / 天；小儿酌减
- 每 10 丸重 2g（每 6 丸相当于原生药 3g）
- 孕妇慎用

射麻口服液
- 白前、石膏、射干、麻黄、苦杏仁、桑白皮（蜜炙）、胆南星、黄芩、莱菔子（炒黄）、五味子（醋蒸）
- 棕褐色的液体，味甜、微苦
- 清肺化痰，止咳平喘
- 适用于痰热壅肺引起的咳嗽、痰多黏稠、胸闷憋气、气促作喘、喉中痰鸣、发热或不发热、舌苔黄或黄白、或舌质红、脉弦滑或滑数
- 口服。一次 10ml，3 次 / 天
- 10ml/ 支
- 孕妇及心脏病、高血压患者慎用

祛痰灵口服液
- 鲜竹沥、鱼腥草
- 淡棕黄色至棕黄色的液体，气香，味甜
- 清肺化痰
- 适用于痰热壅肺引起的咳嗽、痰多、喘促；急、慢性支气管炎见上述证候者
- 口服。一次 30ml，3 次/天。2 岁以下一次 15ml，2 次/天；2~6 岁一次 30ml，2 次/天；6 岁以上一次 30ml，2~3 次/天
- 30ml/ 支

芩暴红止咳片（合剂、胶囊、颗粒）
- 满山红、暴马子皮、黄芩
- 片剂：糖衣片或薄膜衣片，除去包衣后显棕褐色，味苦、涩
- 合剂：棕红色澄清液体，味甜，微苦
- 胶囊剂：内容物为棕褐色的粉末，味微苦
- 颗粒剂：棕黄色至棕褐色的颗粒，味甜、微苦
- 清热化痰，止咳平喘
- 适用于痰热壅肺引起的咳嗽、痰多；急性支气管炎及慢性支气管炎急性发作见上述证候者
- 片剂：薄膜衣片，0.4g/ 片，口服。一次 3~4 片，3 次 / 天
- 合剂：10ml/支，口服。一次 10ml，3 次/天
- 胶囊剂：0.25g/ 粒（含黄芩苷不得低于 15mg），口服。一次 2~3 粒，3 次 / 天
- 颗粒剂：4g/ 袋，口服。一次 1 袋，3 次 / 天

肺宁颗粒
- 返魂草
- 黄棕色至棕褐色的颗粒，味甜，微苦
- 清热祛痰，镇咳平喘
- 适用于肺部感染、慢性支气管炎、喘息性支气管炎、急性呼吸道感染等
- 开水冲服。一次 10g，3 次 / 天
- 10g/ 袋
- 糖尿病患者禁服

咳喘宁口服液（片）
- 麻黄、石膏、桔梗、百部、罂粟壳、甘草、苦杏仁
- 口服液：棕红色液体，气微香、味微苦
- 片剂：褐色片剂，味苦
- 宣通肺气，止咳平喘
- 适用于久咳、痰喘属痰热证候者，症状为咳嗽频作、咳痰色黄、喘促胸闷
- 口服液：10ml/ 支，口服。一次 10ml，2 次 / 天，或遵医嘱
- 片剂：0.6g/ 片，口服。一次 2~4 片，2 次 / 天
- 孕妇、哺乳期妇女禁用
- 高血压、心脏病患者慎用
- 不可过量、久服

复方鲜竹沥液
- 生姜、鲜竹沥、鱼腥草、生半夏、枇杷叶、桔梗、薄荷素油
- 黄棕色至棕色的液体，气香，味甜
- 清热化痰，止咳
- 适用于痰热咳嗽、痰黄黏稠
- 口服。一次 20ml，2~3 次 / 天
- 10ml/ 瓶、20ml/ 瓶、30ml/ 瓶、100ml/ 瓶、120ml/ 瓶
- 孕妇慎用

五、化痰散结类

消瘿丸

- 昆布、海藻、蛤壳、浙贝母、桔梗、夏枯草、陈皮、槟榔
- 褐色的大蜜丸，味咸、涩
- 散结消瘿
- 适用于痰火郁结引起的瘿瘤初起；单纯型地方性甲状腺肿见上述证候者
- 口服。一次 1 丸，3 次 / 天，饭前服用；小儿酌减
- 3g/ 丸

夏枯草膏（口服液）

- 夏枯草
- 膏剂：黑褐色稠厚的半流体，味甜、微涩
- 口服液：棕褐色的液体，味甜、微涩
- 清火，散结，消肿
- 适用于火热内蕴引起的头痛、眩晕、瘰疬、瘿瘤、乳痛肿痛；甲状腺肿大、淋巴结核、乳腺增生见上述证候者
- 膏剂：30g/ 瓶、60g/ 瓶，口服。一次 9g，2 次 / 天
- 口服液：10ml/ 支，口服。一次 10ml，2 次 / 天

鸦胆子油乳注射液

- 精制鸦胆子油、精制豆磷脂、甘油
- 乳白色的均匀乳状液体
- 清热解毒，消癥散结
- 适用于热毒瘀阻引起的消化道肿瘤、肺癌、脑转移癌
- 静脉滴注。一次 10~30ml，1 次 / 天（本品须加灭菌生理盐水 250ml，稀释后立即使用）
- 10ml/ 支
- 孕妇忌用
- 过敏体质者慎用。用药过程中少数患者有厌油腻感、恶心、厌食等消化不适的反应，脾胃虚寒者慎用

化痰散结类

内消瘰疬丸

- 玄参、白蔹、海藻、夏枯草、大青盐等 17 味中药
- 灰黄色的水丸，气微香，味咸苦
- 软坚散结
- 适用于瘰疬痰核或肿或痛
- 口服。一次 9g，1~2 次 / 天
- 9g/ 瓶
- 孕妇忌用

甲亢灵片

- 丹参、墨旱莲、牡蛎（煅）、龙骨（煅）、夏枯草、山药
- 糖衣片，除去糖衣后，显棕褐色，气香，味咸、涩
- 平肝潜阳，软坚散结
- 适用于具有心悸、多汗、烦躁易怒、咽干、脉数等症状的甲状腺功能亢进症
- 口服。一次 6~7 片，3 次 / 天
- 0.26g/ 片
- 孕妇慎服

金蒲胶囊

- 人工牛黄、金银花、蜈蚣、穿山甲、蟾酥等 24 味中药
- 内容物为棕黄色的粉末，气微，味苦、辛、麻
- 清热解毒，消肿止痛，益气化痰
- 适用于晚期胃癌、食管癌属痰湿瘀阻及气滞血瘀证者
- 口服。饭后用温开水送服，一次 3 粒，3 次 / 天，或遵医嘱，42 天为一个疗程
- 0.3g/ 粒
- 脾胃虚弱者慎用
- 孕妇忌用
- 不可过量、久服

六、化浊降脂类

蜂蜡素胶囊
- 蜂蜡素（主要为二十八烷醇、三十烷醇）
- 内容物为白色或类白色粉末状物，无臭，无味
- 健脾益胃，化浊除痰，调理血脂
- 主治高脂血症属痰浊阻遏证者
- 口服。一次3粒，3次/天
- 0.15g/粒

通脉降脂片
- 笔管草、川芎、荷叶、三七、花椒
- 糖衣片，除去糖衣后呈黄棕色，气香，味苦、微咸
- 降脂化浊，活血通脉
- 适用于治疗高脂血症、防治动脉粥样硬化
- 口服。一次4片，3次/天
- 0.21g/片
- 孕妇慎用

脂必妥胶囊
- 山楂、白术、红曲等
- 内容物为红棕色的粉末，气微，味苦
- 消痰化瘀，健脾和胃
- 主治痰瘀互结、血气不利引起的高脂血症
- 口服。一次1粒，2次/天
- 0.24g/粒
- 孕妇及哺乳期妇女禁用

化浊降脂类

桑葛降脂丸
- 山药、大黄、山楂、桑寄生、葛根、丹参、红花、泽泻、茵陈、蒲公英
- 黄棕色至棕褐色的浓缩水丸，气微，味微苦
- 补肾健脾，通下化瘀，清热利湿
- 适用于脾肾两虚、痰浊血瘀型高脂血症
- 口服。一次4g，3次/天，或遵医嘱
- 每30丸重1g
- 孕妇禁用

荷丹片
- 荷叶、丹参、山楂、番泻叶、补骨脂（盐炒）
- 糖衣片或薄膜衣片，除去包衣后显棕色至棕褐色，味微苦
- 化痰降浊，活血化瘀
- 适用于高脂血症属痰浊夹瘀证者
- 口服。糖衣片一次5片，薄膜衣片一次2片，3次/天，饭前服用
- 糖衣片，0.5g/片；薄膜衣片，0.73g/片
- 孕妇慎用
- 月经期妇女及有出血倾向者忌用

化浊降脂类

绞股蓝总苷片（胶囊）
- 绞股蓝总苷
- 片剂：糖衣片，除去糖衣后显淡黄色
- 胶囊剂：内容物为淡黄色的粉末，味苦
- 养心健脾，益气和血，除痰化瘀，降血脂
- 适用于高脂血症，症状为心悸气短、胸闷肢麻、眩晕
- 片剂：每片含绞股蓝总苷20mg，口服。一次2~3片，3次/天
- 胶囊剂：每粒含绞股蓝总苷60mg，口服。一次1粒，3次/天

降脂灵片（颗粒）
- 何首乌（制）、枸杞子、黄精、山楂、决明子
- 片剂：糖衣片或薄膜衣片，除去包衣后，显棕色至棕褐色，味微酸、涩
- 颗粒剂：黑色或黑褐色颗粒，气香、味酸、微苦
- 补肝益肾，养血明目
- 适用于肝肾不足型高脂血症，症状为头晕、目眩、须发早白
- 片剂：薄膜衣片，0.31g/片；糖衣片，片心重0.30g。口服。一次5片，3次/天
- 颗粒剂：3g/袋，口服。一次1袋，3次/天

金泽冠心片（胶囊）
- 泽泻、雪胆
- 片剂：淡棕黄色的片，味苦
- 胶囊剂：内容物为淡棕黄色的颗粒，味苦
- 片剂：0.32g/片，口服。一次3~4片，3次/天
- 胶囊剂：0.32g/粒，口服。一次3~4粒，3次/天

血滞通胶囊
- 薤白
- 内容物为淡棕黄色颗粒或粉末，有蒜臭，味微辣
- 通阳散结，行气导滞
- 适用于血瘀痰阻型高脂血症引起的胸闷、乏力、腹胀等
- 口服。一次2粒，3次/天，4周为一个疗程
- 0.45g/粒

山楂精降脂片
- 山楂提取物
- 糖衣片，除去糖衣后显棕褐色，气特异，味涩
- 降血脂
- 适用于治疗高脂血症，也可作为冠心病和高血压的辅助治疗
- 口服。一次1~2片，3次/天
- 每片60mg

心脑康软胶囊
- 赤芍、川芎、丹参、地龙、甘草、葛根等16味中药
- 软胶囊剂，内容物为棕黄色的粉末，味苦
- 活血化瘀，通窍止痛，扩张血管，增加冠状动脉血流量
- 适用于冠心病及脑动脉硬化症
- 口服。一次4粒，3次/天
- 0.25g/粒

正心降脂片
- 陈皮、黄芪、丹参、葛根、槐米、羊红膻、决明子、何首乌
- 糖衣片或薄膜衣片，除去包衣后显棕褐色，气微，味淡、微涩
- 益气活血，祛痰降浊
- 适用于气虚血瘀、痰浊蕴结引起的胸痹、心痛、头痛、眩晕
- 口服。一次4片，3次/天
- 薄膜衣片，0.31g/片；糖衣片，片心重0.3g
- 心动过缓及低血压患者慎用

血脂宁丸
- 决明子、山楂、荷叶、何首乌（制）
- 棕褐色的大蜜丸，味甜、酸
- 化浊降脂，润肠通便
- 适用于痰浊阻滞型高脂血症，症状为头昏胸闷、大便干燥
- 口服。一次2丸，2~3次/天
- 9g/丸

血脂灵片
- 泽泻、决明子、山楂、何首乌（制）
- 糖衣片，除去包衣后显黄棕色至棕褐色，味微苦
- 化浊降脂，润肠通便
- 适用于痰浊阻滞型高脂血症，症状为头昏胸闷、大便干燥
- 口服。一次4~5片，3次/天
- 0.3g/片

七、治风化痰类

癫痫康胶囊
- 天麻、丹参、远志、僵蚕、石菖蒲、胆南星、川贝母、全蝎、麦冬、淡竹叶、生姜、琥珀、人参、冰片、人工牛黄
- 内容物为黄棕色的粉末，气清香，味苦
- 镇惊息风，化痰开窍
- 适用于癫痫风痰闭阻、痰火扰心引起的神昏抽搐、口吐涎沫
- 口服。一次3粒，3次/天
- 0.3g/粒

癫痫宁片
- 钩藤、甘松、马蹄香、牵牛子、石菖蒲、千金子、薄荷脑、缬草
- 糖衣片，除去糖衣后显棕褐色，气特异，味苦
- 豁痰开窍，息风安神
- 适用于风痰上扰引起的癫痫，症状为突然昏倒、不省人事、四肢抽搐、喉中痰鸣、口吐涎沫，或眼目上视，少顷清醒
- 口服。一次2~4片，3次/天
- 每片相当于原药材3g
- 虚证患者慎用
- 孕妇禁用
- 不可过量、久服

眩晕宁颗粒
- 茯苓、陈皮、泽泻、白术、半夏（制）、女贞子、墨旱莲、菊花、牛膝、甘草
- 棕黄色至黄褐色的颗粒剂，味甜
- 健脾利湿，益肝补肾
- 适用于痰湿中阻、肝肾不足引起的头昏、头晕
- 开水冲服。一次8g，3~4次/天
- 8g/袋（相当于原药材15g）
- 肝火上炎引起的眩晕者慎用

晕复静片
- 制马钱子、珍珠、九里香、僵蚕（炒）
- 糖衣片，除去糖衣后，片心呈浅棕色至棕褐色，气微香，味苦
- 化痰，息风
- 适用于痰浊中阻引起的头晕、目眩、耳胀、胸闷、恶心、视物昏旋；梅尼埃病及晕动症见上述证候者
- 饭后服。一次1~3片，3次/天
- 片心重0.1g
- 肝火上炎引起的眩晕者忌用
- 服药后若出现肌肉颤抖、复视等症状应停药

治风化痰类

牛黄清心丸（局方）
- 人工牛黄、羚羊角、水牛角浓缩粉、黄芩、白蔹等29味中药
- 红褐色的大蜜丸或水丸，气芳香，味微甜
- 清心化痰，镇惊祛风
- 适用于风痰阻窍引起的头晕目眩、痰涎壅盛、神志混乱、言语不清及惊风抽搐、癫痫
- 口服。大蜜丸一次1丸，水丸一次1.5g，1次/天
- 水丸每20粒重1.5g；大蜜丸3g/丸
- 不宜过量、久服
- 孕妇慎用

半夏天麻丸
- 天麻、法半夏、黄芪（蜜炙）、人参、苍术（米泔炙）、白术（炒）、茯苓、陈皮、泽泻、六神曲（麸炒）、麦芽（炒）、黄柏
- 浅黄色至棕黄色的水丸，味苦、微甘
- 健脾祛湿，化痰息风
- 适用于脾虚湿盛、痰浊内阻引起的眩晕、头痛、如蒙如裹、胸脘满闷
- 口服。一次6g，2~3次/天
- 每100丸重6g
- 肝肾阴虚、肝阳上亢引起的头痛、眩晕者忌用

羊痫风丸
- 白矾、郁金、金礞石（煅）、全蝎、黄连、乌梅
- 赭红色光亮的水丸，除去包衣显棕黄色，味苦、涩
- 息风止惊，清心安神
- 适用于癫痫
- 口服。一次6g，1~2次/天
- 每100粒重6g

医痫丸
- 全蝎、白矾、雄黄、生白附子、猪牙皂、天南星（制）、半夏（制）、僵蚕（炒）、乌梢蛇（制）、蜈蚣、朱砂
- 棕色至棕褐色的水丸，味咸、涩、辛
- 祛风化痰，定痫止搐
- 适用于痰阻脑络引起的癫痫，症状为抽搐昏迷、双目上吊、口吐涎沫
- 口服。一次3g，2~3次/天；小儿酌减
- 每100粒重6g
- 本品含毒性药，不宜多服
- 孕妇禁用

第六节 止咳平喘类

止咳平喘类中成药
- 止咳类
- 平喘类

一、止咳类

克咳胶囊
- 麻黄、甘草、罂粟壳、苦杏仁、石膏、莱菔子、桔梗
- 内容物为棕黄色的粉末，味微苦
- 清热祛痰，止咳定喘
- 适用于痰热蕴肺引起的咳嗽、喘急气短
- 口服。一次 3 粒，2 次 / 天
- 0.3g/ 粒
- 不可过量、久服
- 心脏病、高血压患者慎用

杏苏止咳颗粒（糖浆）
- 前胡、苦杏仁、紫苏叶、桔梗、陈皮、甘草
- 颗粒剂：淡黄棕色至黄棕色的颗粒，气芳香，味甜、微苦
- 糖浆剂：浅棕黄色至棕黄色的黏稠液体，气芳香，味甜
- 宣肺散寒，止咳祛痰
- 适用于风寒感冒引起的咳嗽、气逆
- 颗粒剂：12g/ 袋，开水冲服。一次 12g，3 次 / 天；小儿酌减
- 糖浆剂：100ml/ 瓶，口服。一次 15ml，3~4 次 / 天

二母安嗽丸
- 知母、玄参、麦冬、款冬花、紫菀、苦杏仁、罂粟壳、百合、浙贝母
- 褐色至黑褐色的大蜜丸，味甜、微苦
- 清肺化痰，止嗽定喘
- 适用于虚劳久嗽、咳嗽痰喘、骨蒸潮热、喑哑声重、口燥舌干、痰涎壅盛
- 口服。一次 1 丸，2 次 / 天
- 9g/ 丸
- 孕妇慎用
- 不宜过量、久服

八味檀香散
- 甘草、丁香、檀香、石膏、红花、北沙参、拳参、白葡萄干
- 棕黄色的粉末，气香，味甘、微涩而凉
- 清热润肺，止咳化痰
- 适用于肺热咳嗽、痰中带脓
- 口服。一次 2~3g，1~2 次 / 天
- 15g/ 袋
- 孕妇慎服

止咳类

七味葡萄散
- 红花、甘草、香附、白葡萄干、石膏、肉桂、石榴
- 黄棕色的粉末，气香，味甘、微涩
- 清肺，止嗽，定喘
- 适用于虚劳咳嗽、年老气喘、胸满郁闷
- 口服。一次 3g，1~2 次 / 天
- 15g/ 袋

九味石灰华散
- 红花、人工牛黄、石灰华、红景天、榜嘎、甘草（去皮）、高山辣根菜、檀香、洪连
- 淡黄色的粉末，气香，味甘、微苦
- 清热，解毒，止咳，安神
- 适用于小儿肺炎、高热烦躁、咳嗽
- 口服，一次 0.6~0.9g，2 次 / 天；3 岁以下小儿酌减
- 62.5g/ 袋

十六味冬青丸
- 石榴、石膏、肉桂、冬青叶、甘草、豆蔻、木香、丁香、白葡萄干、沉香、拳参、荜茇、肉豆蔻、红花、广枣、方海
- 棕褐色的大蜜丸，气微香，味甘辛、微苦而涩
- 宽胸顺气，止嗽定喘
- 适用于胸满腹胀、头昏浮肿、寒嗽痰喘
- 口服。一次 1 丸，1~2 次 / 天
- 6g/ 丸

三号蛇胆川贝片（糖浆）
- 蛇胆（干）、川贝母、法半夏、黄连、甘草
- 片剂：糖衣片，除去糖衣后，显淡黄色，味苦
- 糖浆剂：棕色的澄清液体，味甜、微苦，有清凉感
- 清热，祛痰，止咳
- 适用于邪热蕴肺或痰热郁肺、肺失宣降引起的咳嗽痰黄，或久咳痰多、咳吐不利
- 片剂：0.25g/ 片，口服。一次 3~4 片，2~3 次 / 天；小儿酌减
- 糖浆剂：100ml/ 瓶，口服。一次 10~15ml，3 次 / 天
- 孕妇慎用

川贝雪梨膏

- 麦冬、百合、梨清膏、川贝母、款冬花
- 棕黄色稠厚的半流体，味甜
- 润肺止咳，生津利咽
- 适用于阴虚肺热引起的咳嗽、喘促、口燥咽干
- 口服。一次 15g，2 次/天
- 150g/瓶、250g/瓶

止嗽青果合剂

- 款冬花、白果仁、川贝母、半夏（制）、甘草等 15 味中药
- 棕褐色的黏稠液体，味甜
- 清热化痰，止咳平喘
- 适用于肺热咳嗽、痰多气喘
- 口服。一次 20ml，3 次/天
- 100ml/瓶

止嗽立效丸

- 麻黄（制）、石膏、苦杏仁（去皮，炒）、葶苈子、罂粟壳、莱菔子、甘草
- 黑褐色的大蜜丸，味甜、微苦
- 止嗽，定喘，祛痰
- 适用于风寒束肺引起的咳嗽、喘息、气促
- 口服。一次 1 丸，2 次/天
- 9g/丸
- 不宜过量、久服
- 心脏病、高血压患者慎用

止咳枇杷颗粒（糖浆）

- 白前、百部、桔梗、枇杷叶、桑白皮、薄荷脑
- 颗粒剂：棕黄色至棕褐色的颗粒，气香，味甜、微苦
- 糖浆剂：棕色黏稠的液体，味甜
- 清肺，止咳，化痰
- 适用于痰热阻肺引起的咳嗽痰多；急、慢性支气管炎见上述证候者
- 颗粒剂：10g/袋，开水冲服。一次 10g，3 次/天
- 糖浆剂：100ml/瓶、250ml/瓶，口服。一次 15ml，3~4 次/天；小儿酌减

止咳宝片

- 紫菀、橘红、荆芥、桔梗、枳壳、百部、陈皮、干姜、甘草、氯化铵、前胡、五味子、薄荷素油、罂粟壳浸膏
- 包衣片，除去包衣后，显棕黑色，味微苦、咸
- 理肺祛痰，止咳平喘
- 适用于外感咳嗽，痰多清稀、色白而黏，咳甚而喘，或原有咳喘、因寒而发，痰多不易咳出，以及慢性支气管炎与上呼吸道感染引起的久咳
- 口服。一次 2 片，3 次/天，或遵医嘱。7 天为一个疗程，可以连续服用 3~5 个疗程
- 0.25g/片
- 孕妇、婴儿及哺乳期妇女忌服
- 肺热、肺燥之干咳及咳痰带血者慎用

止咳类

止咳丸

- 川贝母、罂粟壳、防风、桔梗、葶苈子等 22 味中药
- 糖衣浓缩丸，除去糖衣后显黄褐色，味苦、微涩
- 降气化痰，止咳定喘
- 适用于风寒入肺、肺气不宣引起的咳嗽痰多、喘促胸闷、周身酸痛，或久咳不止，以及老年急、慢性支气管炎
- 口服。一次 6 丸，2 次/天
- 每 18 丸重 3g
- 不宜在服药期间同时服用滋补性中药
- 高血压、心脏病患者慎服
- 不宜长期服用

止咳宁嗽胶囊

- 桔梗、前胡、荆芥、百部、陈皮、紫菀（制）、白前（制）、款冬花（蜜炙）、麻黄（蜜炙）、苦杏仁（炒）、防风
- 内容物为棕褐色的颗粒，味微甜、苦
- 疏风散寒，宣肺解表，镇咳祛痰
- 适用于风寒咳嗽、呕吐、咽喉肿痛等症
- 口服。一次 4~6 粒，2~3 次/天
- 0.25g/粒
- 高血压、心脏病患者慎用

止咳平喘糖浆

- 麻黄、陈皮、茯苓、苦杏仁、石膏、水半夏（制）、桑白皮、罗汉果、鱼腥草、甘草、薄荷素油
- 棕至褐色的黏稠液体，味甜、微酸
- 清热宣肺，止咳平喘
- 适用于风热感冒、急性支气管炎等引起的咳喘、气粗痰多、周身不适、咽痛等
- 口服。一次 10~20ml，3 次/天；小儿酌减
- 100ml/瓶
- 高血压患者慎用

止咳橘红丸（口服液、颗粒）

- 化橘红、陈皮、法半夏、茯苓、甘草等 15 味中药
- 丸剂：黄褐色至深棕褐色水蜜丸或大蜜丸，味微甘、苦
- 口服液：棕黑色的液体，气香，味甜、微苦
- 颗粒剂：棕黄色颗粒，味微苦
- 清肺，止嗽，化痰
- 适用于痰热阻肺引起的咳嗽痰多、胸满气短、咽干喉痒
- 丸剂：水蜜丸，每 10 粒重 1g；大蜜丸，6g/丸。口服。水蜜丸一次 9g，大蜜丸一次 2 丸，2 次/天
- 口服液：10ml/支，口服。一次 10ml，2~3 次/天；儿童用量酌减
- 颗粒剂：3g/袋，开水冲服，一次 3g，2~3 次/天

止咳类

罗汉果玉竹颗粒
- 罗汉果、玉竹
- 黄棕色的颗粒或长方形块，气微香，味甜、微苦
- 养阴润肺，止咳生津
- 适用于肺燥咳嗽、咽喉干痛
- 开水冲服。一次 12g，3 次 / 天
- 12g/ 袋

芒果止咳片
- 芒果叶干浸膏、合成鱼腥草素、马来酸氯苯那敏
- 糖衣片，除去糖衣后，显棕褐色，味腥、微苦
- 宣肺化痰，止咳平喘
- 适用于痰热阻肺引起的咳嗽、气喘、痰多
- 口服。一次 3~5 片，2~3 次 / 天
- 每片相当于总药材 2.5g
- 服药期间，不得驾驶车船、高空作业或操纵危险的机器
- 哺乳期妇女慎用；对抗组胺药物过敏者慎用
- 老年人减量使用

宁嗽露糖浆
- 麻黄、紫菀、百部（蒸）、甘草、蒲公英
- 棕色至棕褐色的混悬液体，味甜而苦
- 止咳化痰
- 适用于伤风咳嗽及急、慢性支气管炎
- 口服。一次 15ml，3 次 / 天
- 10ml/ 瓶、50ml/ 瓶、100ml/ 瓶
- 高血压、心脏病患者慎服

风寒咳嗽颗粒（丸）
- 麻黄、陈皮、生姜、苦杏仁、紫苏叶、法半夏、桑白皮、五味子、青皮、甘草（蜜炙）
- 颗粒剂：浅褐色的颗粒，气香，味甜、微苦
- 丸剂：黄棕色至棕褐色的水丸，味微苦
- 宣肺散寒，祛痰止咳
- 适用于外感风寒、肺气不宣引起的咳嗽，症状为头痛鼻塞、咳嗽痰多、胸闷气喘
- 颗粒剂：5g/ 袋，开水冲服。一次 5g，2 次 / 天
- 丸剂：6g/ 袋，口服。一次 6~9g，2 次 / 天
- 心脏病、高血压患者慎用

牛黄清肺散
- 人工牛黄、黄芩、茯苓、白前、沉香、川贝母、胆南星、水牛角浓缩粉、百部（制）、清半夏、石膏、冰片
- 淡黄色至黄棕色的粉末，味清凉而微苦
- 清肺化痰，消炎止咳
- 适用于肺热咳嗽、痰涎壅盛、胸满喘促
- 口服。2~5 岁一次 2 袋，2 岁以内酌减，2 次 / 天
- 0.5g/ 袋

贝羚胶囊
- 麝香、沉香、川贝母、羚羊角、猪去氧胆酸、人工天竺黄（飞）、青礞石（煅，飞）、硼砂（炒）
- 内容物为土黄色粉末，气特异，味微苦
- 清热化痰，止咳平喘
- 适用于痰热阻肺引起的气喘咳嗽；小儿肺炎、喘息性支气管炎及成人慢性支气管炎见上述证候者
- 口服。一次 0.6g，3 次 / 天；儿童一次 0.15~0.6g，1 岁以内酌减，2 次 / 天
- 0.3g/ 粒
- 风寒咳喘、阴虚燥咳、肺虚喘咳者忌用

风热咳嗽胶囊
- 桑叶、菊花、薄荷、桔梗、黄芩、连翘、前胡、枇杷叶、浙贝母、甘草、苦杏仁霜
- 内容物为黄褐色至棕褐色的粉末，气香，味微苦、涩
- 祛风解热，止咳化痰
- 适用于风热咳嗽、鼻流稠涕、发热头昏、咽干舌燥
- 口服。3 次 / 天，早 3 粒，午 4 粒，晚 3 粒
- 0.32g/ 粒

止咳类

咳嗽枇杷糖浆
- 百部、枇杷叶、车前子、苦杏仁、麻黄、薄荷脑、桔梗、甘草
- 棕褐色液体，气香，味甜、微苦辛
- 宣肺化痰，止咳平喘
- 适用于痰浊阻肺、肺气失宣引起的感冒、咳嗽咳痰、胸闷气促；急、慢性支气管炎见上述证候者
- 口服。一次 15ml，3~4 次 / 天；小儿酌减
- 100ml/ 瓶
- 心脏病、高血压患者慎用

咳宁胶囊
- 猪胆汁提取物、浙贝母、桔梗
- 内容物为淡棕色的粉末，味苦
- 清热宣肺，化痰止咳
- 适用于风热、痰热咳嗽，咳痰，痰色黄白，或黏稠不畅，舌质红苔黄等
- 口服。一次 4 粒，3 次 / 天，或遵医嘱
- 0.3g/ 粒（含猪胆汁提取物 60mg）

金贝痰咳清颗粒
- 前胡、桔梗、射干、麻黄、川芎、甘草、浙贝母、金银花、苦杏仁（炒）、桑白皮
- 黄棕色的颗粒，气微香，味甜、微苦
- 清肺止咳，化痰平喘
- 适用于痰热阻肺引起的咳嗽、痰黄黏稠、喘息；慢性支气管炎急性发作见上述证候者
- 口服。一次 7g，3 次 / 天
- 7g/ 袋
- 不宜在服药期间同时服用滋补性中药
- 高血压、心脏病患者慎用

京制咳嗽痰喘丸
- 前胡、白前、桑叶、麻黄、半夏曲（麸炒）等 36 味中药
- 白色水丸，除去外衣显灰绿色，味微苦
- 散风清热，宣肺止咳，祛痰定喘
- 适用于外感风邪、痰热阻肺引起的咳嗽痰盛，气促哮喘、不能躺卧，喉中作痒，胸膈满闷，老年痰喘
- 口服。一次 30 粒，2 次 / 天；8 岁以内小儿酌减
- 每 100 粒重 21g
- 不可过量、久服
- 肾功能不全者禁用

岩果止咳液
- 石吊兰、果上叶、甘草流浸膏
- 棕黑色的黏稠液体，久置有沉淀产生，气微，味甜、微苦
- 清热化痰，润肺止咳
- 适用于痰热阻肺引起的咳嗽、咳痰不爽，或痰多黄稠；慢性支气管炎见上述证候者
- 口服。一次 15~20ml，3 次 / 天；小儿酌减
- 120ml/ 瓶

枇杷止咳颗粒
- 百部、白前、枇杷叶、罂粟壳、桑白皮、桔梗、薄荷脑
- 黄棕色的颗粒，味甜
- 止嗽化痰
- 适用于痰热蕴肺引起的咳嗽、咳痰；支气管炎见上述证候者
- 开水冲服。一次 3g，3 次 / 天；小儿酌减
- 3g/ 袋
- 不宜过量、久服

治咳川贝枇杷露
- 枇杷叶、水半夏、桔梗、薄荷脑、川贝母流浸膏
- 棕红色的澄清液体，气香，味甜，有清凉感
- 清热化痰止咳
- 适用于感冒、支气管炎属痰热阻肺证，症状为咳嗽、痰黏或黄
- 口服。一次 10~20ml，3 次 / 天
- 150ml/ 瓶、180ml/ 瓶

清热镇咳糖浆

- 荆芥、知母、前胡、葶苈子、矮地茶、鱼腥草、板栗壳、浮海石
- 褐色至深褐色的黏稠液体，味甜
- 清热，镇咳，祛痰
- 适用于痰热蕴肺引起的咳嗽痰黄；感冒、咽炎见上述证候者
- 口服。一次 15~20ml，3 次 / 天
- 100ml/ 瓶

通宣理肺丸（口服液、胶囊）

- 前胡、桔梗、甘草、陈皮、紫苏叶、苦杏仁、麻黄、半夏（制）、茯苓、枳壳（炒）、黄芩
- 丸剂：黑棕色至黑褐色的水蜜丸或大蜜丸，味微甜、略苦
- 口服液：棕红色的液体，气香，味甜、微苦
- 胶囊剂：硬胶囊，内容物为混有白色粉末的棕色粉末，味苦
- 解表散寒，宣肺止嗽
- 适用于风寒束表、肺气不宣引起的感冒咳嗽，症状为发热、恶寒、咳嗽、鼻塞流涕、头痛、无汗、肢体酸痛
- 丸剂：水蜜丸，每 100 丸重 10g；大蜜丸，6g/ 丸。口服。水蜜丸一次 7g，大蜜丸一次 2 丸，2~3 次 / 天
- 口服液：10ml/ 支，口服。一次 20ml，2~3 次 / 天
- 胶囊剂：0.36g/ 粒，口服。一次 2 粒，2~3 次 / 天
- 心脏病、高血压患者慎用

润肺止嗽丸

- 天冬、地黄、天花粉、前胡、瓜蒌子（蜜炙）等 21 味中药
- 黄褐色至棕褐色大蜜丸，味甜、微苦
- 润肺定喘，止嗽化痰
- 适用于肺气虚弱引起的咳嗽喘促、痰涎壅盛、久嗽声哑
- 口服。一次 2 丸，2 次 / 天
- 6g/ 丸

除痰止嗽丸

- 枳实、白术（麸炒）、陈皮、法半夏等 18 味中药
- 棕褐色大蜜丸，气清凉，味甜、微苦
- 清肺降火，除痰止咳
- 适用于肺热痰盛引起的咳嗽气逆、痰黄黏稠、咽喉疼痛、大便干燥
- 口服。一次 2 丸，2 次 / 天
- 6g/ 丸

止咳类

复方川贝精片

- 陈皮、麻黄浸膏、五味子、川贝母、远志（去心，甘草炙）、法半夏、桔梗、甘草浸膏
- 糖衣片，除去糖衣后显棕褐色，味苦、微辛
- 宣肺化痰，止咳平喘
- 适用于风寒引起的咳嗽气喘、胸闷、痰多；急、慢性支气管炎见上述证候者
- 口服。一次 3~6 片，3 次 / 天；小儿酌减
- 0.25g/ 片
- 高血压、心脏病患者慎服

复方百部止咳糖浆（颗粒）

- 桔梗、百部（蜜炙）、苦杏仁、桑白皮、麦冬、陈皮、知母、黄芩、甘草、天南星（制）、枳壳（炒）
- 糖浆剂：褐色黏稠液体，味甜
- 颗粒剂：浅黄色至黄褐色颗粒，味甜、微苦
- 清肺止咳
- 适用于肺热咳嗽、痰黄黏稠；百日咳
- 糖浆剂：100ml/ 瓶，口服。一次 10~20ml，2~3 次 / 天；小儿酌减
- 颗粒剂：10g/ 袋（相当于原药材 6g）开水冲服。一次 10~20g，2~3 次 / 天；小儿酌减

急支糖浆

- 麻黄、紫菀、鱼腥草、金荞麦、四季青、前胡、枳壳、甘草
- 棕黑色的黏稠液体，味甜、微苦
- 清热化痰，宣肺止咳
- 适用于外感风热引起的咳嗽，症见发热、恶寒、胸膈满闷、咳嗽咽痛；急性支气管炎、慢性支气管炎急性发作见上述证候者
- 口服。一次 20~30ml，3~4 次 / 天。1 岁以内一次 5ml；1~3 岁一次 7ml；3~7 岁一次 10ml；7 岁以上一次 15ml。3~4 次 / 天
- 100ml/ 瓶、200ml/ 瓶
- 高血压、心脏病患者慎用

祛痰止咳颗粒

- 党参、芫花（醋制）、甘遂（醋制）、水半夏、紫花杜鹃、明矾
- 淡黄色颗粒，味甜、微苦
- 健脾燥湿，祛痰止咳
- 适用于脾胃虚弱、水饮内停引起的痰多、咳嗽、喘息；慢性支气管炎、肺气肿、肺心病等见上述证候者
- 口服。一次 12g，2 次 / 天；小儿酌减，温开水冲服
- 6g/ 袋
- 不宜过量、久服

止咳类

镇咳宁糖浆（胶囊、口服液）
- 桔梗、甘草流浸膏、盐酸麻黄碱、桑白皮
- 糖浆剂：深褐色黏稠液体，气芳香，味甜
- 胶囊剂：内容物是黄棕色的粉末，味甜、略苦
- 口服液：棕红色液体，气芳香，味甜
- 镇咳祛痰
- 适用于伤风咳嗽、支气管炎、哮喘等
- 糖浆剂：100ml/瓶，口服。一次5~10ml，3次/天
- 胶囊剂：0.35g/粒，口服。一次1~2粒，3次/天
- 口服液：10ml/支，口服。一次10ml，3次/天
- 高血压、冠心病、甲状腺功能亢进、前列腺肥大患者慎用

痰咳清片
- 黄芩、暴马子皮、满山红、盐酸麻黄碱、氯化铵
- 糖衣片，除去糖衣后，显黑褐色，味苦
- 清肺化痰，止咳平喘
- 适用于痰热阻肺引起的咳嗽胸闷、痰多黄稠；急、慢性支气管炎，支气管哮喘见上述证候者
- 口服。一次6片，3次/天
- 0.35g/片
- 心脏病、高血压患者慎用
- 不宜过量、久服

强力止咳宁胶囊
- 金银忍冬叶干膏粉、满山红油
- 内容物为浅棕色粉末，具有满山红油的特异香气
- 清热化痰，止咳平喘
- 适用于痰热壅肺引起的咳嗽、痰黄黏稠；急、慢性支气管炎，感冒见上述证候者
- 口服。一次4~5粒，3次/天
- 0.4g/粒

寒喘祖帕颗粒
- 玫瑰花、小茴香、芹菜子、神香草、铁线蕨、芸香草、荨麻子、胡芦巴、甘草浸膏
- 黄棕色至棕色颗粒，气香，味甜、微苦
- 镇咳化痰，温肺止喘
- 适用于感冒、寒性乃孜来引起的咳嗽及异常黏液质性哮喘
- 口服。一次12g，2次/天
- 12g/袋

雪梨止咳糖浆
- 桔梗、前胡、梨清膏、枇杷叶、紫菀（炙）、款冬花、苦杏仁（炒）
- 棕红色黏稠液体，味甜
- 润肺止咳化痰
- 适用于燥痰阻肺引起的咳嗽、痰少；支气管炎见上述证候者
- 口服。一次10~15ml，3~4次/天；小儿减半
- 100ml/瓶

清感九味丸
- 诃子、草乌（制）、土木香、胡黄连、黑云香、漏芦花、拳参、北沙参、翻白草
- 褐色丸剂，味苦
- 清热止咳，利咽止痛
- 适用于外感引起的咳嗽气喘、咽喉肿痛
- 口服。一次9~13粒，1次/天，临睡前服
- 每10粒重2g

羚贝止咳糖浆
- 茯苓、麻黄、陈皮、知母、紫菀（蜜炙）、山楂、金银花、半夏（姜制）、前胡、远志（制）、平贝母、罂粟壳、羚羊角
- 棕褐色的液体，气微，味甜
- 宜肺化痰，止咳平喘
- 适用于小儿肺热咳嗽及痰湿咳嗽
- 口服。1岁以内一次2~4ml；1~3岁一次5~10ml；4~6岁一次10~15ml；7~12岁一次15~20ml；15岁以上一次20~30ml。3次/天，饭前30分钟服用
- 10ml/支；100ml/瓶

羚羊清肺颗粒（丸）
- 羚羊角粉、黄芩、桑白皮（蜜制）、熟大黄、栀子等24味中药
- 颗粒剂：棕黄色至棕褐色颗粒，味甜、微苦
- 丸剂：黑色大蜜丸，味微苦
- 清肺利咽，清瘟止嗽
- 适用于肺胃热盛、感受时邪引起的身热头晕、四肢酸懒、咳嗽痰盛、咽喉肿痛、鼻衄咳血、口干舌燥
- 颗粒剂：6g/袋，开水冲服。一次6g，3次/天
- 丸剂：6g/丸，口服。一次1丸，3次/天

蛇胆川贝枇杷膏
- 半夏、桔梗、蛇胆汁、枇杷叶、川贝母、薄荷脑
- 棕红色至棕色的半流动液体，气香，味甜、微辛凉
- 润肺止咳，祛痰定喘
- 适用于燥邪犯肺引起的咳嗽痰多、胸闷气促
- 口服。一次15ml，3次/天
- 75ml/瓶、100ml/瓶

银杏露
- 白果仁、薄荷
- 淡棕色液体，气香，味甜
- 镇咳、化痰，定喘
- 适用于急、慢性支气管炎引起的排痰不爽、久咳气喘
- 口服，一次10~15ml，3~4次/天
- 10ml/瓶、120ml/瓶、168ml/瓶

二、平喘类

止嗽咳喘宁糖浆
- 地龙、黄芩、苦杏仁、紫苏子（炒）、法半夏、罂粟壳、薄荷素油
- 棕黄色黏稠液体，气辛香，味甜、微苦
- 止咳化痰，降气定喘
- 适用于痰热阻肺、肺气上逆引起的咳嗽咳痰、气逆喘促；慢性支气管炎见上述证候者
- 口服。一次 10~15ml，2~3 次 / 天，用时摇匀
- 100ml/ 瓶
- 痰多黏稠者忌服
- 不宜过量、久服

止嗽定喘口服液
- 麻黄、石膏、苦杏仁、甘草
- 棕黄色液体，气微香，味甜、微酸、涩
- 辛凉宣泄，清肺平喘
- 适用于表寒里热、身热口渴、咳嗽痰盛、喘促气逆、胸膈满闷；急性支气管炎见上述证候者
- 口服。一次 10ml，2~3 次 / 天；儿童酌减
- 10ml/ 支
- 不宜长期服用
- 高血压和心脏病患者慎用

止喘灵注射液
- 麻黄、洋金花、苦杏仁、连翘
- 浅黄色澄明液体
- 宣肺平喘，祛痰止咳
- 适用于痰浊阻肺、肺失宣降引起的哮喘、咳嗽、胸闷、痰多；支气管哮喘、喘息性支气管炎见上述证候者
- 肌内注射。一次 2ml，2~3 次 / 天；7 岁以下儿童酌减。1~2 周为一个疗程
- 2ml/ 支

平喘类

七味都气丸
- 茯苓、山药、泽泻、五味子（醋制）、山茱萸（制）、牡丹皮、熟地黄
- 黑褐色水蜜丸，气微香，味甘、微酸
- 补肾纳气，涩精止遗
- 适用于肾不纳气引起的喘促、胸闷、久咳、气短、咽干、遗精、盗汗、小便频数
- 口服。一次 9g，2 次 / 天
- 每 40 丸重 3g

人参保肺丸
- 人参、陈皮、枳实、砂仁、麻黄、罂粟壳、五味子（醋制）、川贝母、石膏、甘草、玄参、苦杏仁（去皮，炒）
- 黑褐色大蜜丸，味甜、微苦
- 益气补肺，止咳定喘
- 适用于肺气虚弱、津液亏损引起的虚劳久嗽、气短喘促等症
- 口服。一次 2 丸，2~3 次 / 天
- 6g/ 丸
- 外感咳嗽、高血压和心脏病患者慎用
- 不宜过量、久服
- 儿童禁用

止喘灵气雾剂
- 洋金花总生物碱、盐酸克仑特罗
- 储于耐压容器中的药液为淡黄色澄清液体，揿压阀门药液即成雾粒喷出
- 本品是抗胆碱药和选择性 β - 受体兴奋剂的中西药复方制剂，有舒张支气管作用
- 适用于治疗支气管哮喘、哮喘型支气管炎等病
- 哮喘发作或有预兆感时喷雾吸入，每次喷口腔吸入两下，不可过量；儿童酌减
- 每瓶净重 14g，内含药液 5ml，每 1ml 药液含洋金花总碱 1.3mg、盐酸克仑特罗 0.4mg

利肺片

- 百部、白及、牡蛎、甘草、百合、五味子、枇杷叶、冬虫夏草、蛤蚧粉
- 糖衣片，除去糖衣后显棕褐色，味略苦、涩
- 驱痨补肺，镇咳化痰
- 适用于肺痨咳嗽、咳痰、咯血，气虚哮喘，慢性气管炎等
- 口服。一次2片，3次/天
- 0.25g/片

百令胶囊

- 发酵冬虫夏草菌粉
- 内容物为灰色至灰黄粉末，气微腥
- 补肺肾，益精气
- 适用于肺肾两虚引起的咳嗽、气喘、咯血、腰背酸痛；慢性支气管炎的辅助治疗
- 口服。一次5~15粒（0.2g），或一次2~6粒（0.5g），3次/天
- 0.2g/粒、0.5g/粒

参贝北瓜膏

- 党参、北瓜清膏、浙贝母、南沙参、干姜
- 棕褐色稠厚半流体，味甜、微辛
- 平喘化痰，润肺止咳，补中益气
- 适用于哮喘气急、肺虚咳嗽、痰多津少
- 口服。一次15g，3次/天
- 250g/瓶、300g/瓶、400g/瓶
- 痰浊阻肺证、外感初期及痰热内盛者慎用

牡荆油胶丸

- 牡荆油
- 黄棕色透明胶丸，内含淡黄色至橙黄色的油质液体，有特殊的香气
- 祛痰，止咳，平喘
- 适用于慢性支气管炎
- 口服。一次1~2丸，3次/天
- 每丸含牡荆油20mg

补肾防喘片

- 山药、陈皮、附片、熟地黄、生地黄、淫羊藿（羊油制）、补骨脂（盐制）、菟丝子（盐制）
- 糖衣片或薄膜衣片，除去包衣后，显黑褐色，味苦、微甜
- 温阳补肾
- 适用于预防和治疗支气管哮喘的季节性发作、慢性支气管炎咳喘等
- 口服。一次4~6片，3次/天，3个月为一个疗程
- 每素片重0.25g
- 阴虚阳亢及外感痰热者忌用

平喘类

华山参片

- 华山参
- 糖衣片，除去糖衣后显棕色，味苦
- 温肺平喘，止咳祛痰
- 适用于寒饮停饮犯肺引起的气喘咳嗽、吐痰清稀；慢性气管炎、喘息性气管炎见上述证候者
- 口服。常用量，一次1~2片，3次/天；极量，一次4片，3次/天
- 0.12mg/片
- 肺热咳喘及燥热咳喘者忌服
- 哺乳期妇女及青光眼、前列腺肥大、心脏病患者慎用

如意定喘片

- 麻黄、苦杏仁、石膏、甘草（蜜炙）、百部等21味中药
- 糖衣片，除去糖衣后显浅棕色至棕褐色，气微，味微甜、微苦
- 宣肺定喘，止咳化痰，益气养阴
- 适用于气阴两虚引起的久咳气喘、体弱痰多；支气管哮喘、肺气肿、肺心病见上述证候者
- 口服。一次2~4片，3次/天
- 片心重0.25g
- 不宜过量、久服
- 高血压、冠心病患者慎用

补金片

- 鹿角胶、紫河车、龟甲胶、哈蟆油、茯苓等18味中药
- 糖衣片，除去糖衣后，显褐色，气腥，味微苦
- 补肾益肺，健脾化痰，止咳平喘
- 适用于肺脾两虚、肾不纳气引起的久病咳喘、神疲乏力；肺结核、慢性支气管炎、肺气肿、肺心病缓解期见上述证候者
- 口服。一次5~6片，2次/天
- 基片重0.25g；0.5g/片（薄膜衣）
- 肺热咳嗽、感冒患者忌用

苏子降气丸

- 厚朴、前胡、陈皮、沉香、甘草、当归、紫苏子（炒）、姜半夏
- 淡黄色或黄褐色水丸，气微香，味甜
- 降气化痰，温肾纳气
- 适用于上盛下虚、气逆痰壅引起的咳嗽喘息、胸膈痞塞
- 口服。一次6g，1~2次/天
- 每13粒重1g
- 阴虚舌质红无苔者忌服；外感痰热咳喘者忌服
- 孕妇慎用

平喘类

苦甘颗粒

- 麻黄、黄芩、薄荷、蝉蜕、金银花、苦杏仁、桔梗、浙贝母、甘草
- 深褐色颗粒，味甜、微苦
- 疏风清热，宣肺化痰，止咳平喘
- 适用于风热感冒及风温肺热引起的恶风、发热、头痛、咽痛、咳嗽、气喘；上呼吸道感染、流行性感冒、急性气管及支气管炎见上述证候者
- 开水冲服。一次 8g，3 次 / 天；小儿酌减
- 4g/ 袋
- 风寒感冒者慎用；高血压、青光眼患者慎用

苓桂咳喘宁胶囊

- 茯苓、桂枝、陈皮、龙骨、桔梗、法半夏、苦杏仁、白术（麸炒）、牡蛎、生姜、大枣、甘草（蜜炙）
- 胶囊剂，内容物为棕褐色的粉末，气微香，味辛、微苦
- 温肺化饮，止咳平喘
- 适用于外感风寒、痰湿阻肺引起的咳嗽痰多、喘息胸闷、气短；急、慢性支气管炎见上述证候者
- 口服。一次 5 粒，3 次 / 天，10 天为一个疗程
- 0.34g/ 粒
- 外感风热、痰热蕴肺、阴虚燥咳者忌用

固本咳喘片

- 茯苓、麦冬、党参、白术（麸炒）、补骨脂（盐炒）、甘草（蜜炙）、五味子（醋制）
- 薄膜衣片，除包衣后为棕褐色，味甜、微酸、微苦、涩
- 益气固表，健脾补肾
- 适用于脾虚痰盛、肾气不固引起的咳嗽、痰多、喘息气促、动则喘剧；慢性支气管炎、肺气肿、支气管哮喘见上述证候者
- 口服。一次 3 片，3 次 / 天
- 0.4g/ 片

固肾定喘丸

- 肉桂、山药、泽泻、熟地黄、附片（黑顺片）、牡丹皮、牛膝、补骨脂（盐）、砂仁、车前子、茯苓、益智仁（盐）、金樱子肉
- 黑色包衣水蜜丸，除去包衣后显棕褐色，气芳香，味苦
- 温肾纳气，健脾化痰
- 适用于肺脾气虚、肾不纳气引起的咳嗽气喘、动则尤甚；慢性支气管炎、肺气肿、支气管哮喘见上述证候者
- 口服。一次 1.5~2.0g，2~3 次 / 天，可在发病前服用，也可预防久喘复发，一般 15 天为一个疗程
- 35g/ 瓶
- 肺热壅盛及痰浊阻肺引起的咳喘者忌服

定喘膏

- 洋葱、附子、血余炭、生川乌、天南星（制）、干姜
- 摊于布上或纸上的黑膏药
- 温阳祛痰，止咳定喘
- 适用于阳虚痰阻引起的咳嗽痰多、气急喘促、冬季加重
- 外用。温热软化，外贴肺俞穴
- 10g/ 张、20g/ 张
- 阴虚喘嗽者禁用；皮肤过敏者及皮肤破损处禁用

平喘类

恒制咳喘胶囊
- 法半夏、红花、生姜、白及、佛手等18味中药
- 内容物为黄棕色至棕褐色的粉末或颗粒，味微苦
- 益气养阴，温阳化饮，止咳平喘
- 适用于气阴两虚、阳虚痰阻引起的咳嗽痰喘、胸脘满闷、倦怠乏力等症
- 口服。一次2~4粒，2次/天
- 0.25g/粒
- 外感咳嗽者忌用

复方蛤青片
- 黄芪、紫菀、附片、干蟾、白果、前胡、苦杏仁、南五味子、黑胡椒
- 糖衣片，除去糖衣后显棕黄色至棕褐色，气微，味微苦、涩
- 补气敛肺，止咳平喘，温化痰饮
- 适用于肺虚咳嗽、气喘痰多；老年慢性气管炎、肺气肿、喘息性支气管炎见上述证候者
- 口服。一次3片，3次/天
- 0.3g/片
- 外感发热咳嗽者忌用

咳喘顺丸
- 紫菀、前胡、半夏（制）、陈皮、桑白皮、瓜蒌仁、款冬花、紫苏子、苦杏仁、鱼腥草、茯苓、甘草
- 黑色包衣浓缩水蜜丸，除去包衣后显深褐色，味微苦
- 宣肺化痰，止咳平喘
- 适用于痰浊壅肺、肺气失宣引起的咳嗽、气喘、痰多、胸闷；慢性支气管炎、支气管哮喘、肺气肿见上述证候者
- 口服。一次5g，3次/天，7天为一个疗程
- 每1g相当于饮片1.5g

降气定喘丸
- 麻黄、葶苈子、桑白皮、紫苏子、白芥子、陈皮
- 黑色包衣浓缩水丸，除去包衣后呈棕色或棕褐色，味苦
- 降气定喘，除痰止咳
- 适用于慢性支气管炎、支气管哮喘引起的咳嗽、气促等症
- 口服。温开水送服，一次7g，2次/天
- 7g/瓶
- 虚喘者、年老体弱者及高血压、心脏病、青光眼患者慎用

咳宁颗粒（糖浆）
- 松塔、棉花根、枇杷叶
- 颗粒剂：浅棕色颗粒，味甜、微涩
- 糖浆剂：深棕色澄清液体，味甜、微涩
- 益气祛痰，镇咳平喘
- 适用于肺虚痰阻引起的咳喘，症状为反复咳嗽、咳痰、经年不愈、遇寒即发，咳喘胸满；慢性支气管炎见上述证候者
- 颗粒剂：10g/袋（相当于总药材17.7g），开水冲服。一次10g，3次/天
- 糖浆剂：100ml/瓶，口服。一次10ml，3次/天
- 外感风热、阴虚火旺者忌用
- 不宜在服药期间同时服用滋补性中药
- 糖尿病患者禁服

麻黄、地龙、石膏、牛蒡子、葶苈子、人工牛黄、苦杏仁（炒）、羚羊角

淡黄色至黄褐色水丸，或为棕褐色大蜜丸，气微，味苦

清肺化痰，止咳平喘

适用于痰热阻肺引起的咳嗽气喘、胸胁胀痛、吐痰黄稠；上呼吸道感染、急性支气管炎、慢性支气管炎急性发作及肺部感染见上述证候者

口服。1 岁以内小儿一次 10 丸；1~3 岁一次 20 丸；3~6 岁一次 30 丸；6~12 一次 40 丸；12 岁以上及成人一次 60 丸。3 次 / 天

每 60 丸重 8g

高血压、青光眼患者慎用

清肺消炎丸

桂枝、牡蛎、龙骨、白芍、生姜、大枣、黄连、甘草（蜜炙）、法半夏、瓜蒌皮、苦杏仁（炒）

胶囊剂：硬胶囊，内容物是浅棕色的粉末，气芳香，味微苦而甜

颗粒剂：浅黄棕色颗粒，气香，味甜

止咳化痰，降气平喘

适用于外感风寒、痰湿阻肺引起的咳嗽、气喘、痰涎壅盛；急、慢性支气管炎见上述证候者

胶囊剂：0.3g/ 粒（相当于饮片 1g），口服。一次 5 粒，3 次 / 天

颗粒剂：6g/ 袋，开水冲服。一次 6g，3 次 / 天

外感风热者不宜使用

桂龙咳喘宁胶囊（颗粒）

平喘类

珍珠、川贝母、琥珀、人工牛黄、细辛等 15 味中药

黑色小丸，除去包衣后显棕褐色，气微香，味苦、微辛

理气化痰，镇咳平喘，补气温肾

适用于治疗支气管哮喘、慢性支气管炎等引起的久病喘咳、痰涎壅盛等症

含服或用温开水送服。一次 6 丸；3~4 岁一次 1 丸；5~6 岁一次 2 丸；7~8 岁一次 3 丸；9~10 岁一次 4 丸；11~12 岁一次 5 丸。3 次 / 天

每丸含氨茶碱 8mg

月经期妇女慎用

珠贝定喘丸

蝉蜕、冰片、甘草、防风、胡颓子叶、天花粉、珍珠层粉、盐酸氯喘、盐酸去氯羟嗪

浅黄色的片，气香，味苦、微辛凉

宣肺平喘，止咳化痰

适用于痰浊阻肺、肺气不降引起的咳嗽、咳痰、气喘；慢性支气管炎、支气管哮喘见上述证候者

口服。一次 2~4 片，3 次 / 天

0.6g/ 片

外感咳嗽者不宜使用

年老体弱者慎用；甲状腺功能亢进、高血压、心律不齐患者慎服

海珠喘息定片

平喘类

蠲哮片
- 青皮、陈皮、槟榔、大黄、生姜、葶苈子、黄荆子
- 薄膜衣片，除去包衣后显褐色，气清香，味苦
- 泻肺除壅，涤痰祛瘀，下气平喘
- 适用于支气管哮喘急性发作期热哮痰瘀伏肺证，症状为气粗痰涌、痰鸣如吼、咳呛阵作、痰黄稠厚
- 口服。一次8片，3次/天，饭后服用，7天为一个疗程
- 0.3g/片
- 哮喘虚证者忌用

慢支固本颗粒
- 黄芪、白术、当归、防风
- 灰黄色或黄棕色颗粒剂，气微香，味微甘、辛
- 补肺健脾，固表和血
- 适用于慢性支气管炎非急性发作期之肺气虚、肺脾气虚证，症状为乏力自汗、恶风寒、咳嗽、咳痰、易感冒、食欲不振等
- 开水冲服。一次10g，2次/天
- 10g/袋
- 慢性支气管炎急性发作或咳喘较重者不宜使用

黑锡丹
- 黑锡、木香、硫黄、川楝子、补骨脂、胡芦巴、附子（制）、肉豆蔻、沉香、小茴香、阳起石、肉桂
- 黑褐色水丸，气香，味微苦
- 升降阴阳，坠痰定喘
- 适用于真元亏惫、上盛下虚、痰壅气喘、胸腹冷痛
- 口服。用姜汤或淡盐汤送服，一次1.5g，1～2次/天
- 每100粒重3g，3g/袋
- 孕妇、感冒及热证患者忌服
- 不宜过量、久服

喘舒片
- 升华硫、大黄粉、盐酸双氯醇胺、黄芩提取物
- 糖衣片，除去糖衣后显淡黄色
- 温肾纳气，化痰定喘
- 适用于慢性支气管炎、支气管哮喘、肺气肿，尤适于喘息型支气管炎
- 口服。一次2片，3次/天；小儿酌减。饭后服
- 每片含盐酸双氯醇胺10μg
- 心脏病、甲状腺功能亢进患者慎用

理气定喘丸
- 紫苏子（炒）、紫苏梗、紫苏叶、陈皮、法半夏等23味中药
- 黑色小蜜丸或大蜜丸，气微，味甘、微苦
- 祛痰止咳，补肺定喘
- 适用于肺虚痰盛引起的咳嗽痰喘、胸膈满闷、心悸气短、口渴咽干
- 口服。小蜜丸一次6g，大蜜丸一次1丸，2次/天
- 小蜜丸每100粒重10g；大蜜丸3g/丸
- 外感咳嗽者慎用

葶贝胶囊
- 黄芩、白果、蛤蚧、石膏、葶苈子、瓜蒌皮、川贝母、鱼腥草、麻黄（蜜炙）、苦杏仁、旋覆花、赭石、桔梗、甘草
- 内容物为棕红色至棕色的粉末，气微，味苦
- 清肺化痰，止咳平喘
- 适用于痰热壅肺引起的咳嗽、咳痰、喘息、胸闷、苔黄或黄腻；慢性支气管炎急性发作见上述证候者
- 饭后服用。每次4粒，3次/天
- 0.35g/粒
- 孕妇慎用；高血压、心脏病、青光眼患者慎用

蛤蚧定喘丸（胶囊）
- 蛤蚧、瓜蒌子、紫菀、麻黄、鳖甲（醋制）等15味中药
- 丸剂：棕色至棕黑色水蜜丸、黑褐色的小蜜丸或大蜜丸，气微，味苦、甜
- 胶囊剂：内容物为黄棕色至棕色粉末，味苦
- 滋阴清肺，止咳平喘
- 适用于肺肾两虚、阴虚肺热引起的虚劳久咳、年老哮喘、气短烦热、胸满郁闷、自汗盗汗
- 丸剂：水蜜丸6g/袋；小蜜丸每60丸重9g；大蜜丸9g/丸。口服。水蜜丸一次5～6g，小蜜丸一次9g，大蜜丸一次1丸，2次/天
- 胶囊剂：0.5g/粒，口服。一次3粒，2次/天
- 咳嗽新发者忌用
- 高血压、心脏病、青光眼患者慎用

第七节　开窍类

```
                    ┌─────────┐
                    │  凉开类  │
    ┌──────────┐   └─────────┘
    │  开窍类   │
    │  中成药   │
    └──────────┘   ┌─────────┐
                    │  温开类  │
                    └─────────┘
```

一、凉开类

牛黄清宫丸

- 人工牛黄、麦冬、黄芩、莲子心、天花粉等18味中药
- 棕黄色至棕褐色大蜜丸，味微苦、辛、凉
- 清热解毒，镇惊安神，止渴除烦
- 适用于热入心包、热盛动风证，症状为身热烦躁、昏迷、舌赤唇干、谵语狂躁、头痛眩晕、惊悸不安及小儿急热惊风
- 口服。一次1丸，2次/天
- 2.2g/丸
- 寒闭神昏者忌用
- 肝肾功能不全者慎用

二十五味珊瑚丸

- 珊瑚、珍珠、青金石、珍珠母、诃子等26味中药
- 红棕色水丸，气微香，味甘、苦、涩
- 开窍，通络，止痛
- 适用于"白脉病"，症状为神志不清、身体麻木、头昏目眩、脑部疼痛、血压不调、头痛、各种神经性疼痛
- 口服。开水泡服，一次1g，1次/天
- 每4丸重1g，1g/丸

牛黄至宝丸

- 人工牛黄、广藿香、连翘、栀子、大黄、青蒿、芒硝、石膏、陈皮、木香、冰片、雄黄
- 浅棕黄色大蜜丸，气微香，味苦、辛
- 清热解毒，泻火通便
- 适用于胃肠积热引起的头痛眩晕、目赤耳鸣、口燥咽干、大便燥结
- 口服。一次1~2丸，2次/天
- 6g/丸
- 脾胃虚寒便秘者慎用

万氏牛黄清心丸

- 黄连、黄芩、人工牛黄、朱砂、栀子、郁金
- 红棕色至棕褐色大蜜丸，气特异，味甜、微涩、苦
- 清热解毒，镇惊安神
- 适用于邪热内闭引起的烦躁不安、神昏谵语、小儿高热惊厥
- 口服。小丸一次2丸，大丸一次1丸，2~3次/天
- 1.5g/丸，3g/丸
- 热盛动风、虚风内动者忌用

凉开类

凉开类

安宫牛黄丸（胶囊、散）

- 黄连、黄芩、人工牛黄、麝香、珍珠、朱砂、雄黄、栀子、郁金、冰片、水牛角浓缩粉
- 丸剂：黄橙色至红褐色大蜜丸，或为包金衣的大蜜丸，气芳香浓郁，味微苦
- 胶囊剂：内容物是黄色至橙黄色的粉末，气芳香，味苦
- 散剂：黄色至黄橙色粉末，气芳香浓郁，味苦
- 清热解毒，镇惊开窍
- 适用于热病邪入心包引起的高热惊厥、神昏谵语
- 丸剂：3g/丸，口服。一次1丸，1次/天；3岁以内一次1/4丸，4~6岁一次1/2丸，1次/天，或遵医嘱
- 胶囊剂：0.4g/粒，口服。一次4粒，1次/天；3岁以内一次1粒，4~6岁一次2粒，1次/天，或遵医嘱
- 散剂：1.6g/瓶，口服。一次1.6g，1次/天；3岁以内一次0.4g，4~6岁一次0.8g，1次/天，或遵医嘱
- 寒闭神昏者忌用
- 肝肾功能不全者慎用

牛黄清热胶囊（散）

- 黄连、黄芩、冰片、栀子、郁金、人工牛黄、水牛角浓缩粉、琥珀粉、玳瑁粉、寒水石、朱砂
- 胶囊剂：内容物是朱黄色的粉末，气香，味苦、凉
- 散剂：朱黄色粉末，气香，味苦、凉
- 清热镇惊
- 适用于温邪入里引起的高热痉厥、四肢抽动、烦躁不安、痰浊壅塞
- 胶囊剂：0.3g/粒，口服。一次5粒，2次/天；小儿酌减
- 散剂：3g/瓶，口服。一次1.5g，2次/天；小儿酌减
- 虚风内动者忌用

同仁牛黄清心丸

- 当归、川芎、甘草、山药、黄芩、白芍等27味中药
- 金黄色水蜜丸或大蜜丸，除去金衣显棕褐色，气芳香，味甜，微苦
- 益气养血，镇静安神，化痰息风
- 适用于气血不足、痰热上扰引起的胸中郁热、惊悸虚烦、头目眩晕、中风不语、口眼㖞斜、半身不遂、言语不清、神志昏迷、痰涎壅盛
- 口服。水蜜丸一次2~4g，大蜜丸一次1~2丸，2次/天；小儿酌减
- 水蜜丸，每100粒重5g；大蜜丸，3g/丸

牛黄醒脑丸

- 黄连、黄芩、朱砂、玳瑁、冰片、栀子、麝香、郁金、雄黄、人工牛黄、珍珠、水牛角浓缩粉
- 橙黄色至红褐色大蜜丸，气芳香，味甜、微苦
- 清热解毒，镇惊，开窍
- 适用于热病高热、昏迷惊厥、烦躁不安、小儿惊风抽搐、失眠等症
- 口服。一次1丸，1次/天；3岁以内一次1/4丸，4~6岁一次1/2丸，1次/天，或遵医嘱
- 3.5g/丸
- 脾胃虚寒者慎用

凉开类

清开灵口服液（片剂、泡腾片、注射液、软胶囊、胶囊、滴丸、颗粒剂）

- 胆酸、珍珠母、栀子、水牛角（粉）、板蓝根、黄芩苷、金银花、猪去氧胆酸
- 口服液：棕红色液体，味甜、微苦
- 片剂：薄膜衣片，除去包衣后显棕褐色，味苦
- 泡腾片：浅黄色至棕黄色的片，味甜、微苦
- 注射液：棕黄色或棕红色澄明液体
- 软胶囊：内容物为棕褐色至棕黑色的膏状物，气特异，味苦
- 胶囊剂：内容物为浅棕色至棕褐色粉末，味苦
- 滴丸：棕褐色滴丸，气香，味微苦
- 颗粒剂：棕色颗粒，味甜、微苦
- 清热解毒，镇静安神
- 适用于外感风热时毒、火毒内盛引起的高热不退、烦躁不安、咽喉肿痛、舌质红绛、舌苔黄、脉数者；上呼吸道感染、病毒性感冒、急性化脓性扁桃体炎、急性咽炎、急性气管炎、高热等见上述证候者
- 口服液：10ml/支，口服。一次20~30ml，2~3次/天；儿童酌减
- 片剂：0.5g/片（含黄芩苷20mg），口服。一次1~2片，3次/天；儿童酌减
- 泡腾片：1g/片（含黄芩苷10mg），热水中泡腾溶解后服用。一次2~4片，3次/天；儿童酌减
- 注射液：2ml/支、10ml/支，肌内注射，一日2~4ml；重症患者静脉滴注，一日20~40ml，以10%葡萄糖注射液200ml或0.9%氯化钠注射液100ml稀释后使用
- 软胶囊：0.4g/粒（含黄芩苷20mg）、0.2g/粒（含黄芩苷10mg），口服。一次1~2粒或2~4粒，3次/天；儿童酌减
- 胶囊剂：0.25g/粒（含黄芩苷10mg），口服。一次2~4粒，3次/天；儿童酌减
- 滴丸：每10粒重0.35g；100粒/瓶。口服或舌下含服。一次20粒，2~3次/天；儿童酌减
- 颗粒剂：3g/袋，口服。一次3~6g，2~3次/天；儿童酌减
- 久病体虚便溏者慎用

通窍镇痛散

- 郁金、荜茇、冰片、木香、丁香、檀香、沉香、苏合香、安息香、乳香、石菖蒲、醋香附
- 棕色至深棕色粉末，气香，味微苦、辛
- 行气活血，通窍止痛
- 适用于痰瘀痹阻引起的心胸憋闷疼痛，或中恶气闭、霍乱、吐泻
- 口服。姜汤或温开水送服，一次3g，2次/天
- 3g/瓶
- 久病气虚者忌用

绿雪胶囊

- 玄参、升麻、甘草、滑石、水牛角浓缩粉等16味中药
- 内容物是粉褐色的粉末，气微香，味咸
- 清热解毒，镇惊安神
- 适用于外感时邪引起的高热神昏、头痛脑胀、咽痛口渴、面赤腮肿、大便燥结、小儿急热惊风
- 口服。一次4~8粒，2~3次/天；小儿酌减
- 0.37g/粒
- 虚风内动者忌用

救急散

- 天南星（矾制）、僵蚕（麸炒）、白附子（矾制）、天竺黄、天麻等22味中药
- 红色粉末，气香，味苦，有清凉感
- 解表清热，镇惊化痰
- 适用于内热食滞、外感风寒引起的身热口渴、咳嗽痰盛、咽喉肿痛、惊风抽搐、夜卧不安、瘾疹不出
- 口服。一次0.75g，2次/天；周岁以内小儿酌减
- 1.5g/瓶

凉开类

珍黄安宫片

- 人工牛黄、朱砂、珍珠、青黛、郁金、冰片、大黄、水牛角片、珍珠层粉、竹沥、天竺黄、胆南星、石菖蒲、黄芩提取物、小檗根提取物
- 糖衣片或薄膜衣片，除去包衣后显黑褐色，气香，味苦
- 镇静安神，清热解毒
- 适用于痰热闭阻引起的高热烦躁、神昏谵语、惊风抽搐、癫狂不安、失眠多梦、头痛眩晕
- 口服。一次4~6片，3次/天
- 糖衣片，0.24g/片；薄膜衣片，0.245g/片
- 虚寒证及脾胃虚弱者慎用

安脑丸

- 朱砂、栀子、雄黄、冰片、珍珠、黄芩、黄连、郁金、石膏、赭石、珍珠母、薄荷脑、人工牛黄、猪胆粉、水牛角浓缩粉
- 红棕色蜜丸，气芳香，味苦、凉
- 清热解毒，豁痰开窍，镇惊息风
- 适用于高热神昏、谵语烦躁、抽搐痉厥、中风窍闭、头痛眩晕；也可用于高血压及一切急性炎症伴有高热不退、神志昏迷等
- 口服。一次1~2丸，2次/天；小儿酌减
- 3g/丸

定搐化风丸

- 全蝎、防风、羌活、麻黄、僵蚕（麸炒）、大黄、蝉蜕、桔梗、半夏（制）、黄连、甘草、朱砂、人工麝香、冰片、人工牛黄
- 朱红色大蜜丸，气香，味甜、微苦
- 清热镇惊，散风化痰
- 适用于小儿脏腑积热、关窍闭塞引起急热惊风、痰涎壅盛、昏睡、神志不清、牙关紧闭、四肢抽搐、颈项强直、两目直视
- 口服。薄荷、钩藤汤送服，一次1丸，2次/天；周岁以内小儿酌减
- 1.5g/丸

局方至宝丸（散）

- 人工牛黄、麝香、玳瑁粉、琥珀粉、安息香、朱砂、雄黄、冰片、水牛角浓缩粉
- 丸剂：橘黄色大蜜丸，气芳香浓郁，味微苦
- 散剂：橘黄色至浅褐色粉末，气芳香浓郁，味微苦
- 清热解毒，开窍镇惊
- 适用于温热入里、热入心包引起的高热惊厥、烦躁不安、神昏谵语及小儿急热惊风
- 丸剂：3g/丸，口服。一次1丸，1次/天
- 散剂：2g/瓶，口服。一次2g，1次/天；3岁以内一次0.5g，4~6岁一次1g，1次/天
- 寒闭神昏者忌服
- 肝肾功能不全者慎用

醒脑静注射液

- 麝香、郁金、冰片、栀子
- 无色的澄明液体
- 清热泻火，凉血解毒，开窍醒脑
- 适用于流行性乙型脑炎、肝昏迷，以及热入营血、内陷心包引起的高热烦躁、神昏谵语、舌质绛、脉数
- 肌内注射。一次2~4ml，1~2次/天
- 2ml/支、5ml/支、10ml/支
- 外感发热、寒闭神昏者忌用；孕妇忌用
- 慢性乙醇中毒，颅脑外伤中、后期慎用

熊胆救心丹

- 熊胆粉、蟾酥、冰片、人参、珍珠、人工牛黄、猪胆粉、麝香、水牛角浓缩粉
- 黑色水丸，气香，味先苦而后有持久的麻辣感
- 强心益气，芳香开窍
- 适用于心气不足引起的胸痹，症状为胸闷、心痛、气短、心悸
- 口服。一次2粒，3次/天
- 每10粒重0.25g
- 正在服用洋地黄类药物的患者慎用

凉开类

新血颗粒

- 磁石、石膏、滑石、南寒水石等 15 味中药
- 红褐色至棕褐色颗粒或薄膜衣颗粒，气香，味苦、微咸
- 清热解毒
- 适用于外感热病、热毒壅盛证，症状为高热、烦躁；扁桃体炎、上呼吸道感染、气管炎、感冒见上述证候者
- 口服。一次 1 袋，2 次/天
- 1.5g/袋、1.53g/袋（包膜衣颗粒）
- 风寒外感者忌用

紫雪散

- 玄参、木香、磁石、沉香、水牛角浓缩粉等 16 味中药
- 棕红色至灰棕色粉末，气芳香，味咸、微苦
- 清热解毒，镇痉开窍
- 适用于热病高热烦躁、神昏谵语、惊风抽搐、斑疹吐衄、尿赤便秘
- 口服。一次 1.5~3g，2 次/天；1 岁小儿一次 0.3g，5 岁以内小儿每增 1 岁递增 0.3g，1 次/天；5 岁以上小儿酌情服用
- 1.5g/瓶
- 虚风内动者忌用

二、温开类

如意珍宝丸

- 珍珠母、沉香、石灰华、金礞石、红花等 30 味中药
- 棕色水丸，气微香，味苦、甘
- 清热，醒脑开窍，舒筋通络，干"黄水"
- 适用于瘟热、陈旧热证、"白脉病"、四肢麻木、瘫痪、口眼㖞斜、神志不清、痹证、痛风、肢体强直、关节不利。对"白脉病"有良效
- 口服。一次 4~5 丸，2 次/天
- 0.5g/丸

二十五味珍珠丸

- 珍珠、肉豆蔻、石灰华、草果、丁香等 27 味中药
- 黄棕带微红色水丸，气香，味苦、辛
- 安神开窍
- 适用于中风、半身不遂、口眼㖞斜、昏迷不醒、神志紊乱、谵语发狂等
- 开水泡服。一次 1g，1~2 次/天
- 每 4 丸重 1g；1g/丸

十香返生丸

- 沉香、丁香、檀香、青木香、香附（醋制）等 23 味中药
- 深棕色大蜜丸，气芳香，味甘、苦
- 开窍化痰，镇静安神
- 适用于中风痰迷心窍引起的言语不清、神志昏迷、痰涎壅盛、牙关紧闭
- 口服。一次 1 丸，2 次/天
- 6g/丸
- 中风脱证者不宜使用

温开类

暑症片

- 细辛、白芷、防风、薄荷、猪牙皂、广藿香、木香、陈皮、半夏（制）、桔梗、甘草、贯众、白矾（煅）、雄黄、朱砂
- 浅棕黄色的片，气香，味辛
- 祛寒辟瘟，化浊开窍
- 适用于夏令中恶昏厥、牙关紧闭、腹痛吐泻、四肢发麻
- 口服。一次2片，2~3次/天。必要时将药片研成细粉，取少量吹入鼻内取嚏
- 每片含生药0.8g
- 高热神昏、亡阳厥脱者慎用；体虚正气不足者慎用

通关散

- 猪牙皂、鹅不食草、细辛
- 浅黄褐色粉末，气香，味辛，有刺鼻感
- 通关开窍
- 适用于痰浊阻窍引起的气闭昏厥、牙关紧闭、不省人事
- 外用。每用少量，吹鼻取嚏
- 1.5g/瓶
- 脑实质病变如脑血管病、颅脑外伤及癫痫引起的昏厥者忌用；热闭神昏、舌质红绛、脉数者忌用

冠心苏合滴丸（丸、胶囊、软胶囊）

- 苏合香、冰片、乳香（制）、檀香、土木香
- 滴丸剂：棕褐色滴丸，气芳香，味苦、凉
- 丸剂：深棕色至棕褐色大蜜丸，气芳香，味苦、凉
- 胶囊剂：内容物为棕褐色的颗粒，气香，味苦、凉
- 软胶囊：内容物为棕褐色油状物，气芳香，味苦、凉
- 理气，宽胸，止痛
- 适用于寒凝气滞、心脉不通引起的胸痹，症状为胸闷、心前区疼痛；冠心病见上述证候者
- 滴丸剂：40mg/丸，含服或口服。一次10~15丸，3次/天
- 丸剂：9g/丸，嚼碎服。一次1丸，1~3次/天
- 胶囊剂：0.35g/粒，含服或口服。一次2粒，1~3次/天，临睡或发病时服
- 软胶囊剂：0.5g/粒，口服或急重症时嚼碎服。一次2粒，3次/天
- 阴虚血瘀、痰瘀互阻引起胸痹者禁用
- 胃炎、胃溃疡、食管炎患者慎用

神香苏合丸

- 冰片、白术、香附、麝香、水牛角浓缩粉、乳香（制）、安息香、木香、沉香、丁香、苏合香
- 棕褐色水丸，气香，味苦而辛
- 温通宣痹，行气化浊
- 适用于寒凝心脉、气机不畅引起的胸痹，症状为心痛、胸闷胀满、遇寒加重；冠心病见上述证候者
- 口服。一次1瓶，1~2次/天
- 0.7g/瓶
- 阴虚较甚者慎用

温开类

养心达瓦依米西克蜜膏

- 麝香、檀香、紫檀香、珍珠、熏鲁香、肉桂、牛舌草花等
- 棕色黏稠状蜜膏，气特异，味甜、微苦
- 增强支配器官的功能，健胃爽神
- 适用于心胸作痛、心悸、胃虚、视弱及神经衰弱
- 口服。一次 3g，2 次／天
- 18g／瓶

保心包

- 苏合香、川芎、丹参、三七、冰片等 26 味中药
- 棕黄色具有油性的粉末，气芳香浓郁，有清凉感
- 芳香开窍，活血化瘀，通痹止痛
- 适用于胸痹、心痛属于气滞血瘀或痰瘀交阻证型者，并可防治冠心病
- 外用。将药袋戴于左侧胸壁心前区，贴紧皮肤。每袋可持续使用 3~4 周
- 100g／袋

苏合丸

- 丁香、苏合香、安息香、乳香、木香、檀香、香附（酒醋制）、白术（土炒）、诃子（去核）、荜茇、朱砂、冰片、八角茴香
- 黑色包衣小蜜丸或棕红色大蜜丸，气香，味苦、辛凉
- 祛风镇痛，通窍除痰
- 适用于中风痰厥、昏迷不醒，小儿受惊吐乳，风痰腹痛吐泻
- 口服。大蜜丸一次 1 丸，2 次／天
- 大蜜丸 3g／丸

苏合香丸

- 苏合香、安息香、冰片、水牛角浓缩粉、麝香等 15 味中药
- 赭红色水蜜丸或赭色大蜜丸，气芳香，味微苦、辛
- 芳香开窍，行气止痛
- 适用于中风、中暑、痰厥昏迷、心胃气痛
- 口服。一次 1 丸，1~2 次／天
- 水蜜丸 3g／丸；大蜜丸 9g／丸
- 热病、阳闭、脱证者不宜服用

第八节　固涩类

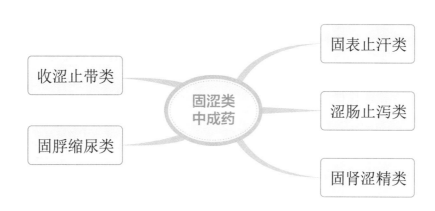

- 收涩止带类
- 固肾缩尿类
- 固涩类中成药
- 固表止汗类
- 涩肠止泻类
- 固肾涩精类

一、固表止汗类

固表止汗类

玉屏风口服液（胶囊、颗粒）

- 黄芪、防风、白术（炒）
- 口服液：棕红色至棕褐色液体，味甜、微苦、涩
- 胶囊剂：为硬胶囊，内容物为黄棕色的颗粒，味苦、微甜
- 颗粒剂：浅黄色至棕红色颗粒，味涩而后甘
- 益气，固表，止汗
- 适用于表虚不固导致的自汗恶风、面色㿠白，或体虚易感风邪者
- 口服液：10ml/支，口服。一次10ml，3次/天
- 胶囊剂：0.5g/粒，口服。一次2粒，3次/天
- 颗粒剂：5g/袋，开水冲服。一次1袋，3次/天
- 热病汗出者忌用
- 阴虚盗汗者慎用

复芪止汗颗粒

- 黄芪、党参、白术（炒）、五味子（蒸）、麻黄根、煅牡蛎
- 黄棕色颗粒，味甜
- 益气，固表，敛汗
- 适用于气虚不固引起的多汗、倦怠、乏力
- 开水冲服。5岁以下一次20g，2次/天；5~12岁一次20g，3次/天；成人一次40g，2次/天
- 20g/袋
- 热病汗出及阴虚盗汗者慎用

二、涩肠止泻类

涩肠止泻类

固肠止泻丸（结肠炎丸）

- 乌梅（或乌梅肉）、黄连、罂粟壳、干姜、木香、延胡索
- 包衣浓缩丸或水丸，呈黄褐色（浓缩丸除去包衣），味苦、微辣
- 调和肝脾，涩肠止痛
- 适用于肝脾不和引起的泄泻，症状为腹痛腹泻、两胁胀满；慢性非特异性溃疡性结肠炎见上述证候者
- 口服。浓缩丸一次4g，水丸一次5g，3次/天
- 浓缩丸每9粒重1g；水丸每12粒重1g
- 湿热或伤食泄泻者慎用
- 不可过量、久服

止泻利颗粒

- 山楂、杨梅根、钻地风、金银花
- 淡黄棕色颗粒，味甜、微苦、酸、涩
- 收敛止泻，解毒消食
- 适用于湿热泄泻、痢疾，久泻久痢，伤食泄泻。症状为大便溏泻、腹痛不适；或大便脓血、里急后重、肛门灼热
- 开水冲服。一次1袋，3次/天；儿童酌减
- 15g/袋
- 慢性虚寒性泻痢者慎用

肠胃宁片

- 党参、白术、葛根、防风、黄芪、干姜（炭）、木香、砂仁、白芍、延胡索、当归、儿茶、补骨脂、赤石脂、罂粟壳
- 糖衣片，除去糖衣后显黑褐色，气香，味苦
- 健脾益肾，温中止痛，涩肠止泻
- 适用于脾肾阳虚泄泻，症状为大便不调、五更腹泻、时带黏液，伴腹胀腹痛、胃脘不舒、小腹坠胀；慢性结肠炎、溃疡性结肠炎、肠功能紊乱见上述证候者
- 口服。一次4~5片，3次/天
- 0.3g/片
- 湿热痢疾、湿热泄泻者忌用
- 不可过量、久服

三、固肾涩精类

锁阳固精丸
- 锁阳、肉苁蓉（蒸）、巴戟天（制）、补骨脂（盐炒）等 25 味中药
- 棕褐色至黑褐色水蜜丸或大蜜丸，气微，味苦
- 温肾固精
- 适用于肾虚滑精、腰膝酸软、眩晕耳鸣、四肢无力
- 口服。水蜜丸一次 6g，大蜜丸一次 1 丸，2 次 / 天
- 水蜜丸，每 100 粒重 10g；大蜜丸，9g/ 丸
- 阴虚火旺、湿热下注、劳伤心脾引起的遗精、早泄者不宜使用

金樱子膏
- 金樱子
- 棕黄色稠厚半流体，味甜、酸、涩
- 补肾固精
- 适用于肾虚引起遗精、遗尿、白带过多
- 口服。一次 9~15g，2 次 / 天
- 100g/ 瓶
- 因肝经湿热壅盛引起的遗精、遗尿及带下量多者不宜使用

萃仙丸
- 莲须、续断、韭菜子（盐炒）、沙苑子（炒）等 19 味中药
- 黑色浓缩水丸，味微苦涩、微咸
- 补肾固精，益气健脾
- 适用于肾虚精亏导致的阳痿早泄、体弱乏力、腰膝酸软
- 口服。一次 3g，3 次 / 天
- 3g/ 袋

固肾涩精类

妇宝颗粒
- 甘草、麦冬、生地黄、忍冬藤、续断（盐制）、侧柏叶（炒）、杜仲叶（盐制）、莲房（炭）、川楝子（炒）、白芍（酒炒）、延胡索（醋制）、大血藤
- 棕黄色至棕色颗粒，味甜、微苦，或味苦、微甜（无蔗糖）
- 益肾和血，理气止痛
- 适用于肾虚夹瘀引起的腰酸腿软、小腹胀痛、白带增多、崩漏；慢性盆腔炎、附件炎见上述证候者
- 用开水冲服。一次 2 袋或 1 袋（无蔗糖），2 次 / 天
- 10g/ 袋、5g/ 袋（无蔗糖）
- 虚寒腹痛及湿热带下者慎用

金锁固精丸
- 芡实（蒸）、莲须、龙骨（煅）、沙苑子（炒）、牡蛎（煅）、莲子
- 灰棕色水丸，味微涩
- 固精涩精
- 适用于肾虚不固引起的遗精滑泄、神疲乏力、四肢酸软、腰痛耳鸣
- 口服。空腹用淡盐水或温开水送服，一次 9g，2 次 / 天
- 大蜜丸 9g/ 丸；浓缩丸每 15 丸相当于总药材 3g
- 湿热下注、扰动精室引起遗精、早泄者不宜使用

四、固脬缩尿类

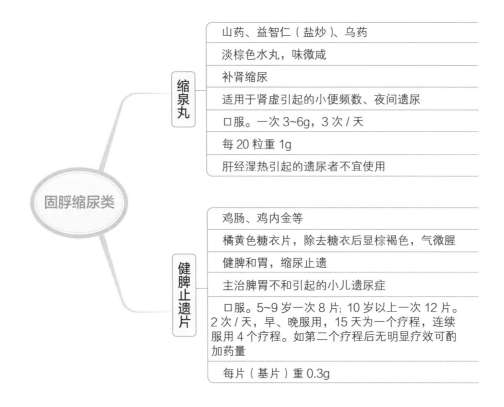

固脬缩尿类

缩泉丸
- 山药、益智仁（盐炒）、乌药
- 淡棕色水丸，味微咸
- 补肾缩尿
- 适用于肾虚引起的小便频数、夜间遗尿
- 口服。一次 3~6g，3 次 / 天
- 每 20 粒重 1g
- 肝经湿热引起的遗尿者不宜使用

健脾止遗片
- 鸡肠、鸡内金等
- 橘黄色糖衣片，除去糖衣后显棕褐色，气微腥
- 健脾和胃，缩尿止遗
- 主治脾胃不和引起的小儿遗尿症
- 口服。5~9 岁一次 8 片；10 岁以上一次 12 片。2 次 / 天，早、晚服用，15 天为一个疗程，连续服用 4 个疗程。如第二个疗程后无明显疗效可酌加药量
- 每片（基片）重 0.3g

五、收涩止带类

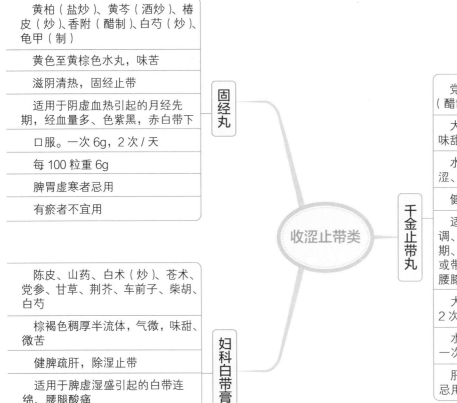

收涩止带类

固经丸
- 黄柏（盐炒）、黄芩（酒炒）、椿皮（炒）、香附（醋制）、白芍（炒）、龟甲（制）
- 黄色至黄棕色水丸，味苦
- 滋阴清热，固经止带
- 适用于阴虚血热引起的月经先期，经血量多、色紫黑，赤白带下
- 口服。一次 6g，2 次 / 天
- 每 100 粒重 6g
- 脾胃虚寒者忌用
- 有瘀者不宜用

妇科白带膏
- 陈皮、山药、白术（炒）、苍术、党参、甘草、荆芥、车前子、柴胡、白芍
- 棕褐色稠厚半流体，气微，味甜、微苦
- 健脾疏肝，除湿止带
- 适用于脾虚湿盛引起的白带连绵、腰腿酸痛
- 口服。一次 15g，2 次 / 天
- 90g/ 瓶、120g/ 瓶
- 湿热带下者慎用

千金止带丸
- 党参、当归、白芍、川芎、香附（醋制）等 17 味中药
- 大蜜丸：黑褐色大蜜丸，气微香，味甜、涩、微苦
- 水丸：灰黑色水丸，气微香，味涩、微苦
- 健脾补肾，调经止带
- 适用于脾肾两虚引起的月经不调、带下病，症状为月经先后不定期、量多，或淋漓不净、色淡无块，或带下量多、色白清稀，神疲乏力，腰膝酸软
- 大蜜丸 9g/ 丸，口服。一次 1 丸，2 次 / 天
- 水丸：每 100 粒重 6g，口服。一次 6~9g，2~3 次 / 天
- 肝郁血瘀证、湿热证、热毒证者忌用

第九节 安神类

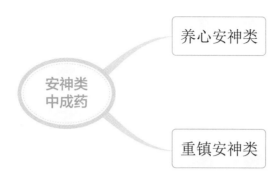

```
                              ┌─── 养心安神类
            安神类
            中成药 ────────────┤
                              └─── 重镇安神类
```

一、养心安神类

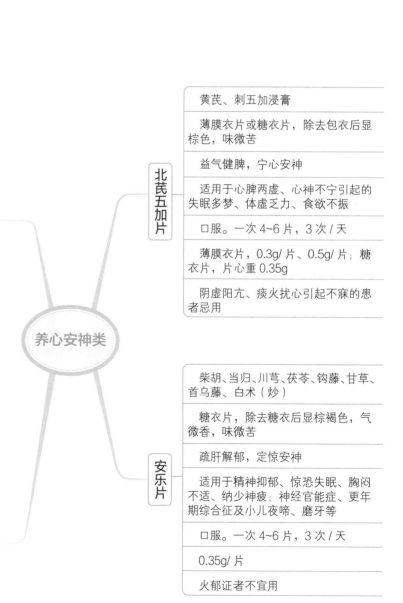

安神补心丸（胶囊、颗粒）

- 丹参、五味子（蒸）、石菖蒲、安神膏
- 丸剂：棕褐色浓缩水丸或包糖衣浓缩丸，除去糖衣后显棕褐色，味涩、微酸
- 胶囊剂：内容物为棕褐色粉末，味涩、微酸
- 颗粒剂：棕褐色，气微香，味微苦、酸
- 养心安神
- 适用于心悸失眠、头晕耳鸣
- 丸剂：每 15 丸重 2g，口服。一次 15 丸，3 次/天
- 胶囊剂：0.5g/粒，口服。一次 4 粒，3 次/天
- 颗粒剂：1.5g/袋，口服。一次 1 袋，3 次/天
- 脾胃虚寒、素有痰湿者禁用

北芪五加片

- 黄芪、刺五加浸膏
- 薄膜衣片或糖衣片，除去包衣后显棕色，味微苦
- 益气健脾，宁心安神
- 适用于心脾两虚、心神不宁引起的失眠多梦、体虚乏力、食欲不振
- 口服。一次 4~6 片，3 次/天
- 薄膜衣片，0.3g/片、0.5g/片；糖衣片，片心重 0.35g
- 阴虚阳亢、痰火扰心引起不寐的患者忌用

安尔眠糖浆

- 丹参（切片）、首乌藤、大枣
- 深褐色液体，味甜、苦、微涩
- 安神
- 适用于神经衰弱和失眠
- 口服。一次 10~15ml，3 次/天
- 100ml/瓶
- 糖尿病患者慎用

安乐片

- 柴胡、当归、川芎、茯苓、钩藤、甘草、首乌藤、白术（炒）
- 糖衣片，除去糖衣后显棕褐色，气微香，味微苦
- 疏肝解郁，定惊安神
- 适用于精神抑郁、惊恐失眠、胸闷不适、纳少神疲；神经官能症、更年期综合征及小儿夜啼、磨牙等
- 口服。一次 4~6 片，3 次/天
- 0.35g/片
- 火郁证者不宜用

养心安神类

天王补心丸
- 丹参、当归、党参、天冬、地黄等 16 味中药
- 棕黑色水蜜丸、褐黑色小蜜丸或大蜜丸，气微香，味甜、微苦
- 滋阴养血，补心安神
- 适用于心阴不足导致的心悸健忘、失眠多梦、大便干燥
- 口服。水蜜丸一次6g，小蜜丸一次9g，大蜜丸一次1丸，2次/天
- 水蜜丸，每 100 粒重 20g；小蜜丸，每 30 粒重 3g；大蜜丸，9g/ 丸
- 肝肾功能不全者禁用
- 脾胃虚寒、阳虚内寒者不宜用

七味广枣丸
- 广枣、丁香、木香、肉豆蔻、枫香脂、沉香、牛心粉
- 红色包衣大蜜丸，除去外衣后显棕褐色，气香，味甘、苦、辛、微酸
- 养心益气，安神
- 适用于胸闷疼痛、心悸气短、心神不安、失眠健忘
- 口服。一次 1 丸，1~2 次 / 天
- 6g/ 丸

乌灵胶囊
- 乌灵菌粉
- 内容物为浅棕色至棕色粉末，气特异，味甘、淡
- 补肾填精，养心安神
- 适用于心肾不交引起的失眠健忘、神疲乏力腰膝酸软、脉细或沉无力；神经衰弱见上述证候者
- 口服。一次 3 粒，3 次 / 天
- 0.33g/ 粒
- 脾胃虚寒者慎用

五味子糖浆
- 五味子
- 黄棕色至红棕色黏稠液体，味甜、微酸
- 益气生津，补肾宁心
- 适用于心肾不足引起的失眠、多梦、头晕；神经衰弱见上述证候者
- 口服。一次 5~10ml，3 次 / 天
- 10ml/ 瓶、100ml/ 瓶
- 胃酸过多者慎用
- 糖尿病患者忌用
- 服药后偶见口舌麻痒，皮肤潮红、瘙痒，药疹呈斑丘疹或荨麻疹样

五加参精
- 刺五加清膏、蜂蜜
- 红褐色澄清液体，味甘、苦、微辛
- 益气健脾，补肾安神
- 适用于脾肾阳虚引起的失眠多梦、体虚乏力、气短
- 口服。早、晚空腹时用温开水送服，一次 10ml，2 次 / 天；小儿酌减
- 10ml/ 支
- 阴虚内热或肝阳上亢失眠者忌用

养心安神类

安神胶囊
- 酸枣仁（炒）、川芎、知母、麦冬、五味子、丹参、茯苓、何首乌（制）
- 内容物为棕黄色至棕褐色的颗粒，气清香，味淡
- 补血滋阴，养心安神
- 适用于阴血不足引起的失眠多梦、心悸不宁、五心烦热、盗汗耳鸣
- 口服。3 次 / 天，一次 4 粒
- 0.25g/ 粒
- 痰火内盛、肝胆火升引起不寐、心悸者，以及脾胃虚弱便溏者慎用

安神补脑液
- 鹿茸、淫羊藿、干姜、甘草、大枣、何首乌（制）等
- 黄色或棕黄色液体，气芳香，味甜、辛
- 生精补髓，增强脑力
- 适用于神经衰弱、失眠、健忘、头痛
- 口服。一次 10ml，2 次 / 天
- 10ml/ 支；100ml/ 瓶
- 心火亢盛、痰热内扰、阴虚阳亢引起的不寐者忌用

安神健脑液
- 人参、五味子（醋制）、麦冬、枸杞子、丹参
- 棕色液体，气微，味微甜、涩
- 益气养血，滋阴生津，养心安神
- 适用于气血两亏、阴津不足引起的失眠多梦、神疲健忘、头晕头痛、心悸乏力、口干津少等症
- 口服。一次 10ml，3 次 / 天
- 10ml/ 支
- 痰湿壅滞或痰火内盛者禁用
- 脾胃虚寒、腹胀便溏者不宜用

安神宝颗粒
- 酸枣仁（炒）、枸杞子、藤合欢
- 棕黄色颗粒，或为棕色至棕褐色颗粒（无蔗糖），味甜、微酸
- 补肾益精，养心安神
- 适用于失眠健忘、眩晕耳鸣、腰膝酸软
- 开水冲服。一次 1~2 袋，3 次 / 天
- 14g/ 袋、10g/ 袋（无蔗糖）

灵芝片（胶囊）
- 灵芝浸膏
- 片剂：糖衣片，除去糖衣后显棕黄色，味苦、微涩
- 胶囊剂：内容物为棕褐色粉末，味苦、微涩
- 宁心安神，健脾和胃
- 适用于失眠健忘、身体虚弱、神经衰弱、慢性支气管炎，也可用于冠心病的辅助治疗
- 片剂 0.25g/ 片，口服。一次 3 片，3 次 / 天
- 胶囊剂 0.27g/ 粒，口服。一次 2 粒，3 次 / 天
- 外感发热实证者、身体强壮而失眠者忌服

抗脑衰胶囊
- 何首乌（制）、熟地黄、枸杞子、山药、人参等 21 味中药
- 内容物为棕褐色的颗粒，味微苦
- 补肾填精，益气养血，强身健脑
- 适用于肾精不足、气血亏虚引起的精神疲惫、失眠多梦、头晕目眩、体乏无力、记忆力减退
- 口服。一次 5~6 粒，3 次 / 天；儿童酌减
- 0.3g/ 粒（相当于原药材 1.78g）
- 肝郁气滞、肝脾不和者不宜长期服用

利心丸
- 貂心、茯苓、天冬、防己、生地黄、牡丹皮、琥珀、朱砂
- 黑褐色大蜜丸，味甘
- 补心安神
- 适用于风湿性心脏病、心动过速、心律不齐、心力衰竭等
- 口服。一次 1 丸，3 次 / 天
- 9g/ 丸
- 肝肾功能不全者慎用

抗衰灵膏
- 黄芪、白术、枸杞子、地黄、桑椹等 26 味中药
- 棕色稠厚的半流体，味甜
- 滋补肝肾，健脾养血，宁心安神，润肠通便
- 适用于头晕眼花、精力衰竭、失眠健忘、各种原因导致的身体虚弱
- 口服。一次 10g，2 次 / 天
- 300g/ 瓶
- 脾胃寒湿引起的脘痞纳呆、舌苔厚腻、大便溏薄者慎用

酸枣仁（炒）、丹参、醋五味子

口服液：棕红色液体，气香，味酸甜、微苦

颗粒剂：浅棕黄色颗粒，气香，味酸、微苦

胶囊剂：内容物为棕黄色至棕褐色的颗粒和粉末，气香，味酸、微苦

养血安神

适用于心血不足引起的失眠、健忘、心烦、头晕；神经衰弱见上述证候者

口服液：10ml/支，口服。晚上临睡前服，一次 10~20ml，1 次/天

颗粒剂：5g/袋，开水冲服。一次 5g，临睡前服

胶囊剂：0.45g/粒，口服。一次 5 粒，1 次/天，临睡前服用

肝火内扰、心火炽盛、痰浊壅滞引起的不寐、心悸者忌用

胃酸过多者慎用

枣仁安神液（颗粒、胶囊）

当归、胆南星、酸枣仁（炒）、益智仁（盐炒）等 15 味中药

糖衣浓缩丸，除去糖衣后，显棕褐色，味苦、辛

滋补精血，健脑益智，安神镇惊，化痰息风

适用于迷惑健忘、记忆减退、头晕耳鸣、心烦失眠、心悸不宁、癫痫头痛、神烦胸闷

口服。一次 2~3g，2~3 次/天

每 10 丸重 1.5g

补脑丸

养心安神类

刺五加浸膏、五味子流浸膏

棕褐色液体，味甘、酸

补益心脾，宁心安神

适用于心脾两虚引起的失眠多梦、健忘、倦怠乏力、食欲不振

口服。一次 10ml，2 次/天

10ml/瓶、100ml/瓶

痰热内扰引起的不寐者不宜服用

刺五加脑灵液

甘草、合欢皮、首乌藤、大枣、女贞子、灵芝、浮小麦

颗粒剂：黄褐色或浅棕色颗粒，气微，味甜、微苦

糖浆剂：棕褐色黏稠液体，气微，味甜、微苦

安神，养心

适用于神经衰弱、头昏失眠、血虚多梦等

颗粒剂：20g/袋，开水冲服。一次 20g，2 次/天

糖浆剂：100ml/瓶，口服。一次 40ml，2 次/天

糖尿病患者不宜使用糖浆剂

夜宁颗粒（糖浆）

党参、当归、茯苓、柏子仁、黄芪（蜜炙）、川芎、远志（制）、酸枣仁、肉桂、五味子（醋制）、半夏曲、甘草（蜜炙）、朱砂

丸剂：棕色水蜜丸、棕色至棕褐色的小蜜丸或大蜜丸，味先甜而后苦、微麻

片剂：为糖衣片，除去糖衣后显红棕色，味苦、微麻

补气，养血，安神

适用于心气虚寒引起的心悸易惊、失眠多梦、健忘

丸剂：水蜜丸，每100粒重10g；小蜜丸，每45粒重9g；大蜜丸，9g/丸，口服。水蜜丸一次6g，小蜜丸一次9g，大蜜丸一次1丸，2次/天

片剂：片心重0.3g，口服。一次3~4片，2次/天

阴虚火旺或肝阳上亢者禁用

宜饭后服用，不可过量、久服

不可与溴化物、碘化物药物同服

柏子养心丸（片）

大枣、阿胶、地黄、麦冬、红参、黑芝麻、桂枝、生姜、炙甘草

煎膏剂：棕褐色黏稠液体，气香，味甜

口服液：深棕色液体，气香，味甜

颗粒剂：黄棕色至棕褐色颗粒，气香，味甜

养血益气，复脉定悸

适用于气虚血少引起的心悸气短、心律不齐、盗汗失眠、咽干舌燥、大便干结

煎膏剂：20g/瓶，口服。一次15~20g，2次/天

口服液：10ml/支、20ml/支，口服。一次20ml，2次/天

颗粒剂：12g/袋，口服。一次15~20g，2次/天

脾胃湿滞引起的腹胀便溏、纳呆食少、舌苔腻者忌服

阴虚内热、痰热内盛者慎用

养心定悸膏（口服液、颗粒）

养心安神类

当归、麦冬、茯苓、地黄、玄参、柏子仁、党参、珍珠母、朱砂、丹参、远志、桔梗、五味子、首乌藤

糖衣片，除去糖衣片后显棕褐色，气微香，味微苦、酸

滋阴养血，镇静安神

适用于心血不足引起的失眠多梦、心烦不安、心悸健忘

口服。一次4~6片，3次/天

0.3g/片

实热及痰热不寐者忌用

有肝肾等疾病者不宜服用

养阴镇静片

仙鹤草、熟地黄、墨旱莲、鸡血藤、地黄、合欢皮、首乌藤

片剂：糖衣片，除去糖衣后，显黑棕色，气微，味苦、涩

糖浆剂：深棕色黏稠液体，味甜而微涩

滋阴养血，宁心安神

适用于阴虚血少引起的头眩心悸、失眠健忘

片剂：基片重约0.25g（相当于总药材1.1g），口服。一次5片，3次/天

糖浆剂：100ml/瓶，口服。一次18ml，3次/天

痰火扰心、瘀血闭阻引起的心悸、失眠者不宜用

脾胃虚寒便溏者禁用

糖尿病患者不宜服用糖浆剂

养血安神片（糖浆）

养心安神类

健脑丸（胶囊）
- 当归、天竺黄、肉苁蓉（盐制）、龙齿（煅）、山药等 19 味中药
- 丸剂：暗红色包衣水丸，除去包衣后显棕褐色，气微，味微酸
- 胶囊剂：内容物是棕褐色的颗粒和粉末，气微，味微酸
- 补肾健脑，养血安神
- 适用于心肾亏虚引起的记忆减退、头晕目眩、心悸失眠、腰膝酸软；老年轻度认知障碍见上述证候者
- 丸剂：每 10 丸重 1.5g，口服。一次 5 丸，2~3 次 / 天，饭后服
- 胶囊剂：0.3g/ 粒，口服。一次 2 粒，3 次 / 天

活力源口服液
- 人参茎叶总皂苷、黄芪、麦冬、五味子、附片
- 淡黄色或浅棕色液体，味甘，微苦
- 益气养阴，强心益肾
- 适用于气阴两虚、心神亏损引起的失眠健忘、记忆力减退
- 口服。一次 20ml，2~3 次 / 天
- 10ml/ 支
- 不宜长期使用

神衰康颗粒
- 倒卵叶五加
- 棕褐色颗粒，味甜、酸、微苦
- 益气健脾，补肾安神
- 适用于脾肾阳虚引起的失眠多梦、体虚乏力、食欲不振；神经衰弱见上述证候者
- 开水冲服。一次 5g，2 次 / 天
- 5g/ 袋
- 肝郁气滞、痰热内扰引起的不寐者不宜服用

肉蔻五味丸
- 木香、广枣、荜茇、肉豆蔻、土木香
- 黄褐色水丸，气香，味辛
- 祛心"赫依"病
- 适用于心烦失眠、心神不安。对心"赫依"病尤为有效
- 口服。一次 9~15 粒，1~3 次 / 天
- 每 10 粒重 2g

益心宁神片
- 人参茎叶总皂苷、藤合欢、五味子、灵芝
- 糖衣片或薄膜衣片，除去包衣后显棕色至棕褐色，味苦
- 补气生津，养心安神
- 适用于心气不足、心阴亏虚引起的失眠多梦、心悸、记忆力减退；神经衰弱见上述证候者
- 口服。一次 5 片（小片），或一次 3 片（大片），3 次 / 天
- 薄膜衣片，0.31g/ 片、0.52g/ 片；糖衣片，0.3g/ 片
- 邪热内盛、痰瘀壅滞引起的失眠、心悸、健忘者慎用
- 胃酸过多者不宜服用

健脑安神片
- 黄精（酒制）、淫羊藿、枸杞子、鹿茸、鹿角胶等 16 味中药
- 糖衣片，除去糖衣后显黄棕色，气香，味甜、微苦
- 滋补强壮，镇静安神
- 适用于神经衰弱引起的头痛、头晕、健忘失眠、耳鸣
- 口服。一次 5 片，2 次 / 天
- 片心重 0.21g
- 热盛阳亢患者禁用
- 素有痰湿者慎用
- 高血压患者忌用

益心巴迪然吉布亚颗粒
- 香青兰
- 棕褐色颗粒，味微甜、微苦
- 补益心脑，利尿止喘
- 适用于神疲失眠、心烦气喘、神经衰弱
- 开水冲服。一次 6g，3 次 / 天
- 12g/ 袋

珠珀安神丹
- 珍珠、白芍、红参、川芎、茯苓等 17 味中药
- 深褐色包衣水丸，除去外衣，显棕褐色，气微，味微苦
- 宁心安神，益气养血
- 适用于气血双亏导致的夜不安睡、不思饮食、精神不振、心悸气短等症
- 口服。一次 1 丸，2 次 / 天
- 每 100 丸重 20g
- 高血压及肝肾功能不全患者慎用

养心安神类

甜梦口服液（胶囊）
- 刺五加、黄精、蚕蛾、桑椹、党参等 17 味中药
- 口服液：棕红色液体，味甜、酸，或味酸甜、微苦（无糖型）
- 胶囊剂：内容物是棕褐色的颗粒，味微甜、酸
- 益气补肾，健脾和胃，养心安神
- 适用于肾气不足、气血亏虚引起的头晕耳鸣、视减听衰、失眠健忘、食欲不振、腰膝酸软、心慌气短、及中风后遗症；对脑功能减退、冠心病、脑血管栓塞及脱发也有一定疗效
- 口服液：10ml/ 瓶、20ml/ 瓶、100ml/ 瓶（每 10ml 相当于总药材 6.53g），口服。一次 10~20ml，2 次 / 天
- 胶囊剂：0.4g/ 粒（相当于原药材 2.18g），口服。一次 3 粒，2 次 / 天

眠安宁口服液
- 丹参、白术（麸炒）、陈皮、远志（制）、大枣、熟地黄、首乌藤
- 棕色至棕褐色液体，味甜、微苦
- 补养心脾，宁心安神
- 适用于心脾两虚、心神不宁引起的失眠多梦、气短乏力、心悸；神经衰弱见上述证候者
- 口服。一次 20ml，2 次 / 天
- 10ml/ 支
- 痰火扰心、肝胆火旺引起失眠、心悸者不宜用

舒眠胶囊
- 柴胡、蝉蜕、白芍、僵蚕、合欢花、酸枣仁、灯心草
- 内容物是棕黄色至棕色粉末，气微，味苦
- 疏肝解郁，宁心安神
- 适用于肝郁伤神引起的失眠症，症状为失眠多梦、精神抑郁或急躁易怒、胸肋苦满或胸膈不畅、口苦目眩、舌边尖略红、舌苔白或微黄、脉弦
- 口服。一次 3 粒，2 次 / 天，晚饭后、临睡前服用（或临睡前一次服 6 粒）
- 0.4g/ 粒

脑灵素胶囊
- 茯苓、龟甲、黄精（制）、五味子、淫羊藿（羊油炙）、苍耳子（炒）、枸杞子、大枣、远志（制）、熟地黄、麦冬、酸枣仁（炒）、鹿角胶、人参、鹿茸
- 内容物是棕褐色的粉末，味苦涩、微酸
- 补益气血，健脑安神
- 适用于神经衰弱引起的健忘失眠、头晕心悸、身倦无力、体虚自汗、阳痿遗精
- 口服。一次 2~3 粒，2~3 次 / 天
- 0.35g/ 粒
- 高血压患者忌服

脑乐静
- 甘草浸膏、大枣、小麦
- 淡棕色黏稠液体，气微，味甜
- 养心，健脑，安神
- 适用于精神忧郁、易惊不寐、烦躁及小儿夜不安寐
- 口服。一次 30ml，3 次 / 天；小儿酌减
- 10ml/ 支
- 肝郁化火、痰火扰心者忌用

养心安神类

解郁安神颗粒
- 柴胡、大枣、石菖蒲、姜半夏、白术（炒）等16味中药
- 棕色至棕褐色颗粒，气微腥，味甜、微苦，或味苦、微甜（无蔗糖）
- 疏肝解郁，安神定志
- 适用于情志不畅、肝郁气滞引起的失眠、心烦、焦虑、健忘、神经官能症、更年期综合征见上述证候者
- 开水冲服。一次1袋，2次/天
- 5g/袋、2g/袋（无蔗糖）
- 火郁者不宜服用

益脑胶囊
- 龟甲胶、麦冬、远志、人参、龙骨、灵芝、五味子、石菖蒲、党参、茯苓
- 内容物为棕褐色的粉末，味微苦、甘
- 补气养阴，滋肾健脑，益智安神
- 适用于神经衰弱、脑动脉硬化引起的体倦头晕、失眠多梦、记忆力减退等属于心肝肾不足、气阴两虚者
- 口服。一次3粒，3次/天
- 0.3g/粒

紫芝多糖片
- 紫芝多糖粉
- 糖衣片，除去糖衣后，显棕褐色，气微，味微涩
- 滋补强壮，养心安神
- 适用于神经衰弱、白细胞和血小板减少症、电离辐射及职业性造血损伤及肿瘤患者放疗、化疗后白细胞下降
- 口服。一次3片，3次/天，饭后服
- 每片含紫芝多糖0.25g
- 阴虚火旺、心肾不交的失眠者不宜单独使用

脑力静糖浆
- 大枣、小麦、维生素B_1、维生素B_2、维生素B_6、甘草流浸膏、甘油磷酸钠（50%）
- 棕红色黏稠液体，气香，味甜
- 养心安神，和中缓急，补脾益气
- 适用于心气不足引起的神经衰弱，症状为头晕目眩、身体虚弱、失眠健忘、精神忧郁、烦躁及小儿夜不安寐
- 口服。一次10~20ml，3次/天
- 10ml/瓶、20ml/瓶、100ml/瓶、168ml/瓶
- 阴虚内热、痰热内盛引起的不寐、郁证者慎用

滋肾宁神丸
- 熟地黄、何首乌（制）、牛大力、珍珠母、丹参等16味中药
- 黑色浓缩水蜜丸，除去包衣后显浅棕色，味微甜
- 滋补肝肾，宁心安神
- 适用于肝肾阴亏引起的头晕耳鸣、失眠多梦、怔忡健忘、腰酸遗精；神经衰弱见上述证候者
- 口服。一次10g，2次/天
- 10g/瓶
- 体实及阳虚者忌服

强力脑清素片
- 刺五加浸膏、五味子流浸膏、鹿茸精、甘油磷酸钠
- 薄膜衣片，除去薄膜衣后呈深褐色，味微苦、酸
- 益气健脾，补肾安神
- 适用于心脾两虚、肾精不足引起的乏力纳呆、腰膝酸软、失眠多梦；神经衰弱、更年期综合征见上述证候者
- 口服。一次3片，2次/天
- 0.31g/片
- 阴虚火旺、痰热内扰引起的不寐者不宜服用

二、重镇安神类

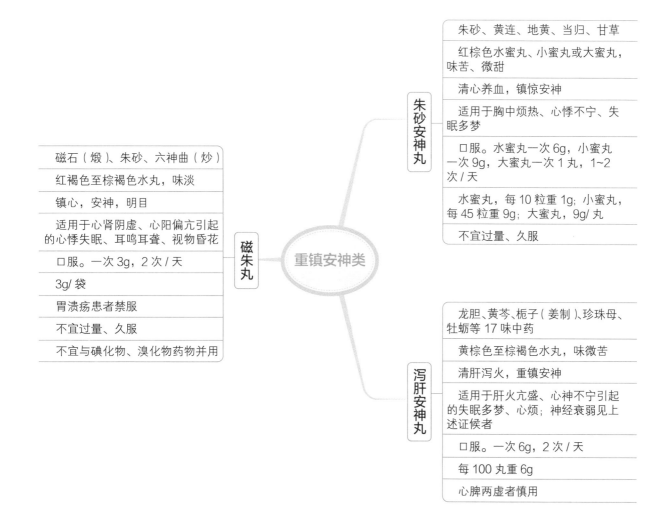

重镇安神类

磁朱丸
- 磁石（煅）、朱砂、六神曲（炒）
- 红褐色至棕褐色水丸，味淡
- 镇心，安神，明目
- 适用于心肾阴虚、心阳偏亢引起的心悸失眠、耳鸣耳聋、视物昏花
- 口服。一次 3g，2 次／天
- 3g／袋
- 胃溃疡患者禁服
- 不宜过量、久服
- 不宜与碘化物、溴化物药物并用

朱砂安神丸
- 朱砂、黄连、地黄、当归、甘草
- 红棕色水蜜丸、小蜜丸或大蜜丸，味苦、微甜
- 清心养血，镇惊安神
- 适用于胸中烦热、心悸不宁、失眠多梦
- 口服。水蜜丸一次 6g，小蜜丸一次 9g，大蜜丸一次 1 丸，1~2 次／天
- 水蜜丸，每 10 粒重 1g；小蜜丸，每 45 粒重 9g；大蜜丸，9g／丸
- 不宜过量、久服

泻肝安神丸
- 龙胆、黄芩、栀子（姜制）、珍珠母、牡蛎等 17 味中药
- 黄棕色至棕褐色水丸，味微苦
- 清肝泻火，重镇安神
- 适用于肝火亢盛、心神不宁引起的失眠多梦、心烦；神经衰弱见上述证候者
- 口服。一次 6g，2 次／天
- 每 100 丸重 6g
- 心脾两虚者慎用

第十节　补益类

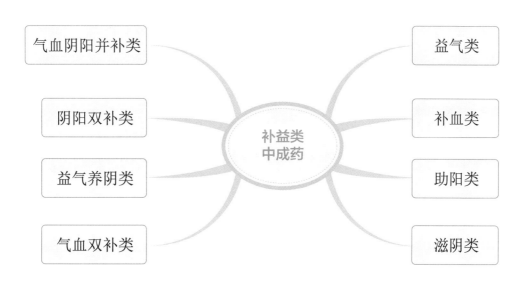

- 气血阴阳并补类
- 阴阳双补类
- 益气养阴类
- 气血双补类

补益类中成药

- 益气类
- 补血类
- 助阳类
- 滋阴类

一、益气类

十一味参芪片

- 人参（去芦）、泽泻、黄芪、鹿角、天麻、当归、熟地黄、决明子、菟丝子、枸杞子、细辛
- 糖衣片或薄膜衣片，除去包衣后显棕褐色，气芳香，味微苦
- 补脾益气
- 适用于脾气虚引起的体弱、四肢无力
- 口服。一次4片，3次/天
- 薄膜衣片，0.3g/片；糖衣片，片心重0.3g

开胃健脾丸

- 白术、山药、党参、黄连、茯苓、木香、砂仁、六神曲（炒）、麦芽（炒）、山楂、陈皮、肉豆蔻（煨）、炙甘草
- 黑褐色水蜜丸，味甘、微苦
- 健脾和胃
- 适用于脾胃虚弱、中气不和引起的泄泻、痞满，症状为食欲不振、嗳气吞酸、腹胀腹泻；消化不良见上述证候者
- 口服。一次6~9g，2次/天
- 每10粒重1g
- 口干、舌少津，或有手足心热、食欲缺乏、脘腹作胀、便干者不宜使用

人参健脾丸

- 人参、砂仁、山药、陈皮、白术（麸炒）、茯苓、木香、黄芪（蜜炙）、当归、酸枣仁（炒）、远志（制）
- 棕褐色水蜜丸或大蜜丸，气香，味甜、微苦
- 健脾益气，和胃止泻
- 适用于脾胃虚弱引起的饮食不化、脘闷嘈杂、恶心呕吐、腹痛便溏、不思饮食、体弱倦怠
- 口服。大蜜丸一次2丸，水蜜丸一次8g，2次/天
- 大蜜丸6g/丸；水蜜丸4g/丸，或4g/袋

四君子丸（合剂）

- 党参、白术（炒）、茯苓、甘草（蜜炙）
- 丸剂：棕色水丸，味微甜
- 合剂：棕黑色澄清液体，气香，味甘、微苦
- 益气健脾
- 适用于脾胃气虚引起的胃纳不佳、食少便溏
- 丸剂：6g/袋，口服。一次3~6g，3次/天
- 合剂：10ml/支，100ml/瓶，口服，一次15~20ml，3次/天
- 阴虚或实热证者忌用

小儿止泻膏

- 山药（炒）、白术（炒）、白矾、枣树皮、车前子（盐炒）、罂粟壳
- 棕色半流体，味香甜
- 健脾止泻
- 适用于小儿脾虚湿盛、伤乳伤食、寒暖失调引起的腹泻及久泻
- 口服。温开水冲服，3次/天，婴幼儿每次10~15g，儿童酌加。5天为一个疗程
- 50g/瓶、250g/瓶

六君子丸

- 党参、陈皮、白术（麸炒）、半夏（制）、茯苓、甘草（蜜炙）
- 黄白色水丸，味微苦
- 补脾益气，燥湿化痰
- 适用于脾胃虚弱引起的食量不多、气虚痰多、腹胀便溏
- 口服。一次9g，2次/天
- 9g/包
- 脾胃阴虚胃痛、痞满者，湿热泄泻、痰热咳嗽者不宜使用

益气类

益气类

补气升提片

- 黄芪、白术、党参、阿胶、广升麻、甘草（蜜炙）、人参芦
- 糖衣片，除去糖衣显棕褐色，味苦、微甘
- 补中益气，升阳举陷
- 适用于脾气不足、中气下陷引起的神疲乏力、心悸气短、小腹坠胀、纳少、便溏；胃下垂、脱肛、子宫脱垂见上述证候者
- 口服。一次5片,3次/天;年老、年幼、体弱者酌减
- 每素片重 0.3g
- 合并感染者忌服

补心气口服液

- 黄芪、人参、石菖蒲、薤白
- 红棕色澄清液体，气微香，味甜、微苦
- 补益心气，理气止痛
- 适用于气短、心悸、乏力、头晕等心气虚损型胸痹心痛
- 口服。一次 10ml，3 次 / 天
- 10ml/ 支

启脾丸

- 人参、茯苓、泽泻、山药、白术（炒）、莲子（炒）、陈皮、山楂（炒）、六神曲（炒）、麦芽（炒）、甘草
- 棕色大蜜丸，味甜
- 健脾和胃
- 适用于脾胃虚弱引起的消化不良、腹胀便溏
- 口服。一次 1 丸,2~3 次 / 天;3 岁以内小儿酌减
- 3g/ 丸

补中益气丸（口服液、合剂、颗粒）

- 党参、当归、黄芪（蜜炙）、甘草（蜜炙）、白术（炒）、升麻、柴胡、陈皮
- 丸剂：棕色水丸，或为棕褐色至黑褐色小蜜丸或大蜜丸，味微甜、微苦、辛
- 口服液：棕色液体，味甜、微苦、辛
- 合剂：棕褐色液体，气香，味甜、微苦
- 颗粒剂：黄棕色颗粒，味甜、微苦、辛
- 补中益气，升阳举陷
- 适用于脾胃虚弱、中气下陷引起的泄泻、脱肛、阴挺，症状为体倦乏力、食少腹胀、便溏久泻、肛门下坠或脱肛、子宫脱垂
- 丸剂：水丸，每 100 粒重 6g；大蜜丸，9g/ 丸，口服。水丸一次 6g,大蜜丸一次 1 丸,2~3 次 / 天
- 口服液：10ml/ 支，口服。一次 10ml，2~3 次 / 天
- 合剂：10ml/ 支，口服。一次 10~15ml，3 次 / 天
- 颗粒剂：3g/ 袋，口服。一次 3g，2~3 次 / 天
- 阴虚内热者忌用

益气类

香菇多糖注射液
- 香菇多糖、苯甲醇、氯化钠、注射用水
- 无色澄明的液体
- 益气健脾，补虚扶正
- 适用于慢性迁延性乙型肝炎及消化道肿瘤放化疗的辅助治疗
- 肌内注射。一次 2ml，1 次 / 天
- 2ml/ 支（内含香菇多糖 4mg）

胃复春片
- 红参、香茶菜、枳壳（麸炒）
- 薄膜衣片，除去包衣后显棕褐色，味苦、涩
- 健脾益气，活血解毒
- 适用于胃癌癌前病变及胃癌手术后辅助治疗
- 口服。一次 4 片，3 次 / 天
- 0.36g/ 片

参芪片（糖浆）
- 黄芪、党参
- 片剂：糖衣片，除去糖衣后显棕褐色，气微，味甘、苦
- 糖浆剂：棕褐色黏稠液体，味甜
- 补脾益气
- 适用于脾气虚引起的体弱、四肢无力
- 片剂：0.3g/ 片，口服。一次 4 片，3 次 / 天
- 糖浆剂：100ml/ 瓶，口服。一次 15ml，2 次 / 天
- 阴虚或湿热证者忌用

参苓白术丸（胶囊、散）
- 人参、茯苓、山药、莲子、白术（炒）、白扁豆（炒）、薏苡仁（炒）、砂仁、桔梗、甘草
- 丸剂：淡黄色水丸，气香，味甜
- 胶囊剂：内容物是棕色的粉末，气香，味甜
- 散剂：黄色至灰黄色粉末，气香，味甜
- 补脾胃，益肺气
- 适用于脾胃虚弱引起的食少便溏、气短咳嗽、肢倦乏力
- 丸剂：每 100 粒重 6g，口服。一次 6g，3 次 / 天
- 胶囊剂：0.5g/ 粒，口服。一次 3 粒，3 次 / 天
- 散剂：3g/ 袋，口服。一次 6~9g，2~3 次 / 天
- 湿热内蕴引起的泄泻、厌食、水肿及痰火咳嗽者忌用

香砂六君丸
- 党参、木香、砂仁、白术（炒）、茯苓、甘草（蜜炙）、陈皮、姜半夏
- 黄棕色水丸，气微香，味微甜、辛
- 益气健脾，和胃
- 适用于脾虚气滞引起的消化不良、嗳气食少、脘腹胀满、大便溏泄
- 口服。一次 6~9g，2~3 次 / 天
- 每 8 丸相当于原生药 3g
- 阴虚内热胃痛，湿热痞满、泄泻者忌用

胃舒宁颗粒
- 白术、党参、海螵蛸、白芍、延胡索、甘草
- 棕黄色颗粒，气芳香，味甜
- 补气健脾，制酸止痛
- 适用于脾胃气虚、肝胃不和引起的胃脘疼痛、喜温喜按，泛吐酸水；胃及十二指肠溃疡见上述证候者
- 开水冲服。一次 1 袋，3 次 / 天
- 5g/ 袋、3g/ 袋（含乳糖）
- 脾胃阴虚、肝胃火盛引起的胃痛者慎用

刺五加片（胶囊）
- 刺五加浸膏、丹参、山楂、白芍、郁金
- 片剂：糖衣片，除去糖衣后显棕褐色，味微苦、涩
- 胶囊剂：内容物是浅棕灰色粉末，味微苦、涩
- 益气健脾，补肾安神
- 适用于脾肾阳虚引起的体虚乏力、食欲不振、腰膝酸痛、失眠多梦
- 片剂：0.22g/ 片，口服。一次 2~3 片，2 次 / 天
- 胶囊剂：0.25g/ 粒，口服。一次 2~3 粒，3 次 / 天
- 阴虚内热及邪实体壮者忌用

参芪五味子片
- 党参、黄芪、酸枣仁（炒）、南五味子
- 深棕色片或糖衣片，味略苦
- 健脾益气，宁心安神
- 适用于气血不足、心脾两虚引起的失眠、多梦、健忘、乏力、心悸、气短、自汗
- 口服。一次 3~5 片，3 次 / 天
- 0.25g/ 片
- 痰火扰心、瘀血阻络引起的不寐、心悸者不宜使用

益气类

复方三七口服液
- 三七（鲜）、黄芪、人参、葛根
- 红棕色液体，味甜、微苦
- 抗衰，扶正培本，益气强心，健脾固本，滋阴润燥，生津止渴；并有提高机体免疫力、升高白细胞和血红蛋白的作用
- 适用于神倦乏力、气短心悸、阴虚津少、口干舌燥；也可用于肿瘤患者虚衰及放疗、化疗、手术后出现的虚证
- 口服。一次 10~30ml，1~2 次 / 天，或遵医嘱
- 10ml/ 支、100ml/ 支、250ml/ 支
- 脾胃虚弱引起的食入难化、呕吐腹泻、腹胀便溏、咳嗽痰多者忌服

金菌灵胶囊
- 金针菇菌丝体
- 内容物是浅黄色的粉末，气微，味稍咸
- 调补气血，扶正固本
- 适用于胃炎、慢性肝炎、神经性皮炎及癌症患者的辅助治疗
- 口服。一次 4 粒，2 次 / 天
- 0.25g/ 粒

胃肠复元膏
- 木香、大黄、枳壳（麸炒）、太子参、蒲公英、莱菔子（炒）、赤芍、紫苏梗、黄芪、桃仁
- 棕褐色稠厚半流体，味甘、微苦
- 益气活血，理气通下
- 适用于胃肠术后腹胀、胃肠活动减弱，症状为体乏气短、脘腹胀满、大便不下；也可用于老年性便秘及虚性便秘
- 口服。腹部手术前 1~3 天，一次 15~30g，2 次 / 天；术中胃肠吻合完成前，经导管注入远端肠管 40~60g（用水稀释 2~3 倍）；术后 6~8 小时，口服，一次 20~30g，2 次 / 天；老年性便秘，一次 10~20g，2 次 / 天
- 100g/ 瓶
- 腹泻者忌服；湿热积滞便秘者忌用

胃乃安胶囊
- 黄芪、三七、红参、珍珠层粉、人工牛黄
- 内容物是棕色的粉末，气香，味微苦
- 补气健脾，活血止痛
- 适用于脾胃气虚、瘀血阻滞引起的胃痛，症状为胃脘隐痛或刺痛、纳呆食少；慢性胃炎、胃及十二指肠溃疡见上述证候者
- 口服。一次 4 粒，3 次 / 天
- 0.3g/ 粒
- 脾胃虚寒或阴虚火旺引起的胃痛者不宜使用

参苓健脾胃颗粒
- 陈皮、莲子、白术、茯苓、薏苡仁（炒）、山药（炒）、北沙参、扁豆（炒）、砂仁（盐制）、甘草
- 浅棕黄色颗粒，气芳香，味甜
- 补脾益胃，利中止泻
- 适用于脾胃虚弱、气阴不足引起的饮食不消、或吐或泻、不欲饮食、形瘦色萎、神疲乏力
- 开水冲服。一次 10g，2 次 / 天
- 10g/ 袋（相当于原生药 10g）
- 湿热中阻引起的纳呆、泄泻、呕吐者慎用

养胃颗粒
- 党参、甘草、白芍、黄芪（蜜炙）、陈皮、香附、乌梅、山药
- 棕黄色至棕色颗粒，气香，味甜、微苦，或味微苦（无蔗糖）
- 养胃健脾，理气和中
- 适用于脾虚气滞引起的胃痛，症状为胃脘不舒、胀满疼痛、嗳气食少；慢性萎缩性胃炎见上述证候者
- 开水冲服。一次 1 袋，3 次 / 天
- 15g/ 袋、5g/ 袋（无蔗糖）
- 胃脘灼热嘈杂、吞酸者及胃阴不足胃痛者忌用

复胃散胶囊
- 白芷、白及、黄芪（制）、延胡索（醋制）、白芍、海螵蛸、甘草（蜜炙）
- 内容物为浅棕黄色粉末，味甘
- 补气健脾，制酸止痛，止血生肌
- 适用于胃酸过多、吐血便血、食减形瘦、胃及十二指肠溃疡等
- 口服。饭前服用，一次 4~6 粒，3 次 / 天；伴吐血、便血者，一次 12 粒，3 次 / 天
- 0.25g/ 粒
- 阴虚火旺、胃火壅盛和肝胃郁热引起的胃痛者忌用

洋参保肺丸（口服液）
- 陈皮、砂仁、枳实、麻黄、罂粟壳、五味子（醋制）、川贝母、苦杏仁、石膏、甘草、玄参、西洋参
- 丸剂：黑褐色大蜜丸，味甜、微苦
- 口服液：棕黑色液体，久置可有少量沉淀，气香，味甜、微苦辛
- 滋阴补肺，止嗽定喘
- 适用于阴虚肺热引起的咳嗽痰喘、胸闷气短、口燥咽干、睡卧不安
- 丸剂：6g/ 丸，口服。一次 2 丸，2~3 次 / 天
- 口服液：10ml/ 支，口服。一次 10ml，2~3 次 / 天
- 痰热壅盛所致痰多咳嗽者禁用

益气类

猪苓多糖注射液
- 猪苓多糖、氯化钠
- 淡黄棕色澄明液体；微带乳光
- 调节机体免疫功能
- 对慢性肝炎、肿瘤有一定疗效
- 与抗肿瘤化疗药物合用，可增强疗效，减轻不良反应
- 肌内注射。一次 2~4ml，1 次 / 天；小儿酌减，或遵医嘱
- 2ml/ 支（含猪苓多糖 20mg）

混元丸
- 紫河车、人参、黄芪、山药、甘松等 19 味中药
- 灰黄色大蜜丸，气香，味甜、微苦
- 健脾，益肾
- 适用于小儿先天不足、后天失调、脾胃虚弱引起的体质软弱、发育不良、面黄肌瘦、饮食少进、遗尿便溏
- 口服。一次 1 丸，2 次 / 天；1 岁以内小儿酌减
- 3g/ 丸

潞党参膏滋
- 潞党参
- 棕褐色稠膏，气香，味甜
- 补中益气，健脾益肺，滋补强壮，增强人体免疫能力
- 适用于脾肺虚弱引起的气短心悸、食少便溏、虚喘咳嗽，主治脾虚型小儿泄泻、产科贫血、慢性胃炎、慢性肾炎及放化疗后脾肺气虚诸证
- 温开水冲服。一次 5~10ml，2~3 次 / 天；小儿酌减
- 300ml/ 瓶；10ml/ 袋

猴头菌片
- 猴头菌丝体
- 铁锈红色糖衣片，除去糖衣后呈棕褐色，气微香，味微苦
- 益气养血，扶正培本
- 适用于气血亏虚引起的胃溃疡、十二指肠溃疡、慢性胃炎等
- 口服。一次 3~4 片，3 次 / 天
- 每片含猴菇菌干浸膏 0.13g

海洋胃药
- 黄芪、干姜、白术（炒）、瓦楞子（煅）、陈皮（炭）、胡椒、海星、牡蛎（煅）、枯矾
- 糖衣片，除去糖衣后显黄棕色至深棕色，气腥，味辛、涩
- 益气健脾，温中止痛
- 适用于脾胃虚弱引起的胃脘疼痛、喜温喜按，呕吐吞酸，大便不调；胃及十二指肠溃疡见上述证候者
- 口服。一次 4~6 片，3 次 / 天；小儿酌减
- 0.3g/ 片
- 阴虚内热及湿热中阻者慎用
- 胃痛胃酸低者忌用

健脾糕片
- 陈皮、茯苓、党参、白术（炒）、鸡内金、白扁豆（炒）、莲子、山药、薏苡仁（炒）、芡实（炒）、冬瓜子（炒）、甘草（蜜炙）
- 灰褐色的片，气香，味甘
- 开胃健脾
- 适用于脾胃虚弱引起的身体羸瘦、食欲不振、大便稀溏
- 嚼服。一次 8~12 片，1~2 次 / 天
- 0.5g/ 片
- 糖尿病患者慎用

黄芪注射液
- 黄芪
- 黄色或淡棕黄色的澄明液体
- 益气养元，扶正祛邪，养心通脉，健脾利湿
- 适用于心气虚损引起的神疲乏力、心悸气短；病毒性心肌炎、心功能不全见上述证候者；也可用于脾虚湿困引起的肝炎
- 肌内注射，一次 2~4ml，1~2 次 / 天
- 静脉滴注，一次 10~20ml，1 次 / 天
- 2ml/ 支（相当于原药材 4g）、10ml（相当于原药材 20g）
- 心肝热盛、脾胃湿热者禁用

二、补血类

愈带丸
- 当归、白芍、熟地黄、香附（醋制）、木香等 17 味中药
- 黑色水丸，气香，味苦
- 养血柔肝，固经止带
- 适用于血虚肝郁引起的月经不调、带下病，症状为月经先后不定期、赤白带下、头晕目眩、神疲乏力、胸闷不舒
- 口服。一次 6g，2 次 / 天
- 每 100 粒重 6g
- 脾肾两虚证者忌用

生血丸
- 鹿茸、黄柏、桑枝、山药、白术（炒）、白扁豆（炒）、紫河车、稻芽
- 深褐色水蜜丸，味微苦
- 补肾健脾，填精养血
- 适用于脾肾虚弱引起的面黄肌瘦、体倦乏力、眩晕、食少、便溏；放疗、化疗后全血细胞减少及再生障碍性贫血见上述证候者
- 口服。一次 5g，3 次 / 天；小儿酌减
- 5g/ 瓶
- 阴虚内热者慎用

香附丸
- 当归、川芎、陈皮、香附（醋制）、白芍（炒）、熟地黄、白术（炒）、砂仁、黄芩
- 棕褐色水蜜丸或大蜜丸，气香，味微甘、微苦辛
- 疏肝健脾，养血调经
- 适用于肝郁血虚、脾失健运引起的月经不调、月经前后诸证，症状为经行先后不定期，经量或多或少、有血块，经前胸闷、心烦、双乳胀痛、食欲不振
- 口服。用黄酒或温开水送服，水蜜丸一次 9~13g，大蜜丸一次 1~2 丸，2 次 / 天
- 水蜜丸每 10 丸重 1g；大蜜丸 9g/ 丸
- 单纯气血不足或肾虚不足引起的月经失调、月经前后诸证不宜使用

妇科养坤丸
- 甘草、生地黄、熟地黄、川芎（酒制）、当归（酒蒸）、延胡索（醋制）、酒黄芩、郁金、木香、杜仲（盐制）、香附（醋制）、白芍（酒制）、蔓荆子（酒蒸）、砂仁
- 棕褐色水蜜丸或大蜜丸，气香，味苦、微辛
- 疏肝理气，养血活血
- 适用于血虚肝郁引起的月经不调、闭经、痛经、经期头痛
- 口服。水蜜丸一次 7.5g，大蜜丸一次 1 丸，2 次 / 天
- 水蜜丸每 100 丸重 10g；大蜜丸 11.3g/ 丸

补血类

四制香附丸
- 香附、泽兰、陈皮、熟地黄、当归（炒）、川芎、白芍（炒）、白术（炒）、关黄柏、甘草（蜜炙）
- 棕褐色至黑褐色水蜜丸，味苦、微甘
- 理气和血，补血调经
- 适用于血虚气滞引起的月经不调、胸腹胀痛
- 口服。一次 9g，2 次 / 天
- 9g/ 袋

四物合剂
- 当归、川芎、白芍、熟地黄
- 棕黑色澄清液体，气芳香，味微苦、微甜
- 养血调经
- 适用于血虚引起的面色萎黄、头晕眼花、心悸气短及月经不调
- 口服。一次 10~15ml，3 次 / 天
- 10ml/ 支；100ml/ 瓶

妇良片
- 当归、续断、白芷、白芍、白术、熟地黄、地榆炭、牡蛎（煅）、海螵蛸、阿胶珠、血余炭
- 糖衣片，除去糖衣后显棕黑色，气微臭，味苦
- 补血健脾，固精止带
- 适用于血虚脾弱引起的月经不调、带下病，症状为月经过多、持续不断，崩漏色淡，经后少腹隐痛、头晕目眩、面色无华、或带多清稀
- 口服。一次 4~6 片，3 次 / 天
- 片心重 0.3g
- 带下腥臭、色红暴崩、紫色成块及经前腹痛患者慎服

妇科十味片
- 川芎、当归、甘草、大枣、香附（醋制）、延胡索（醋制）、白术、白芍、赤芍、熟地黄、碳酸钙
- 黄褐色的片，气微香，味微苦
- 养血疏肝，调经止痛
- 适用于血虚肝郁引起的月经不调、痛经、月经前后诸证，症状为行经后错，经水量少、有血块，行经小腹疼痛、血块排出减，经前双乳胀痛、烦躁、食欲不振
- 口服。一次 4 片，3 次 / 天
- 0.3g/ 片
- 单纯气血不足引起的月经不调、月经前后诸证者不宜使用

党参、茯苓、黄芪、山药、白术（炒）、甘草、鸡内金（炒）、龟甲（醋制）、山麦冬、南五味子（醋）、龙骨、牡蛎（煅）、大枣、硫酸亚铁

颗粒剂：黄棕色或棕色颗粒，气微，味甜、微辛酸

片剂：薄膜衣片，除去包衣后显棕黄色至灰褐色，气微腥，味酸、涩、微苦

健脾和胃，养血安神

适用于脾胃虚弱及心脾两虚引起的血虚证，症状为面色萎黄或㿠白、食少纳呆、脘腹胀闷、大便不调、烦躁多汗、倦怠乏力、舌胖色淡、苔薄白、脉细弱；缺铁性贫血见上述证候者

颗粒剂：7g/袋，饭后开水冲服。1岁以内一次3.5g；1~3岁一次7g；3~5岁一次10.5g；5~12岁一次14g；成人一次21g。3次/天，4周为一个疗程

片剂：0.6g/片，饭后口服。1岁以内一次0.5片；1~3岁一次1片；3~5岁一次1.5片；5~12岁一次2片；成人一次3片。3次/天，4周为一个疗程

勿与含鞣酸类药物合用

宜饭后服用

健脾生血颗粒（片）

黄芪、当归、阿胶、淫羊藿、鸡血藤、山楂

棕黄色或棕色颗粒，味甜、微酸

益气温阳，养血活血

适用于气血亏虚引起的贫血及各种失血

开水冲服。一次1袋，3次/天

10g/袋

血速升颗粒

百合、枸杞子、熟地黄、黄精（蒸）、远志（制）

酒剂：棕红色澄清液体，气芳香，味甜、微苦

煎膏剂：棕褐色稠厚半流体，味甜、微酸、涩

滋肾益肝

适用于肝肾不足引起的虚劳羸瘦、腰膝酸软、失眠

酒剂：250ml/瓶、500ml/瓶，口服。一次10~15ml，2~3次/天

煎膏剂：250g/瓶，口服。一次9~15g，2次/天

脾胃虚弱、呕吐泄泻、腹胀便溏、咳嗽痰多者慎用

糖尿病患者忌用

枸杞药酒（膏）

补血类

当归、黄芪

口服液：棕黄色至黄棕色液体，气香，味甜、微辛

胶囊剂：内容物为棕黄色至黄褐色粉末或颗粒

丸剂：棕黄色大蜜丸或水蜜丸，味甜、微辛

补养气血

适用于气血两虚证

口服液：10ml/支，口服。一次10ml，2次/天

胶囊剂：0.4g/粒，口服。每次5粒，2次/天

丸剂：大蜜丸9g/丸，水蜜丸6g/袋，口服。大蜜丸每次1丸，水蜜丸每次6g，2次/天

阴虚火旺者忌用

当归补血口服液（胶囊、丸）

阿胶

胶质：整齐的长方形块状，通常长约8.5cm，宽约3.7cm，厚约0.7cm或1.5cm。表皮棕黑色或乌黑色，平滑，有光泽；对光照视略透明；质坚脆易碎，断面棕黑色或乌黑色，平滑，有光泽。气微弱，味微甜

颗粒剂：棕色颗粒或粉末，气香，味微甘

胶囊剂：内容物为棕色的颗粒和粉末，气微，味微甘

补血滋阴，润燥，止血

适用于血虚萎黄、眩晕心悸、肌痿无力、心烦不眠、虚风内动、肺燥咳嗽、劳嗽咯血、吐血尿血、便血崩漏、妊娠胎漏

胶质：250g/盒，烊化对服。每次3~9g，1~2次/天

颗粒剂：8g/袋，开水冲服。一次1袋，2~3次/天

胶囊剂：0.5g/粒，口服。一次3~9粒，2次/天

胃弱便溏者慎用

阿胶（颗粒、胶囊）

补血类

健肝乐颗粒
- 白芍、甘草
- 棕黄色颗粒，微苦
- 养血护肝，解毒止痛
- 有降低转氨酶、消退黄疸以及改善各类肝炎临床症状的作用。适用于治疗急、慢性病毒性肝炎等
- 开水冲服。一次1袋，2次/天；12岁以下小儿酌减
- 15g/袋（普通型）、6g/瓶（无蔗糖型）
- 重症高血压及水肿患者慎用

当归流浸膏
- 当归
- 棕褐色液体，气特异，味先微甜后转苦麻
- 养血调经
- 适用于血虚血瘀引起的月经不调、痛经
- 口服。一次3~5ml，9~15ml/天
- 100ml/瓶
- 寒凝血瘀月经量多者不宜使用

复方鸡血藤膏
- 续断、红花、滇鸡血藤膏粉、川牛膝、黑豆、糯米、饴糖
- 黑色的块状物，气糊香，味涩、微苦而后略甜
- 活血养血，益肾
- 适用于瘀血阻络、肾失所养引起的月经不调，症状为经水后错，经量少、有血块，腰酸，小腹下坠，手足麻木，关节酸痛
- 将膏研碎，用水、酒各半炖化服。一次6~10g，2次/天
- 200g/盒
- 单纯肝肾不足、阴虚火旺者不宜使用

养血荣筋丸
- 当归、鸡血藤、赤芍、党参、白术（炒）等16味中药
- 棕褐色至黑褐色大蜜丸，气香，味甜
- 养血荣筋，祛风通络
- 适用于陈旧性跌打损伤，症状为筋骨疼痛、肢体麻木、肌肉萎缩、关节不利
- 口服。一次1~2丸，2次/天
- 9g/丸

妇科调经片
- 当归、川芎、香附（醋制）、白芍、赤芍、白术（麸炒）、延胡索（醋制）、熟地黄、大枣、甘草
- 糖衣片或薄膜衣片，除去包衣后显棕色或黑棕色，味苦、辛
- 养血柔肝，理气调经
- 适用于肝郁血虚引起的月经不调、经期先后不定、行经腹痛
- 口服。一次4片，4次/天
- 0.32g/片
- 单纯血虚引起的月经不调者不宜使用

当归丸
- 黄芪（蜜炙）、当归
- 黑褐色大蜜丸，气芳香，味微甜
- 益气养血，调经止痛
- 适用于气血两虚引起的月经先期、月经量多、痛经，症状为月经提前、经水量多、肢体乏力、行经腹痛
- 口服。一次1丸，2次/天
- 9g/丸
- 阴虚内热者慎用

定坤丸
- 西洋参、白术、茯苓、熟地黄、当归等27味中药
- 黑色小蜜丸或大蜜丸，味苦、微甜
- 补气养血，疏郁调经
- 适用于冲任虚损、气血两亏引起的身体瘦弱、月经不调、经期紊乱、行经腹痛、崩漏不止、腰酸腿软
- 口服。小蜜丸一次40丸，大蜜丸一次1丸，2次/天
- 小蜜丸每100丸重30g；大蜜丸12g/丸

金花明目丸
- 熟地黄、菟丝子（盐制）、枸杞子、五味子、白芍等17味中药
- 棕褐色浓缩水丸，气微香，味苦、微酸
- 补肝，益肾，明目
- 适用于老年性白内障早期属肝肾不足、阴血亏虚证，症状为视物模糊、头晕、耳鸣、腰膝酸软
- 口服。一次4g，3次/天，饭后服用，1个月为一个疗程，连续服用3个疗程
- 4g/瓶、4g/袋

三、助阳类

巴戟口服液

- 巴戟天、狗脊、杜仲、续断、淫羊藿（叶）等 16 味中药
- 红棕色液体，气微香，味甜
- 补肾壮腰，固精止遗，调经
- 适用于肾阳虚引起的神疲乏力、阳痿、早泄、滑泄、夜尿频、腰膝软弱、月经不调、闭经
- 口服。一次 10ml，3 次 / 天
- 10ml/ 支
- 阴虚火旺者禁用

四神丸（片）

- 补骨脂（盐炒）、肉豆蔻（煨）、吴茱萸（制）、五味子（醋制）、大枣（去核）
- 丸剂：浅褐色至褐色水丸，气微香，味苦、咸而带酸、辛
- 片剂：棕色片或薄膜衣片，除去薄膜衣后显棕色，味酸、辛
- 温肾散寒，涩肠止泻
- 适用于肾阳不足引起的泄泻，症状为肠鸣腹胀、五更溏泻、食少不化、久泻不止、面黄肢冷
- 丸剂：9g/ 袋，口服。一次 9g，1~2 次 / 天
- 片剂：每片相当于原药材 1.13g，口服。一次 4 片，2 次 / 天
- 湿热痢疾、湿热泄泻者忌用

安肾丸

- 山药、茯苓、巴戟天（甘草制）、肉苁蓉（酒制）、粉萆薢、补骨脂（盐制）、川乌（甘草、银花制）、肉桂、白术（麸炒）、蒺藜（盐制）、石斛、桃仁
- 黄色至黄褐色水丸，味苦、微辛
- 补肾散寒
- 适用于肾不纳气、湿寒侵袭引起的梦遗滑精、肾囊湿冷、遗淋白浊、脐腹作痛、精神倦怠、健忘失眠、腰腿酸痛、头晕耳鸣、二便不利
- 口服。一次 6g，3 次 / 天
- 每 100 粒重 6g

回春胶囊

- 鹿鞭、海马、牛鞭（制）、鹿角胶、狗肾（制）、仙茅（制）、淫羊藿、阳起石（煅）、肉苁蓉、韭菜子、刺五加浸膏、黄柏（盐制）、蛤蚧、五味子
- 内容物为黄褐色粉末，味咸、微苦
- 补肾助阳，益精润燥
- 适用于肾阳亏虚引起的腰痛、神疲、健忘、阳痿
- 口服。一次 4 粒，3 次 / 天，淡盐水送下
- 0.3g/ 粒
- 阴虚火旺者慎用

助阳类

仙乐雄胶囊

- 牛鞭、人参、鹿茸、狗鞭、淫羊藿、熟地黄
- 内容物为褐色的颗粒，气腥，味微咸
- 温肾补气，益精助阳
- 适用于肾气不足、精气亏损引起的头昏耳鸣、腰膝酸软、惊悸健忘、阳痿不举等
- 口服。一次 1~2 粒，3 次 / 天
- 0.3g/ 粒
- 下焦湿热及阴虚火旺、惊恐伤肾引起的阳痿者忌用

右归丸

- 肉桂、山药、熟地黄、炮附片、山茱萸（酒制）、菟丝子、鹿角胶、枸杞子、当归、杜仲（盐制）
- 黑色小蜜丸或大蜜丸，味甜、微苦
- 温补肾阳，填精止遗
- 适用于肾阳不足、命门火衰引起的腰膝酸冷、精神不振、怯寒畏冷、阳痿遗精、大便溏薄、尿频而清
- 口服。小蜜丸一次 9g，大蜜丸一次 1 丸，3 次 / 天
- 小蜜丸每 10 丸重 1.8g；大蜜丸 9g/ 丸
- 阴虚火旺、心肾不交、湿热下注、扰动精室，劳伤心脾、气不摄精者忌用；思虑忧郁、劳伤心脾、恐惧伤肾、湿热下注引起的阳痿者忌用；外感寒湿或外感暑温、湿热以及食滞伤胃、肝气乘脾引起的泄泻者忌用

生力雄丸

- 人参、蜻蜓、蚕蛾、鹿茸、淫羊藿、韭菜子、蛇床子、咖啡因、马钱子（烫）、蟾酥
- 胶囊剂，内容物为深褐色小丸粒，久贮后表面有白色针状结晶析出，味甜、微苦、腥
- 补肾壮阳，益髓填精
- 适用于肾精亏损引起的性欲减退、阳痿早泄、夜尿频多、腰膝酸冷、白发脱发等
- 口服。一次 3~5 粒，3 次 / 天
- 0.32g/ 粒

全鹿丸

- 全鹿干、补骨脂（盐制）、锁阳（酒炒）、杜仲（盐制）、菟丝子等 32 味中药
- 棕褐色至棕黑色水蜜丸或大蜜丸，气香，味甜、微咸
- 补肾填精，健脾益气
- 适用于脾肾两亏引起的腰膝酸软、神疲乏力、畏寒肢冷、尿次频数、崩漏带下
- 口服。一次 6~9g（水蜜丸），或一次 2 丸（小蜜丸），或一次 1 丸（大蜜丸），2 次 / 天
- 水蜜丸，每 40 丸重约 3g；大蜜丸，6g/ 丸、12.5g/ 丸
- 阴虚火旺者慎用

红参、鹿茸、海马、枸杞子、公丁香等 29 味中药

胶囊剂，内容物为棕褐色的粉末，气特异，味咸

强身补脑，固肾补气，增进食欲

适用于肾亏阳弱引起的记忆减退、夜梦精遗、腰酸腿软、气虚咳嗽、五更溏泻、食欲不振

口服。一次 0.6g，1 次 / 天，早饭前 2 小时用淡盐水送服

0.3g/ 粒

阴虚火旺者慎用

龟龄集

鹿茸（去毛）、人参、鹿鞭、狗鞭、猪睾丸等 17 味中药

内容物为棕褐色粉末，气腥，味咸

补肾壮阳，填精补髓

适用于肾阳不足、精血亏虚引起的腰膝酸痛、畏寒肢冷、阳痿早泄、须发早白

口服。一次 4~6 粒，2~3 次 / 天

0.3g/ 粒

阴虚内热者忌用

延龄长春胶囊

人参、羊鞭、淫羊藿、枸杞子、肉苁蓉、海马

糖衣片，除去糖衣显黑褐色，气微腥膻，味甘、微苦

温肾助阳，益气固本

适用于肾阳虚衰引起的阳痿；对妇女更年期综合征也有一定疗效

口服。一次 3~5 片，3 次 / 天

每片含原药材 3.5g

阴虚内热者慎用

补肾宁片

助阳类

杜仲（盐水炒）、远志（制）、肉苁蓉、泽泻、莲子、白芍等 25 味中药

糖衣片，除去糖衣的片心显深棕色，气微，味酸、微甘

温肾养心，壮腰安神

适用于腰脊酸软、夜多小便、神经衰弱等

口服。一次 2~4 片，2 次 / 天

0.27g/ 片

肝郁化火、痰热内扰、瘀血闭阻及阴虚火旺、心脾气虚引起失眠者不宜使用；外邪侵袭，湿热腰痛或跌仆外伤、气滞瘀血引起的腰痛不宜使用

杜仲补天素片

白花蛇舌草、赤芍、熟地黄、肉苁蓉、甘草（蜜炙）等 19 味中药

糖衣片，除去糖衣后显灰褐色，味微酸

益肾活血，清热解毒

适用于肾虚血瘀、湿热蕴结引起的淋证，症状为尿频、尿急、小腹胀满；慢性前列腺炎见上述证候者

口服。一次 4~5 片，3 次 / 天

每素片重 0.32g（相当于原生药 12g）

脾胃虚寒者、年老体弱者慎用

肝郁气滞、膀胱气化不利之淋证者不宜使用

男康片

鹿茸、海马、阿胶、牡丹皮、黄芪等 31 味中药

内容物为暗黑色粉末，味微咸，气微弱

壮阳补肾

适用于肾阳不足引起的性欲淡漠、阳痿滑泄、腰腿酸痛、肾囊湿冷、精神萎靡、食欲不振等症

口服。一次 2~3 粒，2 次 / 天，早、晚服

0.3g/ 粒

男宝胶囊

助阳类

蛮龙液
- 补骨脂（盐制）、雄蚕蛾、淫羊藿、菟丝子（酒制）、熟地黄（盐制）、刺五加
- 棕色液体，气微香，味微甜
- 补肾壮阳，填精益髓
- 适用于肾虚精亏引起的阳痿、早泄、梦遗、滑精、腰膝酸痛、小便频数
- 口服。一次 30~40ml，2 次 / 天
- 240ml/ 瓶、350ml/ 瓶、360ml/ 瓶
- 阴虚火旺者忌用

温肾助阳药酒
- 淫羊藿、肉苁蓉、巴戟天、韭菜子、蛤蚧等 18 味中药
- 棕红色澄明液体，有特异腥香气，味甘、苦、辛、咸
- 温肾助阳
- 适用于肾阳不足引起的腰膝酸软、畏寒肢冷、精神萎靡、阳痿不举、舌质淡苔白、脉沉细
- 口服。一次 10~20ml，2 次 / 天，1 个月为一个疗程，必要时可用 2 个疗程
- 10ml/ 瓶、50ml/ 瓶、250ml/ 瓶、500ml/ 瓶
- 肝郁不疏、湿热下注、惊恐伤肾引起的阳痿者不宜使用
- 肝肾功能异常和对酒精过敏者忌服

固本益肠片
- 党参、炮姜、黄芪、补骨脂、白术（炒）、山药（麸炒）、当归（酒制）、白芍（炒）、延胡索（醋制）、木香（煨）、地榆（炭）、赤石脂（煅）、儿茶、甘草（蜜炙）
- 棕色片或薄膜衣片，除去包衣后显棕色，气微香，味微苦
- 健脾温肾，涩肠止泻
- 适用于脾肾阳虚引起的泄泻，症状为腹痛绵绵、大便清稀或有黏液及黏液血便、食少腹胀、腰酸乏力、形寒肢冷、舌质淡苔白、脉虚；慢性肠炎见上述证候者
- 口服。一次小片 8 片，大片 4 片，3 次 / 天
- 素片，0.32g/ 片、0.60g/ 片；薄膜衣片，0.62g/ 片
- 湿热痢疾、泄泻者忌用

参附强心丸
- 人参、附子（制）、桑白皮、猪苓、葶苈子、大黄等
- 棕褐色大蜜丸，味甜、微苦
- 益气助阳，强心利水
- 适用于慢性心力衰竭导致的心悸、气短、胸闷喘促、面肢浮肿等属于心肾阳衰者
- 口服。一次 2 丸，2~3 次 / 天
- 3g/ 丸
- 忌服大量钠盐

普乐安片（胶囊）
- 油菜花粉
- 片剂：薄膜衣片，除去包衣后，显黄色或棕黄色，味甜、微涩
- 胶囊剂：内容物是黄色或棕黄色的颗粒，气微，味甜、微涩
- 补肾固本
- 适用于肾气不固引起的腰膝酸软、尿后余沥或失禁；慢性前列腺炎、前列腺增生见上述证候者
- 片剂：0.5g/ 片，口服。一次 3~4 片，3 次 / 天
- 胶囊剂：0.375g/ 粒，口服。一次 4~6 粒，3 次 / 天
- 肝郁气滞、脾虚气陷引起的癃闭者不宜使用

温肾全鹿丸
- 人参、鹿角胶、补骨脂（盐制）、黄柏、巴戟天（制）等 59 味中药
- 黑棕色大蜜丸，味酸甜、微苦
- 温肾固精，益气养血
- 适用于肾阳虚弱、气血亏损引起的头晕健忘、目暗耳鸣、腰膝酸软、倦怠嗜卧、阳痿滑精、宫寒带下、滑胎小产
- 口服。一次 1 丸，2 次 / 天
- 9g/ 丸
- 阴虚火旺者不宜使用

固本统血颗粒
- 锁阳、黄芪、山药、附子、菟丝子、肉桂、巴戟天、枸杞子、党参、淫羊藿
- 棕黄色至棕褐色颗粒，气芳香，味甘、微苦
- 温肾健脾，填精益气
- 适用于阳气虚损、血失固摄引起的紫斑，症状为畏寒肢冷，腰酸乏力，尿清便溏，皮下紫斑、其色黯淡；也可用于轻型原发性血小板减少性紫癜见上述证候者
- 饭前开水冲服。一次 1 袋，2 次 / 天，1 个月为一个疗程
- 20g/ 袋
- 阴虚阳亢、血热妄行发斑者忌服
- 高血压患者慎用

参茸三鞭丸
- 淫羊藿（羊油制）、补骨脂（盐制）、阳起石（煅）、覆盆子、金樱子肉等 20 味中药
- 棕褐色大蜜丸或水蜜丸，气香，味微咸
- 补肾助阳，益气生精
- 适用于肾阳不足、肾阴亏虚导致的阳痿遗精、两目昏暗、精神疲倦、腰膝无力
- 口服。水蜜丸一次 8g，大蜜丸一次 2 丸，2 次 / 天
- 大蜜丸 6g/ 丸；水蜜丸每 100 丸重 10g
- 外感实热、阴虚火旺者忌服

熟地黄、薏苡仁、冬瓜子、山茱萸、山药等 15 味中药

棕黑色的水蜜丸或大蜜丸，气微，味甘、酸

扶正固本，益肾利尿

适用于肾虚引起的淋证，症状为尿频、尿急、排尿淋沥不尽；慢性前列腺炎及前列腺增生见上述证候者

口服。水蜜丸一次 6 ～ 12g，大蜜丸一次 1 ～ 2 丸，3 次 / 天

水蜜丸每 10 丸重 3g；大蜜丸 9g/ 丸

膀胱湿热、肝郁气滞引起的淋证者，肝郁气滞、脾虚气陷引起的癃闭者不宜使用

前列舒丸

蛇床子、补骨脂、小茴香、淫羊藿、胡芦巴等 22 味中药

棕红色至棕褐色液体，味甜、微苦

温补肾阳，固精益气

适用于肾阳亏虚、精气不足引起的阳痿遗精、腰腿酸痛、精神不振、夜尿频多、畏寒怕冷、月经过多、白带清稀

口服。一次 10 ～ 20ml，3 次 / 天

10ml/ 瓶、100ml/ 瓶、200ml/ 瓶

肾宝合剂

鱼鳔、熟地黄、泽泻、山药、茯苓等 33 味中药

黄褐色大蜜丸，味酸、甜

补肝肾，益精血

适用于肝肾不足，气血两虚引起的腰膝酸软无力、头晕耳鸣、失眠健忘、梦遗滑精、阳痿早泄、骨蒸潮热

口服。一次 2 丸，2 次 / 天

3g/ 丸

阴虚阳亢、血分有热、胃火炽盛、肺有痰热、外感热病者慎服

鱼鳔丸

助阳类

狗脊、大枣、牛大力、骨碎补、鸡血藤、桑寄生（盐酒制）、金樱子（盐制）、千斤拔、黑老虎根

棕褐色大蜜丸或包衣水蜜丸，水蜜丸除去包衣显棕色，味甘、微苦涩

补气养血，舒筋活络，健肾固精

适用于肾阳不足、水气凝滞引起的四肢麻痹、腰膝酸痛、夜尿频数、梦遗滑精

口服。大蜜丸一次 1 丸，水蜜丸一次 1.5 ～ 3g，2 次 / 天

大蜜丸，3g/ 丸；水蜜丸，30g/ 瓶、60g/ 瓶

糖尿病患者禁服

宜饭后服用

金鸡虎补丸

杜仲（盐炒）、补骨脂（盐炒）、核桃仁（炒）、大蒜

棕褐色至黑褐色水蜜丸或大蜜丸，气微香，味苦、甘而辛

补肾强腰

适用于肾虚腰痛、起坐不利，膝软乏力

口服。水蜜丸一次 6 ～ 9g，大蜜丸一次 1 丸，2 ～ 3 次 / 天

大蜜丸 9g/ 丸

湿热或寒湿痹阻及外伤腰痛者不宜使用

青娥丸

茯苓、山药、熟地黄、山茱萸（制）、牡丹皮、泽泻、附子（制）、肉桂

丸剂：黑褐色小蜜丸、水蜜丸或大蜜丸，味酸、微甘、苦

片剂：薄膜衣片，除去包衣显棕褐色，味酸、涩、微苦

适用于肾阳不足引起的腰膝酸冷、肢体浮肿、小便不利或反多、痰饮咳喘、消渴

丸剂：小蜜丸，每 100 丸重 20g；水蜜丸，40g/ 瓶；大蜜丸，9g/ 丸，口服。大蜜丸一次 1 丸，水蜜丸一次 6g，小蜜丸一次 9g，2 次 / 天

片剂：0.27g/ 片，口服。一次 4 片，2 次 / 天

金匮肾气丸（片）

海马多鞭丸

- 海马、蛤蚧、韭菜子、锁阳、鹿茸等34味中药
- 黑色水丸，味甘、咸
- 补肾壮阳，填精增髓
- 适用于气血两亏引起的面黄肌瘦、梦遗滑精、早泄、阳痿不举、腰腿酸痛
- 口服。一次2g，2次/天，用黄酒或淡盐开水送服
- 0.2g/粒
- 湿热壅盛、阴虚火旺引起的阳痿、遗精者禁用

桂附地黄丸（胶囊）

- 肉桂、附子（制）、熟地黄、山茱萸（酒制）、牡丹皮、山药、茯苓、泽泻
- 丸剂：黑棕色水蜜丸、黑褐色的小蜜丸或大蜜丸，味甜而酸、辛
- 胶囊剂：硬胶囊，内容物是棕黄色至棕色颗粒和粉末，气芳香，味微苦
- 温补肾阳
- 适用于肾阳不足引起的腰膝酸冷、肢体浮肿、小便不利或反多、痰饮喘咳、消渴
- 丸剂：水蜜丸，60g/瓶；小蜜丸，9g/袋；大蜜丸，9g/丸，口服。水蜜丸一次6g，小蜜丸一次9g，大蜜丸一次1丸，2次/天
- 胶囊剂：0.34g/粒，口服。一次7粒，2次/天
- 肺热津伤、胃热炽盛、阴虚内热消渴者忌用
- 孕妇慎用

健脑补肾丸

- 红参、鹿茸、狗鞭、肉桂、金牛草等26味中药
- 朱红色包衣水丸或红色薄膜衣水丸，除去包衣后显棕褐色，气微，味微甜
- 健脑补肾，益气健脾，安神定志
- 适用于脾肾两虚引起的健忘、失眠、头晕目眩、耳鸣、心悸、腰膝酸软、遗精；神经衰弱和性功能障碍见上述证候者
- 口服。用淡盐水或温开水送服，一次15丸，2次/天
- 薄膜衣丸每15丸重1.85g；红氧化铁包衣丸每15丸丸心重1.7g
- 阴虚火旺者忌服

助阳类

活力苏口服液

- 何首乌（制）、淫羊藿、黄精（制）、枸杞子、黄芪、丹参
- 棕黄色至棕色液体，味甜、微涩
- 益气补血，滋养肝肾
- 适用于年老体弱、精神萎靡、失眠健忘、眼花耳聋、脱发或头发早白属气血不足、肝肾亏虚者
- 口服。一次10ml，1次/天，睡前服，3个月为一个疗程
- 10ml/支
- 外感或实热内盛者不宜使用
- 宜饭前服用

济生肾气丸

- 茯苓、牛膝、肉桂、车前子、附子（制）、牡丹皮、山药、山茱萸（制）、熟地黄、泽泻
- 棕褐色至黑褐色水蜜丸、小蜜丸或大蜜丸，味酸而微甘、苦
- 温肾化气，利水消肿
- 适用于肾阳不足、水湿内停引起的肾虚水肿、腰膝酸重、小便不利、痰饮咳喘
- 口服。水蜜丸一次6g，小蜜丸一次9g，大蜜丸一次1丸，2~3次/天
- 水蜜丸，每45粒重9g；小蜜丸，60g/瓶；大蜜丸，9g/丸
- 湿热壅盛、风水泛溢水肿者不宜使用

健阳片

- 蜈蚣粉、淫羊藿提取物、甘草提取物、蜂王浆
- 糖衣片，除去糖衣显棕褐色，气微香，味甜特异
- 补肾益精，助阳兴痿
- 适用于肾虚阳衰引起的阳痿、早泄等性功能低下症
- 口服。黄酒或温开水送服，一次4片，2次/天，早、晚服
- 0.32g/片
- 湿热蕴结、肝郁不疏引起的阳痿、早泄者不宜使用

助阳类

强阳保肾丸

- 淫羊藿（制）、肉苁蓉（酒制）、补骨脂（盐水制）、阳起石（煅，酒淬）、沙苑子等 15 味中药
- 粉红色光亮包衣水丸，除去包衣后显灰黑色，味微苦
- 补肾助阳
- 适用于肾阳不足引起的腰酸腿软、精神倦怠、阳痿遗精
- 口服。一次 6g，2 次／天
- 每 100 丸重 6g
- 肝郁不疏、湿热下注、惊恐伤肾引起的阳痿者，阴虚火旺、湿热下注引起的遗精者不宜使用

鹿茸精注射液

- 鹿茸
- 无色或略带淡黄色的澄明液体
- 能增强机体活力及促进细胞新陈代谢
- 适用于神经衰弱、食欲不振、营养不良、性功能减退及健忘症等
- 肌内或皮下注射。一次 1~2ml，1 次／天
- 2ml／支
- 出血或有出血倾向者慎用

强龙益肾胶囊

- 丁香、牡蛎、鹿茸、阳起石、龙骨、防风、黄芪、海螵蛸、花椒目
- 内容物是黑褐色的粉末，气芳香，味辛
- 补肾壮阳，安神定志
- 适用于肾阳不足引起的阳痿早泄、腰腿酸软、夜寐不安
- 口服。一次 2~3 粒，3 次／天
- 0.4g／粒
- 肝郁不疏、湿热下注、惊恐伤肾引起的阳痿者，痰热内扰、肝郁化火、阴虚火旺、心脾两虚、心胆气虚证引起的失眠者不宜使用

益肾灵颗粒（胶囊）

- 桑椹、枸杞子、淫羊藿、女贞子、附子（制）、芡实（炒）、车前子（炒）、补骨脂（炒）、覆盆子、五味子、沙苑子、韭菜子（炒）、金樱子
- 颗粒剂：黄棕色颗粒，味甜、微苦
- 胶囊剂：内容物是黄棕色至棕褐色的粉末，气微，味苦、微甘
- 温阳补肾
- 适用于肾气亏虚、阳气不足引起的阳痿、早泄、遗精或弱精症
- 颗粒剂：20g／袋、8g／袋（无蔗糖），开水冲服。一次 1 袋，3 次／天
- 胶囊剂：0.33g／粒，口服。一次 3~4 粒，3 次／天
- 湿热下注、惊恐伤肾、肝气郁结、劳伤心脾引起的阳痿者，心火亢盛、心肾不交、劳伤心脾、气不摄精、湿热下注引起的遗精、早泄者不宜使用

深海龙胶囊

- 大枣、当归、茯苓、附片、干姜等 26 味中药
- 内容物是灰黄色的颗粒，气微，味微腥、微辛
- 温补肾阳，补髓填精
- 适用于肾阳不足引起的腰膝酸软、畏寒肢冷、神疲乏力、头晕耳鸣、心悸失眠、小便频数及性功能减退等症；也能增强心功能、降低血脂，可作为心脏病的辅助治疗
- 口服。一次 2~3 粒，2~3 次／天，饭后用温开水送服
- 0.3g／粒（相当于原药材 0.48g）
- 阴虚火旺者慎用

嫦娥加丽丸

- 人参、丹参、赤芍、当归、川芎、淫羊藿、韭菜子、蛇床子、薏苡仁、蟾酥
- 胶囊微丸,内容物为深褐色(素丸)或红、绿、白三色(包衣丸)小丸粒,味甜、微苦、辛
- 补肾益气,养血活血,调经赞育
- 适用于肾阳虚损引起的更年期综合征、月经紊乱、痛经、功能性不孕症、性欲减退等
- 口服。一次4粒,3次/天,2~3个月为一个疗程
- 0.34g/粒(素丸)、0.60g/粒(包衣丸)
- 肾阴虚者忌服

腰肾膏

- 肉苁蓉、八角茴香、熟地黄、补骨脂、淫羊藿等27味中药
- 灰黄色至灰绿色片状橡胶膏,气芳香
- 温肾助阳,强筋壮骨,祛风止痛
- 适用于肾虚性腰膝酸痛、肌肉酸痛,也可用于夜尿、遗精、早泄、阳痿等症
- 外用。贴于腰部两侧腰眼穴或加贴脐下关元穴。痛证贴患处
- 6cm×9cm/帖
- 湿热或寒湿痹阻及外伤瘀血引起的腰痛者,湿热下注、劳伤心脾、肝肾阴虚、惊恐伤肾、肝气郁结引起的阳痿者不宜使用

助阳类

颐和春胶囊

- 人参、沙参、淫羊藿、熟地黄、蛇床子等15味中药
- 内容物为黄褐色的粉末,味微腥、苦
- 补肾壮阳
- 适用于肾阳虚衰引起的腰膝酸软、阳痿、遗精
- 口服。一次4~5粒,2次/天
- 0.3g/粒
- 肝郁不疏、湿热下注、惊恐伤肾引起的阳痿者,阴虚火旺、肝经湿热引起的遗精者不宜使用

腰痛片(丸)

- 续断、当归、赤芍、补骨脂(盐炒)、杜仲叶(盐炒)、狗脊(制)、白术(炒)、牛膝、肉桂、乳香(制)、泽泻、土鳖虫(酒炒)
- 丸剂:棕褐色至棕黑色水蜜丸,气微香,味微苦、甘、辛
- 片剂:薄膜衣片或糖衣片,除去包衣后显褐色,气微香,味苦
- 补肾活血,强筋止痛
- 适用于肾阳不足、瘀血阻络引起的腰痛及腰肌劳损
- 丸剂:每10粒重0.75g、1g,口服。用盐水送服,一次9g,2次/天
- 片剂:0.35g/片,口服。用盐水送服,一次6片,3次/天
- 寒湿、湿热痹阻引起的腰痛者不宜使用
- 阴虚火旺及实热者慎用

腰腿痛丸

- 麻黄、红参、防风、木瓜、牛膝等17味中药
- 黑色包衣水丸,除去包衣后显棕褐色,气微,味苦
- 强筋壮骨,舒筋活血
- 适用于气血双亏、风寒湿邪侵袭引起的腰腿酸软、肢体麻木等症
- 口服。一次10粒,2次/天;体弱者酌减
- 0.12g/丸

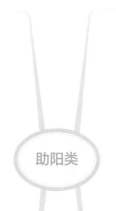

人参、雄蚕蛾（制）、熟地黄、枸杞子、白术（炒）、当归、补骨脂（盐制）、菟丝子（盐制）、蛇床子、仙茅、肉苁蓉、淫羊藿

糖衣片，除去糖衣后显棕褐色，气香，味苦

补肾壮阳，养血填精

适用于肾阳虚损引起的阳痿早泄、性功能减退

口服。一次 3~6 片，3 次 / 天

0.23g/ 片

湿热壅盛引起的阳痿、早泄者忌用；痰湿内阻、瘀阻胞宫引起的不孕者忌用

蚕蛾公补片

熟地黄、鲜雀肉（带头，去嘴、爪）、驴肾、狗肾、鹿筋等 36 味中药

黑色浓缩丸，气微香，味甘苦

滋阴补肾，强壮健脑

适用于身体衰弱、气血两亏、肾气不足引起的面黄肌瘦、心悸气短、腰酸腿痛、健忘虚喘

口服。一次 10 粒，2 次 / 天

0.27g/ 粒

海马补肾丸

助阳类

人参、鹿茸、黄芪、菟丝子、蚕蛾（去足、翅）、肉苁蓉（酒制）、驴肾（酒制）、狗肾（酒制）、淫羊藿干膏粉

内容物是黄褐色的粉末，味微苦、腥

补肾益气，壮阳固精

适用于肾阳亏气虚引起的腰酸腿软、精神疲倦、头晕耳鸣、失眠健忘、阳痿、遗精、早泄

口服。黄酒或淡盐水或温开水送服，一次 12 粒，2 次 / 天

0.2g/ 粒

实热或湿热者忌用

益肾兴阳胶囊

海龙、蛤蚧、人参、羊鞭、羊外肾等 29 味中药

淡棕色至红棕色液体，味甜

温肾壮阳，补益精血

适用于腰足酸软、面色㿠白、阳痿遗精、宫冷不孕、头目眩晕

口服。一次 10ml，2 次 / 天

10ml/ 支

湿热壅盛、阴虚火旺引起的阳痿、遗精者忌用

海龙蛤蚧口服液

四、滋阴类

当归、独活、茯苓、天麻（姜汁制）、附片（黑附片）（砂炒）、杜仲（盐制）、酒川牛膝、地黄、肉桂、羌活、玄参

糖衣片，除去糖衣后，显棕褐色至黑褐色，味甜、苦、略麻

温肾养肝，祛风止痛

适用于肝肾亏损、风湿入络引起的痹证，症状为头晕耳鸣、关节疼痛、腰膝酸软、畏寒肢冷、手足麻木

口服。一次 6 片，3 次 / 天

片心重 0.35g

痹病湿热者慎用

天麻祛风补片

滋阴类

龟甲（醋制）、黄柏（盐炒）、熟地黄、知母（盐炒）、猪脊髓

深棕黑色水蜜丸或黑褐色大蜜丸，味苦、微甜带涩

滋阴降火

适用于阴虚火旺引起的潮热盗汗、咳嗽咯血、耳鸣遗精

口服。大蜜丸一次 1 丸，2 次 / 天；水蜜丸一次 6g，2~3 次 / 天

大蜜丸，9g/ 丸；水蜜丸，60g/ 瓶、120g/ 瓶

气虚发热者及火热实证者忌服

脾胃虚弱、痰湿内阻引起的脘腹胀满、食少便溏者慎用

大补阴丸

滋阴类

二至丸

- 女贞子（蒸）、墨旱莲
- 黑褐色水蜜丸，气微，味甘而苦
- 补益肝肾，滋阴止血
- 适用于肝肾阴虚引起的眩晕耳鸣、咽干鼻燥、腰膝酸痛、月经量多
- 口服。一次9g，2次/天
- 9g/袋
- 肝火上炎引起的头晕、耳鸣者，实热内盛引起的月经过多、色鲜红及脾胃虚寒腹泻者慎用

归芍地黄丸

- 当归、山药、茯苓、白芍（酒炒）、熟地黄、山茱萸（制）、牡丹皮、泽泻
- 棕黑色水蜜丸、黑褐色小蜜丸或大蜜丸，味甜、微酸
- 滋肝肾，补阴血，清虚热
- 适用于肝肾两亏、阴虚血少引起的头晕目眩、耳鸣咽干、午后潮热、腰腿酸痛、足跟疼痛
- 口服。水蜜丸一次6g，小蜜丸一次9g，大蜜丸一次1丸，2~3次/天
- 水蜜丸每100粒重20g；小蜜丸每100粒重20g；大蜜丸9g/丸
- 肾阳虚、脾虚湿困引起的头晕、腰酸者忌用
- 平素脾虚便溏者慎用

左归丸

- 牛膝、山药、枸杞子、龟板胶、鹿角胶、山茱萸、熟地黄、菟丝子
- 黑色水蜜丸，气微腥，味酸、微甜
- 滋阴补肾
- 适用于真阴不足引起的腰酸膝软、盗汗遗精、神疲口燥
- 口服。一次9g，2次/天
- 每10粒重1g
- 肾阳亏虚、命门火衰、阳虚腰痛者慎用
- 外感寒湿、湿热或跌仆外伤、气滞血瘀引起的腰痛者忌用

七宝美髯丸（口服液、颗粒）

- 当归、何首乌（制）、补骨脂（黑芝麻炒）、枸杞子（酒蒸）、菟丝子（炒）、茯苓、牛膝（酒蒸）
- 丸剂：红棕色小蜜丸，味微苦
- 口服液：棕色液体，气香，味甜、微苦
- 颗粒剂：黄棕色颗粒，味甜、微苦、涩
- 滋补肝肾
- 适用于肝肾不足引起的须发早白、牙齿摇动、盗汗、筋骨软弱、腰腿酸软、带下清稀
- 丸剂：9g/丸，口服。一次1丸，2次/天，淡盐汤或温开水送服
- 口服液：10ml/支，口服。一次10ml，2次/天
- 颗粒剂：8g/袋，开水冲服。一次8g，2次/天
- 脾胃虚弱者慎用

心元胶囊

- 何首乌（制）、灵芝、麦冬、丹参、地黄等
- 内容物为黄棕色至棕褐色的颗粒及粉末，气微香，味微苦
- 滋肾养心，活血化瘀
- 适用于胸痹心肾阴虚、心血瘀阻证，症状为胸闷不适，胸部刺痛或绞痛，或胸痛彻背，痛处固定不移、入夜尤甚，心悸盗汗，心烦不寐，腰膝酸软，耳鸣头晕等；稳定型劳累性心绞痛、高脂血症见上述证候者
- 口服。一次3~4粒，3次/天
- 0.3g/粒

风湿液

- 独活、羌活、防风、当归、白芍等16味中药
- 淡棕红色至棕红色澄清液体，味甜
- 补养肝肾，养血通络，祛风除湿
- 适用于肝肾亏虚、风寒湿痹引起的骨节疼痛、四肢麻木；风湿性、类风湿疾病见上述证候者
- 口服。一次10~15ml，2~3次/天
- 10ml/瓶、100ml/瓶、250ml/瓶、500ml/瓶
- 湿热痹证者不宜服用

杜仲、白术、乌梢蛇、人参、桑枝等 25 味中药

黑色糖衣浓缩水丸，除去糖衣后显棕褐色，气香，味微苦

益气健脾，养肝壮腰，活血通络，强筋健骨，祛风除湿

适用于治疗风湿痹痛，筋骨无力，屈伸不利，步履艰难，腰膝疼痛、畏寒喜温等症

口服。用酒或温开水送服，成人一次 8~12 粒；12~13 岁一次 6~8 粒；8~11 岁一次 4~6 粒。3 次 / 天

0.19g/ 丸

湿热痹证、红肿热痛者忌用

杜仲壮骨丸

百部、白及、矮地茶、桑白皮、穿破石、五指毛桃

除去胶囊后，内容物为棕褐色的粉末，味苦

散瘀止血，祛痰止咳

适用于肺虚久咳、痰中带血

口服。一次 3 粒，3 次 / 天

0.5g/ 粒(相当于原药材 2.33g)

抗痨胶囊

从冬虫夏草幼虫分离的孢霉属真菌经人工培养发酵的菌丝体

内容物为棕褐色的颗粒，气味特异，味微咸

补肺益肾

适用于肺肾两虚引起咳喘、浮肿等症，也可用于各类肾病、支气管哮喘、慢性肝炎及肿瘤的辅助治疗

口服。一次 2~3 粒，2~3 次 / 天

0.25g/ 粒

至灵胶囊

滋阴类

玉竹、栀子、独活、陈皮、川芎、秦艽、木瓜、当归、羌活、香加皮、川牛膝、红花、桑寄生、千年健、豹骨汁

棕褐色大蜜丸或水蜜丸，气香，味甘、微苦

祛风除湿，通经活络

适用于筋脉拘急、骨节疼痛、四肢麻木

口服。温黄酒或温开水送服，大蜜丸一次 2 丸，水蜜丸一次 75 粒，2 次 / 天

大蜜丸 6g/ 丸；水蜜丸每 100 粒重 10g

糖尿病患者禁用

宜饭前服用

壮骨木瓜丸

麦冬、石斛、北沙参、川楝子、玉竹、白芍、甘草（蜜炙）

片剂：糖衣片，除去糖衣后，显微黄色，味甜而微苦

颗粒剂：淡黄棕色至黄棕色颗粒，味甜、微苦

养阴益胃，缓中止痛

适用于胃阴不足引起的胃脘隐隐灼痛、口干舌燥、纳呆、干呕；慢性胃炎、消化性溃疡见上述证候者

片剂 0.25g/ 片，口服。一次 6 片，3 次 / 天

颗粒剂：10g/ 袋，开水冲服。一次 10g，3 次 / 天

虚寒胃痛者忌用

阴虚胃痛片（颗粒）

生发丸

- 何首乌（制）、补骨脂（盐制）、牛膝、当归、枸杞子等26味中药
- 棕褐色水蜜丸或黑褐色大蜜丸，气微香，味甜、微苦、麻
- 填精补血，补肝滋肾，乌须黑发
- 适用于肝肾不足、精血气衰引起的须发早白、头发稀疏、干枯、斑秃脱发
- 口服。用淡盐开水送服，水蜜丸一次6g，大蜜丸一次1丸，3次/天
- 水蜜丸，6g/袋；大蜜丸，9g/丸

补肾固齿丸

- 熟地黄、生地黄、鸡血藤、紫河车、骨碎补（盐制）等18味中药
- 薄膜衣水丸，除去包衣后显棕褐色，味咸、微苦、辛
- 补肾固齿，活血解毒
- 适用于肾虚火旺引起的牙齿酸软、咀嚼无力、松动移位、龈肿齿衄；慢性牙周炎见上述证候者
- 口服。一次4g，2次/天
- 每30丸重1g
- 湿热牙宣者慎用

精乌胶囊（颗粒）

- 黄精（制）、何首乌（制）、女贞子（酒蒸）、墨旱莲
- 胶囊剂：内容物为棕黄色粉末，气微香，味微苦涩
- 颗粒剂：棕黄色块或颗粒，气微香，味甜
- 补肝肾，养精血
- 适用于肝肾亏虚引起的失眠多梦、耳鸣健忘、须发早白
- 胶囊剂：0.45g/粒，口服。一次6粒，3次/天，2周为一个疗程
- 颗粒剂：10g/袋、10g/块，开水冲服。一次1块或1袋，2~3次/天
- 痰火扰心引起的不寐，瘀血闭阻引起的健忘和血热脱发者不宜使用
- 痰湿内阻引起的脘闷便溏者慎用

慢肝养阴胶囊

- 当归、党参、麦冬、生地黄、枸杞子、北沙参、五味子、川楝子、人参、桂枝
- 内容物为棕色粉末，味微苦
- 滋补肝肾，养阴清热
- 适用于肝肾阴虚引起的胁肋癥积，症状为胁痛、乏力、腰酸、目涩；慢性肝炎见上述证候者
- 口服。一次4粒，3次/天
- 0.25g/粒
- 急性活动期肝炎或湿热毒盛者忌用
- 气滞血瘀引起的胁痛者不宜用

滋阴类

肝肾滋

- 枸杞子、黄芪、党参、麦冬、阿胶
- 棕褐色稠厚半流体，气微香，味甜
- 益肝明目，滋阴补肾
- 适用于肾阴不足、气血两亏引起的目眩昏暗、心烦失眠、肢倦乏力、腰腿酸软
- 口服。每天早、晚用开水冲服，一次10g，2次/天
- 10g/支；200g/瓶

麦味地黄丸（口服液）

- 茯苓、山药、麦冬、牡丹皮、酒茱萸、熟地黄、五味子、泽泻
- 丸剂：黑褐色大蜜丸或小蜜丸，棕黑色的水蜜丸，味微甜而酸
- 口服液：棕黄色澄清液体，味甜、酸、微苦
- 滋肾养肺
- 适用于肺肾阴亏引起的潮热盗汗、咽干咳血、眩晕耳鸣、腰膝酸软、消渴
- 丸剂：大蜜丸，9g/丸；小蜜丸，每45粒重9g；水蜜丸，每100粒重10g。口服。水蜜丸一次6g，小蜜丸一次9g，大蜜丸一次1丸，2次/天
- 口服液：10ml/支，口服。一次10ml，2次/天

斑秃丸

- 当归、丹参、地黄、熟地黄、何首乌（制）、白芍（炒）、五味子、木瓜、羌活
- 棕黑色水蜜丸或黑褐色大蜜丸，味甜而后涩
- 补益肝肾，养血生发
- 适用于肝肾不足、血虚风盛引起的油风，症状为毛发成片脱落甚至全部脱落，多伴有头晕失眠、目眩耳鸣、腰膝酸软；斑秃、全秃、普秃见上述证候者
- 口服。水蜜丸一次5g，大蜜丸一次1丸，3次/天
- 大蜜丸9g/丸；水蜜丸每10丸重1g
- 假性斑秃和脂溢性皮炎患者不宜使用

遐龄颗粒

- 桑椹、何首乌（制）、枸杞子、黑芝麻（炒）、菟丝子、黄精（制）、楮实子、山楂、三七、菊花
- 黄色至黄棕色颗粒，味甜、微酸
- 滋补肝肾，生津益血
- 适用于肝肾亏损、精血不足引起的神疲体倦、失眠健忘、腰膝酸软
- 饭前开水冲服。一次10g，2~3次/天
- 10g/袋
- 体实和阳虚者忌服

茯苓、菊花、枸杞子、牡丹皮、山药、山茱萸（酒制）、熟地黄、泽泻

丸剂：棕黑色水蜜丸、黑褐色的小蜜丸或大蜜丸，味甜、微酸

浓缩丸：棕色至棕黑色浓缩丸，味甜而酸

口服液：棕黄色液体，气香，味微酸

片剂：糖衣片，除去糖衣后显棕色，味酸、微苦

胶囊剂：内容物为浅褐色至黑褐色的粉末，味甜、微酸

滋肾养肝

适用于肝肾阴亏引起的眩晕耳鸣、羞明畏光、迎风流泪、视物昏花

丸剂：水蜜丸，每100粒重20g；大蜜丸，9g/丸，口服。水蜜丸一次6g，小蜜丸一次9g，大蜜丸一次1丸，2次/天

浓缩丸：每8丸相当于原药材3g，口服。一次8丸，3次/天

口服液：10ml/支，口服。一次10ml，2次/天

片剂：片心重0.3g，口服。一次3~4片，3次/天

胶囊剂：0.3g/粒，口服。一次5~6粒，3次/天

实火亢盛引起的头晕、耳鸣者，以及平素脾虚便溏者慎用

杞菊地黄丸（口服液、片、胶囊、浓缩丸）

滋阴类

龟甲胶（颗粒）

龟甲

胶剂：长方形或方形扁块，深褐色，质硬而脆，断面光亮，对光视时呈透明状，气微腥，味淡

颗粒剂：黄白色至黄棕色颗粒，气微腥，味微甜

滋阴，养血，止血

适用于阴虚潮热、骨蒸盗汗、腰膝酸软、血虚萎黄、崩漏带下

胶剂：200g/盒、250g/盒，烊化对服。一次3~9g，1~2次/天

颗粒剂：3g/袋，开水冲服。一次3~9g，1~2次/天

脾胃虚弱、呕吐泄泻、腹胀便溏、咳嗽痰多者慎用

龙牡壮骨颗粒

党参、黄芪、山麦冬、龟甲（醋制）、白术（炒）等16味中药

黄色或黄棕色颗粒，味甜

强筋壮骨，和胃健脾

适用于治疗和预防小儿佝偻病、软骨病，对小儿多汗、夜惊、食欲不振、消化不良、发育迟缓也有治疗作用

开水冲服。2岁以下一次5g；2~7岁一次7g；7岁以上一次10g。3次/天

5g/袋

实热证者慎用

固肾生发丸

羌活、川芎、木瓜、熟地黄、枸杞子、何首乌、女贞子、当归、桑椹、丹参、党参、黑芝麻

红色包衣浓缩丸，除去包衣后，显棕褐色，味甘

固肾养血，益气祛风

适用于斑秃、全秃、普秃及肝肾虚引起的症状性脱发

口服。一次2.5g，2次/天

每10丸重1.35g

滋阴类

桑麻丸

- 桑叶、黑芝麻（炒）
- 灰绿色水丸，味微苦、涩
- 滋养肝肾，祛风明目
- 适用于肝肾不足引起的头晕眼花、视物不清、迎风流泪
- 口服。一次 6g，3 次 / 天
- 每 50 粒重约 3g
- 风热上犯而眼红流泪者慎用；肝经湿热引起的眼红、眼痛、畏光、流泪、口苦、舌苔黄腻者慎用

首乌丸

- 桑椹、何首乌（制）、熟地黄、牛膝（酒制）、女贞子（酒制）、桑叶（制）、黑芝麻、墨旱莲、菟丝子（酒蒸）、金樱子、补骨脂（盐）、豨莶草（制）、金银花（制）
- 黑色浓缩水蜜丸，味甜、微苦
- 补肝肾，强筋骨，乌须发
- 适用于肝肾两虚引起的头晕目花、耳鸣、腰酸肢麻、须发早白，也用于高脂血症
- 口服。一次 6g，2 次 / 天
- 每 50 粒重 3g

健肾生发丸

- 何首乌（制）、当归、熟地黄、枸杞子、桑椹等 29 味中药
- 棕黑色蜜丸，气香，味甘、酸、苦
- 补肾益肝，健肾生发
- 适用于肾虚脱发、肾虚腰痛、慢性肾炎、神经衰弱
- 口服。一次 1 丸，2 次 / 天
- 9g/ 丸

骨仙片

- 黑豆、牛膝、仙茅、骨碎补、熟地黄、女贞子、菟丝子、广防己、枸杞子
- 糖衣片，除去糖衣后显棕褐色，味微苦、酸涩
- 填精益髓，壮腰健肾，强壮筋骨，舒筋活络，养血止痛
- 适用于因骨质增生导致的疾患
- 口服。一次 4~6 片，3 次 / 天
- 每片含干膏 0.28g
- 邪实无虚痹证、腰痛者慎用

健步强身丸

- 当归、白芍、知母、黄柏、龟甲（醋淬）、熟地黄、黄芪（蜜炙）
- 黑褐色水蜜丸或大蜜丸，气香，味苦、微甜
- 补肾健骨，宣痹止痛
- 适用于肝肾阴虚、风湿阻络引起的筋骨痿软、腰腿酸痛、足膝无力、行步艰难
- 口服。淡盐汤或温开水送服，水蜜丸一次 6g，大蜜丸一次 1 丸，2 次 / 天
- 水蜜丸每 100 粒重 10g；大蜜丸 9g/ 丸
- 痿证、痹证湿热阻络证者慎用

滋阴类

驻车丸

- 黄连、炮姜、当归、阿胶
- 黄褐色水丸，气微香，味苦、微辛
- 滋阴，止痢
- 适用于久痢伤阴、赤痢腹痛、里急后重、休息痢
- 口服。一次 6~9g，3 次 / 天
- 每 50 丸重 3g
- 寒湿、虚寒下痢者忌用

肾骨胶囊

- 牡蛎
- 内容物为白色的粉末，味微酸
- 滋阴潜阳，补肾壮骨
- 适用于肝肾不足引起的 骨质疏松、小儿佝偻病，症状为骨痛、肌肉痉挛、骨脆易折、小儿筋骨痿弱、囟门闭合较迟
- 口服。一次 1~2 粒，3 次 / 天
- 每粒含钙 0.1g

金天格胶囊

- 人工虎骨粉
- 内容物为类白色或淡黄色粉末，气微，无味
- 具有健骨作用
- 适用于腰背疼痛、腿脚酸软、下肢痿弱、步履艰难等症状的改善
- 口服。一次 3 粒，3 次 / 天，3 个月为一个疗程
- 0.4g/ 粒

河车大造丸

- 天冬、麦冬、紫河车、熟地黄、杜仲（盐制）、牛膝（盐制）、黄柏（盐制）、龟甲（醋制）
- 黑褐色水蜜丸或大蜜丸，气微香，味苦、甘
- 滋阴清热，补肾益肺
- 适用于肺肾两亏引起的虚劳咳嗽、骨蒸潮热、盗汗遗精、腰膝酸软
- 口服。水蜜丸一次 6g，大蜜丸一次 1 丸，2 次 / 天
- 大蜜丸，9g/ 丸；水蜜丸，每 100 粒重 10g
- 气虚发热汗出者慎用；孕妇慎用

知柏地黄丸（浓缩丸）

- 知母、山药、茯苓、黄柏、熟地黄、山茱萸（制）、牡丹皮、泽泻
- 丸剂：棕黑色水蜜丸、黑褐色的小蜜丸或大蜜丸，味甜而带酸苦
- 浓缩丸：黑棕色浓缩丸，气微，味苦、酸
- 滋阴降火
- 适用于阴虚火旺引起的潮热盗汗、口干咽痛、耳鸣遗精、小便短赤
- 丸剂：水蜜丸，6g/ 袋；大蜜丸，9g/ 丸。口服。水蜜丸一次 6g，小蜜丸一次 9g，大蜜丸一次 1 丸，2 次 / 天
- 浓缩丸：每 10 丸重 1.7g，口服。一次 8 丸，3 次 / 天
- 气虚发热及实热者忌服
- 脾虚便溏、气滞中满者不宜用

养阴清胃颗粒

石斛、黄连、苦参、知母、茯苓、白及、白术、黄芪、马齿苋、枳壳、威灵仙、地榆、射干、连翘

黄褐色至棕褐色颗粒，气微香，味甜、微苦

养阴清胃，健脾和中

适用于慢性萎缩性胃炎属郁热蕴胃、伤及气阴证，症状为胃脘痞满或疼痛、胃中灼热、恶心呕吐、反酸呕苦、口臭不爽、便干等

饭前30分钟用开水冲服。一次15g，2次/天，10周为一个疗程

15g/袋

虚寒性胃痛者慎用

养阴降压胶囊

龟甲（砂烫）、白芍、天麻、钩藤、珍珠层粉等16味中药

内容物为棕黄色粉末，味微苦

滋阴潜阳，平肝安神

适用于肝肾阴虚、肝阳上亢引起的眩晕，症状为头晕头痛、颈项不适、目眩耳鸣、烦躁易怒、失眠多梦；高血压见上述证候者

口服。一次4~6粒，2~3次/天

0.5g/粒

痰湿阻滞、肾虚引起的头痛、眩晕者忌用

平素脾虚便溏者慎用

胃祥宁颗粒

女贞子

灰褐色颗粒，味苦、微甜

养阴柔肝止痛，润燥通便

适用于阴虚胃燥引起的胃脘胀痛、腹胀、嗳气、口渴、便秘；消化性溃疡、慢性胃炎见上述证候者

口服。一次3g，2次/天

3g/袋

脾胃虚寒胃痛者不宜使用

胃安胶囊

黄柏、黄精、白芍、甘草、南沙参、山楂、石斛、枳壳（炒）

内容物为棕褐色粉末，味苦

养阴益胃，补脾消炎，行气止痛

适用于萎缩性胃炎出现胃脘嘈杂、上腹隐痛、咽干口燥、舌质红少津、脉细数等胃阴虚证候者

口服。饭后2小时服用，一次8粒，3次/天

0.25g/粒

脾胃虚寒胃痛、痞满者不宜使用

滋阴类

金水宝片（胶囊）

发酵虫草菌粉

片剂：薄膜衣片，除去包衣后，显浅棕色至棕色，气香，味微苦

胶囊剂：内容物为黄棕色至浅棕褐色的粉末，气香，味微苦

补肾保肺，秘精益气

适用于肺肾两虚、精气不足引起的久咳虚喘、神疲乏力、不寐健忘、腰膝酸软、月经不调、阳痿早泄；慢性支气管炎、慢性肾功能不全、高脂血症、肝硬化见上述证候者

片剂：0.75g/片，口服。一次2片，3次/天。用于慢性肾功能不全者，一次4片，3次/天

胶囊剂：0.33g/粒，口服。一次3粒，3次/天。用于慢性肾功能不全者，一次6粒，3次/天

外感实证咳喘者忌用

养血生发胶囊

当归、川芎、白芍、熟地黄、何首乌（制）、菟丝子、天麻、木瓜、羌活

内容物为深棕色的颗粒，味辛、微苦

养血祛风，益肾填精

适用于血虚风盛、肾精不足引起的脱发，症状为毛发松动或呈稀疏脱落、毛发干燥或油腻、头皮发痒；斑秃、全秃、脂溢性脱发及病后、产后脱发见上述证候者

口服。一次4粒，2次/天

0.5g/粒

脾虚泄泻者不宜用；假性斑秃者不宜用

胃乐宁片

猴头菌丝体

薄膜衣片，除去包衣后显棕褐色，气微香，味微苦

养阴和胃

适用于胃脘疼痛、痞满腹胀；胃及十二指肠溃疡、慢性萎缩性胃炎等见上述证候者

口服。一次4片（小片），或一次1片（大片），3次/天

每素片重0.13g、0.54g

胃寒痛者不宜用

胃乐新颗粒

猴头菌

棕褐色或棕黄色颗粒，味甜

养阴和胃

适用于胃阴不足、胃气失和引起的胃脘疼痛，或痞塞不适、纳少腹胀，或大便潜血；慢性萎缩性胃炎、胃及十二指肠溃疡、结肠炎、消化不良见上述证候者

口服。一次5g，3次/天

5g/袋

脾胃虚寒胃痛、痞满者不宜用

滋阴类

维血宁颗粒（糖浆、合剂）

- 虎杖、地黄、白芍（炒）、仙鹤草、鸡血藤、熟地黄、墨旱莲、太子参
- 颗粒剂：浅黄棕色至黄棕色颗粒，味甜、微苦（无蔗糖）
- 糖浆剂：棕褐色澄明液体，气香，味甜、微苦
- 合剂：棕褐色液体，气香，味甜、微苦
- 滋阴养血，清热凉血
- 适用于阴虚血热引起的出血；血小板减少症见上述证候者
- 颗粒剂：20g/袋、8g/袋（无蔗糖），开水冲服。一次1袋，3次/天
- 糖浆剂：100ml/瓶、250ml/瓶，口服。一次25~30ml，3次/天；小儿酌减
- 合剂：25ml/瓶、150ml/瓶、180ml/瓶、250ml/瓶，口服，每次25~30ml，3次/天；小儿酌减
- 气不摄血的出血证者慎用

益肾液

- 覆盆子、枸杞子、菟丝子、车前子（盐制）、五味子（酒制）
- 棕红色澄清液体，有酒香气，味甜、微酸，久贮后有微量易摇匀的沉淀
- 填精补髓，益肾扶阳
- 适用于身体虚弱、肾亏阳痿、梦遗滑精、尿液浑浊
- 口服。一次30ml，1次/天
- 100ml/瓶、120ml/瓶、200ml/瓶、250ml/瓶

寄生追风液

- 独活、白芍、槲寄生、熟地黄、牛膝等15味中药
- 棕色或黄棕色澄清液体，味甜、微苦
- 补肝肾，祛风湿，止痹痛
- 适用于肝肾两亏，风寒湿痹，腰膝冷痛、屈伸不利；风湿性关节炎、腰肌劳损、跌打损伤后期见上述证候者
- 口服。一次20~30ml，2~3次/天
- 120ml/瓶、180ml/瓶
- 舌质红口苦、烦热心悸、湿热闭阻、关节红肿热痛者禁用

益龄精

- 桑椹、何首乌（制）、金樱子肉、女贞子（酒蒸）、豨莶草（蜜酒蒸）、川牛膝（酒蒸）、菟丝子（酒蒸）
- 橘黄色或棕红色口服液，味甜，微苦、酸、涩
- 补肝肾，益精髓
- 主治肝肾不足引起的头晕目眩、耳鸣心悸、乏力、咽干失眠；高血压见上述证候者
- 口服。一次10ml，2~3次/天
- 10ml/瓶
- 痰湿中阻、清阳不升者不宜用；脾虚便溏者不宜用

五、气血双补类

人参首乌胶囊（精）

- 红参、何首乌（制）
- 胶囊剂：内容物为黄棕色至棕褐色的粉末，味微苦
- 精（口服液）：深棕色澄明液体，味苦涩
- 益气养血
- 适用于气血两虚引起的须发早白、健忘失眠、食欲不振、体疲乏力；神经衰弱见上述证候者
- 胶囊剂：0.3g/粒，口服。一次1~2粒，3次/天，饭前服用
- 精（口服液）：10ml/支、20ml/支、50ml/支，口服。一次10~20ml，3次/天
- 高血压及动脉硬化患者忌服

人参归脾丸

- 当归、木香、茯苓、人参、白术（麸炒）、甘草（蜜炙）、黄芪（蜜炙）、远志（去心，甘草制）、龙眼肉、酸枣仁（炒）
- 棕黄色大蜜丸，气微香，味甘
- 益气补血，健脾养心
- 适用于心脾两虚、气血不足引起的心悸、怔忡、失眠健忘、食少体倦、面色萎黄，以及脾不统血引起的便血、崩漏诸症
- 口服。一次1丸，2次/天
- 9g/丸
- 热邪内伏、阴虚脉数以及痰湿壅盛者禁用

气血双补类

人参养荣丸
- 人参、陈皮、当归、肉桂、土白术、茯苓、黄芪（蜜炙）、熟地黄、白芍（麸炒）、远志（制）、五味子（酒蒸）、甘草（炙）
- 棕褐色水蜜丸或大蜜丸，味甘、微辛
- 温补气血
- 适用于心脾不足、气血两亏引起的形瘦神疲、食少便溏、病后虚弱
- 口服。水蜜丸一次 6g，大蜜丸一次 1 丸，1~2 次 / 天
- 水蜜丸，每 10 粒重 1g；大蜜丸，9g/ 丸
- 阴虚、热盛者忌用
- 孕妇慎用

生白口服液
- 黄芪、麦冬、当归、淫羊藿、补骨脂、附子（制）、枸杞子、鸡血藤、茜草、芦根、甘草
- 棕红色液体，气香，味微苦
- 温肾健脾，补益气血
- 适用于癌症放疗、化疗导致的白细胞减少属脾肾阳虚、气血不足证者，症状为神疲乏力、少气懒言、畏寒肢冷、纳差便溏、腰膝酸软
- 口服。一次 40ml，3 次 / 天
- 10ml/ 支、20ml/ 支

八珍丸（颗粒）
- 党参、白术（炒）、茯苓、甘草（蜜炙）、当归、白芍（炒）、川芎、熟地黄
- 丸剂：棕黑色水蜜丸或黑褐色至黑色大蜜丸，味甜、微苦
- 颗粒剂：浅棕色至棕褐色颗粒，气微香，味甜、微苦
- 补气益血
- 适用于气血两虚引起的面色萎黄、食欲不振、四肢乏力、月经过多
- 丸剂：水蜜丸，6g/ 袋；大蜜丸，9g/ 丸。口服。水蜜丸一次 6g，大蜜丸一次 1 丸，2 次 / 天
- 颗粒剂：8g/ 袋、3.5g/ 袋（无蔗糖），开水冲服。一次 1 袋，2 次 / 天

二十七味定坤丸
- 西洋参、白术、茯苓、熟地黄、当归等 27 味中药
- 黑色小蜜丸或大蜜丸，味苦、微甜
- 补气养血，疏郁调经
- 适用于冲任虚损、气血两亏引起的身体瘦弱、月经不调、经期紊乱、行经腹痛、崩漏不止
- 口服。小蜜丸一次 40 丸，大蜜丸一次 1 丸，2 次 / 天
- 小蜜丸每 100 丸重 30g；大蜜丸每丸重 12g

十全大补丸（口服液）
- 茯苓、肉桂、党参、白术（炒）、甘草（蜜炙）、当归、川芎、白芍（酒炒）、熟地黄、黄芪（蜜炙）
- 丸剂：棕褐色至黑褐色水蜜丸或大蜜丸，气香，味甘而微辛
- 口服液：棕红色液体，久置有微量轻摇易散的沉淀，味甘、微苦，气芳香
- 温补气血
- 适用于气血两虚引起的面色苍白、气短心悸、头晕自汗、体倦乏力、四肢不温、月经量多
- 丸剂：水蜜丸，每 100 粒重 20g；大蜜丸，9g/ 丸，口服。水蜜丸一次 6g，大蜜丸一次 1 丸，2~3 次 / 天
- 口服液：10ml/ 支，口服。一次 10ml，3 次 / 天

山东阿胶膏
- 阿胶、党参、白芍、白术、甘草、枸杞子、黄芪
- 棕褐色稠厚半流体，味甜
- 补益气血，润燥
- 适用于气血两虚引起的虚劳咳嗽、吐血、妇女崩漏、胎动不安
- 开水冲服。一次 20~25g，3 次 / 天
- 80g/ 瓶、200g/ 瓶、300g/ 瓶、400g/ 瓶

气血双补类

归脾丸（合剂）

- 当归、木香、党参、茯苓、白术（炒）、大枣（去核）、甘草（蜜炙）、黄芪（蜜炙）、龙眼肉、酸枣仁（炒）、远志（制）
- 丸剂：棕褐色水蜜丸、小蜜丸、浓缩丸或大蜜丸，气微，味甘而后微苦、辛
- 合剂：棕黑色澄清液体，气芳香，味微甘、微苦
- 益气健脾，养血安神
- 适用于心脾两虚引起的气短心悸、失眠多梦、头昏头晕、肢倦乏力、食欲不振、崩漏便血
- 丸剂：浓缩丸，每8丸相当于原药材3g；水蜜丸，36ml/瓶；大蜜丸，9g/丸。口服。用温开水或生姜汤送服，水蜜丸一次6g，小蜜丸一次9g，浓缩丸一次8~10丸，大蜜丸一次1丸，3次/天
- 合剂：10ml/支，口服。一次10~20ml，3次/天，用时摇匀
- 阴虚火旺者忌用

同仁乌鸡白凤丸（口服液）

- 乌鸡、黄芪、熟地黄、当归、生地黄等19味中药
- 丸剂：黑褐色至黑色水蜜丸或大蜜丸，味甜、微苦
- 口服液：棕褐色液体，久置可有微量沉淀，气香，味甜、微苦
- 补气养血，调经止带
- 适用于气血两虚、阴虚有热引起的月经失调、崩漏、带下病，症状为经行错后或提前、经水量多、淋漓不净、带下量多、黄白相兼、腰膝酸软，虚热盗汗
- 丸剂：水蜜丸每100粒重12g，6g/袋；大蜜丸9g/丸。口服。温黄酒或温开水送服，水蜜丸一次6g，大蜜丸一次1丸，2次/天
- 口服液：10ml/支，口服。一次10ml，2次/天
- 瘀血引起的月经失调、崩漏及带下病属寒湿者不宜用

驴胶补血颗粒

- 阿胶、黄芪、党参、熟地黄、白术、当归
- 浅黄棕色至棕色的颗粒和粉末，味甜
- 补血，益气，调经
- 适用于久病气血两虚引起的体虚乏力、面黄肌瘦、头晕目眩、月经过少、闭经
- 开水冲服。一次1袋，2次/天
- 20g/袋、8g/袋（无蔗糖）
- 体虚有热者忌服

阿胶益寿晶

- 人参、熟地黄、黄芪（蜜炙）、何首乌（制）、阿胶、陈皮、木香、甘草
- 棕色颗粒，味甜、微苦
- 补气养血
- 适用于气血双亏引起的未老先衰、面黄肌瘦、四肢无力、腰膝酸软、健忘失眠、妇女产后诸虚
- 开水冲服。一次10g，1~2次
- 10g/袋（相当于原药材3.5g）
- 体虚有热者忌服

补脾益肠丸

- 外层：黄芪、砂仁、白芍、党参（米炒）、当归（土炒）、白术（土炒）、肉桂
- 内层：炮姜、延胡索（醋制）、荔枝核、甘草（蜜炙）、防风、木香、补骨脂（盐制）、赤石脂（煅）
- 黑色包衣水蜜丸，断面可见两层，外层为棕褐色至黑褐色，内层为黄棕色至红棕色，气香，味甘辛、微苦
- 益气养血，温阳行气，涩肠止泻
- 适用于脾虚气滞引起的泄泻，症状为腹胀疼痛、肠鸣腹泻、黏液血便；慢性结肠炎、溃疡性结肠炎、过敏性结肠炎见上述证候者
- 口服。一次6g，3次/天；儿童酌减，重症加量。30天为一个疗程，一般连服2~3个疗程
- 72g/瓶、90g/瓶、130g/瓶
- 大肠湿热泄泻者忌用

安多霖胶囊

- 黄芪、北沙参、麦冬、女贞子、石上柏、石见穿、重楼等
- 内容物为棕黄色或绿褐色的粉末，气微腥，味微苦
- 益气补血，扶正解毒
- 主治气血两虚证，适用于肿瘤放疗、化疗导致的白细胞减少、免疫功能低下、食欲不振、神疲乏力、头晕气短等症
- 口服。一次3~4粒，3次/天
- 0.32g/粒

阿胶三宝膏

- 阿胶、大枣、黄芪
- 暗棕红色黏稠液体，味甜
- 补气血，健脾胃
- 适用于气血两亏、脾胃虚弱引起的心悸、气短、崩漏、浮肿、食少
- 开水冲服。一次10g，2次/天
- 250g/瓶
- 血热崩漏者忌服

阿胶补血口服液（膏、颗粒）

- 阿胶、白术、熟地黄、党参、黄芪、枸杞子
- 口服液：深棕色液体，味微甜
- 煎膏剂：棕褐色黏稠液体，味甜、微苦
- 颗粒剂：棕褐色颗粒，味甜、微苦
- 补益气血，滋阴润肺
- 适用于气血两虚引起的久病体弱、目昏、虚劳咳嗽
- 口服液：10ml/支、20ml/支，口服，一次20ml，早、晚各1次
- 煎膏剂：200g/瓶、300g/瓶，口服。一次20g，早、晚各1次
- 颗粒剂：4g/袋，开水冲服。一次4g，2次/天
- 实热、痰火咳嗽者忌用

气血双补类

妇科回生丸
- 人参、白术、苍术、茯苓、甘草等32味中药
- 黑色大蜜丸，味甜、微苦
- 益气养血，活血通经，止痛
- 适用于气血不足、瘀血凝滞引起的月经不调、痛经、癥积，症状为经水后错、经量或多或少、有血块，行经腹痛，癥积包块，身体消瘦，四肢困倦，产后恶露不净
- 口服。温黄酒或温开水送服，一次1丸，2次/天
- 9g/丸
- 单纯气血不足引起的月经失调、痛经者忌用
- 寒凝血瘀引起的月经不调、痛经者不宜服用

产复康颗粒
- 当归、人参、桃仁、蒲黄、黄芪、益母草、何首乌、熟地黄、香附（醋制）、昆布、白术、黑木耳
- 棕色颗粒，味甜、微苦
- 补气养血，祛瘀生新
- 适用于气虚血瘀引起的产后恶露不绝，症状为产后出血过多、淋漓不断，神疲乏力，腰腿酸软
- 开水冲服。一次20g，3次/天，5~7天为一个疗程
- 10g/袋
- 高血压、外感及局部感染者禁用

脂脉康胶囊
- 何首乌、刺五加、山楂、三七、葛根等16味中药
- 内容物为棕色至棕褐色的粉末，味微苦、涩
- 消食，降脂，通血脉，益气血
- 适用于瘀浊内阻、气血不足引起的动脉硬化症、高脂血症
- 口服。一次5粒，3次/天
- 0.3g/粒
- 脾虚便溏者慎用

紫河车胶囊
- 紫河车
- 内容物为褐色的粉末，味微腥
- 温肾补精，益气养血
- 适用于虚劳羸瘦、骨蒸盗汗、咳嗽气喘、食少气短、阳痿遗精、不孕少乳
- 口服。温黄酒或温开水送服，一次15粒，2次/天；小儿酌减
- 0.2g/粒

生血宝颗粒
- 黄芪、桑椹、何首乌（制）、女贞子、墨旱莲、白芍、狗脊
- 灰褐色颗粒，气微香，味甜、微苦
- 滋补肝肾，益气生血
- 适用于肝肾不足、气血两虚引起的神疲乏力、腰膝酸软、头晕耳鸣、心悸、气短、失眠、咽干、纳差食少；放疗、化疗引起的白细胞减少，缺铁性贫血见上述证候者
- 开水冲服。一次8g，2~3次/天
- 8g/袋、4g/袋
- 体实及阳虚者忌服
- 脘腹痞满、痰多湿盛者慎用

田七补丸
- 三七（香油炸黄）、当归、党参、山药、乌鸡（去毛、爪、肠）、熟地黄、女贞子（酒制）、香附（醋制）、白术（麸炒）、墨旱莲
- 黄褐色水蜜丸或大蜜丸，气微，味甜、微苦
- 补肝益肾，益气养血
- 适用于气血不足引起的面色苍白、心悸气短、精神疲倦、体虚潮热、腰酸腿软、妇女产后失血过多
- 口服。水蜜丸一次45丸，3次/天；大蜜丸一次2丸，2次/天
- 水蜜丸每100丸重21g；大蜜丸9g/丸
- 血热引起的失血者禁用；脾虚腹胀、便溏、咳嗽痰多者禁用

益气维血颗粒
- 猪血提取物、黄芪、大枣等
- 棕色颗粒，气香，味甜
- 补血益气
- 适用于血虚证、气血两虚证，症状为面色萎黄或苍白、头晕目眩、神疲乏力、少气懒言、自汗、唇舌色淡、脉细弱等；低色素小细胞性贫血见上述证候者
- 口服。成人一次1袋，3次/天；3岁以上儿童一次1袋，2次/天；3岁以下儿童一次半袋，2次/天
- 10g/袋
- 实证、热证者不宜用

黄芪精
- 黄芪
- 棕黄色澄清液体，味甜、微苦
- 补血益气，固本止汗
- 适用于气血亏虚引起的表虚自汗、四肢乏力、久病虚弱
- 口服。一次10ml，2次/天，早、晚服用
- 10ml/支
- 实热邪盛多汗者忌用

气血双补类

十二乌鸡白凤丸

- 白术、山药、茯苓、乌鸡（去毛、爪、肠）、黄芪（蜜炙）、党参、熟地黄、白芍（酒炒）、当归、川芎、牡丹皮、五味子（酒制）
- 褐色的大蜜丸或小蜜丸，气香，味甜、微苦
- 益气养血，调经
- 适用于气血两虚引起的月经不调、崩漏，症状为月经提前或月经错后、经量少，或淋漓不净，或月经量多
- 口服。小蜜丸一次 9g，大蜜丸一次 1 丸，2 次 / 天
- 大蜜丸，9g/ 丸；小蜜丸，4.5g/ 丸
- 阴虚内热引起的月经失调、崩漏者不宜使用

参茸固本片

- 当归、山药（炒）、白芍（酒制）、茯苓、山茱萸等 15 味中药
- 糖衣片，除去糖衣后显棕褐色至褐色，味微苦
- 补气养血
- 适用于气血两虚引起的四肢倦怠、面色无华、耳鸣目眩
- 口服。一次 5~6 片，3 次 / 天
- 0.2g/ 片
- 肝胆火升、肝阳上亢引起的眩晕、耳鸣者不宜用

养血当归糖浆

- 当归、白芍、黄芪、党参、茯苓、川芎、甘草（蜜炙）、熟地黄
- 棕褐色澄清液体，气香，味甜、微辛、苦
- 补气养血，调经
- 适用于气血两虚引起的月经失调，症状为经行提前、月经量少，或见面黄肌瘦、神疲乏力
- 口服。一次 10ml，3 次 / 天
- 250ml/ 瓶
- 瘀血或血热引起的月经失调者不宜使用

参茸阿胶

- 阿胶、当归、川芎、熟地黄、白芍等 23 味中药
- 长方形块，黑褐色，有光泽，质硬而脆，断面光亮，碎片对光照视呈棕色半透明，气微，味微甘
- 补益气血
- 适用于气血两虚引起的头晕、神疲体倦、月经不调
- 用黄酒或开水炖化服。一次 3~9g，1~2 次 / 天
- 10g/ 块
- 虚而夹瘀滞者不宜用

养血饮口服液

- 当归、黄芪、阿胶、大枣、鹿角胶
- 黄棕色或红棕色液体，气香，味甘、微苦
- 补气养血，益肾助脾
- 适用于气血两亏引起的崩漏下血、体虚羸弱、血小板减少及贫血；对放疗和化疗后导致的白细胞减少症也有一定的辅助治疗作用
- 口服。一次 1 支，2 次 / 天
- 10ml/ 支

定坤丹

- 熟地黄、当归、白芍、阿胶、红参等 17 味中药
- 黑褐色大蜜丸，气微，味先甜而后苦、涩
- 滋补气血，调经疏郁
- 适用于气血两虚、气滞血瘀引起的月经不调、行经腹痛、崩漏下血、赤白带下、血晕血脱、产后诸虚、骨蒸潮热
- 口服。一次半丸至 1 丸，2 次 / 天
- 10.8g/ 丸

气血双补类

益气养血口服液

人参、麦冬、当归、黄芪、党参、白术（炒）、生地黄、何首乌（制）、五味子、陈皮、地骨皮、鹿茸、淫羊藿

棕黄色液体，味甜、微苦

益气养血

适用于气血不足引起的气短心悸、面色不华、体虚乏力

口服。一次 15~20ml，3 次 / 天

10ml / 支

湿热内蕴、痰火壅盛者禁用；月经期妇女及有出血倾向者禁用

健延龄胶囊

黄芪、黄精、茯苓、芡实、山药、熟地黄、何首乌（制）、西洋参、黑芝麻、天冬、龙骨、琥珀、黑豆、侧柏叶

内容物为红棕色至棕褐色的微丸，气微香，味微苦

补肾填精，益气养血

适用于肾虚精亏、气血不足引起的神疲乏力、健忘失眠、头晕耳鸣、食欲减退；放疗、化疗后白细胞减少症，高脂血症见上述证候者

口服。一次 4 粒，2 次 / 天，8 周为一个疗程

0.3g / 粒（相当于原生药 1g）

阳虚者忌服

益气养元颗粒

当归、白芍、麦冬、党参、熟地黄、黄芪（蜜炙）、白术（麸炒）、紫河车、陈皮、远志（甘草制）、肉桂

棕色颗粒，味甜

益气补血，养心安神

适用于气血两亏引起的头晕目眩、精神恍惚、肢体倦怠、气短自汗、心悸失眠、月经过多

开水冲服。一次 15g，3 次 / 天

15g / 袋

消疲灵颗粒

人参、当归、茯苓、灵芝、黄芪、阿胶、麦冬、五味子、龙眼肉、鸡血藤、丹参、枣仁、肉桂、山楂

棕色至棕褐色颗粒，气微，味甜、微苦

益气健脾，养血活血，宁心安神

适用于过度疲劳或病后气血两虚引起的心悸气短、四肢酸痛、全身无力、精神疲惫、烦躁失眠、食欲不振

开水冲服。一次 10~20g，1~3 次 / 天，6 天为一个疗程

10g / 袋（相当于原药材 13.2g）

益气止血颗粒

白及、茯苓、党参、黄芪、白术（炒）、功劳叶、地黄、防风

棕色或棕褐色颗粒，气香,味甜、微苦

益气，止血，固表，健脾

适用于气不摄血引起的咯血、吐血

口服。一次 20g，3~4 次 / 天；儿童用量酌减

20g / 袋，250g / 瓶

血热出血者忌用

益中生血片

党参、山药、陈皮、大枣、绿矾、法半夏、草豆蔻、薏苡仁（炒）、甘草等

糖衣片，除去糖衣后显棕灰色，气微，味微苦、涩

健脾和胃，益气生血

适用于缺铁性贫血属脾胃虚弱、气血两虚者，症状为面色萎黄或苍白、头晕目眩、纳差、心悸气短、食后腹胀、神疲倦怠、唇舌色淡、脉虚弱等

口服。一次 6 片，3 次 / 天，饭后服用

0.1g / 片

胃弱者慎用

非缺铁性贫血者不宜用

气血双补类

升血调元汤
- 黄芪、党参、佛手、鸡血藤、骨碎补、何首乌、女贞子、麦芽
- 棕色或棕褐色黏稠液体，味甜、微苦
- 益气养血，补肾健脾
- 适用于提升外周血白细胞和治疗其他原因导致的白细胞减少症及病后虚弱
- 口服。一次 25~50ml，2 次 / 天
- 100ml/ 瓶

加味八珍益母膏
- 甘草、茯苓、红花、当归、人参、益母草、泽兰、桃仁（制）、熟地黄、川芎、赤芍、丹参、炮姜、香附（制）、白术（炒）
- 棕褐色至棕黑色稠膏，味苦、甜
- 补气养血，祛瘀调经
- 适用于妇女气血两虚引起的月经不调（经期后移或经行不畅、量少、经闭），产后恶露不净、腹痛等
- 口服。一次 10~15g，2 次 / 天
- 150g/ 瓶、15g/ 瓶
- 寒凝血瘀者不宜用；血热引起的月经提前、月经过多者不宜用
- 糖尿病患者慎用

胎产金丸
- 紫河车、五味子、人参、茯苓、甘草等 23 味中药
- 黑色大蜜丸或小蜜丸，气微香，味甜、微苦
- 补气，养血，调经
- 适用于产后失血过多导致的恶露不净、腰酸腹痛、足膝浮肿、倦怠乏力
- 口服。温黄酒或温开水送服，大蜜丸每次 1 丸，小蜜丸一次 30 粒，2 次 / 天
- 大蜜丸 9g/ 丸；小蜜丸每 100 粒重 30g
- 血热恶露不绝者忌用

复方阿胶浆
- 阿胶、党参、红参、山楂、熟地黄
- 棕褐色至黑褐色液体，味甜
- 补气养血
- 适用于气血两虚引起的头晕目眩、心悸失眠、食欲不振及白细胞减少症和贫血
- 口服。一次 20ml，3 次 / 天
- 20ml/ 瓶、200ml/ 瓶、250ml/ 瓶、20ml/ 瓶（无蔗糖）

升气养元糖浆
- 党参、黄芪、龙眼肉
- 棕褐色液体，味甜
- 益气，健脾，养血
- 适用于气血不足、脾胃虚弱引起的面色萎黄、四肢乏力
- 口服。一次 20ml，2 次 / 天
- 20ml/ 瓶、250ml/ 瓶

升血颗粒
- 大枣、黄芪、山楂、新阿胶、皂矾
- 棕黄色颗粒，味甜、微酸
- 补气养血
- 适用于气血两虚引起的面色淡白、眩晕、心悸、神疲乏力、气短；缺铁性贫血见上述证候者
- 口服。1 岁以内一次 5g；1~3 岁一次 10g；3 岁以上及成人一次 15g。3 次 / 天
- 5g/ 袋、10g/ 袋、15g/ 袋

复方乌鸡口服液
- 乌鸡、山药、党参、黄芪（蜜炙）、茯苓、白术、川芎、当归、熟地黄、白芍（酒炒）、牡丹皮、五味子（酒制）、蜂蜜（炼）、苯甲酸钠
- 黄棕色至红棕色澄清液体，气香，味甜
- 补气血，益肝肾
- 主治气血两虚或肝肾两虚引起的月经不调、脾虚或肾虚带下，症状为面色㿠白、五心烦热、腰酸膝软、舌质红苔白或舌质淡有齿痕、脉细缓或数
- 口服。一次 10ml，2 次 / 天。月经不调者于月经干净后服用，12 天为一个疗程，可连用 3 个疗程；带下病，10 天为一个疗程，可连用 1 个月
- 10ml/ 支

复方扶芳藤合剂
- 扶芳藤、黄芪、红参
- 红棕色澄清液体，气芳香，味甜、微苦
- 益气补血，健脾养心
- 适用于气血不足、心脾两虚，症状为气短胸闷、少气懒言、神疲乏力、自汗、心悸健忘、失眠多梦、面色不华、纳谷不馨、脘腹胀满、大便溏软、舌质淡胖或有齿痕、脉细弱；神经衰弱、白细胞减少症见上述证候者
- 口服。一次 15ml，2 次 / 天
- 15ml/ 支；120ml/ 瓶
- 阴虚内热、肝阳上亢、痰火内盛引起的心悸不寐者禁用

气血双补类

新血宝胶囊
- 黄芪、大枣、当归、鸡血藤、白术、陈皮、硫酸亚铁
- 内容物是棕黄色至棕褐色的粉末，气香，味微苦、甘、有铁腥味
- 补血益气，健脾和胃
- 适用于缺铁性贫血属气血两虚证者
- 口服。一次2粒，3次/天，10~20天为一个疗程
- 0.25g/粒
- 非缺铁性贫血者禁用
- 酒精中毒、肝炎、急性感染、肠道炎症、胰腺炎、胃与十二指肠溃疡、溃疡性肠炎者慎用

薯蓣丸
- 山药、人参、白术（麸炒）、茯苓、甘草等21味中药
- 黄褐色大蜜丸，味甜、微苦
- 调理脾胃，益气和营
- 适用于气血两虚、脾肺不足引起的虚劳、胃脘痛、痹证、闭经、月经不调
- 口服。一次2丸，2次/天
- 3g/丸

腰椎痹痛丸
- 五加皮、桑寄生、千年健、骨碎补、续断等19味中药
- 黑色包衣水蜜丸，除去外衣后显赭棕色，味苦、辛
- 壮筋骨，益气血，祛风除湿，除痹止痛
- 适用于肝肾不足、寒湿阻络引起的腰椎痹痛，症状为腰膝酸软、筋骨无力
- 口服。一次2g，3次/天
- 每100粒重6.3g
- 不可过量、久服

六、益气养阴类

心脑舒口服液
- 麦冬、人参、党参、黄芪、五味子
- 棕黄色至棕色液体，气香，味酸、甜、微苦
- 补气养阴
- 适用于气阴两虚引起的头晕目眩、失眠健忘、心悸、怔忡、气短、肢倦、自汗、盗汗
- 口服。一次10ml，2次/天
- 10ml/支

七叶神安片
- 三七叶总皂苷
- 糖衣片或薄膜衣片，除去包衣后，显浅黄色至棕黄色，味苦、微甜
- 益气安神，活血止痛
- 适用于心气不足、心血瘀阻引起的心悸、失眠、胸痛、胸闷
- 口服。一次50~100mg，3次/天，饭后服
- 每片含三七叶总皂苷50mg、100mg
- 阴虚火旺、痰热内盛引起的不寐者不宜用

十味玉泉胶囊
- 麦冬、人参、黄芪、天花粉、葛根、生地黄、五味子、茯苓、乌梅、甘草
- 内容物为棕色粉末，味酸、苦、微甘
- 益气养阴，生津止渴
- 适用于气阴两虚引起的消渴病，症状为气短乏力、口渴喜饮、易饥烦热；2型糖尿病见上述证候者
- 口服。一次4粒，4次/天
- 0.5g/粒
- 阴阳两虚消渴者慎用

人参固本丸
- 人参、山药、泽泻、生地黄、熟地黄、山茱萸（酒制）、牡丹皮、茯苓、麦冬、天冬
- 棕褐色大蜜丸，味甜、微苦
- 滋阴益气，固本培元
- 适用于阴虚气弱引起的虚劳咳嗽、心悸气短、骨蒸潮热、腰酸耳鸣、遗精盗汗、大便干燥
- 口服。一次1丸，2次/天
- 9g/丸

益气养阴类

生脉饮（颗粒、注射液、胶囊）

- 红参、麦冬、五味子
- 饮（合剂）：黄棕色至红棕色澄清液体，气香，味酸甜、微苦
- 胶囊剂：内容物为棕黄色至棕褐色的颗粒及粉末，气香，味酸、甜、微苦
- 颗粒剂：淡棕黄色颗粒剂，气香，味甜
- 注射液：淡黄色或淡黄棕色澄明液体
- 益气复脉，养阴生津
- 适用于气阴两亏引起的心悸气短、脉微自汗
- 合剂：10ml/支，口服。一次10ml，3次/天
- 胶囊剂：0.3g/粒、0.35g/粒，口服。一次3粒，3次/天
- 颗粒剂：10g/袋，开水冲服。一次10g，3次/天
- 注射液：2ml/支、10ml/支、20ml/支，肌内注射，一次2~4ml，1~2次/天；静脉滴注，一次20~60ml，用5%葡萄糖注射液250~500ml稀释后使用
- 寒凝血瘀胸痹心痛者不宜用
- 热邪尚盛者，咳而尚有表证未解者忌用

玉泉丸

- 葛根、地黄、麦冬、天花粉、五味子、甘草
- 黑色包衣浓缩丸，除去包衣后显黄褐色，气微，味苦、甜
- 清热养阴，生津止渴
- 适用于阴虚内热引起的消渴，症状为多饮、多食、多尿；2型糖尿病见上述证候者
- 口服。成人一次6g；7岁以上一次3g；3~7岁一次2g。4次/天
- 每10丸重1.5g
- 阴阳两虚消渴者慎用

贞芪扶正胶囊

- 黄芪、女贞子
- 内容物为深褐色粉末，味酸、微苦
- 补气养阴
- 适用于久病虚损、气阴不足；配合手术、放疗、化疗，促进正常功能的恢复
- 口服。一次6粒，2次/天
- 每6粒相当于原生药12.5g

炙甘草合剂

- 甘草（蜜炙）、阿胶、人参、生姜、生地黄、桂枝、麦冬、黑芝麻、大枣
- 棕黑色澄清液体，有大量油脂浮在液面，气香，味甘、微苦
- 益气滋阴，通阳复脉
- 适用于气虚血少引起的心动悸、脉结代
- 口服。一次15~25ml，3次/天
- 100ml/瓶、200ml/瓶、500ml/瓶

心通口服液

- 黄芪、党参、葛根、当归、丹参、麦冬、何首乌、淫羊藿、皂角刺、海藻、昆布、牡蛎、枳实
- 棕红色澄清液体，味甜、微苦
- 益气活血，化痰通络
- 适用于气阴两虚、痰瘀痹阻引起的胸痹，症状为心痛、胸闷、气短、呕恶、纳呆；冠心病见上述证候者
- 口服。一次10~20ml，2~3次/天
- 10ml/支

玉丹荣心丸

- 玉竹、苦参、丹参、降香、蓼大青叶、五味子、山楂、甘草（蜜炙）
- 棕褐色大蜜丸，气芳香，味微甘、苦
- 益气养阴，活血化瘀，清热解毒，强心复脉
- 可阻断感染后心肌自身免疫反应、改善心肌微循环、促进心肌新陈代谢及自身修复能力
- 可用于病毒性心肌炎、心脏病，症状为胸闷心慌、气短乏力、头晕、多汗、心前区不适或疼痛等
- 口服。儿童一次2~4丸，成人一次4~6丸，3次/天，30天为一个疗程
- 1.5g/丸

参麦注射液

- 红参、麦冬
- 微黄色至淡棕色澄明液体
- 益气固脱，养阴生津，生脉
- 适用于治疗气阴两虚型休克、冠心病、病毒性心肌炎、慢性肺心病、粒细胞减少症
- 能提高肿瘤患者的免疫功能，与化疗药物合用，有一定增效作用，并能减少化疗药物所导致的不良反应
- 肌内注射。一次2~4ml，1次/天
- 静脉滴注。一次10~60ml，用5%葡萄糖注射液250~500ml稀释后应用
- 2ml/支、5ml/支、10ml/支、20ml/支、50ml/支、100ml/支

芪蛭降糖胶囊

- 黄芪、生地黄、黄精、水蛭
- 内容物呈棕褐色粉末，味腥、微涩
- 益气养阴，活血化瘀
- 适用于气阴两虚兼血瘀引起的消渴病，症状为口渴多饮、多尿易饥、体疲乏力、自汗盗汗、面色晦黯、肢体麻木；2型糖尿病见上述证候者
- 口服。一次5粒，3次/天，3个月为一个疗程
- 0.5g/粒
- 阴阳两虚消渴者慎用
- 重度2型糖尿病患者不宜用

益气养阴类

通脉养心口服液（丸）

- 地黄、麦冬、阿胶、甘草、鸡血藤、何首乌（制）、五味子、党参、龟甲（醋制）、大枣、桂枝
- 口服液：红棕色液体，味甜、微苦
- 丸剂：包糖衣或包薄膜衣浓缩水丸，除去包衣后显棕褐色，味苦、甘
- 益气养阴，通脉止痛
- 适用于冠心病气阴两虚证，症状为胸痛、胸闷、心悸、气短、脉弦细
- 口服液：10ml/支，口服。一次10ml，2次/天
- 丸剂：每10丸重1g，口服。一次40丸，1~2次/天

益肺清化膏

- 黄芪、麦冬、拳参、党参、甘草、北沙参、仙鹤草、败酱草、白花蛇舌草、川贝母、紫菀、桔梗、苦杏仁
- 深棕色稠厚半流体，味苦、微甜
- 益气养阴，清热解毒，化痰止咳
- 适用于气阴两虚、阴虚内热型的中、晚期肺癌的治疗，症状为气短、乏力、咳嗽、咯血、胸痛等，或兼有上述症状的放疗、化疗无效及复发者
- 口服。一次20g，3次/天，2个月为一个疗程
- 60g/瓶
- 肝火犯肺咯血者忌用

益心通脉颗粒

- 黄芪、川芎、郁金、人参、丹参、北沙参、玄参、甘草（蜜炙）
- 棕色至棕褐色颗粒，味甘、微苦
- 益气养阴，活血通络
- 适用于气阴两虚、瘀血阻络引起的胸痹，症状为胸闷心痛；心悸气短、倦怠出汗、咽喉干燥；冠心病见上述证候者
- 温开水冲服。一次10g，3次/天，4周为一个疗程
- 10g/袋
- 寒凝血瘀胸痹心痛者不宜使用
- 痰火扰心引起的心悸、心烦者慎用

益心舒胶囊

- 人参、麦冬、黄芪、丹参、川芎、山楂、五味子
- 内容物为黄棕色至棕褐色粉末，气微香，味微苦
- 益气复脉，活血化瘀，养阴生津
- 适用于气阴两虚、瘀血阻脉引起的胸痹，症状为胸痛胸闷、心悸气短、脉结代；冠心病见上述证候者
- 口服。一次3粒，3次/天
- 0.4g/粒
- 痰热盛者不宜使用

益气复脉胶囊（颗粒）

- 红参、麦冬、北五味子
- 胶囊剂：内容物为棕黄色至棕褐色粉末，气微，味酸、微苦
- 颗粒剂：棕黄色至黄棕色颗粒，味甜、酸、微苦
- 益气复脉，养阴生津
- 能改善冠状动脉循环、降低心肌耗氧量
- 适用于气阴两亏引起的心悸气短、脉微自汗；冠心病、衰老等
- 胶囊剂：0.37g/粒，口服。一次2~4粒，2次/天
- 颗粒剂：3g/袋，口服。一次1~2袋，2次/天

益气养阴类

金复康口服液

- 黄芪、麦冬、天冬、女贞子（酒制）、北沙参、山茱萸、石上柏、淫羊藿、胡芦巴（盐炒）、绞股蓝、石见穿、重楼
- 棕红色至棕褐色液体，味甜、微苦
- 益气养阴，清热解毒
- 适用于不宜手术、放疗、化疗的原发性非小细胞型肺癌属气阴两虚、热毒瘀阻者
- 与化疗药物并用，有助于提高化疗疗效，改善免疫功能，减轻化疗引起的白细胞减少等作用
- 口服。一次 30ml，3 次 / 天，30 天为一个疗程，可连续使用 2 个疗程
- 10ml/ 支
- 脾肾阳虚、寒凝血瘀者慎用

参精止渴丸

- 红参、黄精、茯苓、白术、黄芪、葛根、五味子、黄连、大黄、甘草
- 黑色有光泽水丸，除去包衣后显棕黄色，气香，味微苦
- 益气养阴，生津止渴
- 适用于气阴两亏、内热津伤引起的消渴，症状为少气乏力、口干多饮、易饥、形体消瘦；2 型糖尿病见上述证候者
- 口服。一次 10g，2~3 次 / 天
- 每 100 丸重 7g
- 阴阳两虚消渴者慎用

金芪降糖片

- 黄连、黄芪、金银花
- 浅绿色薄膜包衣片，除去薄膜包衣后显棕黄色，味苦
- 清热益气
- 主治气虚兼内热型消渴病，症状为口渴喜饮、易饥多食、气短乏力等，轻、中度 2 型糖尿病
- 饭前半小时口服。一次 7~10 片，3 次 / 天，2 个月为一个疗程
- 0.42g/ 片
- 阴阳两虚消渴者慎用
- 重度 2 型糖尿病患者不宜用

参芪降糖片（胶囊、颗粒）

- 黄芪、山药、人参茎叶皂苷、五味子、生地黄、枸杞子等
- 片剂：浅棕色至棕褐色片或包衣片，气微，味甘、微涩
- 胶囊剂：内容物为浅棕黄色至棕褐色的颗粒或粉末，味甘、微苦涩
- 颗粒剂：浅棕色颗粒，气微，味甘、微涩
- 益气养阴，滋脾补肾
- 主治消渴病，用于 2 型糖尿病
- 片剂：0.35g/ 片，口服，一次 3 片，3 次 / 天，1 个月为一个疗程。效果不显著或治疗前症状较重者，每次用量可达 8 片，3 次 / 天
- 胶囊剂：0.35g/ 粒，口服。一次 3 粒，3 次 / 天，1 个月为一个疗程。效果不显著或治疗前症状较重者，每次用量可达 8 粒，3 次 / 天
- 颗粒剂：3g/ 袋，口服。一次 1g，3 次 / 天，1 个月为一个疗程。效果不显著或治疗前症状较重者，一次用量可达 3g，3 次 / 天
- 阴阳两虚消渴者慎用

益气养阴类

养阴生血合剂

- 地黄、当归、麦冬、黄芪、石斛、玄参、川芎
- 深棕褐色液体，气香，味微甜、微苦
- 养阴清热，益气生血
- 适用于阴虚内热、气血不足引起的口干咽燥、食欲减退、倦怠无力；有助于减轻肿瘤患者的白细胞减少，改善免疫功能，用于肿瘤患者放疗时见上述证候者
- 口服。一次 50ml，1 次 / 天。放射治疗前 3 天开始服用，放疗期间，在每次放疗治疗前 1 小时服用，至放疗结束
- 50ml/ 瓶
- 外感表证及内有湿热证者慎用

降糖舒胶囊

- 熟地黄、生地黄、枸杞子、刺五加、黄芪等22味中药
- 内容物为棕褐色或红棕色的粉末
- 滋阴补肾，生津止渴
- 适用于气阴两虚引起的消渴病，症状为口渴、多饮、多食、多尿、消瘦、乏力；2 型糖尿病见上述证候者
- 口服。一次 4~6 粒，3 次 / 天
- 0.3g/ 粒
- 阴阳两虚消渴者慎用

益心复脉颗粒

- 麦冬、生晒参、五味子、黄芪、丹参、川芎
- 淡黄棕色至黄棕色颗粒，气微，味微甜
- 益气养阴，活血复脉
- 适用于气阴两虚、瘀血阻脉引起的胸闷、心悸、气短、脉结代；冠心病、衰老等
- 开水冲服。一次 15g，2~3 次 / 天
- 15g/ 袋
- 痰湿壅滞、舌苔腻者慎用

消渴降糖片

- 桑椹、山药、甜叶菊、天花粉、红参、黄精（制）、蔗鸡
- 黄棕色的片，气香，味甜而后苦
- 清热生津，益气补阴
- 适用于糖尿病
- 口服。一次 6 片，3 次 / 天
- 0.41g/ 片
- 阴阳两虚消渴者慎用

降糖甲片

- 黄芪、黄精（酒制）、地黄、太子参、天花粉
- 肠溶薄膜衣片，除去包衣后显棕色，气微香，味甘苦
- 补中益气，养阴生津
- 适用于气阴两虚型消渴病（2 型糖尿病）
- 口服。一次 6 片，3 次 / 天
- 0.3g/ 片
- 阴阳两虚消渴者慎用

降糖胶囊

- 知母、干姜、人参、三颗针、五味子、人参茎叶皂苷
- 内容物为棕黄色粉末，味甘、微苦
- 清热生津，滋阴润燥
- 适用于阴虚燥热引起的消渴病，症状为多饮、多食、多尿、消瘦、体倦乏力
- 口服。一次 4~6 粒，3 次 / 天
- 0.3g/ 粒
- 阴阳两虚消渴者慎用

消渴安胶囊

- 地黄、黄连、知母、地骨皮、枸杞子等
- 内容物为棕黄色粉末，味微酸、苦、稍甜
- 清热生津，益气养阴，活血化瘀
- 适用于消渴病阴虚燥热兼气虚血瘀证，症状为口渴多饮、多食易饥、五心烦热、大便秘结、倦怠乏力、自汗等
- 口服。一次 3 粒，3 次 / 天
- 0.4g/ 粒
- 阴阳两虚消渴者慎用

消渴灵片

- 地黄、红参、五味子、麦冬、黄芪、黄连、茯苓、牡丹皮、天花粉、石膏、枸杞子
- 棕色至棕褐色的片，或为薄膜衣片，除去包衣后显棕色至棕褐色，味苦、甘
- 益气养阴，清热泻火，生津止渴
- 适用于气阴两虚型消渴病，症状为多饮、多食、多尿、消瘦、气短乏力；轻、中度 2 型糖尿病见上述证候者
- 口服。一次 8 片，3 次 / 天
- 素片，0.36g/ 片；薄膜衣片，0.37g/ 片
- 阴阳两虚消渴者慎用

益气养阴类

消渴丸

- 葛根、地黄、山药、黄芪、天花粉、玉米须、南五味子、格列本脲
- 黑色包衣浓缩水丸，味甘、酸、微涩
- 滋肾养阴，益气生津
- 适用于气阴两虚引起的消渴病，症状为多饮、多尿、多食、消瘦、体倦无力、眠差、腰痛；2 型糖尿病见上述证候者
- 口服。一次 5~10 丸，2~3 次/天，饭前用温开水送服
- 每 10 丸重 2.5g（含格列本脲 2.5mg）
- 阴阳两虚消渴者慎用
- 本品含格列本脲（优降糖），下列情况需禁用：1 型糖尿病患者；2 型糖尿病伴有酮症酸中毒、昏迷、严重烧伤、感染、严重外伤和重大手术者；孕妇、哺乳期妇女；肝、肾功能不全者；白细胞减少、粒细胞缺乏、血小板减少等患者；对磺胺类药物过敏者

消渴平片

- 人参、黄连、天冬、葛根、知母、黄芪、丹参、天花粉、枸杞子、沙苑子、五味子、五倍子
- 薄膜衣片，除去包衣后，显黄棕色至棕褐色，气香，味苦
- 益气养阴，清热泻火
- 适用于阴虚燥热、气阴两虚引起的消渴病，症状为口渴喜饮、多食、多尿、消瘦、气短、乏力、手足心热；2 型糖尿病见上述证候者
- 口服。一次 6~8 片，3 次/天
- 0.34g/片、0.55g/片
- 阴阳两虚消渴者慎用

养阴降糖片

- 黄芪、玄参、玉竹、党参、葛根、地黄、知母、牡丹皮、枸杞子、川芎、虎杖、五味子
- 薄膜衣片或糖衣片，除去包衣后显棕黄色至棕黑色，味苦
- 养阴益气，清热活血
- 适用于气阴不足、内热消渴，症状为烦热口渴、多食多饮、倦怠乏力；2 型糖尿病见上述证候者
- 口服。一次 8 片（小片），或一次 4 片（大片），3 次/天
- 糖衣片，片心重 0.33g；薄膜衣片，0.36g/片、0.72g/片
- 阴阳两虚消渴者慎用

养胃舒胶囊（颗粒）

- 党参、山药、干姜、陈皮、乌梅、黄精（蒸）、菟丝子、白术（炒）、玄参、山楂、北沙参
- 胶囊剂：内容物为浅黄色或黄色的颗粒，味酸、微苦
- 颗粒剂：浅棕黄色颗粒，味酸、甜
- 益气养阴，健脾和胃，行气导滞
- 适用于脾胃气阴两虚引起的胃痛，症状为胃脘灼热疼痛、痞胀不适、口干口苦、纳少消瘦、手足心热；慢性萎缩性胃炎、慢性胃炎见上述证候者
- 胶囊剂：0.4g/粒，口服。一次 3 粒，2 次/天
- 颗粒剂：10g/袋，开水冲服。一次 10~20g，2 次/天
- 肝胃火盛吞酸嗳腐者慎用

洛布桑胶囊

- 红景天、冬虫夏草、手参
- 内容物为棕黄色粉末，味苦、涩
- 益气养阴，活血通脉
- 适用于气阴两虚、心血瘀阻引起的胸痹心痛，症状为胸闷、胸部刺痛或隐痛、心悸气短、倦怠懒言、头晕目眩、面色少华等；冠心病见上述证候者
- 口服。一次 2 粒，3 次/天
- 0.45g/粒
- 宜饭后服用

益气养阴类

愈三消胶囊
- 黄芪、生地黄、熟地黄、麦冬、天冬等 17 味中药
- 内容物为棕褐色颗粒，气微，味苦
- 养阴生津，益气活血
- 适用于轻、中度 2 型糖尿病属气阴两虚夹血瘀者，症状为口渴喜饮，易饥多食，疲倦乏力，自汗盗汗，舌质黯、有瘀斑，脉细数
- 饭前口服。一次 8 粒，3 次/天，3 个月为一个疗程
- 0.4g/粒
- 阴阳两虚消渴者慎用

渴乐宁胶囊
- 地黄、黄芪、黄精（酒制）、太子参、天花粉
- 内容物为棕色至棕褐色的粉末，气微香，味甘、苦
- 益气养阴，生津止渴
- 适用于气阴两虚引起的消渴病，症状为口渴多饮、五心烦热、乏力多汗、心慌气短；2 型糖尿病见上述证候者
- 口服。一次 4 粒，3 次/天，3 个月为一个疗程
- 0.45g/粒
- 阴阳两虚消渴者慎用

糖脉康颗粒
- 黄芪、赤芍、地黄、桑叶、丹参、葛根、淫羊藿等
- 黄棕色至棕褐色颗粒，气微香，味微苦
- 养阴清热，活血化瘀，益气固肾
- 适用于糖尿病气阴两虚兼血瘀引起的倦怠乏力、气短懒言、自汗盗汗、五心烦热、口渴喜饮、胸中闷痛、肢体麻木或刺痛、便秘、舌质红少津、舌体胖大、苔薄或花剥，或舌黯有瘀斑，脉弦细或细数或沉涩等；2 型糖尿病并发症状为上述证候者
- 口服。一次 1 袋，3 次/天
- 5g/袋
- 阴阳两虚消渴者慎用

糖尿灵片
- 葛根、麦冬、天花粉、生地黄、五味子、南瓜粉、糯米（炒黄）、甘草
- 棕褐色的片，气微，味微苦
- 滋阴清热，生津止渴
- 适用于阴虚燥热引起的消渴病，症状为口渴、多饮、多食、多尿、消瘦、五心烦热；2 型糖尿病见上述证候者
- 口服。一次 4~6 片，3 次/天
- 0.3g/片
- 阴阳两虚消渴者慎用

虚汗停颗粒
- 大枣、黄芪、浮小麦、糯稻根、牡蛎（煅）
- 黄棕色颗粒，味甜、微涩
- 益气养阴，固表敛汗
- 适用于气阴不足引起的自汗、盗汗
- 开水冲服。一次 10g，3 次/天；4 岁以下一次 5g，2 次/天；4 岁以上一次 5g，3 次/天
- 10g/袋
- 实热汗出者忌用

黄芪生脉饮
- 黄芪、党参、麦冬、五味子
- 淡棕色至红棕色澄清液体，气香，味甜、微酸
- 益气滋阴，养心补肺
- 适用于气阴两虚心悸气短的冠心病患者
- 口服。一次 10ml，3 次/天
- 10ml/支；100ml/瓶
- 宜饭后服用

稳心颗粒
- 党参、黄精、三七、琥珀、甘松
- 棕黄色至棕色颗粒，味甜、微苦，或味微苦（无蔗糖）
- 益气养阴，活血化瘀
- 适用于气阴两虚、心脉瘀阻引起的心悸不宁、气短乏力、胸闷胸痛；室性前期收缩、房性前期收缩见上述证候者
- 开水冲服。一次 1 袋，3 次/天，4 周为一个疗程，或遵医嘱
- 9g/袋、5g/袋（无蔗糖）

糖尿乐胶囊
- 山药、黄芪、红参、知母、天冬、地黄、葛根、枸杞子、茯苓、山茱萸、天花粉、五味子、鸡内金（炒）
- 内容物为灰褐色粉末，味辛、微苦
- 益气养阴，生津止渴
- 适用于气阴两虚引起的消渴病，症状为多食、多饮、多尿、消瘦、四肢无力
- 口服。一次 3~4 粒，3 次/天
- 0.3g/粒
- 阴阳两虚消渴者慎用

七、阴阳双补类

中心主题：**阴阳双补类**

生力胶囊
- 人参、丁香、沉香、肉苁蓉、熟地黄、淫羊藿、枸杞子、沙苑子、荔枝核、远志
- 内容物为棕褐色颗粒，气微香，味微甘涩
- 益气助阳，补肾填精
- 适用于阴阳两虚引起的腰膝酸软、神疲乏力、头晕耳鸣、阳痿早泄
- 口服。一次2~4粒，3次/天，空腹服用
- 0.35g/粒
- 肝郁不疏、湿热下注、惊恐伤肾引起的阳痿者不宜使用

三宝胶囊
- 人参、鹿茸、当归、山药、龟甲（醋制）等21味中药
- 内容物为深棕色的粉末，气微，味微酸、甜
- 益肾填精，养心安神
- 适用于肾精亏虚、心血不足引起的腰酸腿软、阳痿遗精、头晕眼花、耳鸣耳聋、心悸失眠、食欲不振
- 口服。一次3~5粒，2次/天
- 0.3g/粒
- 风湿痹阻引起腰痛、肝胆湿热引起的阳痿遗精者不宜用
- 肝郁化火、痰火扰心、心脾两虚、心肾不交型失眠者不宜用
- 月经过多者、有出血倾向者慎用

孕康口服液（颗粒）
- 山药、续断、黄芪、当归、狗脊等23味中药
- 口服液：棕褐色液体，气微，味甜
- 颗粒剂：棕色至棕褐色颗粒，味甜、微苦
- 健脾固肾，养血安胎
- 适用于肾虚型和气血虚弱型先兆流产和复发性流产
- 口服液：10ml/瓶、20ml/瓶，口服。一次20ml，3次/天，空腹服用
- 颗粒剂：8g/袋，开水冲服。早、中、晚空腹口服，一次1袋，3次/天

五子衍宗丸（口服液、片）
- 枸杞子、覆盆子、菟丝子（炒）、五味子（蒸）、车前子（盐制）
- 丸剂：棕褐色水蜜丸、棕黑色小蜜丸或大蜜丸，味甜、酸、微苦
- 口服液：深棕色液体，味甜、微酸
- 片剂：为糖衣片，除去糖衣后显棕黄色至褐色，味酸
- 补肾益精
- 适用于肾虚精亏引起的阳痿不育、遗精早泄、腰痛、尿后余沥
- 丸剂：水蜜丸，6g/袋；大蜜丸，9g/丸。口服。水蜜丸一次6g，小蜜丸一次9g，大蜜丸一次1丸，2次/天
- 口服液：10ml/支，口服。一次5~10ml，2次/天
- 片剂：0.3g/片，口服。一次6片，3次/天

阴阳双补类

麒麟丸

桑椹、山药、白芍、锁阳、何首乌（制）、墨旱莲、菟丝子、枸杞子、淫羊藿、覆盆子、党参、黄芪、丹参、郁金、青皮

棕黑色浓缩丸，气微，味微酸、微苦

补肾填精，益气养血

适用于肾虚精亏、气血不足引起的腰膝酸软、倦怠乏力、面色不华、阳痿早泄；不育症、不孕症见上述证候者

口服。一次6g，2~3次/天

60g/瓶

壮腰健肾口服液（丸）

狗脊（制）、千斤拔、鸡血藤、桑寄生（蒸）、女贞子、金樱子、牛大力、菟丝子、黑老虎根

口服液：棕红色澄清液体，气微香，味甜、微苦、涩

丸剂：褐色大蜜丸，味苦涩、微甜

壮腰健肾，祛风活络

适用于肾亏腰痛、风湿骨痛、膝软无力、小便频数

口服液：10ml/支，口服。一次10ml，3次/天，4周为一个疗程

丸剂：9g/丸，口服。一次1丸，2~3次/天

风湿热痹、关节红肿热痛者慎用

宜饭前服

骨松宝颗粒

续断、知母、莪术、淫羊藿、生地黄、三棱、川芎、赤芍、牡蛎（煅）

淡棕色至棕褐色颗粒，气微香，味微苦

补肾活血，强筋壮骨

适用于肝肾不足引起的骨痿，症状为背痛、腰痛膝软、骨脆易折；骨性关节炎、骨质疏松症见上述证候者

口服。治疗骨折及骨关节炎，一次1袋，3次/天；预防骨质疏松，一次1袋，2次/天，30天为一个疗程

5g/袋（无糖型）、10g/袋（含糖型）

穿龙骨刺片

狗脊、穿山龙、淫羊藿、川牛膝、熟地黄、枸杞子

棕黄色至棕褐色的片，味微苦

补肾健骨，活血止痛

适用于肾虚血瘀引起的骨性关节炎，症状为关节疼痛

口服。一次6~8片，3次/天

0.5g/片

关节红肿热痛者慎用

壮骨关节丸

狗脊、独活、续断、淫羊藿、骨碎补、熟地黄、补骨脂、桑寄生、鸡血藤、木香、乳香（醋制）、没药（醋制）

黑色浓缩丸或水丸，气芳香，味微苦

补益肝肾，养血活血，舒筋活络，理气止痛

适用于肝肾不足、血瘀气滞、脉络痹阻引起的骨性关节炎、腰肌劳损，症状为关节肿胀、疼痛、麻木、活动受限

口服。浓缩丸一次10丸，水丸一次6g，2次/天，早、晚饭后服用

浓缩丸或水丸，每瓶装60g

关节红肿热痛者慎用；脾胃虚弱者慎用

百补增力丸

六神曲、陈皮、白芍、麦芽、苍术等37味中药

棕褐色至黑褐色水蜜丸，气微，味甘、苦

开胃健脾，益气养血

适用于肾水不足、脾胃失和引起的自汗盗汗、腰腿疼痛、精神疲倦、劳伤过度、咳嗽咯血、食欲不振、消化不良

口服。一次1~2丸，2次/天

4.5g/丸

固本强身胶囊

人参、冬虫夏草、乌鸡（去毛、爪、肠）、枸杞子、淫羊藿、何首乌、花粉

内容物为深棕色粉末，味涩、微苦

补脾益气，润肺养肝

适用于气阴两虚、精血不足引起的神疲乏力、头昏目眩、气短憋闷、腰膝酸软、四肢麻木

口服。一次2粒，2~3次/天

0.3g/粒

腹泻、便溏、咳嗽痰多者慎用

复方木鸡颗粒

云芝提取物、核桃楸皮、山豆根、菟丝子

褐色颗粒，味微苦

具有抑制甲胎蛋白的作用

适用于肝炎、肝硬化、肝癌

口服。一次10g，3次/天，饭后服

10g/袋

阴阳双补类

杜仲颗粒
- 杜仲、杜仲叶
- 淡黄色颗粒，气香，味甜、微苦
- 适用于肾气亏虚引起的腰痛、腰膝无力
- 开水冲服。一次 5g，2 次 / 天
- 5g/ 袋、120g/ 瓶
- 湿热痹阻、外伤瘀血引起的腰痛者不宜使用

杜仲补腰合剂
- 杜仲、党参、香菇、当归、牛膝、补骨脂、熟地黄、枸杞子、菟丝子、猪腰子
- 棕色澄清液体，气腥，味微咸
- 补肝肾，益气血，强腰膝
- 适用于肝肾不足、气血亏虚引起的腰腿疼痛、疲劳无力、精神不振、小便频数
- 口服。一次 30~40ml，2 次 / 天
- 30ml/ 瓶、70ml/ 瓶
- 湿热外邪引起的腰痛、瘀血腰痛者或其他实邪引起的腰痛者忌用
- 高尿酸血症或高脂血症患者慎用

抗衰复春片
- 红参、鹿茸、地黄、羊肾、肉苁蓉等 20 味中药
- 糖衣片，除去糖衣后，显黄褐色至黑褐色，气微清香，味微苦涩
- 温肾壮阳，补养阴血
- 适用于阴阳两虚引起的阳痿早泄、腰膝酸软、四肢乏力、神情倦怠、眩晕
- 口服。一次 6 片，2~3 次 / 天
- 0.35g/ 片
- 阴虚火旺者慎用

血宝胶囊
- 熟地黄、当归、漏芦、丹参、党参等 30 味中药
- 内容物为深棕色的粉末，味微甘、咸
- 补阴培阳，益肾健脾
- 适用于脾肾两虚引起的头晕目眩、面色无华、气短乏力；再生障碍性贫血见上述证候者；也可用于白细胞缺乏症、原发性血小板减少症等
- 口服。一次 4~5 粒，3 次 / 天；小儿酌减
- 0.3g/ 粒

尪痹补肾片（颗粒）
- 地黄、熟地黄、续断、附片、独活等 17 味中药
- 片剂：糖衣片或薄膜衣片，除去包衣后显棕褐色，味微苦
- 颗粒剂：棕黄色或棕色颗粒，味微苦
- 补肝肾，强筋骨，祛风湿，通经络
- 适用于肝肾不足、风湿阻络引起的尪痹，症状为肌肉、关节疼痛，局部肿大，僵硬畸形，屈伸不利，腰膝酸软，畏寒乏力；类风湿关节炎见上述证候者
- 片剂：糖衣片，片心重 0.25g；薄膜衣片，0.51g/ 片。口服。糖衣片一次 7~8 片，薄膜衣片一次 4 片，3 次 / 天
- 颗粒剂：3g/ 袋、6g/ 袋，开水冲服。一次 6g，3 次 / 天

抗骨质增生丸
- 狗脊（盐制）、熟地黄、骨碎补、鸡血藤、淫羊藿、女贞子（盐制）、肉苁蓉（蒸）、牛膝、莱菔子（炒）
- 黑色小蜜丸或大蜜丸，味甘、微涩
- 补腰肾，强筋骨，活血，利气，止痛
- 适用于增生性脊椎炎（肥大性胸椎、腰椎炎）、颈椎综合征、骨刺等骨质增生症
- 口服。小蜜丸一次 3g，大蜜丸一次 1 丸，3 次 / 天
- 大蜜丸，3g/ 丸；小蜜丸，每 100 粒重 20g

阴阳双补类

添精补肾膏
- 巴戟天（酒制）、川牛膝、当归、党参、盐杜仲等16味中药
- 棕褐色稠厚半流体，味甜、微苦
- 温肾助阳，补益精血
- 适用于肾阳亏虚、精血不足引起的腰膝酸软、精神萎靡、畏寒怕冷、阳痿遗精
- 冲服或炖服。一次9g，1~2次/天
- 125g/瓶
- 肝郁不疏、湿热下注、惊恐伤肾引起的阳痿者，阴虚火旺、肝经湿热引起的遗精者不宜使用

调经促孕丸
- 鹿茸（去毛）、淫羊藿（炙）、仙茅、续断、桑寄生等18味中药
- 棕褐色水蜜丸，味甘、微苦
- 温肾健脾，活血调经
- 适用于脾肾阳虚、瘀血阻滞引起的月经不调、闭经、痛经、不孕，症状为月经错后、经水量少、有血块，行经小腹冷痛，经水日久不行，久不受孕，腰膝冷痛
- 口服。一次5g，2次/天。自月经周期第5天起连服20天，无周期者每月连服20天，连服3个月
- 每100丸重10g
- 阴虚火旺、月经量过多者不宜服用

补肾强身胶囊（片）
- 狗脊（烫）、淫羊藿、金樱子、菟丝子、女贞子
- 胶囊剂：内容物为棕色至棕褐色的粉末，味微酸
- 片剂：糖衣片或薄膜衣片，除去包衣后，片心呈灰至棕灰色，气微，味淡
- 补肾填精
- 适用于肾虚精亏引起的腰膝酸软、头晕耳鸣、目眩心悸、阳痿遗精
- 胶囊剂：0.3g/粒，口服。一次3粒，3次/天
- 片剂：薄膜衣片，0.25g/片；糖衣片，0.3g/片。口服。一次5片，3次/天
- 心火亢盛、心肾不交、湿热下注引起的遗精早泄者，湿热下注、惊恐伤肾、肝气郁结引起的阳痿者，湿热或寒湿痹阻、外伤血瘀引起的腰痛者不宜使用

补肾康乐胶囊
- 淫羊藿、人参、何首乌（制）、枸杞子、熟地黄等17味中药
- 内容物为黄褐色的粉末，气微腥，味微咸、微苦
- 益肾助阳，补益气血，添精生髓
- 适用于肾虚精亏、气血两虚引起的未老先衰、腰腿酸痛、疲乏无力、失眠健忘、精神恍惚、性功能减退
- 口服。盐水送服，一次3~4粒，3次/天
- 0.25g/粒
- 体实及阴虚火旺者忌用

益肾补骨液
- 茯苓、续断、当归、党参、白芍、骨碎补、何首乌、熟地黄、黄精、枸杞子、自然铜（煅，醋淬）、陈皮
- 棕褐色澄清液体，气香，味甜、微辛
- 滋补肝肾，强壮筋骨
- 适用于肝肾不足导致的劳伤腰痛、筋骨折伤
- 口服。饭前服，一次15ml，3次/天
- 15ml/支

益肾蠲痹丸
- 骨碎补、熟地黄、延胡索、寻骨风、淫羊藿、乌梢蛇、僵蚕等
- 棕褐色小丸，味微苦、涩
- 温补肾阳，益肾壮督，搜风剔邪，蠲痹通络
- 适用于症状为发热，关节疼痛、肿大、红肿热痛、屈伸不利，肌肉疼痛、瘦削或僵硬、畸形的顽痹（类风湿关节炎）
- 口服。一次8~12g，3次/天
- 8g/瓶
- 妇女月经期经行量多者停用
- 过敏体质、湿热偏盛者慎用

补肾益寿胶囊
- 红参、珍珠、丹参、甘草、黄精、灵芝、何首乌（制）、枸杞子、淫羊藿
- 胶囊剂，内容物为棕色的粉末，味甘、微苦
- 补肾益气
- 适用于肾气不足引起的失眠、耳鸣、腰酸、健忘、倦怠、胸闷气短、夜尿频数、性功能减退等
- 口服。一次1~2粒，3次/天
- 0.3g/粒
- 脾胃虚弱引起的呕吐泄泻、腹胀便溏、咳嗽痰多者慎用

补肾益脑片
- 鹿茸、红参、茯苓、山药、当归等16味中药
- 糖衣片，除去糖衣后显棕褐色，味甘、微酸
- 补肾生精，益气养血
- 适用于肾虚精亏、气血两虚引起的心悸气短、失眠健忘、遗精盗汗、腰腿酸软、耳鸣耳聋
- 口服。一次4~6片，2次/天
- 0.33g/片
- 体实及阴虚火旺者忌服

阴阳双补类

益坤丸
- 熟地黄、当归、白芍、阿胶、人参、黄芪（蜜炙）等
- 黑褐色大蜜丸，气特异，味甘、苦
- 补气养血，调经散寒
- 适用于气虚血衰引起的月经不调、行经腹痛、宫寒带下、腰酸体倦
- 口服。一次1丸，2次/天
- 9g/丸

还精煎口服液
- 地黄、熟地黄、何首乌、桑椹、女贞子等18味中药
- 棕色澄清液体，久置可有少量轻摇易散的沉淀，味甜、微酸
- 补肾填精，阴阳两补，益元强壮
- 适用于肾虚引起的眩晕，症状为头晕、心悸、腰酸、肢软；原发性高血压见上述证候者
- 口服。一次10ml，2~3次/天
- 10ml/支
- 偶见咯血者
- 脾虚湿滞引起的腹满便溏者忌用

健步丸
- 当归、锁阳、牛膝、黄柏（盐制）、熟地黄、知母（盐制）、白芍（酒炒）、豹骨（制）、龟甲（醋制）、陈皮（盐制）、干姜、羊肉
- 棕褐色至深褐色糊丸，气微腥，味微苦
- 补肝肾，强筋骨
- 适用于肝肾不足引起的腰膝酸软、下肢痿弱、步履艰难
- 口服。一次9g，2次/天
- 每10丸重1.5g
- 湿热浸淫、气血不运致痿者忌用

蛾苓丸
- 雌性蚕蛾、茯苓
- 暗红色水泛丸，除去外衣，显灰黄色或棕黄色，味甘
- 扶正培元，健脾安神，补肝壮肾
- 适用于男性前列腺肥大及妇女更年期综合征
- 口服。一次9~12粒，2次/天
- 每10粒重2.1g
- 过敏体质者慎用

还少胶囊
- 牛膝、茯苓、熟地黄、山茱萸、山药（炒）、枸杞子、五味子、楮实子、杜仲（盐制）、远志（甘草制）、巴戟天（炒）、肉苁蓉、石菖蒲、小茴香（盐制）、大枣（去核）
- 内容物为棕黄色至黄棕色的粉末或颗粒，气香，味酸、微甜、苦
- 温肾补脾，养血益精
- 适用于脾肾两虚、精血亏耗引起的腰膝酸痛、阳痿、遗精、耳鸣、目眩、机体瘦弱、食欲减退、牙根酸痛
- 口服。一次5粒，2~3次/天
- 0.42g/粒
- 阴虚火旺者慎用

参茸卫生丸
- 龙眼肉、鹿角、大枣、香附、肉苁蓉等
- 黑褐色大蜜丸，气香，味甜、微苦
- 补血益气，兴奋精神
- 适用于身体衰弱、气血两亏、思虑过度引起的精神不足、筋骨无力、心脏衰弱、腰膝酸痛、梦遗滑精、自汗盗汗、头昏眼花、妇女血寒、赤白带下、崩漏不止、腰痛腹痛
- 口服。一次1丸，2次/天
- 9g/丸
- 阴虚火旺者忌服
- 脾胃虚弱者慎服

颈痛灵药酒
- 熟地黄、何首乌、黑芝麻、当归、丹参等27味中药
- 棕黄色微有混浊液体，味微甜、略苦
- 滋补肝肾，活络止痛
- 适用于各种颈椎病导致的疼痛
- 口服。一次10~15ml，2次/天
- 100ml/瓶、250ml/瓶
- 高血压患者慎服

鹿角胶（颗粒）
- 鹿角胶
- 胶块：扁方块，黄棕色或红棕色，半透明，有的上部有黄白色泡沫层，质脆、易碎，断面光亮，气微，味微甜
- 颗粒剂：棕色颗粒，气微，味微甜
- 温补肝肾，益精养血
- 适用于肝肾不足引起的腰膝酸冷、阳痿遗精、虚劳羸瘦、崩漏下血、便血尿血、阴疽肿痛
- 胶块：6g/块，烊化兑服。一次3~6g，1~2次/天
- 颗粒剂：3g/袋，开水冲服。一次3~6g，1~2次/天
- 肝郁不疏、湿热下注、惊恐伤肾引起的阳痿者，火热炽盛、肝胆湿热、脾不统血引起的崩漏者慎用

八、气血阴阳并补类

龟鹿补肾丸（胶囊、口服液）

- 菟丝子、淫羊藿、续断、锁阳、狗脊等 16 味中药
- 丸剂：棕黑色至黑色水蜜丸或大蜜丸，味微甘甜
- 胶囊剂：内容物为棕褐色的粉末，味微甘甜
- 口服液：深棕色澄清液体，气香，味微甜、微苦涩
- 补肾壮阳，益气血，壮筋骨
- 适用于肾阳虚引起的身体虚弱、精神疲乏、腰腿酸软、头晕目眩、精冷、性欲减退、小便夜多、健忘、失眠
- 丸剂：水蜜丸，30g/ 瓶；大蜜丸，6g/ 丸、12g/ 丸。口服。水蜜丸一次 4.5~9g，大蜜丸一次 6~12g，2 次 / 天
- 胶囊剂：0.4g/ 粒，口服。一次 2~4 粒，2 次 / 天
- 口服液：10ml/ 支，口服。一次 10~20ml，2 次 / 天
- 阴虚火旺者忌用

安坤赞育丸

- 香附（醋制）、鹿茸、阿胶、紫河车、白芍、当归、延胡索（醋制）等
- 黑色大蜜丸，味甜、微苦
- 益气养血，调补肝肾
- 适用于气血两虚、肝肾不足引起的月经不调、崩漏、带下病，症状为月经量少或淋漓不净、月经错后、神疲乏力、腰腿酸软、白带量多
- 口服。一次 1 丸，2 次 / 天
- 9g/ 丸
- 血热或单纯阴虚内热引起的月经失调、崩漏及湿热带下者不宜使用

气血阴阳并补类

再造生血片

- 菟丝子（酒制）、红参、鸡血藤、阿胶、当归等 21 味中药
- 糖衣片，除去糖衣后显棕黄色至棕褐色，气微，味微苦、涩
- 补肝益肾，补气养血
- 适用于肝肾不足、气血两虚引起的血虚虚劳，症状为心悸气短、头晕目眩、倦怠乏力、腰膝酸软、面色苍白、唇甲色淡，或伴出血；再生障碍性贫血、缺铁性贫血见上述证候者
- 口服。一次 5 片，3 次 / 天
- 0.38g/ 片

再障生血片

- 红参、阿胶、菟丝子（酒制）、鸡血藤、黄芪、当归、女贞子
- 糖衣片，除去糖衣后显棕黄色至棕褐色，气微，味微苦、涩
- 补肝健脾，益气养血
- 适用于肝肾不足、气血亏虚引起的再生障碍性贫血
- 口服。一次 5 片，3 次 / 天
- 0.3g/ 片
- 实证、热证者禁用

妇宁康片

- 人参、枸杞子、熟地黄、赤芍、山茱萸等 18 味中药
- 糖衣片，除去糖衣后显棕褐色，味苦
- 补肾壮阳，调整冲任，益气养血，安神解郁
- 适用于妇女更年期综合征及月经不调、阴道干燥、精神抑郁不安等症
- 口服。一次 4 片，3 次 / 天
- 0.3g/ 片

气血阴阳并补类

复方皂矾丸
- 海马、肉桂、皂矾、西洋参、大枣（去核）、核桃仁
- 棕黑色至黑褐色水蜜丸或小蜜丸，气特异，味甜、微苦、微涩
- 温肾健脾，益气养阴，生血止血
- 适用于再生障碍性贫血、白细胞减少症、血小板减少症、骨髓增生异常综合征及放疗和化疗引起的骨髓损伤、白细胞减少属肾阳不足、气血两虚证者
- 口服。一次7~9丸，3次/天，饭后即服
- 小蜜丸，0.2g/丸；水蜜丸，0.2g/丸
- 脾胃虚弱者慎服

健脾益肾颗粒
- 白术、党参、补骨脂（盐制）、枸杞子、女贞子、菟丝子
- 棕黄色颗粒，味微酸甜、微苦
- 健脾益肾
- 适用于减轻肿瘤患者术后放疗、化疗不良反应，提高机体免疫功能，以及治疗脾肾虚弱导致的疾病
- 开水冲服。一次30g，2次/天
- 30g/袋
- 外感表证及内有湿热证者慎用

骨痨敌注射液
- 三七、黄芪、骨碎补、乳香、没药
- 浅棕色的澄明液体
- 益气养血，补肾壮骨，活血化瘀
- 适用于肾气不足、气虚血瘀引起的骨关节结核、淋巴结核、肺结核等各种结核病以及瘤型麻风病
- 肌内注射。一次2~4ml，1~2次/天
- 2ml/支

益血生胶囊
- 阿胶、龟甲胶、鹿角胶、鹿血、牛髓等22味中药
- 内容物为棕褐色颗粒状粉末，气腥，味微咸
- 健脾补肾，生血填精
- 适用于脾肾两虚、精血不足引起的面色无华、眩晕气短、体倦乏力、腰膝酸软；缺铁性贫血、慢性再生障碍性贫血见上述证候者
- 口服。一次4粒，3次/天；儿童酌减
- 0.25g/粒
- 虚热者慎用本品

古汉养生精（片、颗粒）
- 人参、白芍、黄精（制）、黄芪（蜜炙）、枸杞子、金樱子、女贞子（制）、菟丝子、淫羊藿、炒麦芽、甘草（蜜炙）
- 精（合剂）棕红色澄清液体，味甜、微苦
- 片剂：薄膜衣片，除去包衣后显棕褐色至黑褐色，味微苦
- 颗粒剂：棕黄色至深棕色颗粒，气香，味甜、微苦
- 补气，滋肾，益精
- 适用于气阴亏虚、肾精不足引起的头晕心悸、目眩耳鸣、健忘失眠、阳痿遗精、疲乏无力；脑动脉硬化、冠心病、前列腺增生、更年期综合征、病后体虚见上述证候者
- 精（合剂）：10ml/支，口服。一次10~20ml，2~3次/天
- 片剂：0.41g/片，口服。一次4片，3次/天
- 颗粒剂：10g/袋、15g/袋，开水冲服。一次10~20g，2次/天
- 阳热体质者慎用

鹿胎胶囊
- 鹿胎、鹿茸、肉桂、当归、熟地黄等24味中药
- 内容物为棕色粉末
- 益气养血，温肾调经
- 适用于气血两虚、肾气不足引起的月经不调，症状为月经先后不定期、神疲乏力、腰膝酸软，或带下清稀
- 口服。一次5粒，3次/天
- 0.3g/粒
- 肾虚兼有内热者不宜使用
- 经期出血量过多者慎用

第十一节 理血类

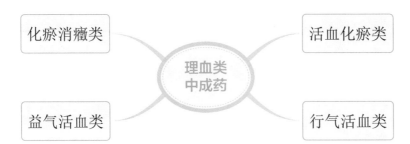

化瘀消癥类　　　　活血化瘀类

理血类
中成药

益气活血类　　　　行气活血类

一、活血化瘀类

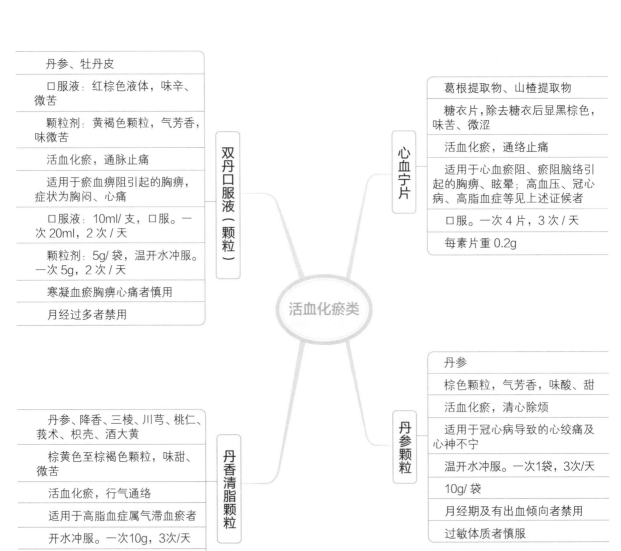

双丹口服液（颗粒）

丹参、牡丹皮

口服液：红棕色液体，味辛、微苦

颗粒剂：黄褐色颗粒，气芳香，味微苦

活血化瘀，通脉止痛

适用于瘀血痹阻引起的胸痹，症状为胸闷、心痛

口服液：10ml/支，口服。一次20ml，2次/天

颗粒剂：5g/袋，温开水冲服。一次5g，2次/天

寒凝血瘀胸痹心痛者慎用

月经过多者禁用

心血宁片

葛根提取物、山楂提取物

糖衣片，除去糖衣后显黑棕色，味苦、微涩

活血化瘀，通络止痛

适用于心血瘀阻、瘀阻脑络引起的胸痹、眩晕；高血压、冠心病、高脂血症等见上述证候者

口服。一次4片，3次/天

每素片重0.2g

丹香清脂颗粒

丹参、降香、三棱、川芎、桃仁、莪术、枳壳、酒大黄

棕黄色至棕褐色颗粒，味甜、微苦

活血化瘀，行气通络

适用于高脂血症属气滞血瘀者

开水冲服。一次10g，3次/天

10g/袋

丹参颗粒

丹参

棕色颗粒，气芳香，味酸、甜

活血化瘀，清心除烦

适用于冠心病导致的心绞痛及心神不宁

温开水冲服。一次1袋，3次/天

10g/袋

月经期及有出血倾向者禁用

过敏体质者慎服

三七、人参、佛手、海藻、丹参、黄芪（炙）、红花、决明子、葛根、何首乌、川芎、灵芝、山羊血粉

内容物为深棕色粉末，气微腥，味微苦

活血通络

适用于心脉瘀阻引起的胸痹

口服。一次 5 粒，3 次 / 天，饭后服用

0.5g/ 粒

月经期妇女、有出血倾向者慎用

山海丹胶囊

丹参

糖衣片或薄膜衣片，除去包衣后显棕色至棕褐色，味微苦、涩

活血化瘀

适用于瘀血闭阻引起的胸痹，症状为胸部疼痛、痛处固定、舌质紫黯；冠心病见上述证候者

口服。一次 3~4 片，3 次 / 天

0.33g/ 片

月经期妇女及有出血倾向者禁用

过敏体质者慎服

丹参片

丹参

棕色至棕红色澄明液体

活血化瘀，清心除烦

适用于冠心病导致的心绞痛及心神不宁

肌内注射。一次 2~4ml，1~2 次 / 天

静脉注射。一次 4ml（用 50% 葡萄糖注射液 20ml 稀释后使用），1~2 次 / 天

静脉滴注。一次 10~20ml（用 5% 葡萄糖注射液 100~500ml 稀释后使用），1 次 / 天

2ml/ 支、10ml/ 支

月经期妇女及有出血倾向者禁用

丹参注射液

活血化瘀类

水蛭

内容物为棕黄色至棕褐色的颗粒，气腥，味淡

破血逐瘀，通经，通脉止痛

适用于癥瘕痞块、血瘀闭经、跌打损伤及高脂血症；眩晕、胸闷、心痛、体胖等属于痰瘀凝聚者

口服。一次 2~4 粒，3 次 / 天

0.25g/ 粒

活血通脉胶囊

丹参、川芎（酒制）、红花、当归（酒制）、威灵仙（酒制）等

胶囊剂：内容物为淡黄色颗粒，气香，味甜、微苦

片剂：糖衣片，除去糖衣后显棕褐色，味苦

丸剂：红棕色浓缩水丸，除去包衣后显黑褐色，味苦

活血化瘀，舒筋通络

适用于痰瘀阻络引起的中风，症状为半身不遂、肢体麻木、言语謇涩、口舌㖞斜

胶囊剂：0.5g/ 粒，口服。一次 2~3 粒，3 次 / 天

片剂：0.3g/ 片，口服。一次 4~6 片，3 次 / 天

丸剂：16g/ 瓶，口服。温开水送服，一次 1.2~1.8g，3 次 / 天

脑出血急性期忌用；风火痰热上攻者忌用

中风回春胶囊（片、丸）

丹参、三七

素片或糖衣片，除去糖衣后显浅黄棕色，气微，味微苦、甜

活血化瘀

适用于血瘀气滞引起的心胸痹痛、眩晕头痛、经期腹痛

口服。一次 3~5 片，3 次 / 天

0.3g/ 片

寒凝血瘀型胸痹、头痛、痛经者不宜单独使用

月经期妇女及有出血倾向者慎用

丹七片

活血化瘀类

东方活血膏
- 生川乌、生草乌、红花、川芎、乳香（制）等
- 摊于布上的黑膏药
- 祛风散寒，活血化瘀，舒筋活络
- 适用于风寒湿痹引起的肩臂腰腿疼痛、肢体麻木
- 外用。加温软化，用少量白酒或酒精搓擦患处至局部微热感，贴于患处，一帖膏药贴 7 天
- 10g/ 张
- 风湿热痹引起的关节红肿热痛者慎用
- 不可过量、久用

心脑舒通胶囊
- 蒺藜
- 内容物为棕黄色至棕褐色的细微颗粒，无臭，味极苦
- 活血化瘀，疏利血脉
- 适用于瘀血阻络引起的胸痹心痛、中风恢复期的半身不遂、语言障碍和动脉硬化等心脑血管缺血性疾患，以及各种高黏血症
- 口服。一次 2~3 粒，3 次 / 天，饭后服用
- 0.15g/ 粒
- 寒凝血瘀、气虚血瘀、阴虚血瘀、痰瘀互阻型胸痹心痛及风痰阻窍之中风偏瘫者不宜单用
- 颅内出血后尚未完全止血者忌用
- 有出血史或血液低黏症患者慎用；孕妇慎用
- 月经期妇女及有出血倾向者禁用

注射用灯盏花素
- 灯盏花素加入适宜的赋形剂，经冷冻干燥制成的无菌制品
- 淡黄色至黄色的疏松块状物
- 活血化瘀，通络止痛
- 适用于中风及其后遗症、冠心病
- 肌内注射。一次 5~10mg，2 次 / 天。临用前，用注射用水 2ml 溶解后使用
- 静脉注射。一次 20~50mg，1 次 / 天。用生理盐水 250ml 或 5% ~ 10% 葡萄糖注射液 500ml 溶解后使用
- 每支以野黄芩苷计含 10mg、20mg、25mg、50mg

国产血竭胶囊
- 血竭
- 内容物为暗棕红至红棕色粉末，气微，味淡，咀嚼有粘牙感
- 活血散瘀，定痛止血，敛疮生肌
- 适用于跌打损伤、瘀血作痛、妇女气血凝滞、外伤出血、脓疮久不收口
- 口服，一次 4~6 粒，3 次 / 天。外用，取内容物适量敷患处，或用酒调敷患处
- 0.3g/ 粒

心脑康胶囊
- 丹参、赤芍、川芎、红花、九节菖蒲等 16 味中药
- 内容物为棕黄色至深棕色的颗粒和粉末，味苦
- 活血化瘀，通窍止痛
- 适用于瘀血阻络引起的胸痹、眩晕，症状为胸闷，心前区刺痛，眩晕，头痛；冠心病、脑动脉硬化见上述证候者
- 口服。一次 4 粒，3 次 / 天
- 0.25g/ 粒
- 宜饭后服用

心舒宁片
- 葛根、毛冬青、银杏叶、益母草、豨莶草、柿叶
- 糖衣片，除去糖衣后显棕褐色，味苦、微甘
- 活血化瘀
- 适用于心脉瘀阻引起的胸痹、心痛；冠心病见上述证候者
- 口服。一次 5~8 片，3 次 / 天
- 片心重 0.29g

血塞通软胶囊（注射液）
- 三七总皂苷
- 软胶囊：内容物为黄色至棕黄色的油状混悬液，味苦
- 注射液：淡黄色或黄色澄明液体
- 活血祛瘀，通脉活络
- 适用于脑络瘀阻引起的中风偏瘫、肢体活动不利、口眼歪斜及心脉瘀阻引起的胸痹心痛；脑血管后遗症、冠心病见上述证候者
- 胶囊剂：50mg/粒、100mg/粒，口服。一次100mg，3次/天
- 注射液：2ml 含 100mg，2ml 含 200mg，5ml 含 250mg，10ml 含 250mg。肌内注射，一次 100mg，1~2 次 / 天；静脉滴注，一次 200~400mg，以 5%~10% 葡萄糖注射液 250~500ml 稀释后缓缓滴注，1 次 / 天
- 阴虚阳亢或肝阳化风者不宜用

抗栓保心片
- 丹参、白芍、郁金、山楂、刺五加
- 糖衣片，除去糖衣后显褐色，味酸、微苦
- 活血化瘀，通络止痛，益气降脂
- 适用于气血瘀滞引起的胸闷、憋痛、心悸等；冠心病、心律不齐、高脂血症见上述证候者
- 口服。一次 3~4 片，3 次 / 天
- 0.25g/ 片

活血化瘀类

灯盏细辛注射液（胶囊）

灯盏细辛

注射液：棕色的澄明液体

胶囊剂：内容物为黑褐色颗粒，气微，味微苦

治血祛瘀，通络止痛

适用于瘀血阻滞引起的中风偏瘫及肢体麻木、口眼歪斜、语言謇涩、胸痹心痛；缺血性中风、冠心病心绞痛见上述证候者

注射液：2ml/支、10ml/支。肌内注射，一次4ml，2~3次/天；穴位注射，每穴0.5~1.0ml，多穴总量6~10ml；静脉注射，一次20~40ml，1~2次/天，用0.9%氯化钠注射液250~500ml稀释后缓慢滴注

胶囊剂：每粒含灯盏细辛提取物0.17g，口服。一次3粒，3次/天

脑出血急性期及有出血倾向者不宜用

灯盏花素注射液

灯盏花素

黄色澄明液体

活血化瘀，通络止痛

适用于脑络瘀阻引起的中风偏瘫及心脉痹阻引起的胸痹心痛；中风后遗症、冠心病见上述证候者

肌内注射。一次5mg，2次/天

静脉滴注。一次10~20mg，用10%葡萄糖注射液500ml稀释后使用，1次/天

2ml含5mg，5ml含20mg

脑出血急性期及有出血倾向者不宜用

华佗再造丸

川芎、吴茱萸、冰片等

黑色浓缩水蜜丸，气香，味苦

活血化瘀，化痰通络，行气止痛

适用于痰瘀阻络型中风恢复期和后遗症，症状为半身不遂、拘挛麻木、口眼歪斜、言语不清

口服。一次4~8g，2~3次/天，重症一次8~16g

80g/瓶

心脑健片（胶囊）

茶叶提取物

片剂：淡黄褐色至棕褐色的片，气微，味涩

胶囊剂：内容物为淡棕色至黄棕色的粉末，气微，味涩

清利头目，醒神健脑，化浊降脂

适用于头晕目眩、胸闷气短、倦怠乏力、精神不振、记忆力减退等症；对心血管病伴高纤维蛋白原症及动脉粥样硬化，肿瘤放疗、化疗引起的白细胞减少症有防治作用

片剂：每片含茶叶提取物0.1g，口服。一次2片，3次/天

胶囊剂：每粒含茶叶提取物0.1g（以茶多酚计），口服。一次2粒，3次/天

丹参酮胶囊

丹参

内容物为砖红色至棕红色粉末

抗菌消炎

适用于骨髓炎、痤疮、扁桃体炎、外耳道炎、疖痈、外伤感染、烧伤感染、乳腺炎、蜂窝织炎等

口服。一次4粒，3~4次/天；小儿酌减

0.25g/粒

正天丸

钩藤、川芎、当归、白芍、地黄、桃仁、红花、白芷、防风、羌活、细辛、独活、麻黄、附片、鸡血藤

黑色水丸，气微香，味微苦

疏风活血，养血平肝，通络止痛

适用于外感风邪、瘀血阻络、血虚失养、肝阳上亢导致的多种头痛，如神经性头痛、颈椎病型头痛、经前头痛等

口服。一次6g，2~3次/天

6g/袋

冠心颗粒

丹参、赤芍、川芎、红花、降香

棕褐色颗粒，味微甜、微苦

活血化瘀

适用于瘀血内停引起的胸痹，症状为胸闷、心前区刺痛；冠心病见上述证候者

开水冲服。一次1袋，2~3次/天

13g/袋

保心片

三七、川芎、丹参、山楂、制何首乌、何首乌

棕褐色的片，气香，味微甜、微苦

滋补肝肾，活血化瘀

适用于肝肾不足、瘀血内停引起的胸痹，症状为胸闷、心前区刺痛；冠心病见上述证候者

口服。一次4~6片，3次/天

0.52g/片

益心酮片

山楂叶提取物

糖衣片或薄膜衣片，除去包衣后显棕黄色，气特异，味涩、微苦

活血化瘀，宣通血脉

适用于瘀血阻络引起的胸痹，症状为胸闷憋气、心前区刺痛、心悸健忘、眩晕耳鸣；冠心病、高脂血症、脑动脉供血不足见上述证候者

口服。一次2~3片，3次/天

0.3g/片

脉管复康片

丹参、郁金、乳香、没药、鸡血藤

糖衣片，除去糖衣后显棕褐色，味甘、微苦，气微香

活血化瘀，通经活络

适用于瘀血阻滞、脉管不通引起的脉管炎、硬皮病、动脉硬化性下肢血管闭塞症；对冠心病、脑血栓后遗症也有一定治疗作用

口服。一次8片，3次/天

基片重0.3g

活血化瘀类

活络丸

蕲蛇（酒制）、麻黄、羌活、竹节香附、天麻、乌梢蛇（酒制）等

黑褐色大蜜丸，气香，味微甘、苦

祛风舒筋，活络除湿

适用于风寒湿痹导致肢体疼痛、手足麻木、筋脉拘挛、中风瘫痪、口眼歪斜、半身不遂、言语不清

口服。温黄酒或温开水送服，一次1丸，2次/天

3g/丸

中风属肝肾阴虚者慎用；高血压、心脏病患者慎用

有过敏反应者忌用；出血性中风初期、神志不清者忌用

不可过量服用

脉络宁注射液

牛膝、玄参、石斛、金银花

黄棕色至红棕色澄明液体

清热养阴，活血化瘀

适用于血栓闭塞性脉管炎、静脉血栓形成、动脉硬化性闭塞症、脑血栓形成及后遗症等

静脉滴注。一次10~20ml，用5%葡萄糖注射液或0.9%氯化钠注射液250~500ml稀释后使用，10~14天为一个疗程，重症患者可连续使用2~3个疗程

10ml/支（相当于总药材100g）

体质虚寒者慎用

消痛贴膏

棘豆、姜黄、花椒、独一味、水牛角、水柏枝

黄色粉末，附在橡胶膏上，具特殊香气

活血化瘀，消肿止痛

适用于急、慢性扭挫伤，跌打瘀痛，骨质增生，风湿及类风湿疼痛，也适用于落枕、肩周炎、腰肌劳损和陈旧性伤痛等

外用。直接贴于患处或穴位，每贴敷1天

90mm×120mm/贴、70mm×95mm/贴

麝香舒活精
- 樟脑、冰片、薄荷脑、红花、三七、血竭、地黄、麝香
- 橙黄色至棕黄色澄清液体，气香
- 活血散瘀，消肿止痛
- 适用于闭合型新旧软组织损伤和肌肉疲劳酸痛
- 外用。适量，局部按摩或涂搽患处
- 30ml/瓶、70ml/瓶
- 皮肤破损处禁用

益脉康片
- 灯盏细辛
- 糖衣片，除去糖衣后显棕褐色，味微苦
- 活血化瘀
- 适用于缺血性脑血管病及脑出血后遗瘫痪、眼底视网膜静脉阻塞、冠心病、血管炎性皮肤病、风湿病
- 口服。一次2片，3次/天
- 每片含总黄酮40mg

脑得生丸（片、胶囊、颗粒）
- 川芎、三七、红花、葛根、山楂(去核)
- 丸剂：褐色大蜜丸，气微香，味微甜、酸
- 片剂：糖衣片或薄膜衣片，除去包衣后显淡棕黄色至棕褐色，味微苦
- 胶囊剂：内容物为棕黄色至棕褐色的颗粒和粉末，味微苦
- 颗粒剂：棕黄色至棕褐色颗粒，味微苦
- 活血化瘀，通经活络
- 适用于瘀血阻络引起的眩晕、中风，症状为肢体不用、言语不利、头晕目眩；脑动脉硬化、缺血性中风及脑出血后遗症状为上述证候者
- 丸剂：9g/丸，口服。一次9g，3次/天
- 片剂：薄膜衣片0.35g/片、0.38g/片；糖衣片心重0.3g。口服。一次6片，3次/天
- 胶囊剂：0.45g/粒、0.3g/粒，口服。一次4粒(大粒)，或一次6粒(小粒)，3次/天
- 颗粒剂：3g/袋，口服。一次3g，3次/天
- 脑出血急性期忌用

活血化瘀类

潮安胶囊
- 龙芽楤木干燥茎皮
- 肠溶胶囊，内容物为棕褐色，味芳香，微甜
- 活血化瘀，清热凉血
- 适用于血热瘀阻引起的妇人腹痛，症状为行经腹痛、拒按、平日小腹疼痛、有灼热感，带下量多、色黄
- 口服。一次3~5粒，3次/天
- 0.25g/粒
- 寒凝血瘀者慎用
- 盆腔炎或痛经属寒凝血瘀者忌用

脑震宁颗粒
- 当归、地黄、陈皮、川芎、地龙、茯苓、丹参、竹茹、酸枣仁(炒)、柏子仁、牡丹皮
- 黄棕色颗粒，气微香，味甜、微苦
- 凉血活血，化瘀通络，益血安神，宁心定志，除烦止呕
- 适用于脑外伤导致的头痛头晕、烦躁失眠、健忘惊悸
- 开水冲服。一次20~30g，2次/天
- 10g/袋
- 外感及虚证头痛者忌用

脑血康片（胶囊、颗粒）
- 水蛭
- 片剂：糖衣片，除去糖衣后显浅棕色，气微腥，味咸、微苦
- 胶囊剂：内容物为棕黄色粉末，气微腥，味咸
- 颗粒剂：浅黄色至棕黄色颗粒，气微腥，味咸
- 活血化瘀，破血散结
- 适用于血瘀中风，半身不遂，口眼歪斜，舌强语謇，舌紫黯、有瘀斑；脑出血、脑血栓后遗症状为上述证候者
- 片剂：0.15g/片，口服。一次3片，3次/天
- 胶囊剂：0.15g/粒，口服。一次1粒，3次/天
- 颗粒剂：2g/袋，口服。一次2g，3次/天
- 肝阳化风者不宜单独使用
- 急性出血性疾病患者禁用

活血化瘀类

麝香抗栓胶囊

- 麝香、羚羊角、三七、天麻、全蝎、乌梢蛇、红花等
- 内容物为棕黄色的粉末，气辛，味甘
- 通络活血，醒脑散瘀
- 适用于中风气虚血瘀证，症状为半身不遂、言语不清、头昏目眩
- 口服。一次4粒，3次/天
- 0.25g/粒
- 出血性中风急性期者忌用

舒胸片（胶囊、颗粒）

- 三七、红花、川芎
- 片剂：糖衣片或薄膜衣片，除去包衣后显褐色，气微，味苦
- 胶囊剂：内容物为黄棕色至棕褐色的颗粒和粉末，气微，味苦
- 颗粒剂：黄棕色至棕褐色颗粒，气微，味苦
- 活血化瘀，通络止痛
- 适用于瘀血阻滞引起的胸痹，症状为胸闷、心前区刺痛；冠心病见上述证候者
- 片剂：薄膜衣片0.25g/片、0.31g/片；糖衣片片心重0.25g。口服。一次5片，3次/天
- 胶囊剂：0.35g/粒，口服。一次3粒，3次/天
- 颗粒剂：3g/袋，开水冲服。一次3g，3次/天
- 热证引起的瘀血者忌用

溶栓胶囊

- 地龙
- 肠溶胶囊剂，内容物为土黄色粉末，气微腥，味微咸
- 清热定惊，通络，利尿
- 适用于肢体麻木、半身不遂、高血压等
- 口服。一次6~10粒，3次/天
- 0.25g/袋
- 有出血倾向者慎用

银杏叶口服液（片、胶囊、滴丸）

- 银杏叶提取物
- 口服液：棕色澄明溶液，味甜、苦、涩、辛凉
- 片剂：糖衣片或薄膜衣片，除去包衣后显浅棕黄色至棕褐色，味微苦
- 胶囊剂：内容物为浅棕黄色至棕褐色的颗粒和粉末，味微苦
- 滴丸：为棕褐色的滴丸或薄膜衣滴丸，除去包衣后显棕褐色，味苦
- 活血化瘀，通脉
- 适用于瘀血阻络引起的胸痹心痛、中风、半身不遂、舌强语謇；稳定型心绞痛、脑梗死见上述证候者
- 口服液：10ml/支，口服。一次10ml，3次/天
- 片剂：每片含总黄酮醇苷9.6mg、萜类内酯2.4mg，或总黄酮醇苷19.2mg、萜类内酯4.8mg，口服。一次2片（小片），或一次1片（大片），3次/天
- 胶囊剂：每粒含总黄酮醇苷9.6mg、萜类内酯2.4mg，或每粒含总黄酮醇苷19.2mg、萜类内酯4.8mg，口服。一次2粒（小粒），或一次1粒（大粒），3次/天
- 滴丸：60mg/丸、63mg/丸（薄膜衣丸），口服。一次5丸，3次/天
- 寒凝血瘀、气虚血瘀、阴虚血瘀、痰瘀互阻之胸痹心痛及风痰阻窍型中风偏瘫者不宜单用
- 月经期妇女及有出血倾向者禁用

疏血通注射液

- 水蛭、地龙
- 淡黄色澄明溶液
- 活血化瘀，通经活络
- 适用于瘀血阻络引起的缺血性中风病中经络急性期，症状为半身不遂、口舌㖞斜、语言謇涩；急性期脑梗死见上述证候者
- 静脉滴注。每天6ml，加于5%葡萄糖注射液或0.9%氯化钠注射液250~500ml中，缓慢滴注
- 2ml/支
- 有过敏史及过敏性疾病史者禁用；无瘀血证者及有出血倾向者禁用

活血化瘀类

强力天麻杜仲胶囊

- 天麻、独活、地黄、藁本、玄参、杜仲（盐制）、制草乌、附子（制）、当归、川牛膝、槲寄生、羌活
- 内容物为棕色至棕黑色的颗粒，气微香，味略苦、麻
- 平肝息风，活血散寒，舒筋止痛
- 适用于肝阳化风、寒湿阻络引起的中风，症状为筋脉挛痛、肢体麻木、行走不便、腰腿酸痛、头痛头昏
- 口服。一次 0.8~1.2g，2 次 / 天
- 0.2g/ 粒、0.4g/ 粒
- 内热炽盛中风及风湿热痹者不宜用
- 不宜过量、久服

雪山金罗汉止痛涂膜剂

- 川芎、秦艽、桃仁、铁棒锤、延胡索、五灵脂、雪莲花、红景天、西红花、冰片、麝香
- 黄棕色黏稠状液体
- 活血，消肿，止痛
- 适用于急、慢性扭挫伤，风湿性关节炎，类风湿关节炎，痛风，肩周炎，骨质增生引起的肢体关节疼痛肿胀以及神经性头痛
- 外用。涂在患处，3 次 / 天。将瓶身倒置，使走珠接触患处，轻轻挤压瓶体将药液涂抹均匀，形成药膜。如将皮肤按摩或热敷后再用药，效果更佳
- 20ml/ 瓶、45ml/ 瓶
- 切勿接触眼睛、口腔等黏膜处
- 不宜长期或大面积使用
- 皮肤破损处禁用
- 运动员慎用

瘀血痹胶囊（颗粒）

- 红花、丹参、乳香（制）、川芎、当归、威灵仙、没药（制）、川牛膝、姜黄、香附（制）、黄芪（蜜炙）
- 胶囊剂：内容物为黄棕色的粉末，味辛、微甘
- 颗粒剂：棕黄色或棕色颗粒，气香，味甜
- 活血化瘀，通络止痛
- 适用于瘀血阻络引起的痹证，症状为肌肉关节剧痛、痛处拒按、固定不移、可有硬节或瘀斑
- 胶囊剂：0.4g/ 粒，口服。一次 6 粒，3 次 / 天
- 颗粒剂：10g/ 袋，开水冲服。一次 10g，3 次 / 天
- 脾胃虚弱者、月经过多者、出血性溃疡或非确有瘀血者慎用
- 不可过量服用
- 高血压、动脉硬化、肝肾功能不全、癫痫、破伤风、甲状腺功能亢进患者忌用

通天口服液

- 川芎、天麻、羌活、赤芍、白芷、细辛、薄荷、菊花、防风、茶叶、甘草
- 棕色液体，气香，味辛、微苦涩
- 活血化瘀，祛风止痛
- 适用于瘀血阻滞、风邪上扰引起的偏头痛，症状为头部胀痛或刺痛、痛有定处、反复发作，头晕目眩，或恶心呕吐，恶风
- 口服。第 1 天，即刻、1 小时后、2 小时后、4 小时后各服 10ml，以后每 6 小时服 10ml；第 2 天，第 3 天，一次 10ml，3 次 / 天。3 天为一个疗程，或遵医嘱
- 10ml/ 支
- 肝火上炎引起的头痛患者慎用

通脉颗粒

- 丹参、川芎、葛根
- 棕黄色颗粒，气微，味甜、微苦
- 活血通脉
- 适用于缺血性心脑血管疾病，如动脉硬化、脑血栓、脑缺血、冠心病
- 口服。一次 10g，2~3 次 / 天
- 10g/ 袋
- 阴虚阳亢或肝阳化风者不宜用

精制冠心片（胶囊、颗粒）

- 丹参、赤芍、川芎、红花、降香
- 片剂：除去糖衣后显棕褐色，气微香，味微苦、辛
- 胶囊剂：内容物为棕褐色至黑褐色粉末，味微苦
- 颗粒剂：棕褐色颗粒，味微甜、微苦
- 活血化瘀
- 适用于瘀血内停引起的胸痹，症状为胸闷、心前区刺痛；冠心病见上述证候者
- 片剂：0.3g/ 片，口服。一次 6~8 片，3 次 / 天
- 胶囊剂：0.35g/ 粒，口服。一次 2~3 粒，3 次 / 天
- 颗粒剂：13g/ 袋，开水冲服。一次 1 袋，2~3 次 / 天
- 寒凝血瘀、气虚血瘀、阴虚血瘀引起的胸痹心痛者不宜单用
- 有出血倾向或出血性疾病者慎用

二、行气活血类

行气活血类

冠心丹参片（胶囊、颗粒、滴丸）

- 丹参、三七、降香油
- 片剂：糖衣片，除去糖衣后显棕褐色，气微香，味甘、微苦
- 胶囊剂：内容物为棕黄色至棕褐色的颗粒和粉末，气微香，味甘、微苦
- 颗粒剂：棕褐色颗粒，气微香，味甘、微苦
- 滴丸剂：棕红色滴丸，气清香，味淡、微苦
- 活血化瘀，理气止痛
- 适用于气滞血瘀引起的胸闷、胸痹、心悸、气短；冠心病见上述证候者
- 片剂：0.25g/片，口服。一次3片，3次/天
- 胶囊剂：0.3g/粒，口服。一次3粒，3次/天
- 颗粒剂：1.5g/袋，口服。一次1.5g，3次/天
- 滴丸剂：0.04g/丸，舌下含服。一次10粒，3次/天
- 寒凝血瘀、气虚血瘀、阴虚血瘀型胸痹心痛者不宜单独使用
- 月经期及有出血倾向者禁用

保妇康栓（泡沫剂）

- 莪术油、冰片
- 栓剂：呈乳白色、乳黄色或棕黄色的子弹形
- 泡沫剂：贮于耐压容器中，振摇后，倒置，揿压阀门，内容物即成乳白色泡沫喷出
- 行气破瘀，生肌止痛
- 适用于湿热瘀滞引起的带下病，症状为带下量多、色黄，时有阴部瘙痒；霉菌性阴道炎、老年性阴道炎、宫颈糜烂见上述证候者
- 栓剂：21.74g/枚。洗净外阴部，将栓剂塞入阴道深部，或在医生指导下用药，每晚1枚
- 泡沫剂：30g/瓶（除去抛射剂后内容物为18g）。为阴道用药。使用前先装上导管，振摇均匀，倒置容器，将导管轻轻插入阴道约7cm，揿压阀门，以泡沫刚好溢出阴道口为准。1次/天，睡前使用
- 脾肾阳虚引起的带下者慎用
- 月经期前至经净3天内停用
- 切忌内服

元胡止痛片（胶囊、滴丸、口服液、软胶囊）

- 延胡索（醋制）、白芷
- 片剂：糖衣片或薄膜衣片，除去包衣后，显棕褐色，气香，味苦
- 胶囊剂：为内容物为浅棕黄色至棕褐色的粉末，气香，味苦
- 滴丸：棕褐色滴丸，气香，味苦
- 口服液：棕黄色至棕红色液体，气微，味微苦、甜、酸
- 软胶囊剂：内容物为棕黄色至棕褐色的油膏状物，气微，味苦
- 理气，活血，止痛
- 适用于气滞血瘀引起的胃痛、胁痛、头痛及痛经
- 片剂：薄膜衣片每片重0.26g，糖衣片片心重0.25g，口服。一次4~6片，3次/天
- 胶囊剂0.25g/粒、0.45g/粒，口服。一次4~6粒（0.25g装），或一次2~3粒（0.45g装），3次/天
- 滴丸：50mg/丸，口服。一次20~30丸，3次/天
- 口服液：10ml/支，口服。一次10ml，3次/天
- 软胶囊：0.5g/粒，口服。一次2粒，3次/天
- 脾胃虚寒和胃阴不足引起的胃痛者忌服
- 虚证痛经者忌用

心可舒片（胶囊）

- 葛根、山楂、丹参、三七、木香
- 片剂：薄膜衣片，除去薄膜衣后显棕色，气微，味酸、涩
- 胶囊剂：内容物为棕色的粉末，气微，味酸、涩
- 活血化瘀，行气止痛
- 适用于气滞血瘀导致的胸闷、心悸、头晕、头痛、颈项疼痛；冠心病、高脂血症、高血压、心律失常见上述证候者
- 片剂：0.31g/片、0.62g/片，口服。一次4片（小片）或2片（大片），3次/天
- 胶囊剂：0.3g/粒，口服。一次4粒，4次/天
- 气虚血瘀、痰瘀互结引起的胸痹、心悸者不宜单用
- 有出血性疾病及出血倾向者慎用

行气活血类

中华肝灵胶囊
- 三七、郁金、当归、川芎、木香、柴胡（醋制）、鳖甲（醋制）、香附（醋制）、青皮（醋制）、枳实（麸炒）、厚朴（姜制）、糖参
- 内容物为淡棕色粉末，气香，味酸、苦
- 疏肝理气，化瘀散结
- 适用于肝郁气滞血阻引起的两胁胀痛、食少便溏、积聚不消、舌有瘀斑、脉沉涩无力
- 口服。一次 7~8 粒，3 次/天
- 0.3g/粒
- 肝胆湿热蕴结或肝阴不足引起的胁痛者不宜用

三七冠心宁胶囊
- 三七浸膏
- 内容物为浅棕色或棕色的粉末，味苦
- 活血益气，宣畅心阳，疏通心脉，蠲除瘀阻
- 适用于胸痹或心脉瘀阻引起的胸闷、心痛、气促、心悸等
- 口服。一次 2~4 粒，3 次/天
- 每粒含干浸膏 100mg
- 心绞痛急性发作者不宜用

尿塞通片
- 败酱、白芷、丹参、桃仁、王不留行、川楝子、小茴香（盐）、陈皮、红花、泽兰、赤芍、关黄柏（盐制）、泽泻
- 糖衣片或薄膜衣片，除去包衣后显深褐色，气香，味苦
- 理气活血，通淋散结
- 适用于气滞血瘀、下焦湿热引起的轻、中度癃闭，症状为排尿不畅、尿流变细、尿频、尿急；前列腺增生见上述证候者
- 口服。一次 4~6 片，3 次/天
- 薄膜衣片，0.36g/片；糖衣片，片心重 0.35g
- 肺热气壅、肺失宣降，或肝郁气滞，或脾气不升，或肾元亏虚引起的癃闭者忌用
- 尿闭者不宜使用

安胃片
- 延胡索（醋制）、海螵蛸（去壳）、枯矾
- 类白色至淡黄色的片，气微，味涩、微苦
- 行气活血，制酸止痛
- 适用于气滞血瘀引起的胃脘刺痛、吞酸嗳气、脘闷不舒；胃及十二指肠溃疡、慢性胃炎见上述证候者
- 口服。一次 5~7 片，3~4 次/天
- 0.5g/片

七味铁屑丸
- 木香、红花、铁屑（诃子制）、北寒水石（奶制）、藏木香、甘青青兰、五灵脂膏
- 黑色水丸，气香，味苦
- 行气活血，平肝清热止痛
- 适用于肝区疼痛、肝大
- 口服。一次 1g，2 次/天
- 1g/丸

十五味沉香丸
- 沉香、藏木香、檀香、紫檀香、红花、肉豆蔻等
- 黄褐色、棕红色至棕褐色水丸，气香，味苦
- 调和气血，止咳，安神
- 适用于气血郁滞引起的胸痛、干咳、气短、失眠
- 口服。研碎后开水送服，一次 3~4 丸，2 次/天
- 0.5g/丸
- 肾病患者慎服

血府逐瘀胶囊
- 柴胡、红花、牛膝、桃仁（炒）、当归、枳壳（麸炒）、川芎、赤芍、地黄、桔梗、甘草
- 内容物为棕色至棕褐色的颗粒和粉末，气辛，味微苦
- 活血祛瘀，行气止痛
- 适用于气滞血瘀引起的胸痹、头痛日久、痛如针刺却有定处、内热烦闷、心悸失眠、急躁易怒
- 口服。一次 6 粒，2 次/天
- 0.4g/粒
- 忌食辛冷食物
- 孕妇忌服

利脑心胶囊
- 丹参、川芎、赤芍、红花、粉葛、泽泻、远志、地龙、郁金、何首乌（制）、枸杞子、酸枣仁（炒）、九节菖蒲、牛膝、甘草
- 硬胶囊，内容物为棕黄色的粉末，味苦
- 活血祛瘀，行气化痰，通络止痛
- 适用于气滞血瘀、痰浊阻络引起的胸痹刺痛、绞痛，痛处固定不移、入夜加剧，心悸不宁，头晕头痛；冠心病、心肌梗死、脑动脉硬化、脑血栓见上述证候者
- 口服。一次 4 粒，3 次/天
- 0.25g/粒

行气活血类

地奥心血康胶囊
- 薯蓣科植物黄山药或穿龙薯蓣的根茎提取物
- 内容物为浅黄色或浅棕黄色的粉末，味微苦
- 活血化瘀，行气止痛
- 适用于预防和治疗冠心病以及瘀血内阻型胸痹、眩晕、气短、心悸、胸闷或痛等
- 口服。一次 1~2 粒，3 次 / 天
- 每粒含甾体总皂苷 100mg（相当于甾体总皂苷元 35mg）
- 月经期妇女及有出血倾向者禁用
- 过敏体质者慎服

吉如心片
- 广枣提取物
- 肠溶片，除去包衣后显褐色，气微，味微
- 行气活血，养心安神
- 主治心血瘀阻型胸痹，症状为胸部刺痛、绞痛或闷痛，胸闷憋气，心悸等；适用于治疗冠心病及预防心绞痛发作
- 口服。一次 4 片，3 次 / 天，4 周为一个疗程
- 0.3g/ 片

可达灵片
- 延胡索
- 糖衣片，除去糖衣后显棕色，味苦
- 活血化瘀，利气止痛
- 适用于冠心病、急性心肌梗死、陈旧性心肌梗死型胸闷憋气、心悸眩晕
- 口服。一次 2~3 片，3 次 / 天
- 每片含延胡索生物碱 5mg

心宁片
- 三七、红花、丹参、槐花、川芎、降香、赤芍
- 糖衣片或薄膜衣片，除去包衣后显棕色至棕褐色，味辛
- 理气止痛，活血化瘀
- 适用于气滞血瘀引起胸痹，症状为胸闷、胸痛、心悸、气短；冠心病见上述证候者
- 口服。一次 2~3 片，3 次 / 天
- 0.3g/ 片
- 寒凝血瘀、气虚血瘀、阴虚血瘀、痰瘀互阻型胸痹心痛者不宜单独使用
- 月经期妇女及有出血倾向者禁用

心脉通片
- 当归、丹参、钩藤、牛膝、三七、决明子、夏枯草、毛冬青、槐花、葛根
- 糖衣片，除去糖衣后呈棕褐色，味微苦、涩
- 活血化瘀，平肝通脉
- 适用于瘀血阻滞、肝阳上亢引起的眩晕，症状为头痛、头晕、项强、胸闷；高血压、高脂血症见上述证候者
- 口服。一次 4 片，3 次 / 天
- 0.3g/ 片
- 脾胃虚寒便溏者慎用

乐脉颗粒
- 丹参、赤芍、红花、川芎、香附、木香、山楂
- 黄棕色至棕色颗粒，味微苦
- 行气活血，化瘀通脉
- 适用于气滞血瘀引起的头痛、眩晕、胸痛、心悸；冠心病、多发性脑梗死见上述证候者
- 开水冲服。一次 1~2 袋，3 次 / 天
- 3g/ 袋
- 气虚血瘀、痰瘀互结型胸痹、中风、眩晕、头痛者不宜用
- 有出血倾向或出血性疾病者慎用

行气活血类

复方丹参气雾剂

- 丹参干浸膏、三七、冰片
- 澄明液体，喷射时气芳香，味先苦后甜
- 活血化瘀，理气止痛
- 适用于气滞血瘀引起的胸痹，症状为胸闷、心前区刺痛；冠心病见上述证候者
- 口腔喷雾。一次喷3~5下，3次/天
- 14g/瓶 [含药液7g（7.8ml），二氟二氯甲烷7g]
- 临床偶见心悸、面色潮红等症状，停药后消失
- 寒凝血瘀胸痹心痛者不宜用
- 本品用于心绞痛发作时，不宜长期、连续服用

冠脉宁片

- 丹参、血竭、红花、当归、郁金、没药（炒）、鸡血藤、延胡索（醋制）、何首乌（制）、桃仁（炒）、黄精（蒸）、葛根、乳香（炒）、冰片
- 糖衣片，除去糖衣后显红棕色，味微苦、辛
- 活血化瘀，行气止痛
- 适用于以胸部刺痛、固定不移，入夜更甚，心悸不宁，舌质紫黯，脉沉弦为主症的冠心病及冠状动脉供血不足
- 口服。一次5片，3次/天，或遵医嘱
- 0.5g/片
- 脾胃虚弱者、年老体衰者不宜长期服用
- 有出血倾向或出血性疾病者慎用

冠心康颗粒

- 赤芍、丹参、红花、川芎、降香
- 棕色颗粒，味甜、微苦
- 行气活血，化瘀止痛
- 适用于气滞血瘀引起的胸痹，症状为胸闷、心前区刺痛；冠心病见上述证候者
- 口服。一次10g，3次/天
- 10g/袋
- 寒凝、气虚、阴虚血瘀型胸痹心痛者不宜单用
- 有出血性疾病或出血倾向者慎用

和络疏肝胶囊

- 柴胡、郁金、香附（制）、木瓜、鳖甲（制）、海藻、昆布等
- 内容物显棕褐色，气微香，味微苦
- 疏肝和络，活血化瘀，清热化湿，滋养肝肾
- 适用于瘀血阻络、湿热蕴结、肝肾不足引起的胁痛、癥积，症状为胁下痞块、唇青面黑、肌肤甲错、腰酸、尿黄、舌有瘀斑；慢性肝炎、早期肝硬化见上述证候者
- 口服。饭后温开水送服，一次5粒，3次/天，或遵医嘱；小儿酌减
- 每粒相当于总药材0.93g

金佛止痛丸

- 三七、郁金、白芍、延胡索、佛手、姜黄、甘草
- 棕红色浓缩水丸，味苦、甘
- 行气止痛，疏肝和胃，祛瘀生新
- 适用于胃脘痛、月经痛；消化道溃疡、慢性胃炎导致的疼痛
- 口服。一次5~10g，2~3次/天，或痛时服。寒证腹痛须用姜汤送服
- 5g/瓶
- 月经过多者忌服

冠心安口服液

- 茯苓、桂枝、柴胡、野菊花、川芎、延胡索（醋制）、珍珠母、首乌藤、牛膝、降香、三七、半夏（制）、大枣、甘草（蜜炙）、冰片
- 棕褐色液体，气微香，味甜、微苦
- 宽胸散结，活血行气
- 适用于气滞血瘀型冠心病导致的胸痛、憋气、心悸、气短、乏力等症
- 口服。一次10ml，2~3次/天
- 10ml/支
- 气阴不足、胸痹心痛者不宜单用

行气活血类

活血通脉片

- 鸡血藤、桃仁、丹参、赤芍、红花等17味中药
- 黄褐色至棕褐色的素片、糖衣片或薄膜衣片,包衣片除去包衣后显黄褐色至棕褐色,气香,味微苦
- 行气活血,通脉止痛
- 适用于冠心病气滞血瘀证
- 口服。一次5片(大片),或一次8片(小片),3~4次/天
- 素片,0.5g/片、0.35g/片;薄膜衣片,0.56g/片、0.375g/片、0.35g/片

复方田七胃痛胶囊

- 三七、香附、枯矾、白芍、白及、甘草、延胡索、吴茱萸、瓦楞子、川楝子、氧化镁、碳酸氢钠、颠茄流浸膏
- 内容物为浅灰色的粉末,气辛,味微咸、辣
- 制酸止痛,理气化瘀,温中健脾,收敛止血
- 适用于阳虚胃寒、气滞血瘀引起的胃痛,症状为胃脘冷痛、痛处不移、喜温喜按、泛酸嘈杂,或有黑便;胃及十二指肠溃疡、慢性胃炎见上述证候者
- 口服。一次3~4粒,3次/天。维持用量:症状消失后,继续用药15天,一次2粒,2次/天
- 0.5g/粒
- 胃阴不足胃痛者慎用

夏天无片(注射液)

- 夏天无
- 片剂:糖衣片,除去糖衣后显棕黄色至棕褐色,味苦
- 注射剂:淡黄色或橙黄色澄明液体
- 活血通络,行气止痛
- 适用于瘀血阻络、气行不畅引起的中风,症状为半身不遂、偏身麻木,或跌打损伤、气血瘀阻引起的肢体疼痛、肿胀麻木;风湿性关节炎、坐骨神经痛见上述证候者
- 片剂:0.3g/片,口服。一次4~6片,3次/天
- 注射剂:2ml/支(含阿片碱0.4mg),肌内注射。一次2~4ml,1~2次/天;小儿酌减
- 中风痰迷、湿热痹证者不宜用

荜铃胃痛颗粒

- 佛手、香橼、黄连、荜澄茄、川楝子、延胡索(醋制)、香附(醋制)、大黄(酒制)、吴茱萸、海螵蛸、瓦楞子(煅)
- 棕色至棕褐色颗粒,味苦
- 行气活血,和胃止痛
- 适用于气滞血瘀引起的胃脘痛;慢性胃炎见上述证候者
- 开水冲服。一次1袋,3次/天
- 5g/袋
- 胃阴不足、脾胃虚寒胃脘痛者不宜用

复方丹参片(颗粒、滴丸)

- 丹参、三七、冰片
- 片剂:糖衣片或薄膜衣片,除去包衣后显棕色至棕褐色,气芳香,味微苦
- 颗粒剂:薄膜衣颗粒,研碎后显棕色至棕褐色,气芳香,味微苦
- 滴丸剂:棕色滴丸,或为薄膜衣滴丸,除去包衣后显黄棕色至棕色,气香,味微苦
- 活血化瘀,理气止痛
- 适用于气滞血瘀引起的胸痹,症状为胸闷、心前区刺痛;冠心病见上述证候者
- 片剂:薄膜衣小片,0.32g/片(相当于饮片0.6g);大片,0.8g/片(相当于饮片1.8g);糖衣片,每片相当于饮片0.6g。口服。一次3片(小片或糖衣片),或一次1片(大片),3次/天
- 颗粒剂:1g/袋,口服。一次1袋,3次/天
- 滴丸剂:25mg/丸,27mg/丸(薄膜衣滴丸),吞服或舌下含服,一次10丸,3次/天
- 寒凝血瘀胸痹心痛者不宜用
- 脾胃虚寒者慎用
- 最好饭后服用

复方丹参口服液

- 丹参浸膏、三七、冰片
- 棕红色澄清液体,味甜、微苦
- 活血化瘀,理气止痛
- 适用于胸中憋闷、心痛、气短
- 口服。一次10ml,3次/天
- 10ml/支

盾叶冠心宁片

- 薯蓣根茎提取物
- 糖衣片,除去糖衣后显棕色,味苦、微甜
- 活血化瘀,理气止痛
- 适用于气滞血瘀引起的胸痹,症状为胸闷、心前区刺痛、失眠;冠心病见上述证候者
- 口服。一次2片,3次/天
- 0.16g/片
- 脾胃虚弱者慎用
- 年老体弱者不宜久服
- 孕妇禁服

胃康胶囊

- 香附、黄芪、三七、乳香、白芍、白及、没药、海螵蛸、鸡内金、百草霜、鸡蛋壳(炒焦)
- 内容物为黑色颗粒和粉末,味苦
- 行气健胃,化瘀止血,制酸止痛
- 适用于气滞血瘀引起的胃脘疼痛、痛处固定,吞酸嘈杂,或见吐血、黑便;胃及十二指肠溃疡、慢性胃炎、上消化道出血见上述证候者
- 口服。一次2~4粒,3次/天
- 0.3g/粒
- 脾胃虚寒或阴虚火旺者不宜用
- 脾胃虚弱者慎用

行气活血类

麝香心脑乐片

- 丹参、葛根、郁金、红花、三七、人参茎叶总皂苷、淫羊藿、麝香、冰片
- 糖衣片，除去糖衣后，呈深褐色，具有麝香、冰片香气，味苦
- 活血化瘀，理气止痛
- 适用于瘀血痹阻引起的胸痹、中风，症状为胸闷心痛、心悸气短，或偏瘫失语；冠心病、脑梗死见上述证候者
- 口服。一次 3~4 片，3 次 / 天
- 0.4g/ 片
- 阴虚内热者不宜

舒心降脂片

- 红花、山楂、紫丹参、桃仁、薤白、降香、赤芍、虎杖、鸡血藤、葛根、荞麦花粉
- 糖衣片，除去糖衣后呈褐色，味甜、苦
- 活血化瘀，通阳化浊，行气止痛
- 适用于气滞血瘀、痰浊阻络引起的胸闷、胸痛、心悸、乏力、不寐、脘腹痞满；冠心病、高脂血症见上述证候者
- 口服。一次 3~4 片，3 次 / 天
- 每片相当于原药材 0.62g
- 气虚血瘀、阴虚血瘀、寒凝血瘀胸痛者不宜单用；湿热内蕴、肝胆湿热、肝肾阴虚型高脂血症者不宜单用
- 孕妇禁用

强力脑心康口服液

- 蜂王浆、丹参、蜜环菌提取液
- 棕黄色黏稠状混悬液
- 补益肝肾，活血化瘀
- 适用于肝肾不足、瘀血阻滞引起的胸痹、眩晕，症状为胸闷、心前区刺痛、头晕、头痛；冠心病、神经衰弱见上述证候者
- 口服。一次 10ml，2 次 / 天
- 10ml/ 支
- 寒凝血瘀胸痹心痛者不宜单独使用

速效救心丸

- 川芎、冰片
- 棕黄色滴丸，气凉，味微苦
- 行气活血，祛瘀止痛
- 适用于气滞血瘀型冠心病
- 含服。一次 4~6 粒，3 次 / 天；急性发作时，一次 10~15 粒
- 40mg/ 粒
- 寒凝血瘀、阴虚血瘀胸痹心痛者不宜单用
- 有过敏史者慎用

清胰利胆颗粒

- 牡蛎、柴胡、姜黄、赤芍、大黄、延胡索（醋制）、牡丹皮、金银花
- 褐色颗粒，味甜，微苦
- 疏肝利胆，行气活血
- 适用于肝胆郁热、气滞血瘀引起的胁痛、胃痛，症状为胁肋疼痛、脘腹胀满、口苦呕恶、大便不畅；急性胰腺炎、急性胃炎见上述证候者
- 开水冲服。一次13g，2~3次/天
- 13g/ 袋
- 阴血不足胁痛、胃痛者不宜用

黄杨宁片

- 环维黄杨尾 D
- 白色或微黄色的片，味苦
- 行气活血，通络止痛
- 适用于气滞血瘀引起的胸痹心痛、脉结代；冠心病、心律失常见上述证候者
- 口服。一次1~2mg，2~3次/天
- 每片含环维黄杨星 D 0.5mg、1mg
- 孕妇忌用
- 月经期妇女慎用

三、益气活血类

和络舒肝胶囊
- 白术（炒）、白芍、三棱、香附（制）、莪术等 27 味中药
- 内容物显棕褐色，气微香，味微苦
- 疏肝理气，清化湿热，活血化瘀，滋养肝肾
- 适用于慢性迁延性肝炎、慢性活动性肝炎及早期肝硬化
- 口服。饭后温开水送服，一次 5 粒，3 次 / 天；小儿酌减
- 每粒相当于总药材 0.93g

参芍片（胶囊）
- 白芍、人参茎叶皂苷
- 片剂：糖衣片，除去糖衣后，片心为深棕色，味甜、苦
- 胶囊剂：内容物深棕色，味甜、苦
- 活血化瘀，益气止痛
- 适用于气虚血瘀引起的胸闷、胸痛、心悸、气短等
- 片剂：0.3g/ 片，口服。一次 4 片，2 次 / 天
- 胶囊剂：0.25g/ 粒，口服。一次 4 粒，2 次 / 天
- 胸痹痰热证者不宜用

山玫胶囊
- 山楂叶、刺玫果
- 内容物为棕褐色的粉末，味微苦、酸、涩
- 益气化瘀
- 适用于冠心病、脑动脉硬化气滞血瘀证，症状为胸痛、痛有定处、胸闷憋气，或眩晕、心悸、气短、乏力，舌质紫黯
- 口服。一次 3 粒，3 次 / 天，或遵医嘱
- 0.25g/ 粒

乙肝益气解郁颗粒
- 柴胡（醋制）、枳壳、白芍、橘叶、丹参等 16 味中药
- 棕黄色至棕褐色颗粒，味甜、微苦，或味微甜、酸涩、苦（无蔗糖）
- 益气化湿，疏肝解郁
- 适用于肝郁脾虚型慢性肝炎，症状为胁痛腹胀、痞满纳呆、身倦乏力、大便溏薄、舌质淡黯、舌体胖或有齿痕、舌苔薄白或白腻、脉沉弦或沉缓
- 开水冲服。一次 2 袋或一次 1 袋（无蔗糖），3 次 / 天
- 10g/ 袋、5g/ 袋（无蔗糖）
- 肝胆湿热、邪实证者忌用

益气活血类

乳癖散结胶囊
- 夏枯草、玫瑰花、川芎（酒制）、僵蚕（麸炒）、柴胡（醋制）、鳖甲（醋制）、赤芍（酒炒）、当归（酒制）、莪术（醋制）、延胡索（醋制）、牡蛎
- 内容物为灰褐色至棕褐色的颗粒和粉末，气微，味苦、微咸
- 行气活血，软坚散结
- 适用于气滞血瘀引起的乳腺增生症，症状为乳房疼痛、乳房肿块、烦躁易怒、胸胁胀满
- 口服。一次 4 粒，3 次 / 天
- 0.53g/ 粒
- 月经量过多者经期慎服

刺五加注射液
- 刺五加
- 橙黄色或棕黄色的澄明液体
- 益气健脾，补肾安神
- 适用于脾肾阳虚引起的体虚乏力、食欲不振、腰膝酸痛、失眠多梦
- 静脉滴注。一次 300~500mg，1~2 次 / 天，20ml/ 瓶规格的注射液可按每千克体重 7mg 加入 5%~10% 葡萄糖注射液中
- 20ml/ 瓶（含总黄酮 100mg）、100ml/ 瓶（含总黄酮 300mg）、250ml/ 瓶（含总黄酮 500mg）

乙肝养阴活血颗粒
- 地黄、北沙参、麦冬、女贞子（酒制）、五味子等 16 味中药
- 浅棕色至浅棕褐色颗粒，味甜、微苦，或味微甜、微苦（无蔗糖）
- 滋补肝肾，活血化瘀
- 适用于肝肾阴虚型慢性肝炎，症状为面色晦黯，头晕耳鸣，五心烦热，腰腿酸软，齿鼻衄血，胁下痞块，赤缕红斑，舌质红少苔，脉沉弦、细涩
- 开水冲服。一次 20g 或一次 10g（无蔗糖），3 次 / 天
- 10g/ 袋
- 肝胆湿热、脾虚气滞者忌用

乙肝健片
- 花锚草、黄芪、甘草
- A 片为黄色糖衣片，除去糖衣后，显褐色，味苦；B 片为白色糖衣片，除去糖衣后，显褐色，味甜
- 利胆退黄
- 适用于急、慢性乙型肝炎和其他肝炎
- 口服。A 片、B 片合用，一次各 2~3 片，3 次 / 天
- 0.25g/ 片

益气活血类

同仁大活络丸

- 蕲蛇（酒制）、乌梢蛇（酒制）、铁丝威灵仙、全蝎、僵蚕、两头尖等
- 包衣水蜜丸或大蜜丸，除去包衣后显黑棕色，气香，味微甘、苦
- 祛风舒筋，活络除湿
- 适用于风寒湿痹引起的肢体疼痛、手足麻木、筋脉拘挛、中风瘫痪、口眼歪斜、半身不遂、言语不清
- 口服。温黄酒或温开水送服，水蜜丸一次 1~2 丸，大蜜丸一次 1~2 丸，2 次 / 天
- 大蜜丸 3.6g/ 丸；水蜜丸 2g/ 丸

正心泰胶囊（片）

- 黄芪、葛根、丹参、山楂、川芎、槲寄生
- 胶囊剂：内容物为棕褐色的粉末，气微，味微苦
- 片剂：糖衣片或薄膜衣片，除去包衣后显棕色至棕褐色，气微，味微苦
- 补气活血，化瘀通络
- 适用于气虚血瘀引起的胸痹，症状为胸痛、胸闷、心悸、气短、乏力；冠心病心绞痛见上述证候者
- 胶囊剂：0.46g/ 粒，口服。一次 4 粒，3 次 / 天
- 片剂：薄膜衣片，0.36g/ 片；糖衣片，片心重 0.36g。口服。一次 4 片，3 次 / 天

宁心宝胶囊

- 虫草头孢菌粉
- 内容物是黄棕色或深棕色粉末，有特殊臭味
- 提高窦性心律，改善窦房结、房室传导功能
- 适用于房室传导阻滞、缓慢型心律失常
- 口服。一次 2 粒，3 次 / 天
- 0.25g/ 粒

心痛康胶囊

- 白芍、红参、淫羊藿、北山楂等
- 内容物是棕褐色颗粒，气香甜，味苦
- 益气活血，温阳养阴，散结止痛
- 适用于气滞血瘀引起的心胸刺痛或闷痛、痛有定处、心悸气短或兼有神疲自汗、咽干心烦；冠心病见上述证候者
- 口服。一次 3~4 粒，3 次 / 天
- 0.3g/ 粒

心痛舒喷雾剂

- 牡丹皮、川芎、冰片
- 喷雾剂，内容物为棕色澄清的液体，有特异香气，味微苦、辛辣
- 活血化瘀，凉血止痛
- 适用于缓解或改善心血瘀阻引起的心绞痛急性发作时的临床症状和心电图异常
- 舌下喷雾。心绞痛发作时，喷口对准口腔舌下，揿压阀门，药液喷入舌下黏膜，一次揿 3 下，3 次 / 天，1 周为一个疗程
- 4ml/ 瓶、10ml/ 瓶
- 寒凝血瘀、痰瘀互阻胸痹心痛者忌用
- 月经期妇女及有出血倾向者禁

心舒宝片

- 刺五加、丹参、山楂、白芍、郁金
- 褐色的片，味酸、微苦
- 益气活血，化瘀止痛
- 适用于心气不足、心血瘀阻引起的胸痹，症状为心悸、气短、胸闷、心前区刺痛；冠心病见上述证候者
- 口服。一次 1~2 片，2 次 / 天。饭后服
- 0.5g/ 片

益气活血类

益心丸
- 红参、蟾酥、冰片、珍珠、红花、附片（黑顺片）、三七、安息香、牛角尖粉、麝香、人工牛黄
- 黑色浓缩糊丸，气香，味苦、凉，有麻舌感
- 益气温阳，活血止痛
- 适用于心气不足、心阳不振、瘀血闭阻引起的胸痹，症状为胸闷心痛、心悸气短、畏寒肢冷、乏力自汗；冠心病见上述证候者
- 舌下含服或吞服。一次 1~2 丸，1~2 次 / 天
- 每 10 丸重 0.22g
- 饭后服用为宜
- 胸痹属阴虚证者不宜使用
- 月经期妇女慎用
- 正在服用洋地黄类药物的患者慎用

脑安颗粒（胶囊）
- 川芎、当归、红花、人参、冰片
- 颗粒剂：深棕色颗粒，气清香，味苦
- 胶囊剂：内容物为棕色至棕褐色颗粒状粉末，气清香，味苦
- 活血化瘀，益气通络
- 适用于脑血栓形成属气虚血瘀证者，症状为急性起病、半身不遂、口舌歪斜、舌强语謇、偏身麻木、气短乏力、口角流涎、手足肿胀、舌质黯或有瘀斑、苔薄白
- 颗粒剂：1.2g/ 袋，口服。一次 1.2g，2 次 / 天
- 胶囊剂：0.4g/ 粒，口服。一次 2 粒，2 次 / 天
- 出血性中风者慎用
- 中风病痰热证、风火上扰证者忌用

心荣口服液
- 黄芪、地黄、赤芍、麦冬、桂枝、五味子
- 棕红色液体，味甜、微苦
- 助阳，益气，养阴
- 适用于心阳不振、气阴两虚引起的胸痹，症状为胸闷隐痛、心悸气短、头晕目眩、倦怠懒言、面色少华；冠心病见上述证候者
- 口服。一次 2 支，3 次 / 天
- 10ml/ 支

心达康片（胶囊）
- 沙棘
- 片剂：糖衣片，除去糖衣后，显棕黄色至棕色，味微苦
- 胶囊剂：内容物为浅黄褐色至褐色颗粒及粉末，气微，味微酸、微苦
- 补益心气，化瘀通脉，消痰运脾
- 适用于心气虚弱、心脉瘀阻、痰湿困脾引起心悸心痛、气短胸闷、血脉不畅、咳喘等
- 片剂：5mg/ 片、10mg/ 片，口服。一次 10mg，3 次 / 天，3 个月为一个疗程
- 胶囊剂：0.2g/ 粒，口服。一次 2 粒，3 次 / 天，1 个月为一个疗程
- 月经期妇女及有出血倾向者禁用

益脑宁片
- 党参、灵芝、地龙、山楂、天麻、钩藤、琥珀、丹参、赤芍、麦芽、墨旱莲、槲寄生、黄芪（蜜炙）、女贞子、何首乌（制）
- 糖衣片或薄膜衣片，除去包衣后显黄褐色至棕褐色，味甘、微涩
- 益气补肾，活血通脉
- 适用于气虚血瘀、肝肾不足引起的中风、胸痹，症状为半身不遂、口舌歪斜、言语謇涩、肢体麻木，或胸痛、胸闷、憋气；中风后遗症、冠心病及高血压见上述证候者
- 口服。一次 4~5 片，3 次 / 天
- 薄膜衣片，0.37g/ 片；糖衣片，片心重 0.35g
- 中风病风火、痰热等实证者忌用

益心口服液（胶囊）
- 麦冬、当归、知母、人参、石菖蒲、五味子
- 口服液：棕红色澄清液体，味甜，久置可有少量沉淀
- 胶囊剂：内容物为棕褐色的粉末，味苦、微甜
- 益气养阴，通脉活血
- 适用于心气虚或气阴两虚型胸痹，症状为心悸，乏力，胸痛，胸闷，心烦，失眠，汗多，眩晕，口干，面色少华或面色潮红，舌质淡红、胖嫩或有齿痕，脉弦细或沉细、涩、结代等；冠心病见有上述证候者
- 口服液：10ml/ 支，口服。一次 10ml，3 次 / 天
- 胶囊剂：0.35g/ 粒，口服。一次 4 粒，3 次 / 天
- 寒凝血瘀胸痹心痛者不宜单用
- 痰湿壅滞、舌苔腻者慎用
- 月经期妇女禁用

五羚丹胶囊
- 丹参、五味子（醋制）、羚羊角
- 内容物为棕褐色的粉末，气微香，味微苦
- 益气活血，凉肝解毒
- 适用于气阴不足、邪毒蕴结、瘀血阻滞引起的胸胁疼痛、口苦咽干、倦怠纳差等；慢性迁延性肝炎长期谷丙转氨酶单项不降见上述证候者
- 口服。一次 2 粒，3 次 / 天
- 0.38g/ 粒

心可宁胶囊
- 丹参、三七、红花、冰片、蟾酥、人工牛黄、人参须、水牛角浓缩粉
- 内容物为浅棕黄色粉末，具有芳香气，味甘、辛，有麻舌感
- 益气活血，通脉止痛
- 适用于气虚血瘀、痹阻心脉引起的胸痹，症状为胸闷心痛、心悸气短、痛处固定；冠心病见上述证候者
- 口服。一次 2 粒，3 次 / 天
- 0.4g/ 粒
- 出血性疾病患者及月经期妇女禁用
- 慎与洋地黄类药品同用

益气活血类

滋心阴口服液（颗粒、软胶囊、胶囊）

- 麦冬、赤芍、三七、北沙参
- 口服液：红棕色澄清液体，气微香，味甜、微苦
- 颗粒剂：淡棕黄色至棕色颗粒，气微香，味微苦
- 软胶囊剂：内容物为棕褐色油状物，气芳香，味苦、凉
- 胶囊剂：内容物是黄棕色至黑褐色的颗粒，气微香，味微苦
- 滋养心阴，活血止痛
- 适用于阴虚血瘀引起的胸痹，症状为胸闷胸痛、心悸怔忡、五心烦热、夜眠不安、舌质红少苔、脉细数；冠心病见上述证候者
- 口服液：10ml/支，口服。一次 10ml，3 次／天
- 颗粒剂：6g/袋，口服。一次 1 袋，3 次／天
- 软胶囊：0.35g/粒，口服。一次 2 粒，3 次／天
- 胶囊剂：0.35g/粒，口服。一次 2 粒，3 次／天
- 阴寒凝滞或痰湿内阻证者禁用

通塞脉片

- 当归、石斛、党参、玄参、黄芪、牛膝、甘草、金银花
- 糖衣片，除去糖衣后显棕褐色，味甘、微苦、涩
- 培补气血，养阴清热，活血化瘀，通经活络
- 适用于血栓闭塞性脉管炎（脱疽）的毒热证
- 口服。一次 5~6 片，3 次／天
- 每片含干浸膏 0.35g
- 脉管炎属阴寒证者慎用

通脉宝膏

- 金银花、天花粉、野菊花、当归、蒲公英等 17 味中药
- 棕褐色稠厚半流体，味苦
- 清热解毒，益气滋阴，活血通络
- 适用于血栓闭塞性脉管炎及血栓性静脉炎等属热毒炽盛、热盛伤阴证者
- 口服。一次25~50g，2次/天，或遵医嘱
- 100g/瓶
- 体质虚寒者慎用

通便消痤胶囊

- 大黄、芒硝、荷叶、枳实、白术、青阳参、肉苁蓉、红参、西洋参
- 内容物为黄棕色至棕褐色的粉末，味微苦
- 益气活血，通便排毒
- 适用于气虚血瘀、热毒内盛引起的粉刺、黧黑斑，症状为面部粉刺、褐斑，伴乏力气短、面色不华、大便不畅；痤疮、黄褐斑见上述证候者
- 口服。便秘、排便不爽者，一次 3~6 粒，2 次／天，根据大便情况酌情加减药量，以大便通畅、每天 1~2 次为宜。大便一天 1 次者，从 1 粒起服，1~2 次／天，根据大便情况逐渐加量至大便通畅，每天 1~2 次为宜
- 0.4g/粒

偏瘫复原丸

- 黄芪、人参、当归、川芎、赤芍、熟地黄、丹参等
- 黑色水蜜丸，除去外衣后显黄褐色，气芳香，味苦
- 补气活血，祛风化痰
- 适用于气虚血瘀、风痰阻络导致的中风瘫痪、半身不遂、口眼歪斜、痰盛气亏、言语不清、足膝浮肿、行步艰难、筋骨疼痛、手足拘挛
- 口服。用温开水或黄酒送服，一次 1 丸，2 次／天
- 9g/丸
- 阴虚火旺、肝阳上亢者慎用

康尔心胶囊

- 三七、人参、山楂、麦冬、丹参、枸杞子、何首乌
- 胶囊剂，内容物为棕黄色，味微苦
- 益气养阴，活血止痛
- 适用于气阴两虚、瘀血阻络引起的胸痹，症状为胸闷心痛、心悸气短、腰膝酸软、耳鸣眩晕；冠心病见上述证候者
- 口服。一次 4 粒，3 次／天
- 0.4g/粒
- 经期妇女慎用

通心络胶囊

- 人参、水蛭、蜈蚣、檀香、全蝎、赤芍、蝉蜕、降香、乳香（制）、土鳖虫、酸枣仁（炒）、冰片
- 内容物是棕褐色的粉末，气香、微腥，味微咸、苦
- 益气活血，通络止痛
- 适用于冠心病属心气虚乏、血瘀络阻证，症状为胸部憋闷、刺痛或绞痛、痛处固定不移、心悸自汗、气短乏力、舌质紫黯或有瘀斑、脉细涩或结代
- 可用于气虚血瘀络阻型中风病，症状为半身不遂，或偏身麻木、口舌歪斜、言语不利
- 口服。一次 2~4 粒，3 次／天
- 0.38g/粒
- 宜饭后服用
- 孕妇、月经期妇女及有出血倾向者禁用

诺迪康胶囊

- 圣地红景天
- 内容物为浅黄棕色至棕黑色的颗粒及粉末，气香，味苦、涩
- 益气活血，通脉止痛
- 适用于气虚血瘀引起的胸痹，症状为胸闷、刺痛或隐痛、心悸气短、神疲乏力、少气懒言、头晕目眩；冠心病见上述证候者
- 口服。一次 1~2 粒，3 次／天
- 0.28g/粒
- 宜饭前服用
- 感冒发热患者不宜用
- 高血压、心脏病、肝病、糖尿病、肾病等慢性病严重者应慎用；月经期妇女慎用
- 孕妇禁用

益气活血类

消栓再造丸

- 血竭、赤芍、没药（醋制）、当归、牛膝、丹参等
- 棕黑色水蜜丸或棕褐色大蜜丸，气香，味甜、苦
- 活血化瘀，息风通络，补气养血，消血栓
- 适用于气虚血滞、风痰阻络导致的中风后遗症，症状为肢体偏瘫、半身不遂、口眼歪斜、言语障碍、胸中闷闷等
- 口服。水蜜丸一次 5.5g，大蜜丸一次 1~2 丸，2 次/天
- 水蜜丸每 30 粒重 5.5g；大蜜丸 9g/丸

消栓通络片（胶囊、颗粒）

- 川芎、泽泻、三七、丹参、黄芪、槐花、桂枝、山楂、郁金、木香、冰片
- 片剂：糖衣片或薄膜衣片，除去包衣后显褐色，气香，味微苦
- 胶囊剂：内容物是棕黄色至棕褐色的颗粒和粉末，气香，味微苦
- 颗粒剂：棕黄色颗粒，气香，味微苦
- 活血化瘀，温经通络
- 适用于瘀血阻络引起的中风，症状为神情呆滞、言语謇涩、手足发凉、肢体疼痛；缺血性中风及高脂血症见上述证候者
- 片剂：0.38g/片，口服。一次 6 片，3 次/天
- 胶囊剂：0.37g/粒，口服。一次 6 粒，3 次/天
- 颗粒剂 6g/袋（无蔗糖）、12g/袋，口服。一次 6g（无蔗糖），或一次 12g，3 次/天
- 阴虚内热者慎用
- 风火、痰热证突出者忌用；出血性中风者忌用

冠心生脉口服液

- 人参、麦冬、五味子（醋制）、丹参、赤芍、郁金、三七
- 红棕色澄清液体，气香，味酸甜、微苦
- 益气生津，活血通脉
- 适用于气阴不足、心脉瘀阻引起的心悸气短、胸闷作痛、自汗乏力、脉微结代
- 口服。一次 10~20ml，2 次/天
- 10ml/支
- 寒凝血瘀型心悸、胸痹者不宜用

软脉灵口服液

- 牛膝、茯苓、白芍、熟地黄、五味子、枸杞子、柏子仁、远志、黄芪（蜜炙）、陈皮、淫羊藿、当归、川芎、丹参、人参、何首乌（制）
- 棕褐色液体，味甘、辛
- 滋补肝肾，益气活血
- 适用于肝肾阴虚、气虚血瘀引起的头晕、失眠、胸闷、胸痛、心悸、气短、乏力；早期脑动脉硬化、冠心病、心肌炎、中风后遗症见上述证候者
- 口服。一次 10ml，3 次/天
- 10ml/支
- 肝火上炎或阴虚内热引起的头晕、失眠者忌用
- 冠心病及心肌炎急性发作、中风急性期患者不宜

消栓口服液（胶囊）

- 黄芪、地龙、川芎、当归、赤芍、桃仁、红花
- 口服液：棕黄色液体，味甜
- 胶囊剂：肠溶胶囊，内容物为淡棕黄色粉末，气微香，味微甜
- 补气，活血，通络
- 适用于中风导致的半身不遂、口眼歪斜、语言謇涩、口角流涎、下肢痿废、小便频数
- 口服液：10ml/支，口服。一次 10ml，3 次/天
- 胶囊剂：0.2g/粒，口服。一次 2 粒，3 次/天，饭前半小时服用
- 阴虚阳亢证及有出血性倾向者慎用
- 中风急性期痰热证、风火上扰证者忌用
- 中风恢复期如出现肝阳上亢症状者应停用

消栓通颗粒

- 黄芪、赤芍、当归、牛膝、地黄、桃仁、川芎、丹参、地龙、枳实（炒）、三七、甘草、红花、冰片
- 棕黄色至棕褐色颗粒，味微苦
- 益气活血，祛瘀通络
- 适用于气虚血瘀引起的中风，症状为半身不遂、口舌歪斜、言语不清、头痛、胸痛、胁痛
- 对中风先兆者（脑血栓形成先兆）也有一定预防作用
- 开水冲服。一次 25g，3 次/天，或遵医嘱
- 25g/袋
- 中风病肝阳化风及痰热阻窍者不宜单用
- 在服药期间如出现口干、口渴、头晕、目眩等症状，应停药或配伍他药

养心氏片

- 黄芪、山楂、党参、地黄、当归、黄连、丹参、葛根、淫羊藿、延胡索（醋制）、灵芝、人参、甘草（蜜炙）
- 糖衣片或薄膜衣片，除去包衣后显棕褐色，味苦
- 益气活血，化瘀止痛
- 适用于气虚血瘀引起的胸痹，症状为心悸气短、胸闷、心前区刺痛；冠心病见上述证候者
- 口服。一次 4~6 片（小片），或一次 2~3 片（大片），3 次/天
- 薄膜衣片，0.3g/片、0.6g/片；糖衣片，片心重 0.3g、0.6g

冠心静片

- 丹参、川芎、红花、三七、赤芍、人参、玉竹、苏合香
- 糖衣片，除去糖衣后显棕褐色，气香，味苦
- 益气通络，活血化瘀，宣痹止痛
- 适用于心气不足、瘀血阻滞引起的胸痹，症状为心悸、气短、胸闷、心前区刺痛；冠心病见上述证候者
- 口服。一次 4 片，3 次/天
- 每片相当于原药材 0.84g
- 寒凝血瘀胸痹心痛者不宜单独应用
- 有出血倾向及出血性疾病者慎用

益气活血类

脉络通颗粒
- 党参、当归、川芎、槐米、丹参、红花、山楂、木贼、地龙、葛根、柠檬酸、维生素C、碳酸氢钠
- 淡黄色至棕黄色颗粒，气芳香，味微苦
- 益气活血，化瘀止痛
- 适用于气虚血瘀引起的胸痹，症状为心胸疼痛、胸闷气短、头痛眩晕；冠心病见上述证候者；中风引起的肢体麻木、半身不遂
- 开水冲服。一次6g，3次/天
- 6g/袋

脉络通片
- 郁金、人参、黄连、三七、安息香等22味中药
- 赭石包衣片，除去包衣后显棕褐色，气芳香，味微苦
- 通脉活络，行气化瘀
- 适用于冠心病导致的心绞痛，防治高血压及脑血管意外
- 口服。一次4片，2~3次/天
- 0.4g/片

活心丸
- 灵芝、熊胆、红花、麝香、人工牛黄、人参、珍珠、蟾酥、附子、冰片
- 黑色或金黄色包衣水丸，除去包衣后显黑褐色，气香，味辛、麻
- 益气活血，芳香开窍，宣痹止痛
- 适用于气虚血瘀、胸阳失展引起的胸痹，症状为胸闷、心痛、气短、乏力；冠心病见上述证候者
- 口服。一次1~2粒，1~3次/天，或遵医嘱
- 20mg/丸
- 不宜与洋地黄类药物同用
- 宜餐后服用

复方益肝丸
- 茵陈、板蓝根、龙胆、野菊花、蒲公英等28味中药
- 棕褐色浓缩水蜜丸，气香，味苦而后甜
- 清热利湿，疏肝理脾，化瘀散结
- 适用于湿热毒蕴引起的胁肋胀痛、黄疸、口干口苦、苔黄脉弦；急、慢性肝炎见上述证候者
- 口服。一次4g，3次/天，饭后服用
- 36ml/瓶
- 脾胃虚寒者慎用
- 寒湿阴黄者忌用

复方鳖甲软肝片
- 鳖甲、三七、赤芍、黄芪等
- 棕褐色的片，味微苦
- 软坚散结，化瘀解毒，益气养血
- 适用于慢性肝炎肝纤维化以及早期肝硬化属瘀血阻络、气血亏虚兼热毒未尽证，症状为胁肋隐痛或肋下痞块、面色晦黯、脘腹胀满、纳差便溏、神疲乏力、口干口苦、赤缕红丝等
- 口服。一次4片，3次/天
- 0.5g/片

复脉定胶囊
- 党参、黄芪、远志、桑椹、川芎
- 内容物为黄褐色或棕褐色的颗粒和粉末，味苦，微麻
- 补气活血，宁心安神
- 适用于气虚血瘀引起的怔忡、心悸、脉结代；轻、中度房性期前收缩或室性期前收缩见上述证候者
- 口服。一次3粒，3次/天
- 0.35g/粒
- 多源性室性期前收缩、R在T上的室性期前收缩及其他严重心律失常者忌用

益气活血类

振源胶囊
- 人参
- 内容物为淡黄色至灰棕色粉末，味微苦
- 滋补强壮，安神益智
- 主要用于治疗冠心病、更年期综合征、久病体弱、神经衰弱、隐性糖尿病，也可用于慢性肝炎和肿瘤的辅助治疗
- 口服。一次 25~50mg，3 次 / 天
- 每粒含人参皂苷 25mg
- 忌与五灵脂、藜芦同服

宽胸气雾剂
- 檀香油、细辛油、高良姜油、荜茇油、冰片
- 浅黄色澄清液体，喷出时，具特异香气，味苦、微辛辣
- 辛温通阳，理气止痛
- 适用于阴寒阻滞、气机郁闭引起的胸痹，症状为胸闷心痛、形寒肢冷；冠心病见上述证候者
- 口腔喷雾。心绞痛发作时，将瓶倒置，喷口对准口腔，喷 2~3 次
- 20ml/ 瓶（内含挥发油 2ml）
- 本品切勿使用过量
- 儿童慎用

芪冬颐心口服液
- 黄芪、茯苓、地黄、麦冬、桂枝、人参、龟甲（烫）、丹参、郁金、紫石英（煅）、淫羊藿、金银花、枳壳（炒）
- 棕黄至棕红色液体，味甜、微苦
- 益气养心，安神止悸
- 适用于气阴两虚引起的心悸、胸闷、胸痛、气短乏力、失眠多梦、自汗盗汗、心烦；病毒性心肌炎、冠心病见上述证候者
- 口服。一次 20ml，3 次 / 天，饭后服用，或遵医嘱，28 天为一个疗程
- 10ml/ 支
- 宜饭后服用
- 痰热内盛者不宜用
- 月经期妇女及有出血倾向者禁用

灵宝护心丹
- 蟾酥、冰片、红参、琥珀、三七、丹参、苏合香、麝香、人工牛黄
- 红棕色浓缩微丸，气香，味苦、辛、微麻
- 强心益气，通阳复脉，芳香开窍，活血镇痛
- 适用于气虚血瘀引起的胸痹，症状为胸闷气短、心前区疼痛、脉结代；病态窦房结综合征及心绞痛、心律失常见上述证候者
- 口服。一次 3~4 丸，3~4 次 / 天，饭后服用
- 每 10 丸重 0.08g
- 不宜过量、久服
- 忌与洋地黄类药物同用
- 月经期妇女及有出血倾向者禁用

香丹注射液
- 降香、丹参
- 棕色澄明液体
- 活血化瘀，行气止痛
- 适用于气滞血瘀引起的胸痹，症状为胸闷、心痛、刺痛、痛处固定；冠心病见上述证候者
- 肌内注射。一次 2ml，1~2 次 / 天
- 静脉注射。一次 10~20ml，用 5%~10% 葡萄糖注射液 250~500ml 稀释后使用
- 2ml/ 支、10ml/ 支
- 月经期妇女及有出血倾向者禁用
- 过敏体质者慎用

健胃消炎颗粒
- 党参、大黄、茯苓、白及、白术（麸炒）、白芍、丹参、赤芍、木香、川楝子、乌梅、青黛
- 棕绿色颗粒，味甜、微苦
- 健脾和胃，理气活血
- 适用于脾胃不和引起的上腹疼痛、痞满纳差；慢性胃炎见上述证候者
- 饭前开水冲服。一次 20g，3 次 / 天，或遵医嘱
- 10g/ 袋
- 脾胃虚寒或寒湿中阻者不宜使用

灯盏生脉胶囊
- 灯盏细辛、人参、五味子、麦冬
- 硬胶囊，内容物是棕黄色的粉末，味微苦
- 益气养阴，活血健脑
- 适用于气阴两虚、瘀阻脑络引起的胸痹心痛、中风后遗症，症状为痴呆、健忘、手足麻木；缺血性心脑血管疾病、高脂血症见上述证候者
- 口服。一次 2 粒，3 次 / 天，饭后 30 分钟服用。巩固疗效或预防复发，一次 1 粒，3 次 / 天
- 0.18g/ 粒
- 脑出血急性期者禁用

血栓心脉宁胶囊
- 丹参、冰片、蟾酥、川芎、麝香、人工牛黄、水蛭、毛冬青、槐花、人参茎叶皂苷
- 内容物为棕色或棕褐色的粉末，味辛、微苦
- 益气活血，开窍止痛
- 适用于气虚血瘀引起的中风、胸痹，症状为头晕目眩、半身不遂、胸闷心痛、心悸气短；缺血性中风恢复期、冠心病见上述证候者
- 口服。一次 4 粒，3 次 / 天
- 0.5g/ 粒
- 寒凝、阴虚、血瘀胸痹心痛者不宜单用
- 以餐后服用为宜
- 月经期妇女慎用；正在服用洋地黄类药物者慎用

益气活血类

麝香保心丸
- 蟾酥、肉桂、麝香、人参提取物、苏合香、人工牛黄、冰片
- 黑褐色有光泽水丸，截面棕黄色，味苦、辛凉，有麻舌感
- 芳香温通，益气强心
- 适用于气滞血瘀引起的胸痹，症状为心前区疼痛、固定不移；心肌缺血引起的心绞痛、心肌梗死见上述证候者
- 口服。一次1~2丸，3次/天，或症状发作时服用
- 22.5mg/丸
- 不宜过量、久用
- 不宜与洋地黄类药物同用

舒心颗粒
- 丹参、黄柏、龙骨、牡蛎、北沙参
- 灰黄色颗粒，味甜、微苦
- 活血散瘀，养阴益气，定悸除烦
- 适用于心悸、怔忡、心烦失眠
- 开水冲服。一次14g，3次/天
- 14g/袋
- 宜餐后服用
- 对本品过敏者禁用
- 糖尿病患者慎用；过敏体质者慎用

镇心痛口服液
- 党参、三七、冰片、地龙、薤白、肉桂、葶苈子（炒）、薄荷脑、延胡索（醋制）
- 深棕红色液体，气香，味苦、微酸
- 益气活血，通络化痰
- 适用于气虚血瘀、痰阻脉络、心阳失展引起的胸痹，症状为胸痛、胸闷、心悸、气短、乏力肢冷；冠心病心绞痛见上述证候者
- 口服。一次20ml，3次/天，或遵医嘱
- 10ml/支、20ml/支

舒心糖浆（口服液）
- 党参、黄芪、当归、川芎、红花、三棱、蒲黄
- 糖浆剂：棕褐色黏稠液体，气微，味甜、微苦
- 口服液：棕红色澄清液体，气微香，味甜、微苦、涩
- 补益心气、活血化瘀
- 适用于心气不足、瘀血内阻引起的胸痹，症状为胸闷憋气、心前区刺痛、气短乏力；冠心病见上述证候者
- 糖浆剂：100ml/瓶，口服。一次30~35ml，2次/天
- 口服液：20ml/支，口服。一次20ml，2次/天
- 阴虚血瘀、痰瘀互结胸痹心痛者不宜单独使用
- 月经期妇女慎用
- 糖尿病患者不宜服用糖浆剂

愈风宁心片（胶囊）
- 葛根
- 片剂：糖衣片或薄膜衣片，除去包衣后显棕褐色，味微苦、甜
- 胶囊剂：内容物为黄褐色至棕褐色的粉末，气微香，味微苦
- 解痉止痛
- 适用于高血压头晕、头痛、颈项疼痛，冠心病，神经性头痛，早期突发性耳聋
- 片剂0.25g/片，口服。一次5片，3次/天
- 胶囊剂：0.4g/粒，口服。一次4粒，3次/天
- 寒凝血瘀、气虚血瘀、阴虚血瘀、痰瘀互阻型胸痹心痛者慎用
- 月经期妇女及有出血倾向者忌用

舒冠片
- 川芎、丹参、黄精（制）、红花、淫羊藿、五灵脂（醋制）、何首乌（制）
- 糖衣片，除去糖衣后显棕褐色，味苦
- 养阴活血，益气温阳
- 适用于防治冠心病、动脉粥样硬化、高脂血症及血栓形成等
- 口服。一次6片，3次/天
- 0.25g/片

四、化瘀消癥类

肝复乐片

- 党参、鳖甲（醋制）、重楼、白术（炒）、黄芪等21味中药
- 糖衣片或薄膜衣片，除去包衣后显棕褐色，气香，味苦、微酸
- 健脾理气，化痰软坚，清热解毒
- 适用于肝郁脾虚为主的原发性肝癌，症状为上腹肿块、胁肋疼痛、神疲乏力、食少纳呆、脘腹胀满、心烦易怒、口苦咽干
- 口服。一次10片（糖衣片）或6片（薄膜衣片），3次/天
- 0.3g/片（糖衣片）、0.5g/片（薄膜衣片）
- 脾胃虚寒者慎用

安替可胶囊

- 蟾皮、当归
- 内容物为灰黄色的粉末，气清香，味甘、苦，有麻感
- 软坚散结，养血活血
- 适用于瘀毒内结引起的食管癌，与放疗合用可提高疗效
- 口服。一次2粒，3次/天，饭后服用，5周为一个疗程，或遵医嘱
- 0.22g/粒
- 不可过量使用

复方斑蝥胶囊

- 斑蝥、人参、黄芪、三棱、莪术、甘草、山茱萸、刺五加、女贞子、半枝莲、熊胆粉
- 内容物为黄绿色至棕褐色的粉末，味微苦回甜
- 破血消癥，攻毒蚀疮
- 适用于治疗原发性肝癌、肺癌、直肠癌、恶性淋巴瘤、妇科恶性肿瘤等
- 口服。一次3粒，2次/天
- 0.25g/粒
- 有出血倾向者慎用
- 妇女月经过多及孕妇均忌用
- 不可过量、久服

复方天仙胶囊

- 天花粉、威灵仙、白花蛇舌草、人工牛黄、龙葵、胆南星等
- 内容物为棕褐色的粉末，味苦、涩
- 清热解毒，活血化瘀，散结止痛
- 对食管癌、胃癌有一定抑制作用，配合化疗、放疗可提高其疗效
- 口服。一次2~3粒，3次/天，饭后半小时用蜂蜜水或温水送下
- 0.25g/粒
- 不宜与洋地黄类药物同用

化瘀消癥类

艾迪注射液

- 斑蝥、人参、黄芪、刺五加
- 浅棕色的澄明液体
- 消瘀散结，益气解毒
- 适用于瘀毒内结引起的原发性肝癌、肺癌、直肠癌、恶性淋巴瘤、妇科恶性肿瘤
- 静脉滴注。一次50~100ml，以0.9%氯化钠或5%~10%葡萄糖注射液400~450ml稀释后使用，1次/天
- 10ml/支
- 阴虚火旺者慎用；有出血倾向者慎用；肝肾功能不全者慎用

安阳精制膏

- 生川乌、生草乌、乌药、白蔹、白芷等24味中药
- 微红色片状橡胶膏，气芳香
- 消积化癥，逐瘀止痛，舒筋活血，追风散寒
- 适用于癥瘕积聚、风寒湿痹、胃寒疼痛、手足麻木
- 外用。贴患处
- 8cm×5cm/张
- 风湿热痹、肝胃郁热胃痛者不宜使用
- 湿热及实热证者忌用；皮肤破损处忌用

软坚口服液

- 三棱、重楼、白附子（制）、半枝莲、山慈菇、山豆根、金银花、板蓝根、延胡索（醋制）、益母草、人参、黄芪
- 棕红色液体，味微苦
- 化瘀软坚，解毒，益气
- 适用于Ⅱ期原发性肝癌瘀毒气虚患者
- 对胁肋疼痛、纳呆、腹胀、神疲乏力等症状有改善作用，可作为原发性肝癌的辅助治疗
- 若配合化疗介入方法，有助于提高疗效
- 口服。一次20ml，3次/天，摇匀后服用
- 10ml/支
- 阴虚内热者慎用
- 不可过量、久服

金龙胶囊

- 鲜守宫、鲜蕲蛇、鲜金钱白花蛇
- 内容物是淡黄色的粉末，气微腥
- 破瘀散结，解郁通络
- 适用于原发性肝癌血瘀气结证，症状为右胁下积块、胸胁疼痛、神疲乏力、腹胀、纳差等
- 口服。一次4粒，3次/天
- 0.25g/粒
- 不宜过量、久用

化瘀消癥类

散结灵胶囊

- 当归、地龙、乳香（醋制）、没药（醋制）、木鳖子、石菖蒲、草乌（甘草、银花制）、五灵脂（醋制）、枫香脂、香墨
- 内容物为灰墨色粉末，气微香，味苦、涩
- 散结消肿，活血止痛
- 适用于阴疽初起、皮色不变、肿硬作痛、瘰疬鼠疮
- 口服。一次3粒，3次/天
- 0.4g/粒
- 阳证疮疡者慎用；月经期妇女慎用；胃弱者慎用
- 哺乳期妇女及心、肝、肾功能不全者禁用
- 不宜长期使用

康莱特注射液

- 薏苡仁油
- 水包油型白色乳状液体
- 益气养阴，消癥散结
- 适用于不宜手术的气阴两虚、脾虚湿困型原发性非小细胞肺癌及原发性肝癌，配合放疗、化疗有一定增效作用
- 对中晚期肿瘤者具有一定的抗恶病质和止痛作用
- 缓慢静脉滴注。每次200ml，1次/天，21天为一个疗程，每隔3~5天后可进行下一个疗程；联合放疗、化疗时，可酌减剂量
- 每瓶100ml含10g
- 高脂血症患者慎用

槐耳颗粒

- 槐耳菌质
- 黄棕色或棕色颗粒，气腥，味甜、微苦
- 扶正固本，活血消癥
- 适用于正气虚弱、瘀血阻滞型原发性肝癌不宜手术和化疗者的辅助治疗，有改善肝区疼痛、腹胀、乏力等症状的作用
- 口服。一次20g，3次/天，1个月为一疗程
- 20g/袋
- 脾胃虚弱者慎用

第十二节　理气类

理气类中成药

- 降气类
- 理气疏肝类
- 理气和中类

一、理气疏肝类

舒肝健胃丸

厚朴（姜制）、香附（醋制）、白芍（麸炒）、柴胡（醋制）、青皮（醋炒）等

白色水丸，气清香，味微苦、辛

疏肝解郁，导滞和中

适用于肝胃不和引起的胃脘胀痛、胸胁满闷、呕吐吞酸、腹胀便秘

口服。一次 3~6g，3 次/天

3g/丸

肝胃火郁引起的胃痛、痞满者慎用

柴胡舒肝丸

柴胡、青皮（炒）、陈皮、防风、香附（醋制）等

黑褐色大蜜丸，味甜而苦

疏肝理气，消胀止痛

适用于肝气不疏引起的胸胁痞闷、食滞不清、呕吐酸水

口服。一次 1 丸，2 次/天

每丸重 10g

肝胆湿热、食滞胃肠、脾胃虚弱诸证者不宜用

舒肝平胃丸

姜厚朴、苍术、陈皮、枳壳（麸炒）、法半夏、甘草（蜜炙）、焦槟榔

赭红色水丸，除去包衣后显黄褐色，味辛、微甜

疏肝和胃，化湿导滞

适用于肝胃不和、湿浊中阻引起的胸胁胀满、胃脘痞塞疼痛、嘈杂嗳气、呕吐酸水、大便不调

口服。一次 4.5g，2 次/天

每 10 粒重 0.6g

肝寒犯胃者不宜用

秘制舒肝丸

木香、陈皮、砂仁、豆蔻、川楝子、延胡索（醋制）、厚朴（姜制）、枳壳（麸炒）、沉香、茯苓、白芍、片姜黄、朱砂

棕色水蜜丸或大蜜丸，味甜、微苦

疏肝，解郁，止痛

适用于气郁不疏引起的两胁胀满、胃脘刺痛、嗳气吞酸、呕吐酸水、四肢抽痛、倒饱嘈杂、不思饮食

口服。大蜜丸一次 1 丸，水蜜丸一次 50 粒，2 次/天

大蜜丸 7.5g/丸；水蜜丸每 100 粒重 10g

理气疏肝类

舒肝止痛丸

柴胡、当归、白芍、赤芍、白术（炒）等 18 味中药

棕褐色浓缩水丸，除去包衣后，显灰褐色至黑褐色，味苦、涩

疏肝理气，和胃止痛

适用于肝胃不和、肝气郁结引起的胸胁胀满、呕吐酸水、脘腹疼痛

口服。一次 4.5g，2 次/天

4.5g/袋

肝阴不足、瘀血停滞引起的胁痛及脾胃虚寒引起的呕吐泛酸者不宜用

舒肝丸

木香、沉香、陈皮、茯苓、砂仁、朱砂、川楝子、延胡索（醋制）、白芍（酒炒）、片姜黄、豆蔻仁、厚朴（姜制）、枳壳（炒）

棕红色至棕色水丸、水蜜丸或大蜜丸，气微，味甘、后微苦

疏肝和胃，理气止痛

适用于肝郁气滞引起的胸胁胀满、胃脘疼痛、嘈杂呕吐、嗳气泛酸

口服。水蜜丸一次 4g，大蜜丸一次 1 丸，水丸一次 2.3g，2~3 次/天

水蜜丸每 100 丸重 20g；大蜜丸 6g/丸；水丸每 20 丸重 2.3g

理气疏肝类

草香胃康胶囊
- 牡蛎、木香、阿魏、鸡内金、决明子、海螵蛸
- 内容物为褐色至红褐色的粉末，气特异，味淡
- 泄肝和胃，行气止痛
- 适用于肝气犯胃引起的胃痛，症状为胃脘疼痛、饥后尤甚，泛吐酸水，食欲不佳，心烦易怒；胃及十二指肠溃疡、慢性胃炎见上述证候者
- 口服。一次 2~4 粒，3 次 / 天
- 0.5g/ 粒

茴香橘核丸
- 小茴香（盐炒）、八角茴香、橘核（盐炒）、荔枝核、补骨脂（盐炒）等 17 味中药
- 黄褐色至棕褐色水丸，气香，味微酸、辛、苦
- 散寒行气，消肿止痛
- 适用于寒凝气滞引起的寒疝，症状为睾丸坠胀疼痛
- 口服。一次 6~9g，2 次 / 天
- 每 100 丸重 6g
- 湿热下注引起的睾丸红肿胀痛者不宜使用

越鞠保和丸
- 川芎、苍术、槟榔、木香、栀子（姜制）、六神曲（麸炒）、香附（醋）
- 棕黄色至黄棕色水丸，气微香，味微苦
- 疏肝解郁，开胃消食
- 适用于气食郁滞引起的胃痛，症状为脘腹胀痛、倒饱嘈杂、纳呆食少、大便不调；消化不良见上述证候者
- 口服。一次 6g，1~2 次 / 天
- 每 50 丸重 3g
- 湿热中阻、肝胃火郁引起的胃痛、痞满者慎用

澳泰乐颗粒
- 郁金、黄精、白芍、返魂草、麦芽
- 淡棕黄色至棕褐色颗粒，味甜或味微甜
- 疏肝理气，清热解毒
- 适用于肝郁毒蕴引起的胁肋胀痛、口苦纳呆、乏力；慢性肝炎见上述证候者
- 口服。一次 1 袋，3 次 / 天
- 15g/ 袋、5g/ 袋（降糖）
- 脾胃虚寒者慎用
- 瘀血停着、肝阴不足引起的胁痛者不宜用
- 寒湿阴黄者忌用

胃康灵胶囊
- 白芍、白及、甘草、茯苓、三七、延胡索、海螵蛸、颠茄浸膏
- 内容物为褐色粉末，味甘
- 柔肝和胃，散瘀止血，缓急止痛，去腐生新
- 适用于肝胃不和、瘀血阻络引起的胃脘疼痛、连及两胁，嗳气，泛酸；急、慢性胃炎，胃及十二指肠溃疡，胃出血见上述证候者
- 口服。一次 4 粒，3 次 / 天，饭后服用
- 0.4g/ 粒
- 高血压、心脏病、反流性食管炎、胃肠道阻塞性疾患、甲状腺功能亢进、溃疡性结肠炎患者慎用

胆乐胶囊
- 陈皮、山楂、郁金、猪胆汁酸、连钱草
- 内容物是棕黄色至棕色的粉末，味苦
- 理气止痛，利胆排石
- 适用于肝郁气滞引起的胁痛、胆胀，症状为胁肋胀痛、纳呆尿黄；慢性胆囊炎、胆石症见上述证候者
- 口服。一次 4 粒，3 次 / 天
- 0.3g/ 粒
- 肝阴不足引起的胁痛者不宜使用

舒肝和胃丸（口服液）
- 白芍、佛手、柴胡、木香、郁金、香附（醋制）、白术（炒）、陈皮、广藿香、甘草（蜜炙）、莱菔子、槟榔（炒焦）、乌药
- 丸剂：棕褐色至棕黑色水蜜丸或大蜜丸，气特异，味甜
- 口服液：棕色液体，久置略有沉淀，气特异，味甜
- 疏肝解郁，和胃止痛
- 适用于肝胃不和引起的两胁胀满、胃脘疼痛、食欲不振、呃逆呕吐、大便失调
- 丸剂：水蜜丸每 100 丸重 20g；大蜜丸 6g/ 丸，口服。水蜜丸一次 9g，大蜜丸一次 2 丸，2 次 / 天
- 口服液：10ml/ 支，口服。一次 10ml，2 次 / 天
- 肝胃郁火引起的胃痛、胁痛者忌服
- 月经期、哺乳期妇女慎用

越鞠丸
- 川芎、香附（醋制）、栀子（炒）、苍术（炒）、六神曲（炒）
- 深棕色至棕褐色水丸，气香，味微涩、苦
- 理气解郁，宽中除满
- 适用于胸脘痞闷、腹中胀满、饮食停滞、嗳气吞酸
- 口服。一次 6~9g，2 次 / 天
- 每 100 粒重 16g
- 阴虚火旺者慎用

理气疏肝类

舒肝理气丸
- 陈皮、柴胡、丹参、甘草、山楂、青木香、姜半夏、延胡索（制）、玫瑰花、香附（制）、广藿香
- 黑色小蜜丸，味甜、苦
- 疏肝理气，解郁
- 适用于胸胁胀闷、气郁不疏
- 口服。一次 3~6g，3 次 / 天
- 每 5 粒重 1g

乌军治胆片
- 乌梅、牛至、栀子、大黄、佛手、枳实、甘草、槟榔、姜黄、威灵仙
- 糖衣片或薄膜衣片，除去包衣后显浅黄棕色至棕褐色，味微苦
- 疏肝解郁，利胆排石，泄热止痛
- 适用于肝胆湿热引起的胁痛、胆胀，症状为胁肋胀痛、发热、尿黄；胆囊炎、胆道感染或胆道术后见上述证候者
- 口服。一次 4 片，3 次 / 天
- 薄膜衣片，0.32g/ 片；糖衣片，片心重 0.31g
- 单纯由肝郁气滞、瘀血停着、肝阴不足引起胁痛者不宜
- 脾胃虚寒者慎用

平肝舒络丸
- 柴胡、青皮（醋制）、陈皮、佛手、乌药、香附（醋制）、木香等
- 棕红色大蜜丸，气凉香，味苦、辛
- 平肝疏络，活血祛风
- 适用于肝气郁结、经络不疏引起的胸胁胀痛、肩背窜痛、手足麻木、筋脉拘挛
- 口服。温黄酒或温开水送服，一次 1 丸，2 次 / 天
- 6g/ 丸
- 阴虚风动、热病神昏者不宜使用
- 不宜过量、久服

左金丸（胶囊）
- 黄连、吴茱萸
- 丸剂：黄褐色水丸，气特异，味苦、辛
- 胶囊剂：内容物为红棕色至棕褐色的颗粒和粉末，气特异，味苦
- 泻火疏肝，和胃止痛
- 适用于肝火犯胃引起的脘胁疼痛、口苦嘈杂、呕吐酸水、不喜热饮
- 丸剂：18g/ 瓶，口服。一次 3~6g，2 次 / 天
- 胶囊剂：0.35g/ 粒，口服。一次 2~4 粒，2 次 / 天
- 脾胃虚寒胃痛及肝阴不足胁痛者忌用

九气拈痛丸
- 木香、陈皮、郁金、槟榔、甘草、香附（醋制）、高良姜、莪术（醋制）、延胡索（醋制）、五灵脂（醋炒）
- 黄褐色至棕褐色水丸，气香，味苦、辣
- 理气活血止痛
- 适用于气滞血瘀引起的胸胁胀满疼痛、痛经
- 口服。一次 6~9g，2 次 / 天
- 18g/ 袋
- 胃痛属热证者忌用
- 孕妇禁用

十味蒂达胶囊
- 印度獐牙菜、金腰草、熊胆等
- 内容物为棕黄色至褐色颗粒，气微，味极苦
- 疏肝理气，清热解毒，利胆溶石
- 适用于热性"赤巴"（热证性肝胆疾病）及慢性胆囊炎、胆石症
- 一次 2 粒，3 次 / 天
- 0.45g/ 粒

气滞胃痛片（颗粒）
- 柴胡、枳壳、白芍、延胡索（制）、香附（制）、甘草（蜜炙）
- 片剂：糖衣片或薄膜衣片，除去包衣后显棕色至棕褐色，味微苦
- 颗粒剂：淡棕色至棕黄色颗粒，具特异香气，味甜、微苦、辛
- 疏肝理气，和胃止痛
- 适用于肝郁气滞引起的胸痞胀满、胃脘疼痛
- 片剂：薄膜衣片，0.5g/ 片；糖衣片，片心重 0.25g，一次 3 片（薄膜衣片）或 6 片（糖衣片），3 次 / 天
- 颗粒剂：5g/ 袋，开水冲服。一次 5g，3 次 / 天
- 肝胃郁火、胃阴不足引起的胃痛者慎用；孕妇慎用

四逆散
- 柴胡、枳壳（麸炒）、甘草、白芍
- 淡黄色粉末，味苦
- 透解郁热，疏肝理脾
- 适用于肝气郁结引起的胁痛、痢疾，症状为脘腹胁痛、热厥、手足不温、泻痢下重
- 开水冲泡或煎服。一次9g，2次/天
- 9g/ 袋
- 肝阴亏虚气郁胁痛者、寒厥引起的四肢不温者不宜服用

理气疏肝类

乳增宁片（胶囊）
- 艾叶、天冬、柴胡、淫羊藿、川楝子、土贝母
- 片剂：糖衣片，除去糖衣后，显淡棕褐色，色微香，味苦
- 胶囊剂：内容物为棕黄色至棕褐色的粉末，气微，味苦
- 疏肝散结，调理冲任
- 适用于冲任失调、气郁痰凝引起的乳癖，症状为乳房结节、一个或多个、大小形状不一、质柔软，或经前胀痛，或腰酸乏力、经少色淡；乳腺增生病见上述证候者
- 片剂：每片含干浸膏0.3g，口服。一次4~6片，3次/天
- 胶囊剂：0.5g/粒，口服。一次4粒，3次/天

乳核散结片
- 柴胡、当归、漏芦、黄芪、郁金、昆布、海藻、淫羊藿、光慈菇、鹿衔草
- 糖衣片或薄膜衣片，除去包衣以后，显棕褐色，味酸、微辛、涩
- 疏肝散结，调理冲任
- 适用于冲任失调、气郁痰凝引起的乳癖，症状为乳房结节、一个或多个、大小形状不一、质柔软，或经前胀痛，或腰酸乏力、经少色淡；乳腺增生病见上述证候者
- 口服。一次4粒，3次/天
- 0.5g/粒

加味左金丸
- 黄芩、郁金、白芍、柴胡、木香、姜黄连、吴茱萸（制）、香附（醋制）、青皮（醋制）、枳壳（麸炒）、陈皮、延胡索（醋制）、当归、甘草
- 黄棕色水丸，气香，味苦、辛
- 平肝降逆，疏郁止痛
- 适用于肝郁化火、肝胃不和引起的胸脘痞闷、急躁易怒、嗳气吞酸、胃痛少食
- 口服。一次6g，2次/天
- 每100丸重6g
- 肝寒犯胃及体虚无热者不宜用

朴沉化郁丸
- 豆蔻、香附（醋制）、延胡索（醋制）、枳壳（麸炒）、片姜黄、姜厚朴等18味中药
- 棕色至棕褐色大蜜丸，味甜、微苦
- 疏肝解郁，开胃消食
- 适用于肝气郁滞、肝胃不和引起的胃脘刺痛、胸腹胀满、消化不良、恶心呕吐、停食停水、气滞闷郁
- 口服。一次1丸，2次/天
- 9g/丸
- 肝胃郁火引起的胁痛、胃痛、呕逆者忌用

红花消肝十三味丸
- 红花、人工牛黄、丁香、广角、广木香、诃子等
- 褐色丸剂，气香，味苦
- 疏肝理气，活血化瘀，清热解毒
- 适用于肝气不疏、肝郁化火、瘀血内停引起的胁肋疼痛、痛如锥刺、入夜加甚、心绪不畅等症；急、慢性肝炎见上述证候者。本品对热毒郁结之咽喉肿痛、溃烂、口舌生疮也有效
- 口服。每次1~2g，2次/天
- 每10粒重1g

开胸顺气丸
- 槟榔、陈皮、木香、牵牛子（炒）、厚朴（姜制）、三棱（醋制）、莪术（醋制）、猪牙皂
- 浅棕色至棕色水丸，味微苦、辛
- 消积化滞，行气止痛
- 适用于气郁食滞引起的胸胁胀满、胃脘疼痛、嗳气呕恶、食少纳呆
- 口服。一次3~9g，1~2次/天
- 18g/袋
- 脾胃虚弱者慎用

理气疏肝类

胃药胶囊
- 枯矾、延胡索（醋制）、海螵蛸（漂）、土木香、鸡蛋壳（炒）、煅珍珠母
- 内容物为浅灰黄色至棕黄色颗粒和粉末，气微香，味苦
- 制酸止痛
- 适用于肝胃不和引起的胃脘疼痛、胃酸过多、嘈杂反酸；胃及十二指肠溃疡见上述证候者
- 口服。一次 2~3 粒，3 次 / 天
- 0.5g/ 粒

金嗓利咽丸（胶囊）
- 槟榔、茯苓、砂仁、蝉蜕、橘红、豆蔻、生姜、青皮（炒）、枳实（炒）、紫苏梗、厚朴（制）、合欢皮、法半夏、胆南星、木蝴蝶、六神曲（炒）
- 丸剂：棕黑色水蜜丸和大蜜丸，气微，味甘、微苦
- 胶囊剂：内容物为棕褐色的颗粒和粉末，气微，味微苦
- 疏肝理气，化痰利咽
- 适用于痰湿内阻、肝郁气滞引起的咽部异物感、咽部不适、声音嘶哑；声带肥厚见上述证候者
- 丸剂：水蜜丸每 10 粒重 1g；大蜜丸 9g/ 丸，口服。水蜜丸一次 60~120 粒，大蜜丸一次 1~2 丸，2 次 / 天
- 胶囊剂：0.4g/ 粒，口服。一次 2~4 粒，2 次 / 天
- 阴虚火旺、痰火内阻者慎用

制金柑丸
- 金橘、佛手、砂仁、肉桂、沉香、豆蔻等 25 味中药
- 深褐色浓缩大蜜丸，气香，味微酸、甜
- 疏肝理气，和胃止痛
- 适用于肝胃气痛、胸胁胀满、不思饮食
- 口服。一次 1 丸，2 次 / 天
- 6.6g/ 丸
- 脾胃阴虚者不宜用

和胃平肝丸
- 沉香、佛手、陈皮、木香、檀香、白芍、茯苓、砂仁、豆蔻仁、枳壳（麸炒）、厚朴（姜制）、川楝子、延胡索（醋制）、片姜黄
- 棕褐色大蜜丸，气香，味甜、微苦
- 疏气平肝，和胃止痛
- 适用于肝胃不和、气郁结滞引起的两胁胀满、倒饱嘈杂、气逆作呕、胃脘刺痛、饮食无味
- 口服。一次 2 丸，1~2 次 / 天
- 6g/ 丸
- 脾胃阴虚者不宜用

二、理气和中类

理气和中类

乌贝散（颗粒）
- 海螵蛸（去壳）、浙贝母、陈皮油
- 散剂：黄白色粉末，气微香，味咸、微苦
- 颗粒剂：类白色或微黄色颗粒，味微苦
- 制酸止痛，收敛止血
- 适用于肝胃不和引起的胃脘疼痛、泛吐酸水、嘈杂似饥；胃及十二指肠溃疡见上述证候者
- 散剂：45g/ 瓶，饭前口服。一次 3 粒，3 次 / 天，十二指肠溃疡者可加倍服用
- 颗粒剂：4g/ 袋，饭前口服。一次 4g，3 次 / 天，十二指肠溃疡者可加倍服用
- 脾胃阴虚胃痛者忌用

中满分消丸
- 茯苓、甘草、砂仁、枳实、黄芩、黄连、陈皮、党参、白术（麸炒）、半夏（制）、厚朴（姜制）、猪苓、泽泻、知母、姜黄
- 黄色至黄褐色水丸，味苦、微辛
- 健脾行气，利湿清热
- 适用于脾虚气滞、湿热郁结引起的食积，症状为脘腹胀满、烦热口苦、倒饱嘈杂、二便不利
- 口服。一次 6g，2 次 / 天
- 每 100 粒重 6g
- 寒湿困脾引起的腹胀者不宜用

十香止痛丸
- 香附（醋制）、乌药、檀香、延胡索（醋制）、香橼、蒲黄等
- 深棕褐色大蜜丸，气香，味微苦
- 疏气解郁，散寒止痛
- 适用于气滞胃寒引起的两肋胀满、胃脘刺痛、腹部隐痛
- 口服。一次 1 丸，2 次 / 天
- 6g/ 丸
- 湿热中阻胃痛痞满及肝胃火盛引起的胃痛、胁痛者不宜用
- 不可过量、久服

三九胃泰胶囊（颗粒）
- 木香、黄芩、茯苓、三叉苦、九里香、两面针、地黄、白芍
- 胶囊剂：内容物为灰绿色颗粒，味苦
- 颗粒剂：为棕色至深棕色的颗粒，味甜、微苦；或为灰棕色至棕色的颗粒，味苦
- 清热燥湿，行气活血，柔肝止痛
- 适用于湿热内蕴、气滞血瘀引起的胃痛，症状为脘腹隐痛、饱胀反酸、恶心呕吐、嘈杂纳减；浅表性胃炎、糜烂性胃炎、萎缩性胃炎见上述证候者
- 胶囊剂：0.5g/ 粒，口服。一次 2~4 粒，2 次 / 天
- 颗粒剂：20g/ 袋、10g/ 袋（低糖型）、2.5g/ 袋（无糖型），开水冲服。一次 1 袋，2 次 / 天
- 虚寒型胃痛及寒凝血瘀胃痛者忌用

中心主题：**理气和中类**

和中理脾丸

- 党参、白术（麸炒）、苍术（米泔制）、茯苓、甘草等 18 味中药
- 黄褐色大蜜丸，气微香，味甜
- 健脾和胃，理气化湿
- 适用于脾胃不和引起的痞满、泄泻，症状为胸膈痞满、脘腹胀闷、恶心呕吐、不思饮食、大便不调
- 口服。一次 1 丸，2 次 / 天
- 9g/ 丸
- 肝胃郁火、湿热中阻及胃阴不足引起的胃痛、呕吐、泄泻者忌用

四方胃片

- 沉香、黄连、柿霜、海螵蛸、浙贝母、川楝子（炒）、苦杏仁、延胡索（醋制）、吴茱萸（盐水制）
- 灰黄色至棕黄色的片或薄膜衣片，薄膜衣片除去包衣后呈灰黄色至棕黄色，气微香，味微苦
- 调肝和胃，制酸止痛
- 适用于肝胃不和引起的胃脘疼痛、呕吐吞酸、食少便溏；消化不良、胃及十二指肠溃疡见上述证候者
- 口服。一次 3 片，2~3 次 / 天
- 素片，0.64g/ 片；薄膜衣片，0.65g/ 片
- 胃阴不足者慎用

肝脾康胶囊

- 白芍、白术、青皮、柴胡、姜黄、黄芪、茯苓、鸡内金（炒）、三七、郁金、水蛭、板蓝根、熊胆粉、水牛角浓缩粉
- 内容物是棕黄至棕褐色颗粒与粉末，气微，味微苦
- 疏肝健脾，活血解毒
- 适用于肝郁脾虚、毒瘀内蕴引起的胁肋胀痛、胸脘痞闷、食少纳呆、神疲乏力、面色晦黯、胁下积块；慢性肝炎、早期肝硬化见上述证候者
- 口服。一次 5 粒，3 次 / 天
- 0.35g/ 粒
- 血虚肝旺引起的胁痛者不宜用

平安丸

- 木香、丁香、母丁香、沉香、香附（醋制）等 19 味中药
- 黑色包衣浓缩水丸，除去包衣后显淡褐色，具特异香气，味辛、微苦
- 疏肝理气，和胃止痛
- 适用于肝气犯胃导致的胃痛、胁痛、吞酸倒饱、呃逆、脘腹胀满等
- 口服。一次 2 丸，2~3 次 / 天
- 6g/ 丸
- 肝胃郁火胃痛、胁痛者以及年老体弱、脾虚者慎用

石榴健胃散

- 石榴子、肉桂、荜茇、红花、豆蔻
- 浅红棕色粉末，气微香，味酸、辣
- 温胃益火，化滞除湿，温通脉道
- 适用于消化不良、食欲不振、寒性腹泻等
- 口服。一次 1 袋，2~3 次 / 天
- 1.2g/ 袋

安胃疡胶囊

- 甘草提取物，含黄酮类化合物不少于 80%
- 内容物为黄色或黄棕色至棕褐色的粉末或颗粒，无臭，味微苦、涩，几乎无甜味
- 补中益气，解毒生肌
- 用于治疗胃及十二指肠球部溃疡，对虚寒型和气滞型患者有较好疗效，可用作溃疡愈合后的维持治疗
- 口服。一次 0.4g，4 次 / 天
- 0.4g/ 粒

理气和中类

健胃愈疡片（颗粒）

柴胡、党参、青黛、甘草、白及、白芍、延胡索、珍珠层粉

片剂：灰褐黑色素片，或为薄膜衣片，除去包衣后显灰褐黑色，气微，味苦

颗粒剂：褐黑色颗粒，气微，味苦

疏肝健脾，生肌止痛

适用于肝郁脾虚、肝胃不和引起的胃痛，症状为胃脘胀痛、嗳气吐酸、烦躁不适、腹胀便溏；消化性溃疡、慢性胃炎见上述证候者

片剂 0.3g/片，口服。一次 4~5 片，4 次/天

颗粒剂：3g/袋，温开水冲服。一次 1 袋，3 次/天

湿热蕴结引起的胃痛、泄泻者忌用

摩罗丹

乌药、百合、川芎、蒲黄、石斛、玄参、当归等 18 味中药

棕色大蜜丸或小蜜丸，味甜、微苦

和胃降逆，健脾消胀，通络定痛

适用于脾胃虚弱、健运失职引起的胃痛、胀满、痞闷、纳呆、嗳气、胃灼热；慢性萎缩性胃炎见上述证候者

口服。大蜜丸一次 1~2 丸，小蜜丸一次 55~110 粒，3 次/天，饭前用米汤或温开水送下

大蜜丸 9g/丸；小蜜丸每 55 粒重 9g

湿热中阻胃痛、痞满者慎用

猴头健胃灵胶囊

猴头菌丝体、白芍（酒制）、香附（醋制）、海螵蛸、延胡索（醋制）、甘草

内容物为棕黄色的粉末，气芳香，味甜、微苦

疏肝和胃，理气止痛

适用于肝胃不和引起的胃脘胁肋胀痛、呕吐吞酸；慢性胃炎、胃及十二指肠溃疡见上述证候者

口服。一次 4 粒，3 次/天，或遵医嘱

0.34g/粒

胃阴虚胃痛者忌用

宽胸舒气化滞丸

陈皮、沉香、木香、牵牛子（炒）、青皮（醋制）

浅黄色大蜜丸，气香，味甜、微苦辛

疏气宽中，消积化滞

适用于肝胃不和、气郁结滞引起的两胁胀满、呃逆积滞、胃脘刺痛、积聚痞块、大便秘结

口服。一次 1~2 丸，2 次/天

6g/丸

肝气犯胃引起的痞满、胃痛及冷积便秘者慎用

野苏颗粒

陈皮、野木瓜、白矾、碳酸氢钠

棕黄色颗粒，味甜、微涩、咸

理气调中，和胃止痛

适用于气滞寒凝引起的胃脘疼痛、腹胀、嗳气

温开水冲服。一次 6g，3~4 次/天

6g/袋

脾胃阴虚及肝胃郁火引起的胃痛者慎用

调胃舒肝丸

砂仁、陈皮、木香、郁金、厚朴（姜制）、青皮（醋制）、枳壳（麸炒）、山楂（炒）、柴胡（醋制）、香附（醋制）、豆蔻仁、片姜黄、甘草

棕褐色大蜜丸，气香，味苦、辛

疏肝和胃，解郁止痛

适用于脾胃不和、肝郁不疏引起的胃痛，症状为胃脘刺痛、两胁胀满、嗳气吞酸、饮食无味

口服。一次 1 丸，3 次/天

9g/丸

脾胃阴虚、肝胃火郁引起的胃痛、痞满者慎用

理气和中类

复方胃宁片
- 延胡索、猴头菌粉、海螵蛸
- 糖衣片，除去糖衣后显棕黄色，气微，味涩、微苦
- 理气和胃，制酸止痛
- 适用于肝胃不和引起的胃脘疼痛、嗳气吞酸、纳呆食少
- 口服。一次4~5片，3次/天；儿童酌减
- 0.32g/片
- 胃阴不足型胃脘痛者忌用

复方陈香胃片
- 陈皮、大黄、木香、石菖蒲、碳酸氢钠、重质碳酸镁、氢氧化铝
- 浅棕红色的片，气香，味淡
- 行气和胃，制酸止痛
- 适用于肝胃气滞引起的胃脘疼痛、脘腹痞满、嗳气吞酸；胃及十二指肠溃疡、慢性胃炎见上述证候者
- 口服。一次4片（小片），或一次2片（大片），3次/天
- 每片重0.28g（含碳酸氢钠17mg、重质碳酸镁17mg、氢氧化铝84mg）、0.56g（含碳酸氢钠34mg、重质碳酸镁34mg、氢氧化铝168mg）
- 脾胃虚弱便溏者慎用
- 胃出血者禁用

气痛丸
- 木香、甘草、赤石脂（煅）、枳实（炒）、朱砂粉
- 朱红色包衣水丸，除去包衣后显暗棕红色至红褐色，气香，味甘、苦、微辛辣
- 行气止痛，健胃消滞
- 适用于气机阻滞引起的脘腹胀痛
- 口服。一次3.4g，1~2次/天
- 3.4g/瓶

木香顺气丸（颗粒）
- 木香、槟榔、甘草、陈皮、砂仁、香附（醋制）、厚朴、枳壳（炒）、苍术（炒）、青皮（炒）、生姜
- 丸剂：棕褐色水丸，气香，味苦
- 颗粒剂：黄褐色颗粒，气香，味甜，微苦
- 行气化湿，健脾和胃
- 适用于湿浊中阻、脾胃不和引起的胸膈痞闷、脘腹胀痛、呕吐恶心、嗳气纳呆
- 丸剂：每100丸重6g，口服。一次6~9g，2~3次/天
- 颗粒剂：15g/袋，口服。一次15g，2次/天
- 肝胃郁火、胃痛痞满者慎用

和胃片
- 川芎、郁金、黄芩、赤芍、丹参、甘草、蒲公英、洋金花、瓦楞子（煅）
- 棕褐色的片，味微苦、甘
- 疏肝清热，凉血活血，祛瘀生新，和胃止痛
- 适用于胃痛腹胀、嗳气泛酸、恶心呕吐；消化性溃疡见上述证候者
- 口服。一次4片，4次/天
- 每片相当于原药材4.4g
- 虚寒性胃脘疼痛者忌用
- 青光眼、外感初起的喘咳患者禁用
- 心脏病、高血压、肝肾功能不全者慎用

养胃宁胶囊
- 人参、豆蔻、当归、香橼、香附（醋制）、青木香、草豆蔻、水红花子（炒）、五灵脂、大黄、莱菔子（炒）、甘草（蜜炙）
- 内容物是棕褐色粉末，气香，味苦、微辛
- 调中养胃，理气止痛
- 适用于肝胃气滞引起的胃痛，症状为胃脘疼痛、窜及两胁，胸胁胀满，嗳气嘈杂；急、慢性胃炎，消化性溃疡，胃神经官能症见上述证候者
- 口服。一次6粒，2~3次/天
- 0.3g/粒
- 脾胃阴虚及肝胃火郁引起的胃痛者慎用

六味木香胶囊（散）
- 木香、栀子、石榴、豆蔻、荜茇、闹羊花
- 胶囊剂：内容物为黄色粉末，气香，味辛、苦
- 散剂：黄色粉末，气香，味辛、苦
- 开郁行气，止痛
- 适用于胃痛、腹痛、嗳气呕吐
- 胶囊剂：0.35g/粒，口服。一次2~3粒，1~2次/天
- 散剂：15g/袋，口服。一次2~3g，1~2次/天
- 脾胃虚寒胃痛、泄泻者慎用
- 不宜过量、久服

木香分气丸
- 木香、砂仁、丁香、檀香、香附（醋制）等16味中药
- 黄褐色水丸，气香，味微辛
- 宽胸消胀，理气止呕
- 适用于肝郁气滞、脾胃不和引起的胸膈痞闷、两胁胀满、胃脘疼痛、倒饱嘈杂、恶心呕吐、嗳气吞酸
- 口服。一次6g，2次/天
- 每100丸重6g

理气和中类

珍珠胃安丸

- 甘草、珍珠层粉、豆豉姜、陈皮、徐长卿
- 黑色包衣水丸，除去包衣后显浅灰黄色至黄棕色，味甘
- 行气止痛，宽中和胃
- 适用于气滞引起的胃痛，症状为胃脘疼痛胀满、泛吐酸水、嘈杂似饥；胃及十二指肠溃疡见上述证候者
- 口服。一次1袋，4次/天，饭后及睡前服
- 1.5g/袋
- 肝胃郁火、湿热中阻引起的胃痛、吞酸者慎用
- 胃酸分泌不足者忌用

胃逆康胶囊

- 白芍、黄连、陈皮、枳实、柴胡（醋制）、清半夏、川楝子、吴茱萸、莪术、瓦楞子（煅）、蒲公英、甘草
- 内容物为棕褐色的粉末，气清香，味苦
- 疏肝泄热，和胃降逆，制酸止痛
- 适用于肝热犯胃、肝胃不和引起的胸胀胁痛、嗳气反酸、胃脘疼痛痞满、嘈杂呃逆、纳呆食少、口干口苦、舌质红苔黄；反流性食管炎、功能性消化不良见上述证候者
- 饭前口服。一次4粒，3次/天，1个月为一个疗程
- 0.4g/粒
- 肝寒犯胃引起的胃痛、吐酸者以及肝功能不良者慎用

胃脘舒颗粒

- 党参、甘草、白芍、山楂（炭）、陈皮、延胡索（醋制）
- 黄色至黄棕色颗粒，气香，味甜
- 益气阴，健脾胃，消痞满
- 适用于脾虚气滞引起的胃脘痞满、嗳气纳差、时有隐痛；萎缩性胃炎见上述证候者
- 开水冲服。一次7g，2次/天，或遵医嘱
- 7g/袋
- 肝胃火郁胃痛、痞满者及外感发热者不宜用

胃力康颗粒

- 柴胡、赤芍、枳壳等
- 棕色颗粒，气香，味苦，微甜
- 行气活血，泄热和胃
- 适用于胃脘痛气滞血瘀兼肝胃郁热证，症状为胃脘疼痛、胀闷、灼热、嗳气、反酸、烦躁易怒、口干口苦等；慢性浅表性胃炎及消化性溃疡见上述证候者
- 口服。一次1袋，3次/天
- 10g/袋
- 脾虚便溏者慎服

胃苏颗粒

- 香附、陈皮、紫苏梗、香橼、佛手、枳壳等
- 棕色颗粒，味苦
- 理气消胀，和胃止痛
- 主治气滞型胃脘痛，症状为胃脘胀痛、胸闷食少、排便不畅、舌苔薄白、脉弦等；慢性胃炎及消化性溃疡见上述证候者
- 口服。一次15g，3次/天，15天为一个疗程，可服1~3个疗程，或遵医嘱
- 15g/袋
- 脾胃阴虚或肝胃郁火胃痛者慎用

陈皮、生姜、柴胡、白芍、山楂（炒）、川楝子、六神曲（炒）、麦芽（炒）、槟榔（炒焦）、鸡内金（醋炒）、苍术（米泔制）、草豆蔻、延胡索（醋制）、甘草浸膏

橘黄色糖衣片，除去糖衣后，显黄褐色，气香，味微苦、辛

健胃止痛

适用于胃弱食滞引起的胃脘胀痛、倒饱嘈杂、嗳气食臭、大便不调

口服。一次6片，3次/天

0.3g/片

肝寒犯胃引起的胃痛、痞满、吞酸者忌用

不宜久服

肝功能不良者慎用

健胃片

白及、黄芪、沉香、地榆、没药、陈皮、蚕砂、延胡索（制）、威灵仙、马兜铃、木香、马齿苋

棕褐色或褐色颗粒，味苦、微甜

理气和胃，利膈开郁

适用于治疗慢性胃炎、胃及十二指肠溃疡等

开水冲服。一次10g，3次/天，饭前服用

10g/袋

儿童及老年人慎用

孕妇、婴幼儿及肾功能不全者禁用

胃福颗粒

理气和中类

木香、枳实（麸炒）、砂仁、白术（麸炒）

黄棕色水丸，气微香，味苦、微辛

健脾开胃，行气消痞

适用于脾虚气滞引起的脘腹痞闷、食欲不振、大便溏软

口服。一次10g，2次/天

10g/袋

湿热中阻引起的痞满胃痛者慎用

胃脘灼热、便秘口苦者不宜用

香砂枳术丸

木香、砂仁、茯苓、白术、陈皮、半夏（制）、醋香附、枳实（炒）、豆蔻（去壳）、姜厚朴、广藿香、甘草

丸剂：黑色水丸，除去包衣后显棕褐色，气微，味辛、微苦

颗粒剂：黄棕色至棕色颗粒，气芳香，味微甜、略苦

温中和胃

适用于胃阳不足、湿阻气滞引起的胃痛、痞满，症状为胃痛隐隐、脘闷不舒、呕吐酸水、嘈杂不适、不思饮食、四肢倦怠

丸剂：每8丸相当于原药材3g，口服。一次9g，2次/天

颗粒剂：5g/袋，开水冲服。一次5g，2次/天

胃阴不足或湿热中阻引起的痞满、胃痛、呕吐者慎用

香砂养胃丸（颗粒）

三、降气类

金利油软胶囊
- 麻黄、甘草、秦皮、秦艽、柴胡、沉香、黄连、苦杏仁、黑芝麻、制草乌
- 黑褐色软胶囊，内容物为棕褐色油状液体，气特异，味微苦
- 宣肺平喘，温肾纳气，利尿通淋
- 主治哮喘（慢性支气管哮喘），症状为喘咳而痰多色白、胸憋气短、喘甚自汗；也可用于癃闭（老年性前列腺增生），症状为夜尿频急、排尿不畅、小腹坠胀、腰酸乏力、精神疲惫
- 口服。2次/天，一次8粒，首次服量加倍即16粒
- 0.59g/粒
- 痰热壅盛引起的哮喘者与湿热下注引起的小便热痛不利者，以及急性支气管炎、急性支气管哮喘、急性前列腺炎等患者，均不宜服用

沉香舒气丸
- 木香、砂仁、沉香、青皮（醋制）、厚朴（姜制）等18味中药
- 黄褐色大蜜丸，气微香，味甜、微苦
- 疏气化郁，和胃止痛
- 适用于肝郁气滞、肝胃不和引起的胃脘、两胁胀痛或刺痛、烦躁易怒、呕吐吞酸、呃逆嗳气、倒饱嘈杂、不思饮食
- 口服。一次2丸，2~3次/天
- 3g/丸
- 肝寒犯胃者慎用
- 身体虚弱者及小儿不宜用

降气类

沉香化气丸
- 沉香、木香、砂仁、陈皮、广藿香、香附（醋制）、莪术（醋制）、六神曲（炒）、麦芽（炒）、甘草
- 灰棕色至黄棕色水丸，气香，味微甜、苦
- 理气疏肝，消积和胃
- 适用于肝胃气滞引起的脘腹胀痛、胸膈痞满、不思饮食、嗳气泛酸
- 口服。一次3~6g，2次/天
- 每100粒重6g，12g/袋
- 气虚体弱者、哺乳期妇女慎用
- 脾胃阴虚患者不宜用

沉香化滞丸
- 沉香、砂仁、大黄、木香、陈皮、青皮、枳实（炒）、山楂（炒）、枳壳（炒）、香附（制）、厚朴（制）、莪术（制）、三棱（制）、牵牛子（炒）、五灵脂（制）
- 褐黄色水丸，味苦、辛
- 理气化滞
- 适用于饮食停滞、胸腹胀满
- 口服。一次6g，2次/天
- 每100粒重6g，18g/袋
- 脾胃虚寒胃痛、腹痛者慎用

清心沉香八味丸
- 沉香、红花、广枣、檀香、紫檀香、肉豆蔻、天竺黄、北沙参
- 淡棕色水丸，味微涩而苦
- 清心肺，理气机，镇静安神
- 适用于心肺火盛引起的胸闷不舒、胸肋闷痛、心慌气短
- 口服。一次20~25粒，1~2次/天
- 25粒/板
- 出血性疾病及糖尿病患者慎用

第十三节　治风类

治风类中成药
- 活血祛风类
- 祛风止痒类
- 疏散外风类
- 平息内风类
- 祛风止痛类

一、疏散外风类

清眩丸（片）

- 川芎、白芷、薄荷、荆芥穗、石膏
- 丸剂：黑褐色大蜜丸，气微香，味微甜而后辛、凉
- 片剂：灰白色的片，气芳香，味苦、辛
- 散风清热
- 适用于风热引起的头晕目眩、偏正头痛、鼻塞牙痛
- 丸剂：6g/丸，口服。一次1~2丸，2次/天
- 片剂：0.55g/片，口服。一次4片，2次/天
- 阴虚阳亢引起的头痛、眩晕者慎用

透骨镇风丸

- 香加皮、甘松、荆芥、木通、天麻、白芷、青风藤、羌活等
- 黑棕色大蜜丸，气香，味微甘、苦
- 疏风散寒，温通经络
- 适用于风寒湿邪、痹阻经络引起的腰背疼痛、肢体麻木、筋骨软弱、半身不遂、跌打损伤、瘀血肿痛
- 口服。一次1丸，2次/天
- 9g/丸

复方牵正膏

- 地龙、白芷、全蝎、防风、僵蚕、川芎、当归、赤芍、生姜、樟脑、白附子、冰片、薄荷脑、麝香草酚
- 浅棕色或浅棕绿色片状橡胶膏，气芳香
- 祛风活血，舒经活络
- 适用于风邪中络引起的口眼㖞斜、肌肉麻木、筋骨疼痛
- 外用。贴敷于患侧相关穴位。贴敷前，将相关穴位处用温水洗净或酒精消毒
- 4cm×6.5cm/片、6.5cm×10cm/片
- 气虚血瘀或阴虚阳亢引起的面瘫并出现半身不遂者不宜单独使用
- 使用过程中如有皮肤过敏，应暂停用药
- 贴敷期间应防受风寒
- 开放性创伤忌用

疏散外风类

川芎茶调丸（袋泡剂、散、颗粒）

- 川芎、羌活、细辛、白芷、薄荷、防风、荆芥、甘草
- 丸剂：暗褐色水丸，气香，味辛、甘、微苦
- 袋泡茶：黄褐色颗粒，气香，味辛、微苦
- 散剂：暗黄色粉末，气香，味辛、微苦
- 颗粒剂：棕色颗粒，气香，味甜、微苦
- 疏风止痛
- 适用于外感风邪引起的头痛，或有恶寒、发热、鼻塞
- 丸剂：每8丸相当于原药材3g，口服。饭后清茶送服，一次3~6g，2次/天
- 袋泡茶1.6g/袋，清茶浸泡。一次1包，2~3次/天
- 散剂：3g/袋，饭后清茶冲服。一次3~6g，2次/天
- 颗粒剂：7.8g/袋，饭后用温开水或浓茶冲服。一次1袋，2次/天；儿童酌减
- 久病气虚、血虚，或因肝肾不足、肝阳上亢引起的头痛者慎用
- 不可过量、久服

玉真散

- 防风、白芷、天麻、羌活、生白附子、生天南星
- 淡黄色至淡黄棕色粉末，气香，味麻辣
- 息风，镇痉，解痛
- 适用于金疮受风引起的破伤风，症状为筋脉拘急、手足抽搐；也可外治跌扑损伤
- 口服。一次1~1.5g，或遵医嘱
- 外用。取适量敷于患处
- 1.5g/瓶
- 风毒入里者忌用
- 不可过量、久用

产灵丸

- 人参、白术（麸炒）、当归、川芎、苍术等19味中药
- 棕黑色小蜜丸或大蜜丸，气微香，味甜、微辛
- 益气养血，散寒止痛
- 适用于产后气血虚弱、感受风寒引起的周身疼痛、头目眩晕、恶心呕吐、四肢浮肿
- 口服。小蜜丸一次20~40粒，大蜜丸一次1~2丸，2次/天
- 小蜜丸，每100粒重21g；大蜜丸，6g/丸

二、平息内风类

小儿抗痫胶囊

天麻、茯苓、沉香、青果、琥珀、胆南星、太子参、水半夏（制）、橘红、九节菖蒲、六神曲（麸炒）、枳壳（麸炒）、川芎、羌活

内容物为棕黄色至黄棕色的粉末，味微苦

豁痰息风，健脾理气

适用于原发性全身性强直－阵挛发作型儿童癫痫风痰闭阻证，发作时症状为四肢抽搐、口吐涎沫、两目上窜，甚至昏仆

口服。3~6 岁一次 5 粒；7~13 岁一次 8 粒。3次/天，温开水送服。本品胶囊较大，患儿不习惯或吞服有困难者，可从胶囊中取出药粉冲服

0.5g/ 粒

忌食牛羊肉、无鳞鱼及辛辣刺激食物

少数患儿服药后出现食欲不振、恶心呕吐、腹痛腹泻等消化道症状，饭后服用或继续服药 1~3 周一般可自行消失

七十味珍珠丸

珍珠、檀香、人工牛黄、降香、九眼石、西红花、麝香等

黑色水丸，气芳香，味甘、涩、苦

安神镇静，通经活络，调和气血，醒脑开窍

适用于"黑白脉病""龙血"不调、中风、瘫痪、半身不遂、癫痫、脑出血、脑震荡、心脏病、高血压及神经性障碍

口服。研碎后开水送服，重患者一天 1g，每隔 3~7 天 1g

每 30 丸重 1g；1g/ 丸

禁食酸性食物

天麻钩藤颗粒

天麻、钩藤、栀子、茯苓、黄芩、牛膝、盐杜仲、益母草、桑寄生、首乌藤、石决明

黄棕色至棕褐色颗粒，味微苦、微甜，或味苦（无蔗糖）

平肝息风，清热安神

适用于肝阳上亢引起的头痛、眩晕、耳鸣、眼花、震颤、失眠；高血压见上述证候者

开水冲服。一次1袋，3次/天，或遵医嘱

5g/ 袋（无蔗糖）、10g/ 袋

阴虚动风证者忌用

天麻头风灵胶囊

天麻、地黄、牛膝、玄参、杜仲、当归、钩藤、川芎、槲寄生、野菊花

内容物为棕黄色粉末，气清香，味微苦

滋阴潜阳，祛风湿，强筋骨

适用于阴虚阳亢及风湿阻络引起的头痛、手足麻木、腰腿酸痛

口服。一次 4 粒，2次/天

0.2g/ 粒

外感风寒头痛者忌用

脾胃虚弱者慎用

平息内风类

人参再造丸

人参、蕲蛇（酒制）、广藿香、檀香、母丁香、玄参等

黑色大蜜丸或浓缩丸，味甜、微苦

益气养血，祛风化痰，活血通络

适用于气虚血瘀、风痰阻络引起的中风，症状为口眼歪斜，半身不遂，手足麻木、疼痛、拘挛，言语不清

口服。浓缩丸一次 4 丸，大蜜丸一次 1 丸，2次/天

大蜜丸 3g/ 丸；浓缩丸每 4 丸相当于原生药 1.5g

肝阳上亢、肝风内动引起的中风及风湿热痹者忌用

不宜过量、久服

七珍丸

全蝎、朱砂、雄黄、僵蚕（炒）、胆南星、天竺黄、巴豆霜、寒食曲、麝香

朱红色水丸，气芳香浓郁，味辣、微苦

定惊豁痰，消积通便

适用于小儿急惊风引起的身热、昏睡、气粗、烦躁、痰涎壅盛、停乳停食、大便秘结

口服。小儿 3~4 个月一次 3 丸；5~6 个月一次 4~5 丸；6 个月至 1 岁一次 6~7 丸。1~2 次/天。1 岁以上及体实者酌加用量，或遵医嘱

每 200 丸约重 3g

山绿茶降压片

山绿茶

糖衣片或薄膜衣片，除包糖衣后显深褐色，味苦

清热泻火，平肝潜阳

适用于眩晕耳鸣、头痛头胀、心烦易怒、少寐多梦；高血压、高脂血症见上述证候者

口服。一次 2~4 片，3次/天

薄膜衣片，0.2g/片；糖衣片，片心重0.2g

山菊降压片

山楂、菊花、泽泻（盐制）、小蓟、决明子（炒）、夏枯草

薄膜衣片，除去包衣显棕褐色，味酸、微涩

平肝潜阳

适用于阴虚阳亢引起的头痛眩晕、耳鸣健忘、腰膝酸软、五心烦热、心悸失眠；高血压病见上述证候者

口服。一次 5 片，2次/天；或遵医嘱

0.3g/ 片

气血两虚眩晕者忌用

平息内风类

牛黄千金散

- 人工牛黄、朱砂、全蝎、天麻、僵蚕（制）、冰片、黄连、甘草、胆南星
- 棕红色粉末，气芳香，味辛凉而苦
- 清热解毒，镇痉定惊
- 适用于小儿惊风引起的高热、手足抽搐、痰涎壅盛、神昏谵语
- 口服。一次 0.6~0.9g，2~3 次 / 天；3 岁以内小儿酌减
- 0.6g/ 瓶
- 慢惊风者禁用
- 风寒表证者不宜服用

扎冲十三味丸

- 沉香、甘草、木香、麝香、珊瑚、珍珠、丁香、诃子、草乌（制）、肉豆蔻、禹粮土、磁石（煅）、石菖蒲
- 暗红色水丸，除去包衣后显棕红色，气香，味苦、辛、微涩
- 祛风通窍，舒筋活血，镇静安神，除湿
- 适用于半身不遂、口眼歪斜、四肢麻木、腰腿不利、语言不清、筋骨疼痛、神经麻痹、关节疼痛等
- 口服。晚间临睡前温开水冲服，一次 5~10 粒，1 次 / 天，或遵医嘱
- 每 10 粒重 1g

牛黄降压丸（胶囊）

- 珍珠、冰片、川芎、白芍、甘松、薄荷、郁金、党参、黄芪、羚羊角、水牛角浓缩粉、人工牛黄、决明子、黄芩提取物
- 丸剂：深棕色小蜜丸或大蜜丸，气微香，味微甜、苦，有清凉感
- 胶囊剂：内容物是暗黄色的粉末，气微香，味微甜、苦，有凉感
- 清心化痰，平肝安神
- 适用于心肝火旺、痰热壅盛引起的头晕目眩、头痛失眠、烦躁不安；高血压病见上述证候者
- 丸剂：小蜜丸每20丸重1.3g，大蜜丸1.6g/丸。口服。小蜜丸一次20~40丸，1次/天；大蜜丸一次1~2丸，1次/天
- 胶囊剂 0.4g/ 粒，口服。一次 2~4 粒，1 次 / 天
- 气血不足者及体弱便溏者忌服

牛黄镇惊丸

- 人工牛黄、全蝎、僵蚕（炒）、珍珠、麝香等 18 味中药
- 黄棕色水蜜丸、小蜜丸或大蜜丸，气微香，味甜、微凉略苦
- 镇惊安神，祛风豁痰
- 适用于小儿惊风引起的高热抽搐、牙关紧闭、烦躁不安
- 口服。水蜜丸一次 1g，小蜜丸一次 1.5g，大蜜丸一次 1 丸，1~3 次 / 天；3 岁以内小儿酌减
- 小蜜丸，0.2g/ 粒；水蜜丸，每 100 粒重 10g；大蜜丸，1.5g/ 丸
- 不宜过量、久服

天麻首乌片

- 天麻、白芷、白芍、黄精、丹参、川芎、桑叶、甘草、当归、蒺藜（炒）、何首乌、熟地黄、墨旱莲、女贞子
- 糖衣片或薄膜衣片，除去包衣后显棕褐色，气香，味微苦
- 滋阴补肾，养血息风
- 适用于肝肾阴虚引起的头晕目眩、头痛耳鸣、口苦咽干、腰膝酸软、脱发、白发；脑动脉硬化、早期高血压、血管神经性头痛、脂溢性脱发见上述证候者
- 口服。一次 6 片，3 次 / 天
- 0.25g/ 片
- 湿热内蕴、痰火壅盛者禁用

心脑静片

- 莲子心、珍珠母、槐米、黄柏、木香等 16 味中药
- 糖衣片或薄膜衣片，除去包衣后显棕色至棕褐色，气香，味微苦、凉
- 平肝潜阳，清心安神
- 适用于肝阳上亢引起的眩晕及中风，症状为头晕目眩、烦躁不宁、言语不清、手足不遂；高血压见上述证候者
- 口服。一次 4 片，1~3 次 / 天
- 薄膜衣片，0.4g/ 片；糖衣片，片心重 0.4g
- 气血不足眩晕者不宜用本品
- 不宜过量、久服
- 肝肾功能不全者慎用

小儿解热丸

- 全蝎、胆南星、防风、羌活、天麻等 22 味中药
- 棕色至棕褐色蜜丸，气香，味微苦
- 清热化痰，镇惊息风
- 适用于小儿感冒发热、痰涎壅盛、高热惊风、项背强直、手足抽搐、神志昏蒙、呕吐咳嗽
- 口服。一次 1 丸，2 次 / 天；1 岁以内酌减
- 1g/ 丸

牛黄清心丸

- 人工牛黄、当归、川芎、甘草、山药、黄芩等 29 味中药
- 红褐色大蜜丸或水丸，气芳香，味微甜
- 清心化痰，镇惊祛风
- 适用于风痰阻窍引起的头晕目眩、痰涎壅盛、神志混乱、言语不清及惊风抽搐、癫痫
- 口服。大蜜丸一次 1 丸，水丸一次 1.5g，1 次 / 天
- 水丸每 20 粒重 1.5g；大蜜丸 3g/ 丸
- 不宜过量、久服

平息内风类

杜仲双降袋泡剂
- 杜仲叶、苦丁茶
- 棕色液体，气香，味辛、微苦、涩
- 平肝清热
- 适用于肝阳上亢引起的头痛、头晕；高血压及高脂血症见上述证候者
- 开水泡服。一次1袋，2~3次/天
- 3.5g/袋
- 外感发热、头痛者不宜服用

养血清脑颗粒
- 当归、川芎、细辛、白芍、钩藤、熟地黄、鸡血藤、决明子、夏枯草、珍珠母、延胡索
- 淡棕黄色至棕色颗粒，味微甜、略苦
- 养血平肝，活血通络
- 适用于血虚肝亢引起的头痛、眩晕、心烦易怒、失眠多梦
- 口服。一次1袋，3次/天
- 4g/袋
- 外感或湿痰阻络引起的头痛、眩晕者慎用
- 平素脾虚便溏者慎用

松龄血脉康胶囊
- 鲜松叶、葛根、珍珠层粉
- 内容物是浅褐色至褐色的粉末，气微，味苦
- 平肝潜阳，镇心安神
- 适用于肝阳上亢引起的头痛、眩晕、急躁易怒、心悸、失眠；高血压及高脂血症见上述证候者
- 口服。一次3粒，3次/天，或遵医嘱
- 0.5g/粒
- 饭后服用

降压袋泡茶
- 钩藤、黄芩、茶叶、夏枯草、决明子、茺蔚子
- 黑褐色药茶，气香，味微苦
- 清热泻火，平肝明目
- 适用于高血压属肝火亢盛的头痛、眩晕、目胀牙痛等
- 开水泡服。一次4.4g，3次/天
- 2.2g/袋、4.4g/袋
- 脾虚泄泻者慎服

降压平片
- 葛根、菊花、地龙、芸香苷、黄芩、夏枯草、珍珠母、淡竹叶、槲寄生、薄荷脑、地黄
- 糖衣片，除去糖衣后显棕褐色，味微苦、辛
- 清热平肝潜阳
- 适用于肝火上扰引起的头晕、目眩、耳鸣、口苦咽干；高血压见上述证候者
- 口服。一次4片，3次/天
- 0.3g/片
- 气血亏虚者忌用

平息内风类

抗栓再造丸
- 水蛭（烫）、丹参、三七、地龙、穿山甲（烫）等29味中药
- 朱红色水丸，气微芳香，味辛、苦
- 活血化瘀，舒筋通络，息风镇痉
- 适用于瘀血阻窍、脉络失养引起的中风，症状为手足麻木、步履艰难、瘫痪、口眼歪斜、言语不清；中风恢复期及后遗症见上述证候者
- 口服。一次3g，3次/天
- 3g/袋；3g/丸
- 阴虚风动者忌服
- 不宜过量、久服

全天麻胶囊
- 天麻
- 内容物为黄白色至黄棕色的细粉或颗粒，气微，味甘
- 平肝，息风，止痉
- 适用于肝风上扰引起的眩晕、头痛、肢体麻木、癫痫抽搐
- 口服。一次2~6粒，3次/天
- 0.5g/粒

活血壮筋丸
- 红花、血竭、地龙、全蝎、桂枝、人参、乳香（去油）、没药（去油）、土鳖虫、制川乌、川牛膝
- 糖衣水丸，除去糖衣后显棕褐色，气腥，味苦
- 祛风活血，壮筋强腰
- 适用于筋骨疼痛、周身麻木、半身不遂、口眼㖞斜
- 口服。一次2丸，2次/天，酒或温开水送服，或遵医嘱
- 每10丸重1g
- 风湿热痹、中风热闭神昏者忌服
- 饭后服用可减轻胃肠反应

复方羚角降压片
- 黄芩、羚羊角、夏枯草、槲寄生
- 黄棕色至棕褐色的片，或为薄膜衣片，除去包衣后显黄棕色至棕褐色，味苦
- 平肝泄热
- 适用于肝火上炎、肝阳上亢引起的头晕、头胀、头痛、耳鸣；高血压见上述证候者
- 口服。一次4片，2~3次/天
- 素片，0.35g/片；薄膜衣片，0.31g/片、0.35g/片
- 脾胃虚寒者忌用
- 不可过量、久服

安宫降压丸
- 郁金、川芎、黄连、黄芪、白芍、党参、冰片、麦冬、栀子、黄芩、天麻、珍珠母、五味子（醋制）、人工牛黄、水牛角浓缩粉
- 棕褐色大蜜丸，气微香，味苦
- 清热镇惊，平肝潜阳
- 适用于肝阳上亢、肝火上炎引起的眩晕，症状为头晕、目眩、心烦、目赤、口苦、耳鸣耳聋；高血压见上述证候者
- 口服。一次1~2丸，2次/天
- 3g/丸
- 痰湿中阻、清阳不升引起的眩晕、头痛者忌服
- 无高血压症状时停药或遵医嘱

再造丸
- 蕲蛇肉、全蝎、地龙、僵蚕（炒）、穿山甲（醋制）、豹骨（油炙）等
- 棕褐色大蜜丸，气香，味微甘、苦
- 祛风化痰，活血通络
- 适用于风痰阻络引起的中风，症状为口眼歪斜、半身不遂、手足麻木、疼痛拘挛、语言謇涩
- 口服。一次1丸，2次/天
- 9g/丸

复方羊角片（胶囊）
- 羊角、川芎、白芷、川乌（制）
- 片剂：糖衣片，除去糖衣后显棕褐色，味微涩
- 胶囊剂：内容物是黄棕色粉末，气腥，味苦，微有麻舌感
- 平肝，镇痛
- 适用于偏头痛、血管性头痛、紧张性头痛及神经性头痛
- 片剂0.25g/片，口服。一次5片，3次/天
- 胶囊剂：0.25g/粒，口服。一次5粒，2~3次/天

复方罗布麻颗粒
- 罗布麻叶、菊花、山楂
- 浅黄棕色至棕色颗粒，气香，味甜、微酸
- 清热，平肝，安神
- 适用于高血压、神经衰弱导致的头晕、心悸、失眠等
- 开水冲服。一次1~2袋，2次/天
- 15g/袋
- 脾胃虚寒便溏者慎用

益脑复健胶囊

三七、川芎、血竭、赤芍、地龙、红花、葛根、豨莶草

内容物为棕色的粉末，气微，味苦

活血化瘀，祛风通络

适用于瘀血阻络引起的中风，症状为半身不遂、口眼歪斜、舌强语謇；缺血性中风见上述证候者

口服。一次 3~4 粒，3 次 / 天

0.3g/ 粒

阴虚阳亢、肝阳化风者不宜单独使用本品

久病气血亏虚者忌服

珍宝丸

珍珠（制）、石膏、丁香、川楝子、栀子、红花等 29 味中药

暗红色水丸，除去包衣显黄褐色，气香，味微苦甘、涩、苦

清热安神，舒筋活络，除"协日乌素"

适用于"白脉病"，半身不遂、风湿及类风湿、肌筋萎缩、神经麻痹、肾损脉伤、瘟疫热病、久治不愈等

口服。一次 5~9 粒，1 次 / 天，晚间临睡前眼，或遵医嘱

每 10 粒重 2g

运动员慎用

桂芍镇痫片

桂枝、白芍、柴胡、黄芩、党参、半夏（制）、甘草、生姜、大枣

糖衣片或薄膜衣片，除去包衣后显褐色，味甘、苦

调和营卫，清肝胆

适用于治疗各种类型的癫痫

口服。一次 6 片，3 次 / 天

薄膜衣片，每片重 0.32g；糖衣片，片心重 0.3g

平息内风类

脉君安片

钩藤、氢氯噻嗪、葛根

糖衣片，除去糖衣后显棕褐色，味苦

平肝息风，解肌止痛

适用于高血压、头痛眩晕、颈项强痛、失眠心悸、冠心病

口服。一次 4~5 片，3~4 次 / 天

0.3g/ 片

气血亏虚者忌用

晕痛定片

蜜环菌发酵培养物、川芎

糖衣片，除去糖衣后显棕褐色，气芳香，味苦，微带麻辣感

平肝息风，活血通络

适用于风阳上扰、瘀血阻络引起的头痛日久、痛有定处、头目眩晕、夜寐不安；高血压、脑血管病见上述证候者

口服。一次 4 片，3 次 / 天，或遵医嘱

每素片重 0.3g

肝功能不良者慎用

晕可平颗粒

代赭石、夏枯草、法半夏、车前草

棕褐色颗粒，味甜、微苦

潜阳镇肝

适用于梅尼埃病、头晕、目眩

开水冲服。一次 10g，3 次 / 天

10g/ 袋

气血亏虚者忌用

平息内风类

清心滚痰丸

- 金礞石（煅）、大黄、沉香、黄芩、甘遂（醋制）等17味中药
- 棕红色大蜜丸，气微香，味微苦、凉
- 清心涤痰，泻火通便
- 适用于顽痰蒙蔽心窍引起的神志错乱、语无伦次、哭笑无常、疯狂打闹、羊痫风证
- 口服。一次1~2丸，1次/天
- 3g/丸

高血压速降丸

- 茺蔚子、琥珀、刺蒺藜（盐制）、乌梢蛇（酒制）、天竺黄、阿胶等
- 粉红色水丸，除去外衣显黄色，气微，味苦
- 清热息风，平肝降逆
- 适用于虚火上升引起的目眩头晕、脑中胀痛、颈项强直、颜面红赤、烦躁不宁、言语不清、头重脚轻、行步不稳、知觉减退
- 口服。一次20粒，2次/天；体虚胃弱者酌减
- 每20粒重3g
- 感冒或泄泻期间停服

脑立清丸（胶囊）

- 磁石、冰片、赭石、牛膝、珍珠母、熟酒曲、酒曲、薄荷脑、清半夏、猪胆汁（或猪胆粉）
- 丸剂：深褐色水丸，气芳香，味微苦
- 胶囊剂：内容物为红棕色的粉末，气清香，味清凉、微苦
- 平肝潜阳，醒脑安神
- 适用于肝阳上亢引起的头晕目眩、耳鸣口苦、心烦难寐；高血压见上述证候者
- 丸剂：每10丸重1.1g，口服。一次10丸，2次/天
- 胶囊剂：0.33g/粒，口服。一次3粒，2次/天
- 肾精亏虚者忌用

脑脉泰胶囊

- 红参、三七、红花、当归、山楂、菊花、葛根、丹参、鸡血藤、银杏叶、制何首乌、决明子、石菖蒲
- 内容物为棕黄色粉粒，含褐色小粒，味微苦、涩
- 益气活血，息风豁痰
- 适用于中风气虚血瘀、风痰瘀血闭阻脉络证，症状为半身不遂、口眼歪斜、言语謇涩、头晕目眩、半身麻木、气短乏力；缺血性中风恢复期及急性期轻证见上述证候者
- 口服。一次2粒，3次/天
- 0.5g/粒
- 中风病痰热证、风火上扰证者慎用

平息内风类

清眩治瘫丸

- 天麻、僵蚕、全蝎、地龙、珍珠、决明子、水牛角浓缩粉等
- 棕褐色大蜜丸，气芳香，味苦
- 平肝息风，化痰通络
- 适用于肝阳上亢、肝风内动引起的头目眩晕、项强头胀、胸中闷热、惊恐虚烦、痰涎壅盛、言语不清、肢体麻木、口眼歪斜、半身不遂
- 口服。用温开水或黄酒送服，一次1丸，2次/天
- 9g/丸
- 气血亏虚者慎用

清肝降压胶囊

- 丹参、夏枯草、桑寄生、何首乌（制）、槐花（炒）、葛根（煨）、泽泻（盐制）、小蓟、远志（去心）、川牛膝
- 内容物为棕色颗粒，气香，味微苦
- 清热平肝，补益肝肾
- 适用于高血压属肝火亢盛、肝肾阴虚证，症状为眩晕、头痛、面红目赤、急躁易怒、口干口苦、腰膝酸软、心悸不寐、耳鸣健忘、便秘溲黄
- 口服。一次3粒，3次/天，或遵医嘱
- 0.5g/粒
- 气血不足者慎用

羚羊角口服液（注射液、胶囊、颗粒）

- 羚羊角
- 口服液：淡黄色透明液体，味特异，微甜
- 注射液：微黄色澄明液体
- 胶囊剂：内容物为白色或类白色的粉末，气微腥，味淡
- 颗粒剂：白色颗粒，味甘
- 平肝息风，清肝明目，散血解毒
- 适用于高热惊痫、神昏痉厥、子痫抽搐、癫痫发狂、头痛眩晕、目赤翳障、温毒发斑、痈肿疮毒
- 口服液：5ml/支，口服。一次5ml，2次/天
- 注射液：2ml/支，肌内注射。一次2~4ml，2次/天；小儿酌减
- 胶囊剂：0.15g/粒、0.3g/粒，口服。一次0.3~0.6g，1次/天
- 颗粒剂：2.5g/袋，口服。一次5g，2次/天；小儿酌减
- 阴虚火旺引起的发热者慎用；脾胃虚寒便溏者慎服
- 不可过量、久服
- 脾虚慢惊者忌用

清脑降压片（胶囊、颗粒）

- 黄芩、丹参、槐米、牛膝、钩藤、当归、地黄、水蛭、地龙、珍珠母、磁石（煅）、决明子、夏枯草
- 片剂：糖衣片或薄膜衣片，除去包衣后显黑棕色，味微苦
- 胶囊剂：内容物为棕色至黑棕色的粉末，味微苦
- 颗粒剂：棕色至棕褐色混悬颗粒，味甘、微苦
- 平肝潜阳
- 适用于肝阳上亢引起的眩晕，症状为头晕、头痛、项强、血压偏高
- 片剂：薄膜衣片，0.33g/片；糖衣片，片心重0.30g。口服。一次4~6片，3次/天
- 胶囊剂：0.55g/粒，口服。一次3~5g，3次/天
- 颗粒剂：2g/袋，开水冲服。一次2~3g，3次/天
- 气血不足者以及有出血倾向者慎用

平息内风类

小儿脐风散

- 全蝎、大黄、当归、猪牙皂、巴豆霜、硇砂（制）、朱砂、人工牛黄
- 朱红色粉末，气微，味苦、辛
- 清热祛风，镇惊祛痰
- 适用于初生小儿胎火内热导致的睡卧易惊、啼哭不安、身面色赤、咳嗽痰多、大便不通、惊风抽搐
- 口服。一次 0.07g
- 0.15g/ 袋
- 含毒性药，按量服用，不宜多服

醒脑降压丸

- 黄芩、黄连、栀子、郁金、雄黄、冰片、朱砂、辛夷、零陵香、玄精石、珍珠母
- 朱红色光亮水丸，除去包衣后显黄褐色，气凉，味苦
- 通窍醒脑，清心镇静
- 适用于火热上扰阻窍引起的眩晕头痛、言语不清、痰涎壅盛；高血压见上述证候者
- 口服。一次10~15粒，1~2次/天
- 每 10 粒重 2.2g
- 阴虚阳亢者慎用
- 胃及十二指肠溃疡患者忌服
- 不宜过量、久服

小儿百寿丸

- 钩藤、薄荷、僵蚕（麸炒）、胆南星（酒制）、天竺黄等 18 味中药
- 棕红色大蜜丸，气香，味甜
- 清热散风，消食化滞
- 适用于小儿风热感冒、积滞，症状为发热头痛、脘腹胀满、停食停乳、不思饮食、呕吐酸腐、咳嗽痰多、惊风抽搐
- 口服。一次 1 丸，2 次 / 天；1 岁以内小儿酌减
- 3g/ 丸
- 不宜过量、久服

小儿牛黄散

- 钩藤、僵蚕（麸炒）、天麻、全蝎、黄连等 16 味中药
- 浅黄色粉末，气香凉，味苦
- 清热镇惊，散风化痰
- 适用于小儿食滞内热引起的咳嗽身热、呕吐痰涎、烦躁起急、睡卧不安、惊风抽搐、神志昏迷、大便燥结
- 口服。一次 0.9g，2 次 / 天；1 岁以内小儿酌减
- 0.9g/ 瓶

镇脑宁胶囊

- 川芎、细辛、白芷、藁本、丹参、葛根、天麻、猪脑粉、水牛角浓缩粉
- 内容物为浅棕黄色的粉末，有特异香气，味微苦
- 息风通络
- 适用于风邪上扰引起的头痛头晕、恶心呕吐、视物不清、肢体麻木、耳鸣；血管神经性头痛、高血压、动脉硬化见上述证候者
- 口服。一次 4~5 粒，3 次 / 天
- 0.3g/ 粒
- 肝火上炎者及痰湿中阻引起的眩晕者忌用
- 不宜久服

醒脑再造丸（胶囊）

- 黄芪、淫羊藿、石菖蒲、红参、当归、地龙、三七等
- 丸剂：黑棕色大蜜丸，味甘、微苦
- 胶囊剂：内容物是黄褐色至黑褐色的颗粒和粉末，气香，味甜、微苦凉
- 化痰醒脑，祛风通络
- 适用于风痰闭阻清窍引起的神志不清、语言謇涩、口角流涎、筋骨酸痛、手足拘挛、半身不遂；脑血栓恢复期及其后遗症见上述证候者
- 丸剂：9g/ 丸，口服。一次 1 丸，2~3 次 / 天
- 胶囊剂：0.35g/ 粒，口服。一次 4 粒，2 次 / 天
- 病重者不宜单独使用本品
- 不可过量、久服

三十五味沉香丸

- 沉香、香樟、白沉香、檀香、降香、天竺黄等 35 味中药
- 红棕色水丸，气芳香，味甘、苦
- 清瘟热，祛风，益肺，利痹
- 适用于疠、热、隆相搏引起的疾病，如热病初起、肺瘤疾、肺铁布症、咳嗽气逆、痹证、疑难的气血上壅等
- 一次 3~4 丸，2 次 / 天
- 1g/ 丸

小儿太极丸

- 大黄、冰片、麝香、胆南星、天竺黄、僵蚕（炒）、朱砂
- 红棕色大蜜丸，味清凉而苦
- 镇惊清热，涤痰消积
- 适用于小儿急惊、手足抽搐、角弓反张、食积痞满、内热咳嗽等
- 口服。小儿一次 1 丸，2 次 / 天；周岁以内小儿酌减
- 1g/ 丸
- 泄泻者忌服

三、祛风止痛类

祛风止痛类

云香祛风止痛酊

- 白芷、大皂角、桂枝、木香、莪术、五味藤等22味中药
- 浅黄棕色至棕色的澄清液体，气芳香，味辛辣而清凉
- 祛风除湿，活血止痛
- 适用于风湿骨痛、伤风感冒、头痛、腹痛、心胃气痛、冻疮
- 口服。一次0.5~2ml，2~3次/天；小儿酌减
- 外用。取适量，搽患处
- 12ml/瓶、15ml/瓶、30ml/瓶
- 孕妇与未满3岁儿童忌内服

伊痛舒注射液

- 细辛、羌活、当归、川芎、独活、防风、白芷
- 无色澄明液体
- 祛风散寒胜湿，活血祛瘀镇痛
- 适用于多种原因导致的头痛、牙痛、神经痛、风湿痛及肌纤维炎；骨关节、胃肠、胆、肾疾患及癌症等疼痛
- 肌内注射或穴位注射。一次2~4ml，1~2次/天；小儿酌减
- 2ml/支
- 不宜过量、久服

天舒胶囊

- 川芎、天麻
- 内容物为棕黄色至棕褐色的颗粒和粉末，具特殊香气，味微苦涩
- 活血平肝，通络止痛
- 适用于瘀血阻络或肝阳上亢引起的头痛日久、痛有定处，或头晕胁痛、失眠烦躁，舌质黯或有瘀斑；血管神经性头痛见上述证候者
- 口服。一次10ml，3次/天，或遵医嘱
- 10ml/支

天菊脑安胶囊

- 川芎、天麻、藁本、白芍、牛膝、丹参、菊花、蔓荆子、墨旱莲、女贞子
- 内容物是棕褐色的粉末，气芳香，味微甜酸、略苦
- 平肝息风，活血化瘀
- 适用于肝风夹瘀证的偏头痛
- 口服。一次5粒，3次/天
- 0.4g/粒

大川芎口服液（颗粒）

- 川芎、天麻
- 口服液：棕红色澄清液体，气香，味苦
- 颗粒剂：棕褐色颗粒，气香，味苦
- 活血化瘀，平肝息风
- 适用于瘀血阻络、肝阳化风引起的头痛、头胀、眩晕、颈项紧张不舒、上下肢或偏身麻木、舌部瘀斑
- 口服液：10ml/支、100ml/支，口服。一次10ml，3次/天，连服半个月为一个疗程，或遵医嘱
- 颗粒剂：4g/袋，开水冲服。一次4g，3次/天，连服半个月为一个疗程，或遵医嘱
- 外感头痛者、孕妇、出血性脑血管病急性期患者忌用

天麻头痛片

- 天麻、白芷、川芎、荆芥、当归、乳香（醋制）
- 糖衣片或薄膜衣片，除去包衣后显浅棕色至棕色，气微香，味微辛、苦
- 养血祛风，散寒止痛
- 适用于外感风寒、瘀血阻滞或血虚失养引起的偏正头痛、恶寒、鼻塞
- 口服。一次2~3片（0.62g/片），或一次4~6片（0.31g/片，0.3g/片），3次/天
- 薄膜衣片，0.31g/片、0.62g/片；糖衣片，片心重0.3g
- 肝火上炎、脾胃虚弱者慎服

大活络丸（胶囊）

- 蕲蛇、乌梢蛇、威灵仙、两头尖、麻黄、贯众、甘草等
- 丸剂：棕褐色大蜜丸，气微香，味苦
- 胶囊剂：内容物为棕色至褐色的颗粒，气微香，味微苦
- 祛风散寒，除湿化痰，活络止痛
- 适用于风痰瘀阻引起的中风，症状为半身不遂、肢体麻木、足痿无力；寒湿瘀阻型麻痹、筋脉拘急、腰腿疼痛；跌打损伤、行走不利及胸痹心痛
- 丸剂：3.5g/丸，口服。温黄酒或温开水送服，一次1丸，1~2次/天
- 胶囊剂：0.25g/粒，口服。一次6粒，2次/天，或遵医嘱
- 阴虚火旺者及脾胃虚寒者慎用
- 出血性中风初期、神志不清者忌用
- 不可过量

四、活血祛风类

消银颗粒（片）

- 地黄、玄参、当归、蝉蜕、赤芍、防风、红花、苦参、白鲜皮、牛蒡子、牡丹皮、金银花、大青叶
- 颗粒剂：棕褐色颗粒，味甜、微苦
- 片剂：糖衣片，除去糖衣后显棕褐色，味苦
- 清热凉血，养血润肤，祛风止痒
- 适用于血热风燥型白疕和血虚风燥型白疕，症状为皮疹为点滴状、基底鲜红色、表面覆有银白色鳞屑，或皮疹表面覆有较厚的银白色鳞屑、较干燥、基底淡红色、瘙痒较甚
- 颗粒剂：3.5g/袋，开水冲服。一次3.5g，3次/天，1个月为一个疗程
- 片剂：每片相当于原药材约0.6g，口服。一次5~7片，3次/天，1个月为一个疗程
- 脾胃虚寒者慎用

外搽白灵酊

- 没药、红花、苏木、当归尾、白芷、白矾、马齿苋、红花夹竹桃（叶）
- 红棕色液体，气微香
- 通经活血
- 适用于经络阻隔、气血凝滞引起的白癜风，症状为白斑不对称、色泽苍白、边缘清楚
- 外用。涂搽患处，3次/天，3个月为一个疗程，同时服用白灵片
- 50ml/瓶
- 皮肤破损处禁用；对本品或酒精过敏者禁用
- 过敏体质者慎用；儿童慎用
- 不可过量、久用

郁金银屑片

- 秦艽、当归、石菖蒲、关黄柏、香附（酒制）等19味中药
- 糖衣片，除去包衣后，显黄棕色至棕褐色，气微香，味微苦、涩
- 疏通气血，软坚消积，清热解毒，燥湿杀虫
- 适用于银屑病（牛皮癣）
- 口服。一次3~6片，2~3次/天
- 片心重0.24g

白蚀丸

- 灵芝、蒺藜、紫草、龙胆、丹参、降香、甘草、红花、补骨脂（盐制）、何首乌（制）、牡丹皮、黄药子、苍术（泡）、海螵蛸
- 黑色水丸或包衣浓缩水丸，除去包衣后显棕褐色，味苦
- 补益肝肾，活血祛瘀，养血祛风
- 适用于肝肾不足、血虚风盛引起的白癜风，症状为白斑色乳白、多对称、边界清楚，病程较久，伴有头晕目眩、腰膝酸痛
- 口服。一次2.5g，10岁以下小儿服量减半，3次/天
- 浓缩水丸2.5g/袋；水丸每80粒重约2.5g
- 肝肾功能不全者禁用
- 在使用时注意复查肝功能
- 服药过程中，患部宜常日晒

白癜风胶囊

- 当归、紫草、川芎、桃仁、红花、干姜、山药、丹参、香附、补骨脂、黄芪、蒺藜、白鲜皮、乌梢蛇、龙胆
- 内容物为棕黄色至棕褐色的粉末，味辛、微苦
- 活血行滞，祛风解毒
- 适用于经络阻隔、气血不畅引起的白癜风，症状为白斑散在分布、色泽苍白、边界较明显
- 口服。一次3~4粒，2次/天
- 0.45g/粒
- 阴血亏虚者慎用
- 妇女月经期经量过多者停用

活血祛风类

五、祛风止痒类

```
荆芥、防风、当归、地黄、甘草、苍
术（炒）、蝉蜕、石膏、木通、地骨皮、
亚麻子

浅棕色颗粒或方形块状，气香，味甜

清热除湿，消风止痒

适用于风湿热邪蕴阻肌肤引起的湿
疮、风疹瘙痒、小儿瘾疹，症状为皮肤
丘疹、水疱、抓痕、血痂，或见梭形或
纺锤形水肿性风团、中央出现小水疱、
瘙痒剧烈；湿疹、皮肤瘙痒症、丘疹性
荨麻疹见上述证候者

口服。1岁以内一天15g；1~4岁一
天30g；5~9岁一天45g；10~14岁一
天60g；15岁以上一天90g。分2~3
次服用，或遵医嘱

15g/袋；15g/块

阴血亏虚者不宜服用

服药期间出现胃脘疼痛或腹泻时应及
时停服
```
消风止痒颗粒

```
荆芥穗、白芷、枯矾

浅土黄色粉末，气芳香

祛风燥湿，杀虫止痒

适用于脚癣趾间糜烂，或流黄水，
刺痒难忍

外用。取本品适量撒敷于患处

12g/袋

不适宜鳞屑角化型足癣

使用前应清洗患处，忌用热水洗烫

切忌内服
```
脚气散

祛风止痒类

```
百部、花椒、斑蝥、防风、蝉蜕、
当归、土荆皮、蛇床子、吴茱萸、侧
柏叶、大风子仁、凤仙透骨草

暗黄绿色澄清液体，具醋酸的特臭

祛风除湿，杀虫止痒

适用于风湿虫毒引起的鹅掌风、脚
湿气，症状为皮肤丘疹、水疱、脱屑，
伴有不同程度的瘙痒

外用。擦于洗净的患处，3~4次/天。
治疗灰指甲应先除去空松部分，使药
易渗入

20ml/瓶

不适宜浸渍糜烂型脚湿气

不可久用

如出现过敏反应及时停用
```
癣湿药水

```
苦参、白鲜皮、荆芥、地骨皮、地
黄等21味中药

内容物为棕色至棕褐色的粉末，气
微香，味苦

清热凉血，利湿解毒，祛风止痒

适用于湿热内蕴或风热袭表、郁于
肌肤引起的瘾疹，症状为皮肤风团色
红、时起时伏、发无定处、瘙痒严重、
病程缠绵、易反复；急性荨麻疹见上
述证候者

口服。一次4粒，3次/天。急性
荨麻疹疗程为1周，慢性荨麻疹疗程
为2周

0.4g/粒

脾胃虚寒者慎用

服药后偶见轻度腹泻、恶心、头晕、
大便不爽，停药后可恢复
```
皮敏消胶囊

第十四节　祛湿类

```
温化水湿类

清热利湿类
```
祛湿类
中成药
```
清肝利胆类

利湿通淋类

祛湿止泻类
```

一、清肝利胆类

清肝利胆类（中心）

肝舒乐颗粒
- 柴胡、茵陈、苍术、甘草、虎杖、蒲公英、马兰草、白茅根、夏枯草
- 棕黄色颗粒，味甜、微苦
- 疏肝利胆，清热利湿
- 适用于肝胆湿热引起的黄疸、腹胀，症状为黄疸（或无黄疸）、尿黄、胁腹胀满；急、慢性肝炎见上述证候者
- 开水冲服。一次 20g，3 次 / 天；儿童酌减
- 20g/ 袋
- 不宜久服

肝炎康复丸
- 茵陈、郁金、当归、菊花、丹参、滑石、拳参、金钱草、板蓝根
- 棕褐色至黑褐色浓缩大蜜丸，味甜、微苦
- 清热解毒，利湿化郁
- 适用于肝胆湿热引起的黄疸，症状为目黄身黄、胁痛乏力、尿黄口苦；急、慢性肝炎见上述证候者
- 口服。一次 1 丸，3 次 / 天
- 9g/ 丸
- 肝阴不足引起的胁痛者不宜使用

虎驹乙肝胶囊
- 虎杖、蚂蚁、柴胡、大枣、茵陈、黄芪、三七、丹参、五味子、板蓝根、枸杞子
- 内容物为棕褐色至黑色粉末，味微苦，略腥
- 疏肝健脾，利湿清热，活血化瘀
- 适用于慢性乙型肝炎肝郁脾虚兼湿热瘀滞证，症状为胁肋胀满疼痛、脘痞腹胀、胃纳不佳、四肢倦怠、小便色黄等
- 口服。饭后温开水送服，一次 5 粒，3 次 / 天，3 个月为一个疗程，或遵医嘱
- 0.2g/ 粒

苦黄注射液
- 苦参、大黄、茵陈、柴胡、大青叶
- 橙红色至棕红色澄明液体
- 清热利湿，疏肝退黄
- 主治湿热黄疸，适用于因湿热内蕴导致的黄疸型病毒性肝炎患者
- 静脉滴注。30ml（重症及淤胆型肝炎可增加至 60ml）加入 5%~10% 葡萄糖注射液 500ml 中静脉滴注，1 次 / 天，15 天为一个疗程，或遵医嘱
- 10ml/ 支（含大黄蒽醌 0.9mg，苦参生物碱 5.0mg）
- 不可过量、久用

利胆排石片（颗粒）
- 茵陈、木香、槟榔、郁金、黄芩、大黄、枳实（麸炒）、芒硝、厚朴（姜制）、金钱草
- 片剂：糖衣片或薄膜衣片，除去包衣后显棕褐色，味苦、咸
- 颗粒剂：棕色至棕褐色颗粒，味苦、咸
- 清热利湿，利胆排石
- 适用于湿热蕴毒、腑气不通引起的胁痛、胆胀，症状为胁肋胀痛、发热、尿黄、大便不通；胆囊炎、胆石症见上述证候者
- 片剂：0.25g/ 片，口服。排石，一次 6~10 片，2 次 / 天；炎症，一次 4~6 片，2 次 / 天
- 颗粒剂：3g/ 袋，口服。排石，一次 6g，2 次 / 天；炎症，一次 3g，2 次 / 天
- 肝功能不良者慎用

肝炎灵注射液
- 山豆根
- 棕红色澄明液体
- 降低转氨酶，提高机体免疫力
- 适用于慢性活动性肝炎
- 肌内注射。一次 2ml，1~2 次 / 天，2~3 个月为一个疗程，或遵医嘱
- 2ml/ 支（含苦参碱 35mg）
- 少数患者有口咽干燥、咽喉痒感、轻度头晕、注射处疼痛等不良反应

肝福颗粒
- 茵陈、黄芩、栀子、柴胡（制）、枳壳（炒）、金钱草、板蓝根、五仁醇浸膏
- 棕黄色颗粒，味甜、微苦、辛
- 清热利湿，疏肝理气
- 适用于湿热蕴结、肝郁气滞引起的胁痛，症状为口苦、胁肋胀痛、尿黄、舌苔黄腻、脉弦滑数；急、慢性肝炎，胆囊炎见上述证候者
- 口服。一次 25g，3 次 / 天
- 25g/ 袋
- 脾胃虚寒者慎用
- 瘀血停着、肝阴不足引起的胁痛者不宜使用
- 老年体弱者应慎用或减量服用

鸡骨草胶囊
- 三七、牛至、白芍、大枣、栀子、茵陈、人工牛黄、猪胆汁、鸡骨草、枸杞子
- 内容物为棕褐色的粉末，味苦
- 疏肝利胆，清热解毒
- 适用于急、慢性肝炎和胆囊炎属肝胆湿热证者
- 口服。一次 4 粒，3 次 / 天
- 0.5g/ 粒
- 脾胃虚寒者慎用
- 肝郁气滞、瘀血停着引起的胁痛者不宜使用

清肝利胆类

复方胆通片（胶囊）
- 胆通、大黄、茵陈、穿心莲、溪黄草
- 片剂：糖衣片，除去糖衣后显棕褐色，味苦、涩
- 胶囊剂：内容物呈棕褐色，味苦、涩
- 清热利胆，解痉止痛
- 适用于急、慢性胆囊炎，胆管炎，胆囊，胆道结石合并感染，胆囊手术后综合征，胆道功能性疾患等
- 片剂：0.3g/片，口服。一次2片，3次/天
- 胶囊剂：0.3g/粒，口服。一次2粒，3次/天
- 不可过量、久服

青叶胆片
- 青叶胆
- 糖衣片，除去糖衣后显棕绿色，味苦
- 清肝利胆，清热利湿
- 适用于黄疸尿赤、热淋涩痛
- 口服。一次4~5片，4次/天
- 每片相当于青叶胆1.57g
- 脾胃虚寒者慎用

消炎利胆片（胶囊）
- 穿心莲、溪黄草、苦木
- 片剂：糖衣片或薄膜衣片，除去包衣后显灰绿色或褐绿色，味苦
- 胶囊剂：内容物是褐色或褐绿色的颗粒，或为褐色或褐绿色的粉末，味苦
- 清热，祛湿，利胆
- 适用于肝胆湿热引起的胁痛、口苦；急性胆囊炎、胆管炎见上述证候者
- 片剂：薄膜衣小片，0.26g/片，相当于饮片2.6g；薄膜衣大片，0.52g/片，相当于饮片5.2g；糖衣片，片心重0.25g，相当于饮片2.6g。口服。一次6片（小片）或3片（大片），3次/天
- 胶囊剂：0.45g/粒，口服。一次4粒，3次/天，或遵医嘱
- 脾胃虚寒者慎用
- 不宜过量、久服

茵莲清肝合剂
- 茵陈、板蓝根、绵马贯众、茯苓、郁金等19味中药
- 棕褐色液体，味甜、微苦，久置有微量沉淀
- 清热解毒，芳香化湿，疏肝利胆，健脾和胃，养血活血
- 适用于病毒性肝炎、肝炎病毒携带者及肝功能异常患者
- 口服。一次50ml，2次/天，服时摇匀
- 100ml/瓶
- 肾功能不全者忌用
- 不可过量、久服

金龙舒胆颗粒
- 柴胡、龙胆、黄芩、青皮、滑石、大黄、金钱草
- 棕褐色颗粒，味甜、微苦
- 清热利胆，疏肝理气
- 适用于湿热气滞引起的两胁胀痛、恶心呕吐、厌油腻；急、慢性胆囊炎见上述证候者
- 开水冲服。一次20g，3次/天
- 20g/袋
- 不可过量、久服

金胆片
- 龙胆、虎杖、金钱草、猪胆膏
- 糖衣片，除去糖衣后，显棕褐色，味苦
- 利胆消炎
- 适用于急、慢性胆囊炎，胆石症以及胆道感染
- 口服。一次5片，2~3次/天
- 薄膜衣片，0.32g/片
- 脾胃虚寒者忌用
- 寒湿阴黄、肝阴不足胁痛者不宜使用

茵栀黄口服液（颗粒、注射液）
- 茵陈提取物、栀子提取物、黄芩提取物、金银花提取物
- 口服液：棕红色液体，味甜、微苦
- 颗粒剂：棕黄色颗粒，味甜、微苦
- 注射液：橙红色澄明液体
- 清热解毒，利湿退黄
- 适用于肝胆湿热引起的黄疸，症状为面目悉黄、胸胁胀痛、恶心呕吐、小便黄赤；急、慢性肝炎见上述证候者
- 口服液：10ml/支（含黄芩苷0.4g），口服。一次10ml，3次/天
- 颗粒剂：3g/袋，开水冲服。一次2袋，3次/天；1个月为一个疗程
- 注射液：2ml/支、10ml/支，静脉滴注。一次10~20ml，用10%葡萄糖注射液250~500ml稀释后滴注。症状缓解后可改用肌内注射，一天2~4ml
- 可发生过敏性反应和胃肠道反应

茵胆平肝胶囊
- 茵陈、龙胆、栀子、黄芩、猪胆粉、白芍（炒）、当归、甘草
- 内容物为棕黄色的颗粒和粉末，味苦
- 清热，利湿，退黄
- 适用于肝胆湿热引起的胁痛、口苦、尿黄、身目发黄；急、慢性肝炎见上述证候者
- 口服。一次2粒，3次/天
- 0.5g/粒
- 脾胃虚寒者慎用
- 胆道完全阻塞者忌服

清肝利胆类

茵陈五苓丸
- 茵陈、泽泻、茯苓、猪苓、白术（炒）、肉桂
- 灰黄色水丸，气香，味微苦
- 清湿热，利小便
- 适用于肝胆湿热、脾肺郁结导致的湿热黄疸、脘腹胀满、小便不利
- 口服。一次 6g，2 次 / 天
- 每 20 粒重 1g

茵山莲颗粒
- 茵陈、栀子、甘草、半枝莲、五味子、板蓝根
- 浅棕褐色至棕褐色颗粒，味苦、略甜
- 清热解毒利湿
- 适用于湿热蕴毒引起的胁痛、口苦、尿黄、舌苔黄腻、脉弦滑数；急、慢性肝炎，胆囊炎见上述证候者
- 开水冲服。一次 3~9g，2 次 / 天，或遵医嘱
- 3g/ 袋
- 脾胃虚寒者慎用

胆石清片
- 郁金、大黄、山楂、皂矾、芒硝、硝石、牛胆汁、羊胆汁、鸡内金、威灵仙
- 糖衣片，片心显黑褐色，气腥，味苦、微涩
- 消食化积，清热利胆，行气止痛
- 适用于肝胆湿热、腑气不通引起的胁肋胀痛、大便不通；胆囊结石见上述证候者
- 口服。每次 5~8 片，3 次 / 天，或遵医嘱
- 0.3g/ 片
- 脾胃虚寒者慎用

复方益肝灵片
- 益肝灵粉（水飞蓟素）、五仁醇浸膏
- 糖衣片，除糖衣后显棕黄色，味苦涩
- 益肝滋肾，解毒祛湿
- 适用于肝肾阴虚、湿毒未清引起的胁痛、症状为胁痛、纳差、腹胀、腰酸、乏力、尿黄；慢性肝炎见上述证候者
- 口服。一次 4 片，3 次 / 天，饭后服用
- 每片含水飞蓟素以水飞蓟宾计为 21mg

胆宁片
- 大黄、虎杖、青皮、陈皮、郁金、山楂、白茅根
- 薄膜衣片，除去包衣后显棕褐色，味甘、苦
- 疏肝利胆，清热通下
- 适用于肝郁气滞、湿热未清引起的右上腹隐隐作痛、食入作胀、胃纳不香、嗳气、便秘；慢性胆囊炎见上述证候者
- 口服。一次 5 片，3 次 / 天，饭后服用
- 0.36g/ 片

胆石通胶囊
- 枳壳、柴胡、大黄、黄芩、蒲公英、水线草、绵茵陈、溪黄草、鹅胆粉、广金钱草
- 内容物为黄褐色至棕褐色的粉末，味略咸、微苦
- 清热利湿，利胆排石
- 适用于肝胆湿热引起的胁痛、胆胀，症状为右胁胀痛、痞满呕恶、尿黄口苦；胆石症、胆囊炎见上述证候者
- 口服。一次 4~6 粒，3 次 / 天
- 0.65g/ 粒
- 严重消化道溃疡、心脏病及重症肌无力患者忌服

清肝利胆类

强肝糖浆（丸）

- 黄芪、党参、当归、山楂、山药、白芍等16味中药
- 糖浆剂：褐色黏稠液体，味甜
- 丸剂：褐色大蜜丸，味甜、微苦
- 健脾疏肝，清利湿热，益气养血
- 适用于肝郁脾虚、湿热蕴结引起的两肋胀痛、乏力、脘痞、腹胀、面色无华、腰膝酸软；慢性肝炎见上述证候者
- 糖浆剂：10ml/支，口服。一次10ml，2次/天，每服6天停1天。8周为一个疗程，停1周，再进行第二个疗程
- 丸剂：9g/丸，口服。一次2丸，2次/天
- 胃、十二指肠溃疡或高酸性慢性胃炎患者应减量服用
- 偶可导致晕厥

黄疸肝炎丸

- 茵陈、槟榔、佛手、青叶胆、滇柴胡、白芍（酒）、郁金（醋制）、栀子（炒）、延胡索（醋制）、甘草、香附（醋制）、枳壳（麸炒）、青皮
- 黄棕色至棕褐色大蜜丸，味苦、微甜
- 疏肝理气，利胆退黄
- 适用于肝气不疏、湿热蕴结引起的黄疸，症状为皮肤黄染、胸胁胀痛、小便短赤；急性肝炎、胆囊炎见上述证候者
- 口服。一次1~2丸，3次/天
- 9g/丸
- 黄疸属寒湿蕴结阴黄者不宜使用

益肝灵片

- 水飞蓟
- 素片或糖衣片，除去糖衣后，显淡黄色至棕黄色，气微，味微甜、苦
- 保肝
- 具有改善肝功能、保护肝细胞膜的作用，用于急、慢性肝炎
- 口服。一次2片，3次/天
- 每片含水飞蓟宾38.5mg、77mg

胰胆炎合剂

- 柴胡、黄芩、赤芍、厚朴、甘草、大黄、枳实、蒲公英、北败酱草、法半夏
- 药粉为土黄色粉末，味苦、微涩。药液为棕褐色的黏稠液体，味苦、微甜
- 清泻肝胆湿热
- 适用于急性胰腺炎、急性胆囊炎，也可用于慢性胰腺炎、慢性胆囊炎的急性发作
- 口服。一次药液20ml，冲服药粉1g，2次/天。急性期服药量加倍，症状缓解后，根据大便情况酌减量，或遵医嘱
- 药粉1g/袋、药液20ml/支

清肝利胆口服液（胶囊）

- 茵陈、山银花、栀子、厚朴、防己
- 口服液：棕红色澄明液体，味苦、甜
- 胶囊剂：内容物为棕褐色至黑褐色的粉末，味苦
- 清利肝胆湿热
- 适用于湿热蕴结肝胆引起的纳呆、胁痛、疲倦、乏力、尿黄、苔腻、脉弦
- 口服液：10ml/支，口服。一次20~30ml，2次/天，10天为一个疗程
- 胶囊剂：0.35g/粒，口服。一次4~6粒，2次/天，10天为一个疗程
- 脾胃虚寒者慎用

清肝利胆类

肝宁片
- 斑蝥、糯米、紫草
- 糖衣片,除去糖衣后,片心呈紫褐色,气微腥,味淡
- 清热解毒,化瘀散结
- 适用于毒热瘀滞引起的胁痛,症状为胁肋刺痛、赤缕红斑、口苦尿黄;急、慢性肝炎见上述证候者
- 口服。一次 2~3 片,3 次 / 天,温开水送下
- 0.3g/ 片
- 不宜过量、久服

利胆片
- 大黄、木香、芒硝、知母、柴胡、白芍、黄芩、茵陈、金银花、金钱草、大青叶
- 糖衣片或薄膜衣片,除去包衣后显黄褐色,味苦
- 疏肝止痛,清热利湿
- 适用于肝胆湿热引起的胁痛,症状为胁肋及胃腹部疼痛、按之痛剧、大便不通、小便短赤、身热头痛、呕吐不食;胆道疾患见上述证候者
- 口服。一次 6~10 片,3 次 / 天
- 0.23g/ 片
- 脾胃虚寒者忌用
- 不可过量、久服

利肝隆颗粒(片)
- 郁金、甘草、茵陈、黄芪、当归、五味子、板蓝根、刺五加浸膏
- 颗粒剂:淡棕色至棕色颗粒,味甜、微苦
- 片剂:糖衣片,除去糖衣后显棕褐色,味甜、微苦
- 疏肝解郁,清热解毒,益气养血
- 适用于肝郁湿热、气血两虚引起的两胁胀痛或隐痛、乏力、尿黄;急、慢性肝炎见上述证候者
- 颗粒剂:10g/ 袋,开水冲服。一次 1 袋,3 次 / 天;小儿酌减
- 片剂:0.37g/ 片,口服。一次 5 片,3 次 / 天;小儿酌减

小儿肝炎颗粒
- 茵陈、黄芩、黄柏、郁金、通草、栀子(姜炙)、山楂(炒焦)、大豆黄卷
- 黄绿色至黄褐色颗粒,味甜、微苦而涩
- 清热利湿,解郁止痛
- 适用于肝胆湿热引起的黄疸、胁痛、腹胀、发热、恶心呕吐、食欲减退、身体倦懒、皮肤黄染;黄疸型肝炎或无黄疸型肝炎见上述证候者
- 开水冲服。1~3 岁一次 5~10g;4~7 岁一次 10~15g;8~10 岁一次 15g;11 岁以上酌增。3 次 / 天
- 10g/ 袋
- 脾胃虚寒者慎用
- 寒湿阴黄者忌用

乙肝宁颗粒
- 黄芪、茵陈、党参、丹参、茯苓、白芍、白术、金钱草、蒲公英、何首乌(制)、牡丹皮、川楝子、白花蛇舌草
- 黄棕色至棕褐色颗粒,味甜、微苦,或味甘、微苦(无蔗糖)
- 补气健脾,活血化瘀,清热解毒
- 适用于慢性肝炎属脾气虚弱、血瘀阻滞、湿热毒蕴证,症状为胁痛、腹胀、乏力、尿黄;急性肝炎见上述证候者也有一定疗效
- 口服。3次/天,一次1袋;儿童酌减。慢性肝炎3个月为一个疗程
- 17g/ 袋、3g/ 袋(无蔗糖)
- 单纯脾虚肝郁及肝阴不足引起的胁痛者不宜使用

当飞利肝宁胶囊
- 水飞蓟、当药
- 内容物为棕黄色至黄褐色粉末,味苦
- 清利湿热,益肝退黄
- 适用于湿热郁蒸引起的黄疸,症状为面黄或目黄、口苦尿黄、纳少乏力;急、慢性肝炎见上述证候者
- 口服。一次 4 粒,3 次 / 天;小儿酌减,或遵医嘱
- 0.25g/ 粒

二、利湿通淋类

野菊花栓
- 野菊花
- 棕色至深棕色鱼雷形栓剂
- 清热解毒
- 适用于热毒蕴结下焦引起的热淋，症状为尿频、尿道灼热疼痛，小腹、会阴或腰骶部坠胀疼痛；慢性前列腺炎及慢性盆腔炎见上述证候者
- 肛门给药。一次 1 粒，1~2 次 / 天，或遵医嘱
- 2.4g/ 粒

清淋颗粒
- 瞿麦、萹蓄、栀子、大黄、木通、车前子（盐炒）、甘草（蜜炙）、滑石
- 黄褐色颗粒剂，味甜、微苦
- 清热泻火，利水通淋
- 适用于膀胱湿热引起的淋证、癃闭，症状为尿频涩痛、淋沥不畅、小腹胀满、口干咽燥
- 开水冲服。一次 1 袋，2 次 / 天；小儿酌减
- 10g/ 袋

三金片（颗粒、胶囊）
- 菝葜、金樱根、八月札、金沙藤、积雪草
- 片剂：糖衣或薄膜衣片，除去包衣后显棕色至黑褐色，味酸、涩、微苦
- 颗粒剂：黄棕色颗粒剂或块状物，味甜、微苦、涩
- 胶囊剂：内容物是棕色至黑褐色颗粒剂及粉末，味酸、涩、微苦
- 清热解毒，利湿通淋，益肾
- 适用于下焦湿热引起的热淋，症状为小便短赤，淋沥涩痛；急、慢性肾盂肾炎，膀胱炎，尿路感染见上述证候者
- 片剂：大片相当于原药材 3.5g，小片相当于原药材 2.1g，口服。大片一次 3 片，小片一次 5 片，3~4 次 / 天
- 颗粒剂：14g/ 袋（相当于原药材 10.5g），开水冲服。一次 14g，3~4 次 / 天
- 胶囊剂：0.35g/ 粒，口服。一次 2 粒，3~4 次 / 天

三味蒺藜散
- 蒺藜、冬葵果、方海
- 灰黄色粉末，气微腥，味苦、微咸
- 清湿热，利尿
- 适用于湿热下注引起的小便热痛
- 口服。水煎服，一次 3~4.5g，2~3 次 / 天
- 15g/ 袋

利湿通淋类

热淋清颗粒
- 头花蓼
- 灰褐色至深褐色颗粒，气香，味微涩（无蔗糖）；或味甜、微涩
- 清热泻火，利尿通淋
- 适用于下焦湿热引起的热淋，症状为尿频、尿急、尿痛；尿路感染、肾盂肾炎见上述证候者
- 开水冲服。一次 1~2 袋，3 次 / 天
- 4g/ 袋（无蔗糖）、8g/ 袋
- 双肾结石或结石直径≥1.5cm 或结石嵌顿时间长的患者忌用

排石颗粒
- 木通、石韦、瞿麦、甘草、滑石、连钱草、徐长卿、忍冬藤、苘麻子、车前子（盐炒）
- 棕褐色颗粒剂，味苦、咸
- 清热利水，通淋排石
- 适用于下焦湿热引起的石淋，症状为腰腹疼痛、排尿不畅，或伴有血尿；尿路结石见上述证候者
- 开水冲服。一次 1 袋，3 次 / 天，或遵医嘱
- 20g/ 袋、5g/ 袋（无蔗糖）
- 脾虚便溏者忌用

八正合剂
- 瞿麦、萹蓄、大黄、栀子、甘草、滑石、车前子（炒）、川木通、灯心草
- 棕褐色液体，味苦、微甜
- 清热，利尿，通淋
- 适用于湿热下注引起的小便短赤、淋沥涩痛、口燥咽干
- 口服。一次 15~20ml，3 次 / 天，用时摇匀
- 100ml/瓶、120ml/瓶、200ml/瓶
- 不可过量、久服
- 注意多饮水

五淋丸
- 木通、黄连、琥珀、地黄、白芍、川芎、当归、甘草、海金沙、栀子（姜制）、石韦（去毛）、茯苓皮
- 黄褐色水丸，气微，味苦
- 清热利湿，分清止淋
- 适用于下焦湿热导致的尿频尿急、小便涩痛、浑浊不清
- 口服。一次 6g，2 次 / 天
- 每 100 粒重 6g
- 不可过量、久服

利湿通淋类

石淋通片
- 广金钱草
- 棕褐色的片或糖衣片，糖衣片除去包衣后呈棕褐色，味苦、涩
- 清热利尿，通淋排石
- 适用于湿热下注引起的热淋、石淋，症状为尿频、尿急，尿痛，或尿有砂石；尿路结石、肾盂肾炎见上述证候者
- 口服。一次 5 片，3 次 / 天
- 每片含干浸膏 0.12g
- 双肾结石或结石直径≥1.5cm 或结石嵌顿时间长的患者忌用

五淋化石丸
- 泽泻、沙牛、甘草、琥珀、黄芪、广金钱草、鸡内金、石韦、海金沙、车前子、延胡索（醋制）
- 棕褐色至黑色浓缩水蜜丸，味微苦、甘
- 利湿通淋，化石止痛
- 适用于淋证、癃闭，尿路感染、尿路结石、前列腺炎、乳糜尿见上述证候者
- 口服。一次 5 丸，3 次 / 天
- 每 10 丸重 2.5g(相当于处方总药量 3g)
- 双肾结石或结石直径≥1.5cm 或结石嵌顿时间长的患者忌用

肾舒颗粒
- 瞿麦、地黄、萹蓄、黄柏、茯苓、白花蛇舌草、大青叶、海金沙藤、淡竹叶、甘草
- 浅褐色至棕褐色颗粒剂，味苦辛、微甜
- 清热解毒，利水通淋
- 适用于尿道炎，膀胱炎，急、慢性肾盂肾炎
- 开水冲服。一次 30g，3 次 / 天；小儿酌减，或遵医嘱
- 15g/ 袋
- 肝郁气滞、脾肾亏虚、膀胱气化不行引起的淋证者不宜使用
- 不可过量、久服
- 孕妇忌服

炎消迪娜尔糖浆
- 大黄、菊苣根、菊苣子、睡莲花、玫瑰花、牛舌草、菟丝子
- 棕色液体，味甜、微苦
- 利尿、消炎
- 适用于异常胆汁质所导致的各种急、慢性甲型肝炎，急、慢性胆囊炎，胆总管炎，尿路感染等疾病
- 口服。每次 30ml，3 次 / 天
- 200ml/ 瓶
- 糖尿病患者慎用

分清五淋丸
- 木通、黄芩、茯苓、猪苓、泽泻、栀子、车前子（盐炒）、黄柏、大黄、萹蓄、瞿麦、知母、甘草、滑石
- 白色至灰白色光亮水丸，味甘、苦
- 清热泻火，利尿通淋
- 适用于湿热下注引起的淋证，症状为小便黄赤、尿频尿急、尿道灼热涩痛
- 口服。一次 6g，2~3 次 / 天
- 每 100 粒重 6g
- 双肾结石或结石直径≥1.5cm 或结石嵌顿时间长的患者忌用
- 不宜过量、久服

妇科分清丸
- 当归、地黄、栀子、黄连、白芍、川芎、石韦、甘草、木通、滑石、海金沙
- 黄色水丸，味苦
- 清热利湿，活血止痛
- 适用于湿热瘀阻下焦引起的妇女热淋证，症状为尿频、尿急、尿少涩痛、尿赤浑浊
- 口服。一次 9g，2 次 / 天
- 每 100 粒重 6g

尿感宁颗粒
- 连钱草、凤尾草、海金沙藤、紫花地丁、萹草
- 黄棕色至棕褐色颗粒，味甜、微苦，或味苦、微甜（无蔗糖）
- 清热解毒，利尿通淋
- 适用于膀胱湿热引起的淋证，症状为尿频、尿急、尿道涩痛、尿色偏黄、小便淋沥不尽；急、慢性尿路感染见上述证候者
- 开水冲服。一次 1 袋，3~4 次 / 天
- 15g/ 袋、5g/ 袋（无蔗糖）
- 脾胃虚寒者慎用

泌尿宁颗粒
- 柴胡、萹蓄、续断、黄柏、白芷、桑寄生、五味子、苘麻子、甘草
- 棕黄色颗粒，味酸甜、微苦
- 清热利尿，通淋止痛
- 适用于下焦湿热引起的热淋，症状为小便赤涩热痛；尿路感染见上述证候者
- 开水冲服。一次 12g，3 次 / 天；小儿酌减
- 12g/ 袋

利湿通淋类

前列欣胶囊

丹参、红花、泽兰、桃仁（炒）、没药（炒）、皂角刺、败酱草、蒲公英、川楝子、白芷、石韦、枸杞子、赤芍、王不留行（炒）

内容物为棕黄色至棕褐色的粉末，气香，味苦

活血化瘀，清热利湿

适用于瘀血凝滞、湿热下注引起的淋证，症状为尿急、尿痛、排尿不畅、淋沥不尽；慢性前列腺炎、前列腺增生见上述证候者

口服。一次4~6粒，3次/天，或遵医嘱

0.5g/粒

偶见胃脘不适者，一般不影响继续治疗

前列安栓

黄柏、大黄、泽兰、虎杖、栀子、毛冬青、吴茱萸、威灵仙、石菖蒲、荔枝核

棕褐色或黑褐色的鱼雷型栓剂

清热利湿通淋，化瘀散结止痛

主治湿热壅阻导致的少腹痛、会阴痛、睾丸疼痛、排尿不利、尿频、尿痛、尿道口滴白、尿道不适等。可用于精浊、白浊、劳淋（慢性前列腺炎）等见上述证候者

肛门给药。将药栓置入肛门内3~4cm，一次1粒，1次/天，1个月为一个疗程，或遵医嘱

2g/粒

消石片

核桃、猪苓、郁金、乌药、琥珀、威灵仙、水河剑、半边莲、铁线草、红穿破石

糖衣片，除去糖衣后显棕褐色，味微苦

清热通淋，止痛排石

适用于肾结石、尿道结石、膀胱结石、输尿管结石属热淋证者

口服。一次4~6片，3次/天

每片相当于总药材3g

双肾结石或结石直径≥1.5cm或结石嵌顿时间长的患者忌用

有活动性出血者慎用

荡涤灵颗粒

石韦、猪苓、虎杖、琥珀、赤芍、知母、黄连、地龙、黄芪、当归、地黄、甘草、车前子（炒）

棕褐色颗粒，气微，味甘、苦

清热祛湿，利水通淋

适用于下焦湿热引起的热淋，症状为尿频、尿急、尿痛；尿路感染见上述证候者

口服。一次20g，3次/天

20g/袋

脾胃虚寒、大便溏薄者慎用

金钱草片

金钱草

褐色浸膏片，味微苦、涩

清热利湿，利尿通淋

适用于湿热下注引起的热淋、石淋，症状为肾区绞痛、尿频、尿急、尿赤涩痛；尿路结石见上述证候者

口服。一次4~8片，3次/天

0.3g/片

双肾结石或结石直径≥1.5cm或结石嵌顿时间长的患者忌用

脾胃虚寒者忌用

前列回春胶囊

虎杖、地龙、木通、车前子、黄柏等19味中药

内容物为棕褐色粉末，味咸，气腥

益肾活血，清热通淋

适用于肾气不足、湿热瘀阻引起的淋证，症状为尿频、尿急、尿痛、排尿淋沥不爽、阳痿早泄；慢性前列腺炎见上述证候者

口服。一次5粒，2~3次/天

0.3g/粒

严重高血压患者慎用

偶见口干或消化道不适症状

复肾宁片

萹蓄、栀子、车前子、萹蓄、知母（盐制）、益母草、大黄（制）、黄柏（盐制）、甘草、附子（制）

糖衣片，除去糖衣后显黄棕色至黄褐色，味苦

清利湿热，益肾化瘀

适用于湿热下注、瘀血阻滞引起的热淋，症状为尿频、尿急、尿痛、腰痛；急、慢性尿路感染，急、慢性膀胱炎，急、慢性肾盂肾炎见上述证候者

口服。一次6片，3次/天

0.3g/片

脾胃虚寒者慎用

结石通片

石韦、茯苓、金钱草、玉米须、鸡骨草、车前草、白茅根、海金沙草

糖衣片，除去糖衣后显棕褐色，味略苦

清热利湿，通淋排石，镇痛止血

适用于尿路感染、膀胱炎、肾炎水肿、尿路结石、血尿、淋沥浑浊、尿道灼痛等

口服。一次5片，3次/天

每片含干浸膏0.25g（相当于原药材2g）

双肾结石或结石直径≥1.5cm或结石嵌顿时间长的患者忌用

利湿通淋类

复方石淋通片
- 石韦、广金钱草、海金沙、滑石粉、忍冬藤
- 糖衣片，除去糖衣后，显红褐色，味苦
- 清热利湿，通淋排石
- 适用于下焦湿热引起的热淋、石淋，症状为肾区绞痛、尿频、尿道涩痛；尿路结石、尿路感染见上述证候者
- 口服。一次6片，3次/天
- 0.26g/片
- 双肾结石或结石直径≥1.5cm或结石嵌顿时间长的患者忌用

前列桂黄片
- 大黄、猪牙皂、肉桂等
- 糖衣片，除去糖衣后显棕褐色，气香，味先甜而后麻辣
- 祛瘀散结，通窍利尿
- 适用于Ⅰ期、Ⅱ期前列腺增生尿路瘀阻证，症状为小便频数、尿后余沥、舌质紫有瘀点、脉涩或弦
- 口服。一次4片，3次/天
- 0.3g/片
- 有胃溃疡病史者慎用；出血性疾病或有出血倾向者慎用；脾胃虚弱、大便溏稀者慎用

癃清片
- 泽泻、赤芍、黄连、车前子、牡丹皮、败酱草、金银花、白花蛇舌草、仙鹤草、黄柏
- 棕褐色片剂，气芳香，味微苦
- 清热解毒，凉血通淋
- 适用于下焦湿热引起的热淋，症状为尿频、尿急、尿痛、腰痛、小腹坠胀
- 口服。一次6片，2次/天；重症，一次8片，3次/天
- 0.6g/片

癃闭舒胶囊
- 益母草、金钱草、补骨脂、海金沙、琥珀、山慈菇
- 内容物为棕黄色至棕色粉末，味微苦
- 益肾活血，清热通淋
- 适用于肾气不足、湿热瘀阻引起的癃闭，症状为腰膝酸软、尿频、尿急、尿痛、尿线细，伴小腹拘急疼痛；前列腺增生见上述证候者
- 口服。一次3粒，2次/天
- 0.3g/粒

前列通片（胶囊）
- 黄芪、泽兰、琥珀、车前子、关黄柏、两头尖、蒲公英、八角茴香油、肉桂油、王不留行
- 片剂：糖衣片或薄膜衣片，除去包衣后显浅褐色至褐色，气芳香，味微苦
- 胶囊剂：内容物是淡褐色颗粒，气芳香，味淡
- 清利湿浊，化瘀散结
- 适用于热瘀蕴结下焦引起的轻、中度癃闭，症状为排尿不畅、尿流变细、小便频数，可伴尿急、尿痛或腰痛；前列腺炎和前列腺增生见上述证候者
- 片剂：薄膜衣片，每片重0.34g；糖衣片，片心重0.26g、0.39g，口服。一次6片（小片）或一次4片（大片），3次/天，30~45天为一个疗程
- 胶囊剂：0.25g/粒，口服。一次4粒，3次/天，30~45天为一个疗程
- 肝郁气滞、中气不足、肾阳衰惫者忌用
- 小便闭塞、点滴全无已成尿闭者，或前列腺增生引起尿路梗阻严重者不宜使用
- 不宜过量、久服

复方石韦片
- 石韦、黄芪、苦参、萹蓄
- 糖衣片或薄膜衣片，除去包衣后显棕黄色至棕褐色，味苦
- 清热燥湿，利尿通淋
- 适用于下焦湿热引起的热淋，症状为小便不利、尿频、尿急、尿痛、下肢浮肿；急性肾小球肾炎、肾盂肾炎、膀胱炎、尿道炎见上证候者
- 口服。一次5片，3次/天
- 薄膜衣片，0.4g/片；糖皮片，片心重0.4g

琥珀消石颗粒
- 当归、琥珀、蒲黄、牛膝、郁金、赤小豆、海金沙、金钱草、鸡内金
- 棕黄色颗粒剂，味甜、微苦
- 清热利湿，通淋消石
- 适用于石淋、血淋，也可用于尿路结石属湿热瘀结证者
- 冲服。一次30g，2次/天，或遵医嘱
- 15g/袋（相当于原药材35g）

癃闭通胶囊
- 穿山甲（砂烫）、肉桂
- 内容物为红棕色至棕色的颗粒和粉末，有肉桂的特殊香气，味辛
- 活血软坚，温阳利水
- 适用于血瘀凝聚、膀胱气化不利引起的癃闭，症状为排尿不畅、夜尿频多、尿细无力、淋沥不尽，或尿频、尿急等；早期良性前列腺增生见上述证候者
- 口服。一次5粒，2次/天，早、晚饭前半小时温开水送服，或遵医嘱
- 0.3g/粒

三、祛湿止泻类

连蒲双清片

- 盐酸小檗碱、蒲公英浸膏
- 糖衣片或薄膜衣片，除去包衣后显棕黄色至绿褐色，气微，味苦
- 清热解毒，燥湿止痢
- 适用于湿热蕴结引起的肠炎、痢疾；也用于乳腺炎、疖肿、外伤发炎、胆囊炎
- 口服。一次4片（每片含盐酸小檗碱5mg），或一次2片（每片含盐酸小檗碱10mg），3次/天；儿童酌减
- 薄膜衣片，0.126g/片（含盐酸小檗碱5mg）、0.255g/片（含盐酸小檗碱10mg）；糖衣片，片心重0.125g（含盐酸小檗碱5mg）、0.25g（含盐酸小檗碱10mg）
- 虚寒性泄泻及阴疽漫肿者慎用

苍苓止泻口服液

- 苍术、茯苓、柴胡、葛根、金银花、黄芩等
- 棕红色液体，气微香，味微苦、微甜
- 清热除湿，运脾止泻
- 适用于湿热引起的小儿泄泻，症状为水样或蛋花样粪便，或夹有黏液，不发热或发热，腹胀，舌质红苔黄等；小儿轮状病毒性肠炎见以上证候者
- 饭前口服。6个月以下一次5ml；6个月至1岁一次5~8ml；1~4岁一次8~10ml；4岁以上一次10~20ml；成人一次20ml。3次/天，3天为一个疗程，或遵医嘱
- 10ml/支

肠胃适胶囊

- 葛根、防己、功劳木、鸡骨香、救必应、黄连须、凤尾草、两面针
- 内容物为淡棕黄色至棕黄色粉末，味苦、甘
- 清热解毒，利湿止泻
- 适用于大肠湿热引起的泄泻、痢疾，症状为腹痛腹泻，或里急后重、便下脓血；急性胃肠炎、痢疾见上述证候者
- 口服。一次4~6粒，4次/天，空腹服
- 0.25g/粒
- 脾胃虚寒腹泻、慢性虚寒性泻痢者慎用
- 不可过量、久服

祛湿止泻类

肠炎宁糖浆（片）

- 地锦草、金毛耳草、枫香树叶、樟树根、香薷
- 糖浆剂：棕褐色黏稠液体，味甜、微苦
- 片剂：薄膜衣片或糖衣片，除去包衣后显棕褐色，气芳香，味酸、微苦
- 清热利湿，行气
- 适用于大肠湿热引起的泄泻、痢疾，症状为大便溏泻，或大便脓血、里急后重、腹痛腹胀；急、慢性胃肠炎，腹泻，细菌性痢疾，小儿消化不良见上述证候者
- 糖浆剂：10ml/瓶、100ml/瓶，口服。一次10ml，3~4次/天；小儿酌减
- 片剂：口服。一次4~6片（糖衣片，0.28g/片），或一次3~4片（0.42g/片），或一次2~3片（0.58g/片），3~4次/天；小儿酌减
- 慢性虚寒性泻痢者忌用
- 不可过量、久服

枫蓼肠胃康片

- 牛耳枫、辣蓼
- 糖衣片，除去糖衣后显黑褐色，味涩
- 理气健胃，除湿化滞
- 适用于脾胃不和、气滞湿困引起的泄泻，症状为腹胀、腹痛、腹泻；急性胃肠炎见上述证候者
- 口服。一次4~6片，3次/天
- 0.2g/片
- 脾胃虚寒泄泻者忌用

肠康片

- 木香、盐酸小檗碱、吴茱萸（制）
- 薄膜衣片，除去衣后，显棕黄色，气香，味苦
- 清热燥湿，理气止痛
- 适用于大肠湿热引起的泻泄、痢疾，症状为腹痛泄泻，或里急后重、大便脓血
- 口服。一次2~4片，2次/天
- 每片含盐酸小檗碱0.05g
- 虚寒泻痢者忌用
- 不可过量、久服

祛湿止泻类

克泻胶囊
- 番石榴叶、茯苓、黄连
- 内容物为黄褐色的颗粒剂和粉末，气微香，味苦
- 清热利湿，消食止泻
- 适用于湿热或兼食滞引起的泄泻
- 口服，一次6粒，3次/天。6个月至1岁一次1粒；1~2岁一次2粒；3~4岁一次3粒；5岁以上一次4粒。3次/天，5天为一个疗程
- 0.5g/粒

克泻灵片
- 苦豆草
- 糖衣片或薄膜衣片，除去包衣后显淡黄色，味苦
- 清热解毒，祛风燥湿
- 适用于湿热泄泻、痢疾
- 口服。一次2~3片，3次/天，饭后服用
- 每片含苦豆草总生物碱25mg
- 慢性虚寒性泻痢者忌用
- 不可过量、久服

加味香连丸
- 木香、黄芩、白芍、当归、黄连（姜制）、黄柏（酒制）、厚朴（姜制）、枳壳（麸炒）、槟榔、延胡索（醋制）、吴茱萸（制）、甘草（蜜炙）
- 黄棕色至棕褐色水丸，气微香，味苦
- 清热祛湿，化滞止痛
- 适用于大肠湿热引起的痢疾，症状为大便脓血、腹痛下坠、里急后重
- 口服。一次6g，3次/天
- 每100丸重6g
- 慢性虚寒性泻痢者慎用
- 不宜久服

白蒲黄片
- 白头翁、蒲公英、黄芩、黄柏
- 糖衣片或薄膜衣片，除去包衣后显黄褐色，味微苦
- 清热燥湿，解毒凉血
- 适用于大肠湿热、热毒壅盛引起的痢疾、泄泻，症状为里急后重、便下脓血；肠炎、痢疾见上述证候者
- 口服。一次3~6片，3次/天
- 糖衣片，0.3g/片；薄膜衣片，0.4g/片
- 慢性虚寒性泻痢者忌用
- 不可过量、久服

四、清热利湿类

肾炎四味片
- 黄芩、石韦、黄芪、细梗胡枝子
- 糖衣片或薄膜衣片，除去包衣后显棕褐色，气微，味微苦
- 清热利尿，补气健脾
- 适用于湿热内蕴兼气虚引起的水肿，症状为浮肿、腰痛、乏力、小便不利；慢性肾炎见上述证候者
- 口服。一次8片（小片或糖衣片），或一次4片（大片），3次/天
- 薄膜衣片，0.36g/片、0.70g/片；糖衣片，片心重0.35g
- 肝肾阴虚、脾肾阳虚引起的水肿以及风水水肿者不宜使用

肾石通颗粒
- 萹蓄、丹参、木香、瞿麦、牛膝、金钱草、王不留行（炒）、延胡索（醋制）、鸡内金（烫）、海金沙
- 棕褐色颗粒剂，味甜、微涩
- 清热利湿，活血止痛，化石，排石
- 适用于肾结石、输尿管结石
- 温开水冲服。一次1袋，2次/天
- 15g/袋
- 双肾结石或结石直径≥1.5cm或结石嵌顿时间长的患者忌用
- 孕妇及有出血倾向者忌用

泌石通胶囊
- 槲叶干浸膏、滑石粉
- 内容物是棕灰色粉末，手捻有滑腻感，味苦、涩
- 清热利湿，行气化瘀
- 适用于气滞血瘀型及湿热下注型肾结石或输尿管结石，结石直径在1.0cm以下者
- 口服。一次2粒，3次/天
- 0.45g/粒
- 出现胃脘不适、头眩、血压升高者应停药

泻痢消胶囊
- 木香、泽泻、茯苓、酒黄连、苍术（炒）、酒白芍、吴茱萸（盐制）、厚朴（姜制）、槟榔、枳壳（炒）、陈皮、甘草
- 内容物为棕黄色至棕褐色的颗粒和粉末，气微香，味苦
- 清热燥湿，行气止痛
- 适用于大肠湿热引起的腹痛泄泻、大便不爽、下痢脓血、肛门灼热、里急后重、心烦口渴、小便黄赤、舌质红、苔薄黄或黄腻、脉濡数；急性肠炎、结肠炎、痢疾见上述证候者
- 口服。一次3粒，3次/天
- 0.35g/粒

清热利湿类

复方仙鹤草肠炎胶囊
- 黄连、木香、蝉蜕、仙鹤草、石菖蒲、桔梗
- 内容物为棕黄色至褐棕色的颗粒和粉末，味苦、涩
- 清热燥湿，健脾止泻
- 适用于脾虚湿热内蕴引起的泻下急迫、泻而不爽，或大便溏泻、食少倦怠、腹胀腹痛；急、慢性肠炎见上述证候者
- 口服。一次3粒，3次/天，饭后服用
- 0.4g/粒
- 脾胃虚寒腹泻者及慢性虚寒性痢疾者忌用
- 不可过量、久服

肾衰康灌肠液
- 黄芪、大黄、丹参、红花
- 深棕色液体，放置后有少量沉淀
- 清热解毒，益气利尿，活血化瘀
- 适用于急性肾衰竭
- 普通型：灌肠。成人一次100ml，小儿按2ml/kg计算。用时加4%碳酸氢钠溶液10~20ml，保留30min。6~8次/天，或遵医嘱
- 浓缩型：灌肠。一次20ml，6次/天，或遵医嘱
- 100ml/瓶（普通型）、20ml/瓶（浓缩型）
- 肛周、直肠疾病患者慎用

复方黄连素片
- 木香、盐酸小檗碱、吴茱萸、白芍
- 糖衣片，除去糖衣后显棕黄色至棕褐色，味苦、微辛
- 清热燥湿，行气止痛，止痢止泻
- 适用于大肠湿热引起的赤白下痢、里急后重，或暴注下泻、肛门灼热；肠炎、痢疾见上述证候者
- 口服。一次4片，3次/天
- 每片含盐酸小檗碱30mg
- 慢性虚寒性泻痢者慎用
- 不可过量、久服

复方金钱草颗粒
- 广金钱草、车前草、石韦、玉米须
- 黄棕色至深棕色颗粒，气香，味甜或微甜
- 清热祛湿，利尿排石，消炎止痛
- 适用于尿路结石、尿路感染属湿热下注者
- 开水冲服。一次1~2袋，3次/天
- 3g/袋（无糖型）、10g/袋（约相当于总药材4.9g）
- 双肾结石或结石直径≥1.5cm或结石嵌顿时间长的患者忌用
- 肝郁气滞、膀胱气化不利引起的石淋者或久淋不愈脾肾阳虚引起虚淋者，均应忌用

肾炎灵胶囊
- 墨旱莲、女贞子、地黄、山药、当归等17味中药
- 内容物为褐色颗粒，味苦
- 清热利尿，凉血止血，滋阴补肾
- 适用于下焦湿热、热迫血行、肾阴不足引起的浮肿、腰痛、尿频、尿血；慢性肾炎见上述证候者
- 口服。一次6~7粒，3次/天
- 0.25g/粒
- 脾肾阳虚水肿者忌用；脾肾两亏、血失统摄引起尿血者忌用

肾炎解热片
- 陈皮、连翘、荆芥、石膏、苦杏仁（炒）、大腹皮、白茅根、泽泻（盐制）、茯苓、桂枝、车前子（炒）、赤小豆、蒲公英、蝉蜕
- 糖衣片或薄膜衣片，除去包衣后显深棕色，味甘、微苦
- 疏风解热，宣肺利水
- 适用于风热犯肺引起的水肿，症状为发热恶寒、头面浮肿、咽喉肿痛、肢体酸痛、小便短赤、舌苔薄黄、脉浮数；急性肾炎见上述证候者
- 口服。一次4~5片（小片及糖衣片），或一次3片（大片），3次/天
- 薄膜衣片，0.34g/片、0.56g/片；糖衣片，片心重0.32g

复方苦参肠炎康片
- 苦参、黄芩、黄连、白芍、车前子、金银花、甘草、颠茄流浸膏
- 糖衣片，除去糖衣后，显棕黄色至棕褐色，味苦
- 清热燥湿止泻
- 适用于湿热泄泻，症状为泻下急迫或泻而不爽、肛门灼热、腹痛、小便短赤；急性肠炎见上述证候者
- 口服。3次/天，一次4片，3天为一个疗程，或遵医嘱
- 片心重0.4g
- 慢性虚寒性泄泻者忌用
- 不可过量、久服
- 青光眼患者慎用

复方苦参注射液
- 苦参、白土苓
- 浅棕色澄明液体
- 清热利湿，凉血解毒，散结止痛
- 适用于湿热瘀毒内结引起的癌肿疼痛、出血
- 肌内注射，一次2~4ml，2次/天；或静脉滴注，一次12ml，用0.9%氯化钠注射液200ml稀释后使用，1次/天，儿童酌减。用药总量200ml为一个疗程，一般可使用2~3个疗程
- 2ml/支、5ml/支
- 阴虚火旺、脾胃虚寒者慎用

清热利湿类

香连化滞丸
- 黄连、陈皮、木香、黄芩、当归、甘草、枳实（麸炒）、青皮（醋制）、厚朴（姜制）、槟榔（炒）、滑石、白芍（炒）
- 棕褐色大蜜丸，气微香，味微苦
- 清热利湿，行血化滞
- 适用于湿热凝滞导致的里急后重、腹痛下痢
- 口服。一次2丸，2次/天
- 6g/丸
- 寒湿及虚寒下痢者慎用
- 孕妇忌用

香连丸（片、浓缩丸）
- 黄连（吴茱萸制）、木香
- 水丸：淡黄色至黄褐色水丸，气微，味苦
- 浓缩丸：棕色至棕褐色浓缩丸，气微，味苦
- 片剂：糖衣片或薄膜衣片，除去包衣后显黄褐色，气微，味苦
- 清热化湿，行气止痛
- 适用于大肠湿热引起的痢疾，症状为大便脓血、里急后重、发热腹痛；肠炎、细菌性痢疾见上述证候者
- 水丸：每100粒重6g，口服。一次3~6g，2~3次/天；小儿酌减
- 浓缩丸：每10丸重1.7g、2g，口服。一次6~12丸，2~3次/天；小儿酌减
- 片剂：口服。一次5片（小片），或一次2~3片（大片），3次/天
- 片剂：薄膜衣片，0.1g/片（相当于饮片0.35g）、0.3g/片（相当于饮片1g）；糖衣片，片心重0.1g（相当于饮片0.35g）、0.3g（相当于饮片1g）

结肠宁
- 蒲黄、丁香蓼
- 棕褐色黏稠状液体
- 活血化瘀，清肠止泻
- 适用于慢性结肠炎性腹泻（慢性菌痢、慢性结肠炎、溃疡性结肠炎）
- 灌肠。取药膏5g，溶于50~80ml温开水中，放冷至约37℃时保留灌肠，每天大便后1次，4周为一个疗程
- 5g/瓶

胃肠宁片
- 辣蓼、布渣叶、番石榴叶、火炭母、功劳木
- 糖衣片，除去糖衣后显棕黑色，味苦
- 清热祛湿，健胃止泻
- 适用于急性胃肠炎、小儿消化不良
- 口服。一次6片，3次/天；小儿酌减
- 每片相当于总药材4.2g
- 脾胃虚寒腹泻者忌用

肠胃适胶囊
- 防己、葛根、鸡骨香、黄连须、救心应、两面针、凤尾草、功劳木
- 内容物是淡棕色粉末，味苦、甘
- 清热利湿，调中止泻，解毒治痢
- 适用于湿热腹泻、腹痛；急性肠胃炎见上述证候者
- 口服。一次4~6粒，4次/天，空腹服
- 0.25g/粒
- 脾胃虚寒腹泻、慢性虚寒性泻痢者忌用
- 不可过量、久服

清热利湿类

黄连胶囊

- 黄连
- 内容物为黄褐色粉末，气微，味极苦
- 清热燥湿，泻火解毒
- 适用于湿热蕴毒引起的痢疾、黄疸，症状为发热、黄疸、吐泻、纳呆、尿黄如茶、目赤吞酸、牙龈肿痛、心火亢盛之心烦不寐、血热吐衄，或大便脓血，消渴，痈肿疔疮
- 口服。一次 2~6 粒，3 次 / 天
- 0.25g/ 粒
- 胃肠虚寒下痢、寒湿蕴结阴黄者忌用
- 脾胃虚寒者不宜使用

清肾热十味散

- 红花、白豆蔻、茜草、刀豆等
- 褐色粉末，味微苦
- 壮腰益肾，清热利尿
- 适用于肾气不足、瘀热互结引起的小便不利
- 口服。每次 1~2g，2~3 次 / 天
- 15g/ 袋

赛胃安胶囊

- 石膏、冰片
- 内容物为白色粉末，气微香，味凉、微苦
- 止血，消炎，收敛，促进肉芽新生，使溃疡面愈合
- 适用于胃及十二指肠溃疡，急、慢性胃炎，食管炎，口腔炎
- 口服。一次 3 粒，3 次 / 天，饭前半小时用开水送服。口腔炎、食管炎去胶囊壳含吞药粉
- 0.87g/ 粒
- 服药期间忌服碱性药物
- 空腹服用

腹可安片

- 扭肚藤、火炭母、车前草、救必应、石榴皮
- 糖衣片，除去糖衣后显褐棕色，味苦、涩
- 清热利湿
- 适用于大肠湿热引起的泄泻，症状为腹痛、腹泻、呕吐；急性肠炎见上述证候者
- 口服。一次 4 片，3 次 / 天
- 薄膜衣片，0.24g/ 片
- 慢性虚寒性泻痢者忌用
- 不可过量、久服

消癥益肝片

- 蜇蟆
- 糖衣片，除去糖衣后显棕褐色，具特殊异臭，味咸
- 破瘀化积，消肿止痛
- 对原发性肝癌的症状有一定的缓解作用
- 口服。一次 6~8 片，3 次 / 天
- 每片含总氮 25mg
- 不可过量、久服

莲胆消炎片

- 穿心莲、苦木
- 糖衣片，除去糖衣后显褐绿色，味苦
- 清热解毒，杀菌消炎
- 适用于细菌性痢疾、急性胃肠炎及各种急性感染性疾患
- 口服。一次 4~6 片，3~4 次 / 天
- 0.25g/ 片
- 虚寒证者慎用

痢必灵片

- 苦参、白芍、木香
- 糖衣片，除去糖衣后，显黄棕色，气微，味苦
- 清热利湿
- 适用于湿热痢疾、泄泻、腹痛等
- 口服。一次 8 片，3 次/天；儿童酌减
- 每片相当于原药材 0.5g
- 慢性虚寒性泻痢者慎用

痢特敏片

- 仙鹤草浸膏粉、翻白草浸膏粉、甲氧苄氨嘧啶
- 糖衣片，除去糖衣后显黄褐色或棕褐色，味微苦、涩
- 清热解毒，抗菌止痢
- 适用于急性痢疾、肠炎与腹泻属湿热证者
- 口服。一次 4 片，3 次 / 天
- 0.2g/ 片
- 慢性虚寒性泻痢者忌用
- 肝肾功能不全者慎用
- 不可过量、久服

五、温化水湿类

肾炎康复片

- 山药、人参、地黄、杜仲（炒）、西洋参、黑豆、土茯苓、益母草、丹参、泽泻、白茅根、桔梗、白花蛇舌草
- 糖衣片，除去糖衣后显黄棕色，味甘、淡
- 益气养阴，补肾健脾，清除余毒
- 适用于气阴两虚、脾肾不足、水湿内停引起的水肿，症状为神疲乏力，腰膝酸软，面目、四肢浮肿，头晕耳鸣；慢性肾炎、蛋白尿、血尿见上述证候者
- 口服。一次 8 片，3 次／天；小儿酌减或遵医嘱
- 0.3g／片
- 不宜用于急性肾炎引起的水肿者

肾炎消肿片

- 桂枝、泽泻、苍术、黄柏、茯苓、姜皮、陈皮、香加皮、大腹皮、椒目、冬瓜皮、益母草等
- 糖衣片，除去糖衣后，片心褐色或深褐色，味苦
- 健脾渗湿，通阳利水
- 适用于急、慢性肾炎脾虚湿肿证候，临床表现为肢体浮肿、晨起面肿甚、午后腿肿较重、身体重困、尿少、脘胀食少、舌苔白腻、脉沉缓
- 口服。一次 4~5 片，3 次／天
- 片心重 0.32g
- 风水水肿、心脏病患者慎用

前列舒乐颗粒

- 黄芪、蒲黄、淫羊藿、车前草、川牛膝
- 褐色颗粒，气香，味微甜、涩
- 补肾益气，化瘀通淋
- 适用于肾脾两虚、血瘀湿阻引起的淋证，症状为腰膝酸软、神疲乏力、小腹坠胀、小便频数、淋沥不爽、尿道涩痛；前列腺增生、慢性前列腺炎见上述证候者
- 开水冲服。每次 6g，3 次／天
- 6g／袋
- 膀胱湿热、肝郁气滞引起的淋证者，肝郁气滞、脾虚气陷引起的癃闭者忌用

青鹏膏剂

- 诃子、镰形棘豆、亚大黄、铁棒锤、安息香、毛诃子、余甘子、宽筋藤、人工麝香
- 浅黄色软膏，气微，味苦、甘
- 止痛消肿
- 适用于痛风、湿痹、"冈巴"、"黄水"病等导致的肿痛发热、疱疹、瘟疠发热等
- 外用。取本品适量涂于患处，2次/天
- 100g／瓶
- 仅供外用，不可内服

温化水湿类

五苓片（散）

- 茯苓、猪苓、泽泻、肉桂、白术（炒）
- 片剂：淡黄色片，气香，味淡
- 散剂：淡黄色粉末，气微香，味微辛
- 片剂：0.35g／片，口服。一次 4~5 片，3 次／天
- 散剂：7g／袋、9g／袋、12g／袋，口服。一次 6~9g，2 次／天
- 湿热下注、气滞水停、风水泛滥引起水肿者忌用
- 痰热犯肺引起的气喘咳嗽者，湿热下注、伤食引起的泄泻者不宜用

泽桂癃爽胶囊

- 泽兰、皂角刺、肉桂
- 内容物是灰棕色粉末，气香，味苦
- 行瘀散结，化气利水
- 适用于膀胱瘀阻引起的癃闭，症状为夜尿频多、排尿困难、小腹胀满；前列腺增生见上述证候者
- 口服。一次 2 粒，3 次／天，30 天为一个疗程
- 0.44g／粒
- 饭后服用
- 肝郁气滞、脾虚气陷、下焦湿热引起的小便癃闭者忌用

肾炎温阳片

- 人参、党参、茯苓、肉桂、黄芪、附子（盐制）、香加皮、木香、大黄、白术、葶苈子等
- 糖衣片，除去糖衣后呈棕黑色，味苦、微辛
- 温肾健脾，化气行水
- 适用于慢性肾炎脾肾阳虚证，症状为全身浮肿、面色苍白、脘腹胀满、纳少便溏、神倦尿少
- 口服。一次 4~5 片，3 次／天
- 片心重 0.32g
- 水肿初起呈表实证之阳水，或阴水感受外邪肿势增剧者不宜使用

肾康宁片

- 黄芪、丹参、茯苓、泽泻、益母草、淡附片、锁阳、山药
- 糖衣片或薄膜衣片，除去包衣后显棕黄色至棕褐色，味微苦
- 补脾温肾，渗湿活血
- 适用于脾肾阳虚、血瘀湿阻引起的水肿，症状为水肿、乏力、腰膝冷痛；慢性肾炎见上述证候者
- 口服。一次 5 片，3 次／天
- 薄膜衣片，0.31g／片、0.33g／片；糖衣片，片心重 0.3g
- 肝肾阴虚及湿热下注引起的水肿者忌用

温化水湿类

慢性肾炎液
- 桂枝、地黄、阿胶、黄芪、淫羊藿、败酱草等
- 棕黑色液体，气微香，味微苦、辛
- 益气温阳，利湿化瘀
- 适用于肺脾气虚、脾肾阳虚引起的水肿、头晕、乏力、纳差；慢性肾炎见上述证候者
- 口服。一次 25~30ml，3 次 / 天，2~3 个月为一个疗程，或遵医嘱
- 120ml/ 瓶、250ml/ 瓶

肾炎舒片（颗粒、胶囊）
- 苍术、茯苓、黄精、防己、白茅根、人参（去芦）、菟丝子、枸杞子、金银花、蒲公英
- 片剂：糖衣片或薄膜衣片，除去包衣后显棕褐色，味微甜后苦
- 颗粒剂：浅褐色至棕褐色颗粒，味苦辛、微甜
- 胶囊剂：内容物为黄棕色至棕褐色颗粒和粉末，味苦
- 益肾健脾，利水消肿
- 适用于脾肾阳虚、水湿内停引起的水肿，症状为浮肿、腰痛、乏力、怕冷、夜尿多；慢性肾炎见上述证候者
- 片剂：薄膜衣片，0.27g/ 片；糖衣片，片心重 0.25g。口服。一次 6 片，3 次 / 天；小儿酌减
- 颗粒剂：10g/ 袋，口服。一次 10g，3 次 / 天
- 胶囊剂：0.35g/ 粒，口服。一次 4 粒，3 次 / 天；小儿酌减
- 风水水肿证者忌用

萆薢分清丸
- 乌药、粉萆薢、益智仁（盐制）、石菖蒲、甘草
- 白色光亮水丸，除去包衣后呈灰棕色，味甜、微苦
- 分清化浊，温肾利湿
- 适用于肾不化气、清浊不分引起的白浊、小便频数
- 口服。一次 6~9g，2 次 / 天
- 每 20 丸重 1g
- 膀胱湿热引起的白浊及尿频、淋沥涩痛者忌用

强肾片（颗粒）
- 鹿茸、山药、桑椹、丹参、茯苓、泽泻、山茱萸、熟地黄、枸杞子、补骨脂、牡丹皮、益母草、杜仲（盐制）、人参茎叶总皂苷
- 片剂：糖衣片或薄膜衣片，除去包衣后显褐色至深褐色，味甜、微苦
- 颗粒剂：棕色至棕褐色，味微苦
- 补肾填精，益气壮阳
- 适用于阴阳两虚引起的肾虚水肿、腰痛、遗精、阳痿、早泄、夜尿频数；慢性肾炎和久治不愈的肾盂肾炎见上述证候者
- 片剂：薄膜衣片，0.31g/ 片、0.63g/ 片；糖衣片，片心重 0.30g。口服。一次 4~6 片（小片），或一次 2~3 片（大片），3 次 / 天；小儿酌减。30 天为一个疗程
- 颗粒剂：3g/ 袋，口服。一次 3g，3 次 / 天，或遵医嘱
- 湿热壅遏、膀胱气化不利引起的水肿者，风湿痹阻、外伤引起的腰痛者，湿热下注、惊恐伤肾引起的阳痿者忌用

第十五节　消导类

消导类中成药
- 消痞化积类
- 消食导滞类
- 健胃消食类

一、消食导滞类

胃力片
- 木香、大黄、龙胆、半夏（姜制）、枳实（制）
- 薄膜衣异型片，除去薄膜衣后显黄棕色至棕褐色，味苦
- 行气止痛，通腑导滞，和胃利胆
- 适用于痰食阻滞引起的胃痛，症状为胃脘或胁肋疼痛，痞满呕吐、食欲不振、大便秘结；急性胃炎、胆囊炎见上述证候者
- 口服。一次 2~3 片，3 次 / 天
- 0.6g/ 片
- 虚寒性胃痛、寒湿阻滞胁痛、冷积便秘者慎用

枳实导滞丸
- 大黄、黄芩、枳实（炒）、黄连（姜汁炒）、六神曲（炒）、白术（炒）、茯苓、泽泻
- 浅褐色至深褐色水丸，气微香，味苦
- 消积导滞，清利湿热
- 适用于饮食积滞、湿热内阻引起的脘腹胀痛、不思饮食、大便秘结、痢疾里急后重
- 口服。一次 6~9g，2 次 / 天
- 36ml/ 瓶
- 虚寒痢疾者不宜使用

槟榔四消丸
- 槟榔、大黄（酒炒）、牵牛子（炒）、猪牙皂（炒）、香附（醋制）、五灵脂（醋炒）
- 黄褐色大蜜丸，气微香，味甜、苦、微辛
- 消食导滞，行气泻水
- 适用于食积痰饮、消化不良、脘腹胀满、嗳气吞酸、大便秘结
- 口服。一次 1 丸，2 次 / 天
- 9g/ 丸
- 胃虚寒胃痛、大便冷秘者忌服
- 不宜过量、久服
- 肝肾功能不全者忌用

调胃消滞丸
- 厚朴（姜制）、羌活、广东神曲、枳壳、香附（四制）等 22 味中药
- 包衣水丸，除去包衣后，显灰黄色，气香，味微苦、辛
- 疏风解表，散寒化湿，健胃消食
- 适用于感冒属风寒夹湿、内伤食滞证，症状为恶寒发热、头痛身困、食少纳呆、嗳腐吞酸、腹痛腹泻
- 口服。一次 1 瓶（袋），2 次 / 天
- 2.2g/ 袋

消食导滞类

保赤散
- 六神曲（炒）、巴豆霜、天南星（制）、朱砂
- 粉红色至橙红色粉末，味淡、微辛
- 消食导滞，化痰镇惊
- 适用于小儿冷积、停乳停食、大便秘结、腹部胀满、痰多
- 口服。小儿6个月至1岁一次0.09g，2~4岁一次0.18g，2~3次/天
- 0.09g/ 瓶
- 不宜过量、久服

保和丸
- 茯苓、陈皮、连翘、山楂（焦）、六神曲（炒）、半夏（制）、莱菔子（炒）、麦芽（炒）
- 棕色至褐色大蜜丸，气微香，味微酸、涩、甜
- 消食导滞和胃
- 适用于食积停滞引起的脘腹胀满、嗳腐吞酸、不欲饮食
- 口服。一次 1~2 丸，2 次 / 天；小儿酌减
- 9g/ 丸

健儿乐颗粒
- 山楂、白芍、竹心、钩藤、甜叶菊、鸡内金
- 黄棕色至棕褐色颗粒，味甜、微苦
- 清心安神，健脾消食
- 适用于脾失健运、心肝热盛引起的厌食、夜啼，症状为纳呆食少、消化不良、夜惊夜啼、夜眠不宁
- 口服。3岁以内一次5g，2次/天；3~6岁一次10g，2次/天；7~12岁一次10g，3次/天
- 10g/ 袋

调中四消丸
- 牵牛子（炒）、熟大黄、香附（醋制）、五灵脂（醋制）、猪牙皂
- 褐色水丸，气微香，味辛、苦
- 消食化滞
- 适用于饮食不节引起的脘腹胀满、食少纳呆、嗳腐酸臭、二便不利
- 口服。一次 6g，1 次 / 天
- 每 100 粒重 6g
- 脾胃虚寒、食积内停者慎用

小儿消积丸

槟榔、木香、朱砂、枳壳（麸炒）、三棱（醋炒）、黄芩、莪术（醋煮）、厚朴（姜炙）、青皮（醋炒）、陈皮、大黄、牵牛子（炒）、香附（醋炒）、巴豆霜

红色水丸，除去包衣后，显棕褐色，气微，味苦

消食导滞，理气和胃，止痛

适用于小儿各种停食积滞、脘腹胀痛、面色萎黄、身体瘦弱

口服。1~3 个月一次 5 丸；3~6 个月一次 10 丸；6 个月至 1 岁一次 20 丸；1~2 岁一次 30 丸；3~6 岁一次 50 丸；7 岁以上 80 丸。2 次 / 天

每 320 粒重 1g

虚弱、滑泻、外感者均忌服

小儿七星茶颗粒

稻芽、山楂、薏苡仁、淡竹叶、钩藤、蝉蜕、甘草

浅黄棕色至红棕色颗粒，气微，味甜、微苦

开胃消滞，清热定惊

适用于小儿积滞化热引起的消化不良、不思饮食、烦躁易惊、夜寐不安、大便不畅、小便短赤

开水冲服。一次 3.5~7g，3 次 / 天

3.5g/ 袋、7g/ 袋

山楂化滞丸

山楂、麦芽、六神曲、槟榔、莱菔子、牵牛子

棕色大蜜丸，味酸、甜

消食导滞

适用于饮食不节引起的食积，症状为脘腹胀满、纳少饱胀、大便秘结

口服。一次 2 丸，1~2 次 / 天

9g/ 丸

孕妇忌服

消食导滞类

六味安消散（胶囊）

大黄、山柰、藏木香、北寒水石（煅）、诃子、碱花

散剂：灰黄色或黄棕色粉末，气香，味苦涩、微咸

胶囊剂：红黑色胶囊剂，内容物为灰黄色或黄棕色的粉末，气香，味苦涩、微咸

和胃健脾，消积导滞，活血止痛

适用于脾胃不和、积滞内停引起的胃痛胀满、消化不良、便秘、痛经

散剂：15g/ 袋，口服，一次 1.5~3g，2~3 次 / 天

胶囊剂：0.5g/ 粒，口服。一次 3~6 粒，2~3 次 / 天

脾胃虚寒胃痛、便秘及热结血瘀痛经者忌用

妇女月经期、妊娠期应慎用

木香槟榔丸

木香、黄连、大黄、槟榔、陈皮、枳壳（炒）、青皮（醋炒）、香附（醋制）、三棱（醋制）、莪术（醋制）、黄柏（酒炒）、牵牛子（炒）、芒硝

灰棕色水丸，味苦、微咸

行气导滞，泻热通便

适用于湿热内停引起的赤白痢疾、里急后重，胃肠积滞引起的脘腹胀痛、大便不通

口服。一次 3~6g，2~3 次 / 天

每 100 粒重 6g，6g/ 袋

寒湿内蕴引起的胃痛、痢疾及冷积便秘者慎用；年老体弱及脾胃虚弱者慎用

孕妇禁用

二、健胃消食类

健儿消食口服液
- 黄芪、白术（炒）、陈皮、麦冬、黄芩、山楂（炒）、莱菔子（炒）
- 棕黄色至棕褐色液体，久置有少量沉淀，味甜、微苦
- 健脾益胃，理气消食
- 适用于小儿饮食不节损伤脾胃导致的纳呆食少、脘胀腹满、手足心热、自汗乏力、大便不调以及厌食、恶食
- 口服。3岁以内一次5~10ml；3岁以上一次10~20ml。2次/天
- 10ml/支
- 胃阴不足者慎用

胃得安片
- 白术、苍术、茯苓、绿衣枳实、木香等25味中药
- 浅棕色的片，气微香，味苦、微辛凉
- 和胃止痛，健脾消食
- 适用于脾胃不和引起的胃脘痞满疼痛、腹痛、嗳气、纳呆食少、呕恶反酸、大便不调；慢性胃炎、胃及十二指肠溃疡见上述证候者
- 口服。一次5片，3~4次/天
- 0.46g/片
- 脾胃阴虚及胃火炽盛胃痛、痞满者忌用

醒脾开胃颗粒
- 谷芽、佛手、香橼、稻芽、荷叶、使君子、冬瓜子（炒）、白芍、甘草
- 浅棕色颗粒，味甜、微苦
- 醒脾调中
- 适用于脾胃失和引起的食积，症状为面黄乏力、食欲低下、腹胀腹痛、食少便多
- 开水冲服。一次14g，2次/天
- 14g/袋

大山楂丸（颗粒）
- 山楂、六神曲（麸炒）、麦芽（炒）
- 丸剂：棕红色或褐色大蜜丸，味酸、甜
- 颗粒剂：浅棕色颗粒，味酸、甜
- 开胃消食
- 适用于食积内停引起的食欲不振、消化不良、脘腹胀闷
- 丸剂：9g/丸，口服。一次1~2丸，1~3次/天；小儿酌减
- 颗粒剂：15g/袋，150g/袋，开水冲服。一次15g，1~3次/天；小儿酌减
- 脾胃虚弱、无积滞而食欲不振者不宜

开胃运脾丸
- 白术、党参、陈皮、砂仁、茯苓、山楂、木香、黄连、六神曲（炒）、炒麦芽、山药、肉豆蔻（煨）、甘草（蜜炙）
- 棕褐色至黑褐色水蜜丸，味甘、微苦
- 健脾和胃
- 适用于脾胃虚弱、中气不和引起的泄泻、痞满，症状为食欲不振、嗳气吞酸、腹胀腹泻；消化不良见上述证候者
- 口服。一次6~9g，2次/天
- 每10丸重1g

加味保和丸
- 茯苓、陈皮、枳实、白术（麸炒）、厚朴（姜制）、枳壳（麸炒）、香附（醋制）、山楂（炒）、六神曲（麸炒）、麦芽（炒）、法半夏
- 棕褐色水丸，气微，味苦、辛
- 健胃理气，利湿和中
- 适用于饮食不消、胸膈满闷、嗳气呕恶
- 口服。一次6g，2次/天
- 每100粒重6g
- 湿热中阻者忌用
- 哺乳期妇女应慎用

枳术丸
- 枳实（炒）、白术（麸炒）
- 褐色水丸，气微香，味微苦
- 健脾消食，行气化湿
- 适用于脾胃虚弱引起的食少不化、脘腹痞满
- 口服。一次6g，2次/天
- 6g/瓶
- 湿热中阻痞满者慎用

五味清浊散
- 石榴、红花、豆蔻、肉桂、荜茇
- 黄棕色粉末，气香，味酸、辛、微涩
- 开郁消食，暖胃
- 适用于食欲不振、消化不良、胃脘冷痛、满闷嗳气、腹胀腹泻
- 口服。一次2~3g，1~2次/天
- 15g/袋

开胃山楂丸
- 山楂、槟榔、山药、六神曲（炒）、白扁豆（炒）、鸡内金（炒）、枳壳（麸炒）、麦芽（炒）、砂仁
- 棕黄色大蜜丸，气微，味酸、微甜
- 行气健脾，消食导滞
- 适用于饮食积滞引起的脘腹胀满、食后疼痛；消化不良见上述证候者
- 口服。一次1丸，1~2次/天
- 9g/丸

健胃消食类

健儿散
- 山药、麦芽、川明参、薏苡仁（炒）、稻芽（炒）、鸡（鸭）内金（炒）
- 浅黄白色粉末，气香，味淡
- 调理脾胃，促进食欲
- 适用于厌食、消瘦、消化不良
- 口服。用水调服。3岁以内儿童一次半袋，2次/天；4~6岁一次半袋，3次/天；7~12岁一次1袋，2次/天
- 5.5g/袋

香砂平胃丸（颗粒）
- 苍术、厚朴（姜制）、木香、砂仁、陈皮、甘草
- 丸剂：棕褐色水丸，气芳香，味辛苦
- 颗粒剂：灰黄色颗粒，味甜、微苦
- 理气化湿，和胃止痛
- 适用于湿浊中阻、脾胃不和引起的胃脘疼痛、胸膈满闷、恶心呕吐、纳呆食少
- 丸剂：6g/瓶，口服。一次6g，1~2次/天
- 颗粒剂：10g/袋，开水冲服。一次10g，2次/天
- 脾胃阴虚者不宜服用

健儿药片
- 雄黄、蜂蜡、郁金、甘草、使君子仁、苦杏仁（炒）、巴豆霜
- 橘红色圆形蜡片，气香、味辛辣
- 破积驱虫，开胃进食
- 适用于小儿食积、乳积引起的发热腹胀、呕吐滞下及腹痛等
- 口服。6个月至1岁一次0.5片；1~2岁1片，之后年龄每增一岁增加1片；13岁以上及成人一次服12片。2~3次/天
- 0.05g/片

洁白丸（胶囊）
- 木瓜、沉香、丁香、红花、诃子（煨）、翼首草、土木香、石榴子、石灰华、肉豆蔻、草豆蔻、草果仁、南寒水石、五灵脂膏
- 丸剂：暗褐色水蜜丸，或为薄膜衣水蜜丸，除去包衣后显暗褐色，气香，味涩、苦、辛
- 胶囊剂：内容物是暗褐色的细小颗粒，气香；味涩、苦、辛
- 健脾和胃，止痛止吐，分清泌浊
- 适用于胸腹胀满、胃脘疼痛、消化不良、呕逆腹泻、小便不利
- 丸剂：0.8g/丸，嚼碎吞服。一次1丸，2~3次/天
- 薄膜衣丸：每4丸重0.8g，口服。一次0.8g，2~3次/天
- 胶囊剂：0.4g/粒，口服。一次2粒，2~3次/天
- 不宜与含有人参的药物同时服用
- 高血压、心脏病、肝病、糖尿病、肾病等慢性病严重者慎用

香果健消片
- 蜘蛛香（炒焦）、木香（炒）、草果（去壳、炒焦）、糯米
- 糖衣片，除去糖衣后显棕褐色，气特臭，味微苦、辛
- 健胃消食
- 适用于饮食不节引起的脘腹胀痛、嗳腐吞酸；消化不良见上述证候者
- 口服。一次2~5片，3次/天
- 0.5g/片
- 湿热中阻、脾胃火旺者慎用

健胃消食类

婴儿素

- 山药、人工牛黄、川贝母、白扁豆（炒）、鸡内金（炒）、白术（炒）、木香（炒）、碳酸氢钠
- 淡黄色粉末，气香，味咸、微苦
- 健脾，消食，止泻
- 适用于消化不良、乳食不进、腹痛腹泻
- 口服。1~3岁一次0.5~1g；1岁以内一次0.25g。2次/天
- 0.5g/瓶

消食健儿糖浆

- 白术、山药、谷芽、麦芽、南沙参、九香虫
- 棕红色黏稠液体，味甜
- 健脾消食
- 适用于小儿慢性腹泻、食欲不振及营养不良等
- 口服。3岁以下一次5ml；3岁以上一次10ml。3次/天
- 60ml/瓶、120ml/瓶

健脾消食丸

- 木香、白术（炒）、枳实（炒）、槟榔（炒焦）、草豆蔻、鸡内金（醋制）、荸荠粉
- 棕褐色大蜜丸，气香，味苦、微甜
- 健脾，和胃，消食，化滞
- 适用于脾胃气虚引起的疳证、症状为小儿乳食停滞、脘腹胀满、食欲不振、面黄肌瘦、大便不调
- 口服。1岁以内一次半丸；1~2岁一次1丸；2~4岁一次1丸半；4岁以上一次2丸。2次/天
- 3g/丸
- 脾胃虚弱无积滞者忌用

健脾丸（糖浆、颗粒）

- 党参、白术（炒）、陈皮、枳实（炒）、山楂（炒）、麦芽（炒）
- 丸剂：棕褐色至黑褐色小蜜丸或大蜜丸，味微甜、微苦
- 糖浆剂：棕褐色黏稠液体，气香，味甜、微苦、涩
- 颗粒剂：淡黄色颗粒，味甜、微苦
- 健脾开胃
- 适用于脾胃虚弱引起的脘腹胀满、食少便溏
- 丸剂：小蜜丸，120g/瓶；大蜜丸9g/丸。口服。小蜜丸一次9g，大蜜丸一次1丸，2次/天；小儿酌减
- 糖浆剂：120ml/瓶，口服。一次10~15ml，2次/天
- 颗粒剂：14g/袋（相当于总药材4g），开水冲服。一次14g，2次/天；小儿酌减
- 湿热内蕴引起胃痛、痞满、泄泻者慎用
- 糖尿病患者慎用（有糖型）

三、消痞化积类

肥儿疳积颗粒

- 使君子、莲子、芡实、牵牛子、茯苓等 22 味中药
- 黄棕色颗粒，味甜、微苦
- 健脾和胃，平肝杀虫
- 适用于脾弱肝滞引起的面黄肌瘦、消化不良
- 开水冲服。一次 5~10g，2次/天
- 10g/ 袋

肥儿丸

- 木香、槟榔、肉豆蔻（煨）、六神曲（炒）、麦芽（炒）、胡黄连、使君子仁
- 黑棕色至黑褐色大蜜丸，味微甜、苦
- 健胃消积，驱虫
- 适用于小儿消化不良、虫积腹痛、面黄肌瘦、食少腹胀、腹泻
- 口服。一次 1~2 丸，1~2 次/天；3 岁以内小儿酌减
- 3g/ 丸

五香丸

- 丁香、木香、香附（醋制）、五灵脂（醋制）、牵牛子（炒）
- 紫黑色水丸，气芳香，味辛
- 消积化痞，宽胸止痛
- 适用于气机郁结、宿食停水导致的胸胁胀满、胃寒腹痛、嗳气嘈杂、积聚痞块、大便不畅
- 口服。一次 6g，2次 / 天
- 每 100 粒重 6g

消痞化积类

小儿疳积冲剂

- 甘草、党参、莲子、稻芽（炒）、夜明砂、叶下珠、广山楂、鸡内金、山药（炒）、茯苓、海螵蛸、使君子
- 黄棕色颗粒或块状冲剂，气香，味甜
- 利湿消积，驱虫助食，健脾益气
- 适用于小儿疳积、暑热腹泻、纳呆自汗、烦躁失眠
- 开水冲服或嚼服。5 岁以下一次 5g；5 岁以上一次 10g。2 次 / 天
- 10g/ 袋（相当于总药材 2.1g）

烂积丸

- 陈皮、枳实、槟榔、三棱（麸炒）、莪术（醋制）、山楂（炒）、青皮（醋制）、牵牛子（炒）、大黄
- 红褐色水丸，除去外衣后，显深褐色，味苦、微酸
- 消积，化滞，驱虫
- 适用于脾胃不和导致的食滞积聚、胸满痞闷、腹胀坚硬、嘈杂吐酸、虫积腹痛、大便秘结
- 口服。一次 6g，2次/天；小儿酌减
- 每 100 粒重 3g
- 脾胃虚弱者慎用

第十六节　和解类

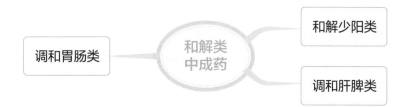

和解类中成药
- 调和胃肠类
- 和解少阳类
- 调和肝脾类

一、和解少阳类

和解少阳类

柴胡口服液（注射液、滴丸）
- 柴胡
- 口服液：棕红色液体，味微甜、略苦
- 注射液：无色或呈微乳白色澄明液体，气芳香
- 滴丸：深棕或棕黑色滴丸，气味异，味微苦
- 退热解表
- 适用于外感发热
- 口服液：10ml/ 支（相当于原药材10g），口服。一次 10~20ml，3 次 / 天；小儿酌减
- 注射液：2ml/ 支，肌内注射。一次 2~4ml，1~2 次 / 天
- 滴丸：0.525g/ 袋，含服。每次 1 袋，3 次 / 天
- 风寒感冒者忌用

小柴胡片（颗粒）
- 柴胡、黄芩、党参、甘草、生姜、大枣、半夏（姜制）
- 片剂：黑褐色的片，气微，味淡
- 颗粒剂：黄棕色至棕褐色颗粒，味甜；或为棕黄色的颗粒，味淡、微辛(无蔗糖)
- 解表散热，疏肝和胃
- 适用于寒热往来、胸胁苦满、心烦喜呕、口苦咽干
- 片剂：0.4g/ 片，口服。一次 4~6 片，3 次 / 天
- 颗粒剂：10g/ 袋、2.5g/ 袋（无蔗糖），开水冲服。一次 10~20g，3 次 / 天
- 风寒感冒、肝火偏盛、肝阳上亢者忌服

少阳感冒颗粒
- 柴胡、人参、黄芩、甘草、干姜、半夏、大枣、青蒿
- 棕黄色至棕褐色颗粒，气芳香，味甘、微苦
- 解表散热，和解少阳
- 适用于外感病邪犯少阳证，症状为寒热往来、胸胁苦满、食欲不振、心烦喜呕、口苦咽干
- 口服。一次1袋，2次/天；小儿酌减
- 8g/ 袋
- 风寒感冒、阴虚者慎服

二、调和肝脾类

黄芪、大黄、大枣、黄芩、薄荷、冰片、玄参、鹿茸粉、鹿角霜

棕黑色大蜜丸，气微香，味微甜、凉，具油脂味

温肾健脾，疏肝散郁，化湿解毒

适用于慢性肝炎属于脾肾不足、肝郁血滞、痰湿内阻者，症状为面色晦黯或㿠白、神疲乏力、纳呆腹胀、胁肋隐痛、胁下痞块、小便清或淡黄、大便溏或不爽、腰酸腿软、面颈血痣或见肝掌、舌体胖大、舌色黯淡、舌苔白或腻、脉弦而濡或沉弦或弦细等

口服。一次 1 丸，1 次 / 天，或遵医嘱

3g / 丸

黄疸阳黄者不宜服用

肝肾阴虚及湿热甚者慎用

偶见消化道刺激症状，呈轻度不适

朝阳丸

柴胡、茯苓、甘草、当归、白芍、白术（麸炒）、牡丹皮、栀子（姜制）、薄荷、生姜

丸剂：黄棕色水丸，味甜

大蜜丸：棕黄色大蜜丸，气微香，味甘、微苦、辛

口服液：棕红色液体，气特异，味苦、微甜

合剂：棕红色液体，气特异，味苦、微甜

疏肝清热，健脾养血

适用于肝郁血虚、肝脾不和所致的两胁胀痛、头晕目眩、倦怠食少、月经不调、脐腹胀痛；更年期综合征见上述证候者

丸剂：每 100 粒重 6g，口服。一次 6g，2 次 / 天

大蜜丸：9g/丸，口服。一次1丸，2次/天

口服液：10ml/ 支，口服。一次 10ml，1~2 次 / 天

合剂：100ml/ 瓶，口服。一次 10ml，1~2 次 / 天

脾胃虚寒、脘腹冷痛、大便溏薄者禁用

加味逍遥丸（大蜜丸、口服液、合剂）

调和肝脾类

茵陈、大黄、猪苓、柴胡、当归、黄芪、党参、甘草、栀子（焦）、白花蛇舌草

棕黄色至棕褐色颗粒，味甜、微苦

清热解毒利湿，疏肝补脾

适用于慢性乙型病毒性肝炎肝胆湿热兼脾虚肝郁证，症状为右胁胀满、恶心厌油、纳差食少、口淡乏味

口服。一次 18g，3 次 / 天

18g/ 袋

孕妇禁服

少数患者可出现恶心、腹泻，一般不影响继续治疗

茵芪肝复颗粒

茜草、砂仁、湘曲、党参、甘草、北柴胡（醋制）、白芍（醋制）、当归（酒制）、白术（麸炒）、茯苓、鳖甲（醋制）、白茅根、枳实（麸炒）、青皮（炒）、地龙（炒）

片剂：薄膜衣片，除去薄膜衣后呈棕褐色或黑褐色，气香，味微苦、咸

颗粒剂：黄棕色至棕褐色颗粒，气香，味甜、微苦

疏肝健脾，化瘀通络

适用于慢性乙型病毒性肝炎（慢性活动性及慢性迁延性肝炎）具肝郁脾虚兼血瘀证候者，症状为疲乏纳差，胁痛腹胀，大便溏薄，胁下痞块，舌色淡或色黯、有瘀点，脉弦缓或涩

片剂：每片含生药 1.04g，口服。一次8~10 片，3 次 / 天，1 个月为一个疗程，可连续使用 3 个疗程

颗粒剂：8g/ 袋，口服。一次 8g，3 次 / 天；1 个月为一个疗程，可连续使用 3 个月

偶见服药后腹胀、恶心，停药后症状可消失

肝达康片（颗粒）

扯根菜

黄棕色颗粒，味甜、微苦

降酶，保肝，退黄，健脾

适用于慢性活动性肝炎、乙型病毒性肝炎，也可用于急性病毒性肝炎

口服。一次9g，3次/天；小儿酌减

9g/ 袋（含原药材 16.7g）

肝苏颗粒

当归、柴胡、白芍、白术（炒）、茯苓、甘草（蜜炙）、薄荷

丸剂：棕褐色大蜜丸，味甜

颗粒剂：浅黄色至黄棕色颗粒，气微香，味甜或味淡

疏肝健脾，养血调经

适用于肝气不疏引起的胸胁胀痛、头晕目眩、食欲减退、月经不调

丸剂：6g/袋，口服。一次6~9g，1~2次/天

颗粒剂：4g/袋、5g/袋、6g/袋、15g/袋，开水冲服。一次1袋，2次/天

肝肾阴虚者慎用

逍遥丸（颗粒）

大黄、白芍、茵陈、柴胡、贯众、人参、黄芪、甘草

黑褐色包衣浓缩丸，除去包衣后显棕色或棕褐色，味微苦

清热解毒，疏肝健脾

适用于毒热蕴结、肝郁脾虚所致的胁痛、腹胀、乏力、便干、尿黄；乙型病毒性肝炎见上述证候者

口服。一次2g，3次/天；小儿酌减。20~50天为一个疗程

0.1g/粒

单纯毒热证或肝郁脾虚证引起的胁痛者不宜使用

乙肝灵丸

调和肝脾类

枯矾、白及、甘草、海螵蛸、醋延胡索

糖衣片或薄膜衣片，除去包衣后显淡黄色至灰棕色，气微，味涩、微苦

制酸和胃，收敛止痛

适用于肝胃不和所致的胃脘疼痛、呕吐反酸、纳食减少；浅表性胃炎、胃及十二指肠溃疡、胃窦炎见上述证候者

口服。一次6片（0.35g/片）。11~15岁一次4片（0.35g/片），或一次3片（0.7g/片），11~15岁一次2片。3次/天，饭前1~2小时服

薄膜衣片，0.35g/片、0.7g/片；糖衣片，片心重0.35g

胃阴不足者慎用

不宜过量、久服

快胃片

柴胡、灵芝、丹参、五味子

棕褐色小蜜丸，气微，味甜、微苦、辛

疏肝健脾活血

适用于肝郁脾虚夹瘀证，症状为纳呆、腹胀嗳气、胁肋胀痛、疲乏无力等

口服。一次1丸，3次/天，饭后半小时服，1个月为一个疗程，或遵医嘱

9g/丸

凡急性肝炎属温热疫毒内盛者忌用

肝阴不足引起的胁痛者不宜应用

服用本品后若见恶心、上腹不适者应停药观察

五灵丸

三、调和胃肠类

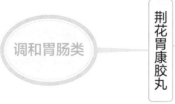

土荆芥、水团花

透明胶丸，内容物为淡黄色至黄棕色的油状液体，气特异

理气散寒，清热化痰

适用于寒热错杂证，或兼气滞血瘀证的胃脘痛，症状为胃脘胀闷疼痛、嗳气、反酸、嘈杂、口苦等；十二指肠溃疡见以上证候者

饭前口服。一次2粒，3次/天，4周为一个疗程，或遵医嘱

每丸内容物重80mg

服药后，少数患者出现恶心、呕吐、腹泻、胃脘不适、皮疹等

荆花胃康胶丸

调和胃肠类

第十七节 表里双解类

表里双解类中成药
- 解表清里类
- 解表攻里类

一、解表清里类

葛根芩连丸（片、胶囊）

- 葛根、黄芩、黄连、甘草（蜜炙）
- 丸剂：深棕褐色至类黑色浓缩水丸，气微，味苦
- 片剂：暗黄色的片，气微，味苦
- 胶囊剂：内容物为黄棕色粉末，气微，味苦
- 解肌透表，清热解毒，利湿止泻
- 适用于湿热蕴结引起的腹泻腹痛、便黄而黏、肛门灼热；风热感冒引起的发热恶风、头痛身痛
- 丸剂：1g/袋，口服。一次3g；小儿一次1g。3次/天，或遵医嘱
- 片剂：0.5g/片，口服。一次3~4片，3次/天
- 胶囊剂：0.45g/粒，口服。一次3~4粒，3次/天
- 脾胃虚寒腹泻者、慢性虚寒性痢疾者忌用
- 不可过量、久服

芩翘口服液

- 黄芩、连翘、玄参、荆芥、野菊花、水牛角、大黄（酒制）、皂角刺、蜂房
- 棕褐色或棕黑色液体，久置后产生少量沉淀，气香，味甜
- 疏风清热，解毒利咽，消肿止痛
- 适用于急喉痹（急性咽炎）、风热乳蛾（急性充血性扁桃体炎）属内有郁热、外感风邪证者，症状为咽痛或吞咽痛、咽干灼热、口渴多饮、咳嗽、痰黄、便干、尿黄、舌质红、苔薄白或黄、脉浮数有力
- 口服。一次20ml，3次/天。急喉痹（急性咽炎）者，5天为一个疗程；风热乳蛾（急性充血性扁桃体炎）者，7天为一个疗程
- 10ml/支
- 肝肾功能不全者忌用

清瘟解毒丸（片）

- 大青叶、连翘、玄参、天花粉、桔梗等16味中药
- 丸剂：黑褐色大蜜丸，气微香，味甘、苦
- 片剂：浅黄色糖衣片，除去糖衣后显棕褐色，气微香，味甘、苦
- 清瘟解毒
- 适用于外感时疫引起的憎寒壮热、头痛无汗、口渴咽干、痄腮、大头瘟
- 丸剂：9g/丸，口服。一次2丸，2次/天；小儿酌减
- 片剂：0.3g/片，口服。一次6片，2~3次/天
- 外感风寒者慎用

双清口服液

- 连翘、郁金、金银花、大青叶、广藿香、知母、地黄、桔梗、甘草、石膏、蜂蜜
- 红棕色或深棕色液体，表面有油状物，气芳香，味甜、微苦
- 疏透表邪，清热解毒
- 适用于风温肺热、卫气同病，症状为发热、微恶风寒、咳嗽、痰黄、头痛、口渴、舌质红苔黄或黄白苔相兼，脉浮滑或浮数；急性支气管炎见上述证候者
- 口服。一次20ml，3次/天
- 10ml/支
- 风寒感冒、脾胃虚寒者慎用

解表清里类

二、解表攻里类

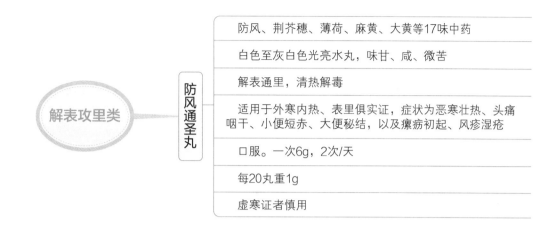

解表攻里类 ── 防风通圣丸
- 防风、荆芥穗、薄荷、麻黄、大黄等17味中药
- 白色至灰白色光亮水丸，味甘、咸、微苦
- 解表通里，清热解毒
- 适用于外寒内热、表里俱实证，症状为恶寒壮热、头痛咽干、小便短赤、大便秘结，以及瘰疬初起、风疹湿疮
- 口服。一次6g，2次/天
- 每20丸重1g
- 虚寒证者慎用

第十八节　治燥类

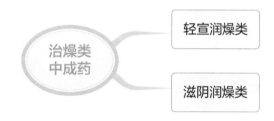

治燥类中成药
- 轻宣润燥类
- 滋阴润燥类

一、轻宣润燥类

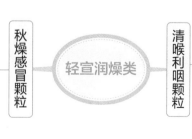

轻宣润燥类

秋燥感冒颗粒
- 桑叶、竹叶、前胡、桔梗、麦冬、北沙参、伊贝母、苦杏仁（炒）、甘草、菊花、山豆根
- 浅棕色至深棕色颗粒，味甜、微苦
- 清燥退热，润肺止咳
- 适用于感冒秋燥证，症状为恶寒发热、鼻咽口唇干燥、干咳少痰、舌边尖红、苔薄白而干或薄黄少津
- 开水冲服。一次10~20g，3次/天；儿童酌减
- 10g/袋
- 风寒感冒者忌用
- 脾胃虚寒者慎服

清喉利咽颗粒
- 黄芩、桔梗、枳壳、桑叶、竹茹、沉香、橘红、香附（醋制）、胖大海、西青果、紫苏子、紫苏梗、薄荷脑
- 黄棕色颗粒，气香，味甜、微苦
- 清热利咽，宽胸润喉
- 适用于外感风热引起的咽喉发干、声音嘶哑；急、慢性咽炎，扁桃体炎见上述证候者。常用有保护声带作用
- 开水冲服。一次1袋，2~3次/天
- 10g/袋、5g/袋（含乳糖）
- 阴虚火旺者慎用

二、滋阴润燥类

```
                                            滋阴润燥类
```

贝母梨膏

- 川贝母、梨膏
- 深棕色稠厚半流体，味甜、微酸涩
- 润肺，止咳，化痰
- 适用于咳嗽痰多、咳痰不爽、咽喉干痛
- 口服。一次 10~15g，2 次 / 天
- 120g/ 瓶、180g/ 瓶

玄麦甘桔含片（颗粒）

- 玄参、麦冬、甘草、桔梗
- 片剂：浅棕色至棕色片或薄膜衣片，薄膜衣片除去包衣后显浅棕色至棕色，味甜，有清凉感
- 颗粒剂：浅棕色颗粒，味甜
- 清热滋阴，祛痰利咽
- 适用于阴虚火旺、虚火上浮引起的口鼻干燥、咽喉肿痛
- 片剂：1g/ 片，含服。一次 1~2 片，一天 12 片，随时服用
- 颗粒剂：10g/ 袋，开水冲服。一次 10g，3~4 次 / 天
- 风热喉痹、乳蛾者慎用

金果含片（饮、糖浆）

- 地黄、玄参、麦冬、蝉蜕、西青果、胖大海、南沙参、太子参、陈皮、薄荷素油
- 片剂：淡红棕色至棕色的片，味甜，有清凉感
- 水剂、糖浆剂：棕褐色液体，味微甜，具清凉感
- 养阴生津，清热利咽
- 适用于肺热阴伤引起的咽部红肿、咽痛、口干咽燥；急、慢性咽炎见上述证候者
- 片剂：0.55g/ 片，含服。1 小时 2~4 片，一天 10~20 片
- 水剂：15ml/ 支、90ml/ 瓶、165ml/ 瓶，口服。一次 15ml，3 次 / 天，或遵医嘱
- 糖浆剂：120ml/ 瓶、165ml/ 瓶，口服。一次 15ml，3 次 / 天，或遵医嘱
- 少数患者用药后偶有恶心、上腹不适感

余甘子喉片

- 余甘子、冰片、薄荷脑
- 浅灰色片，气香，味甜、微酸涩
- 清热润燥，利咽止痛
- 适用于燥热伤津导致的咽喉干燥、疼痛
- 含服。每隔 2 小时 1~2 片，6~8 次 / 天
- 2g/ 片
- 风寒喉痹者忌用

口炎清颗粒

- 天冬、麦冬、玄参、甘草、金银花
- 棕黄色至棕褐色颗粒，味甜，或味甘（无蔗糖）、微苦
- 滋阴清热，解毒消肿
- 适用于阴虚火旺引起的口腔炎症
- 口服。一次 2 袋，1~2 次 / 天
- 10g/ 袋、3g/ 袋（无蔗糖）
- 脾胃积热、胃火炽盛、脾胃虚寒者忌服

西青果茶（颗粒）

- 西青果
- 茶剂：浅棕黄色长方形块状，味甜、微酸涩
- 颗粒剂：浅棕黄色至棕褐色颗粒，味甜，微酸涩
- 清热，利咽，生津
- 适用于阴虚内热伤津引起咽干、咽痛、咽部充血；慢性咽炎、慢性扁桃体炎见上述证候者
- 茶剂：15g/ 块，开水冲服。一次 1 块，3 次 / 天
- 颗粒剂：15g/ 袋，开水冲服。一次 1 袋，3 次 / 天
- 忌食辛辣、油腻、厚味食物

利咽灵片

- 玄参、僵蚕、穿山甲（制）、土鳖虫、牡蛎（煅）
- 糖衣片，除去糖衣后显棕黑色，味辛、咸、微苦
- 活血通络，益阴散结，利咽止痛
- 适用于阴虚血瘀引起的咽喉干痛、异物感、发痒灼热；慢性咽喉炎见上述证候者
- 口服。一次 3~4 片，3 次 / 天
- 0.44g/ 片
- 实热证急喉痹、急喉喑者慎用

金参润喉合剂

- 玄参、地黄、连翘、桔梗、射干、冰片、蜂蜜、甘草、金银花、板蓝根
- 深棕色液体，有特异清凉味
- 养阴生津，清热解毒，化痰利咽
- 适用于肺胃阴虚或痰热蕴肺引起的咽喉疼痛、咽痒、咽干、异物感；慢性咽炎见上述证候者
- 口服。一次 20ml，4 次 / 天，20 天为一个疗程，可服用 1~2 个疗程
- 20ml/ 支，100ml/ 瓶、200ml/ 瓶
- 风热或风寒急喉痹者慎用

滋阴润燥类

清喉咽合剂（颗粒）

- 地黄、麦冬、玄参、连翘、黄芩
- 合剂：棕褐色澄清液体，味苦
- 颗粒剂：棕色颗粒，味甜、微苦
- 养阴清肺，利咽解毒
- 适用于阴虚燥热、火毒内蕴引起的咽部肿痛、咽干少津、咽部白腐有苔膜、喉核肿大；局限性的咽白喉、轻度中毒型白喉、急性扁桃体炎、咽峡炎见上述证候者
- 合剂：100ml/瓶、150ml/瓶，口服。首次 20ml，以后每次 10~15ml，4 次/天；小儿酌减
- 颗粒剂：18g/袋，开水冲服。首次 36g，以后每次 18g，4 次/天；小儿酌减

健民咽喉片

- 玄参、麦冬、蝉蜕、地黄、诃子、甘草、桔梗、板蓝根、胖大海、西青果、薄荷素油、薄荷脑
- 糖衣片或薄膜衣片，除去包衣后显黄褐色，气香，味甜，具清凉感
- 清利咽喉，养阴生津，解毒泻火
- 适用于热盛津伤、热毒内盛引起的咽喉肿痛、失音及上呼吸道炎症
- 含服。一次 2~4 片（小片）或 2 片（大片），每小时 1 次
- 小片每片相当于原药材 0.195g，大片每片相当于原药材 0.292g
- 风寒喉痹者慎用

养阴清肺丸（口服液、膏、糖浆）

- 地黄、玄参、麦冬、白芍、薄荷、甘草、川贝母、牡丹皮
- 丸剂：黑色大蜜丸，味甜、微苦
- 口服液：棕红色澄清液体，有薄荷及牡丹皮的香气，味甜、微苦，有清凉感
- 膏剂：棕褐色稠厚半流体，气香，味甜，有清凉感
- 糖浆剂：棕褐色半透明液体，气清凉，味甜、微苦
- 养阴清肺，清热利咽
- 适用于阴虚肺燥引起的咽喉干痛、干咳少痰，或痰中带血
- 丸剂：9g/丸，口服。一次 1 丸，2 次/天
- 口服液：10ml/支，口服。一次 10ml，2~3 次/天
- 膏剂：50g/瓶，口服。一次 10~20ml，2~3 次/天
- 糖浆剂：120ml/瓶、60ml/瓶、10ml/瓶，口服。一次 20ml，2 次/天
- 脾虚便溏、痰多湿盛者慎服

莱阳梨止咳口服液

- 杏仁水、麻黄提取液、莱阳梨清膏、北沙参流浸膏、百合流浸膏、远志流浸膏、桔梗流浸膏、薄荷脑
- 棕黄色至棕褐色液体，具薄荷香气，味甜、微酸，有清凉感
- 镇咳祛痰
- 适用于伤风感冒导致的咳嗽多痰；急、慢性气管炎
- 口服。一次 10ml，4 次/天；小儿酌减
- 10ml/支

第十九节　祛暑类

祛暑类中成药

- 清暑益气类
- 祛暑辟秽类
- 祛暑利湿类
- 祛暑清热类
- 祛暑散寒类
- 祛暑和中类

一、祛暑清热类

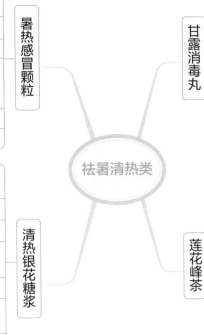

暑热感冒颗粒

- 连翘、竹叶、竹茹、知母、佩兰、荷叶、北沙参、生石膏、丝瓜络、香薷、菊花
- 浅棕色至深棕色颗粒，味甜、微苦
- 祛暑解表，清热生津
- 适用于感冒暑热证，症状为发热重、恶寒轻、汗出热不退、心烦口渴、溲赤、苔黄、脉数等
- 开水冲服。一次10~20g，3次/天
- 10g/袋

清热银花糖浆

- 菊花、通草、大枣、甘草、金银花、白茅根、绿茶叶
- 棕色黏稠液体，味甜、微苦
- 清热解毒，通利小便
- 适用于外感暑湿引起的头痛如裹、目赤口渴、小便不利
- 口服。一次20ml，3次/天
- 10ml/支、20ml/支、60ml/瓶、100ml/瓶、120ml/瓶
- 肾虚者慎用
- 胃炎、胃溃疡等胃病患者应慎用

甘露消毒丸

- 滑石、木通、射干、豆蔻、藿香、薄荷、连翘、黄芩、茵陈、石菖蒲、川贝母
- 灰黄色水丸，气微香，味苦、微辛
- 芳香化湿，清热解毒
- 适用于暑湿蕴结引起的身热肢酸、胸闷腹胀、尿赤以及黄疸
- 口服。一次6~9g，2次/天
- 每55丸重约3g
- 寒湿内阻者慎用

莲花峰茶

- 枳实、川木通、甘草、紫苏、桔梗、天花粉等
- 棕褐色至褐色颗粒或茶丸，气香，味微甘、微苦
- 疏风散寒，清热解暑，祛痰利湿，健脾开胃，理气和中
- 适用于四时感冒、伤暑夹湿引起的脘腹胀满、呕吐腹泻
- 开水冲泡服或煎服。一次6~9g
- 3g/袋；3g/丸
- 风寒感冒者忌用

二、祛暑散寒类

周氏回生丸

- 檀香、木香、沉香、丁香、雄黄、冰片、朱砂、甘草、五倍子、千金子霜、红大戟（醋制）、山慈菇、六神曲（麸炒）、人工麝香
- 红色糊丸，除去包衣后显棕黄色至棕褐色，气香，味微苦
- 祛暑散寒，解毒辟秽，化湿止痛
- 适用于霍乱吐泻、痧胀腹痛
- 口服。一次10丸，2次/天
- 每10丸重1.5g
- 不宜久服

十滴水（软胶囊）

- 樟脑、干姜、大黄、肉桂、辣椒、桉油、小茴香
- 水剂：棕红色至棕褐色澄清液体，气芳香，味辛辣
- 胶囊剂：棕色软胶囊，内容物为含有少量悬浮固体浸膏的黄色油状液体，气芳香，味辛辣
- 健胃，祛风
- 适用于因中暑而导致的头晕、恶心、腹痛、胃肠不适
- 水剂：5ml/瓶、10ml/瓶，口服。一次2~5ml；儿童酌减
- 胶囊剂：0.425g/粒，口服。一次1~2粒；儿童酌减

三、祛暑和中类

香苏调胃片
- 广藿香、香薷、木香、紫苏叶、姜厚朴等 16 味中药
- 糖衣片，除去糖衣后显深棕色，气微香，味甘、微辛
- 解表和中，健胃化滞
- 适用于胃肠积滞、外感时邪导致的身热体倦、饮食少进、呕吐乳食、腹胀腹泻、小便不利
- 口服。1 岁以内一次 1~2 片；1~3 岁一次 2~3 片；3 岁以上一次 3~5 片。2 次／天，温开水送服
- 片心重 0.2g
- 食积无表证者慎用
- 孕妇忌服

七味榼藤子丸
- 阿魏、胡椒、榼藤子仁（炒）、毛叶巴豆茎及叶、蔓荆子、蔓荆子叶、黑种草子、墨旱莲
- 棕褐色至黑褐色水丸，有蒜样臭气，味辛、微苦
- 祛暑和中，解痉止痛
- 适用于吐泻腹痛、胸闷、胁痛、头痛发热
- 口服。一次 3~6g，3 次／天
- 3g／袋

四正丸
- 广藿香、香薷、紫苏叶、白芷、檀香等 20 味中药
- 棕褐色大蜜丸，气香，味甜、微苦
- 祛暑解表，化湿止泻
- 适用于内伤湿滞、外感风寒引起的头晕身重、恶寒发热、恶心呕吐、饮食无味、腹胀腹泻
- 口服。姜汤或温开水送服，一次 2 丸，2 次／天
- 6g／丸
- 湿热泄泻、实热胃痛者忌用

六合定中丸
- 广藿香、紫苏叶、香薷、木香、檀香等 17 味中药
- 黄褐色水丸，气微香，味微酸、苦
- 祛暑除湿，和中消食
- 适用于夏伤暑湿、宿食停滞引起的寒热头痛、胸闷恶心、吐泻腹痛
- 口服。一次 3~6g，2~3 次／天
- 9g／丸
- 湿热泄泻、实热积滞胃痛者忌服

四、祛暑利湿类

益元散
- 滑石、甘草、朱砂
- 浅粉红色粉末，手捻有润滑感，味甜
- 清暑利湿
- 适用于感受暑湿导致的身热心烦、口渴喜饮、小便短赤
- 口服。调服或煎服，一次 6g，1~2 次／天
- 6g／袋
- 小便清长者、肝肾功能不全者慎用
- 不宜过量、久服

六一散
- 滑石粉、甘草
- 浅黄白色粉末，具甘草甜味，手捻有润滑感
- 清暑利湿
- 内服用于暑热身倦、口渴腹泻、小便黄少；外用用于痱子刺痒
- 调服或包煎服。一次 6~9g，1~2 次／天
- 外用。扑撒患处
- 9g／袋
- 小便清长者慎用

鸡苏丸
- 陈皮、橘红、法半夏、葶苈子、瓜蒌子（蜜炙）等 26 味中药
- 白色水丸，除去包衣后显褐色，味微苦
- 清肺平喘，润燥止咳，化痰除痞
- 适用于肺热喘咳、气急鼻扇、燥咳痰黏、咽干鼻燥；劳嗽咯血、颧红盗汗、痰黏难咳、胸膈满闷
- 口服。一次 3~6g，2~3 次／天
- 每 100 粒重 12g

克痢痧胶囊
- 白芷、苍术、细辛、荜茇、石菖蒲、猪牙皂、鹅不食草、雄黄、丁香、硝石、枯矾、冰片
- 内容物为淡黄色至棕色的粉末，气香，味辛、涩
- 解毒辟秽，理气止泻
- 用于泄泻、痢疾和痧气（中暑）
- 口服。一次 2 粒，3~4 次／天；儿童酌减
- 0.28g／粒

五、祛暑辟秽类

红灵散

雄黄、朱砂、硼砂、麝香、金礞石（煅）、硝石（精制）、冰片

棕色至红棕色粉末，气芳香浓郁，味微苦

祛暑，开窍，辟瘟，解毒

适用于中暑昏厥、头晕胸闷、恶心呕吐、腹痛腹泻

口服。一次 0.6g，1 次 / 天

1.2g/ 袋

热闭神昏、亡阳厥脱者禁用

不宜过量、久服

庆余辟瘟丹

羚羊角、香附（醋制）、大黄、藿香、玄精石、玄明粉、朱砂、木香等

棕红色光亮的包衣糊丸，除去包衣后，显黄棕色，气香，味苦、辛

辟秽气，止吐泻

适用于感受暑邪、时行痧气引起的头晕胸闷、腹痛吐泻

口服。一次1.25~2.5g，1~2次/天

每 30 粒重 1.25g

清暑解毒颗粒

芦根、薄荷、甘草、金银花、淡竹叶、滑石粉、夏枯草

黄棕色颗粒，气香，味酸、甜

清暑解毒，生津止渴

适用于夏季暑热、高温作业，并能防治痱疖

开水冲服或含服。一次 8g，4~5 次 / 天

8g/ 袋

紫金锭（散）

山慈菇、红大戟、五倍子、麝香、朱砂、雄黄、千金子霜

锭剂：暗棕色至褐色长方形或棍状块体，气特异，味辛而苦

散剂：紫褐色粉末，气特异，味辛、苦

辟瘟解毒，消肿止痛

适用于中暑，症状为脘腹胀痛、恶心呕吐，以及痢疾泄泻、小儿痰厥；外用治疗疮疖肿、痄腮、丹毒、喉风

锭剂：0.3g/ 锭、3g/ 锭。口服，一次 0.6~1.5g，2 次 / 天。外用，醋磨调敷患处

散剂：3g/ 瓶。口服，一次 1.5g，2 次 / 天。外用，醋磨调敷患处

气血虚弱者忌用

肝肾功能不全者慎用

不宜过量、久服

偶见恶心或腹泻

外用可出现局部皮肤红肿、丘疹及破溃，也可导致过敏反应

祛暑辟秽类

仁丹

陈皮、檀香、甘草、木香、丁香、砂仁、豆蔻（去果皮）、广藿香叶、儿茶、肉桂、薄荷脑、冰片、朱砂

朱红色水丸，除去外衣，显黄褐色，味甘、凉

清暑开窍，辟秽排浊

适用于中暑呕吐、烦躁恶心、胸中满闷、头目眩晕，以及晕车晕船、水土不服

口服。含化或用温开水送服，一次10~20 粒

每 10 粒重 0.3g

无极丸

甘草、肉桂、人工牛黄、石膏、冰片、丁香、砂仁、滑石粉、糯米（蒸熟）、薄荷脑、白豆蔻、人工麝香

朱红色糊丸，除去外衣显黄绿色，味甘、辛、凉

清热祛暑，辟秽止呕

适用于中暑受热引起的呕吐恶心、身热烦倦、头目眩晕、伤酒伤食、消化不良、水土不服、晕车晕船

口服。一次 10~20 粒；小儿酌减

每 60 粒重 3g

避瘟散

檀香、白芷、木香、麝香、姜黄、甘松、丁香、冰片、朱砂、薄荷脑、香樟草、玫瑰花、零陵香

朱红色粉末，气香，味凉

祛暑辟秽，开窍止痛

适用于夏季感受暑邪导致的头目眩晕、头痛鼻塞、恶心、呕吐以及晕车晕船

口服。一次 0.6g

外用。适量，吸入鼻孔

0.84g/ 盒

肝肾功能不全者禁用

痧药

丁香、苍术、麻黄、大黄、天麻、冰片、甘草、麝香、蟾酥（制）、雄黄、朱砂

朱红色光亮包衣水丸，除去包衣后显深黄色至黄棕色，气香，味甘、苦，有麻舌感

祛暑解毒，辟秽开窍

适用于夏令贪凉饮冷导致的猝然闷乱烦躁、腹痛吐泻、牙关紧闭、四肢逆冷

口服。一次 10~15 丸，1 次 / 天；小儿酌减，或遵医嘱

外用。研细，吹鼻取嚏

每 33 丸重 1g

不宜久服

心脏病、高血压及肝肾功能不全者慎用

六、清暑益气类

清暑益气类 → 清暑益气丸

人参、当归、黄柏、葛根、陈皮、升麻、甘草、黄芪（蜜炙）、白术（麸炒）、六神曲（麸炒）、苍术（米泔炙）、麦冬、泽泻、五味子（醋制）、青皮（醋制）

黄褐色至棕褐色大蜜丸，气微香，味甜

祛暑利湿，补气生津

适用于中暑受热、气津两伤，症状为头晕身热、四肢倦怠、自汗心烦、咽干口渴

口服。姜汤或温开水送服；一次1丸，2次/天

9g/丸

第三章

外科常用中成药

清热利湿类中成药 —————— 解毒消肿类中成药

外科常用中成药

去腐生肌类中成药 —————— 解毒消痈类中成药

第一节　解毒消肿类

解毒消肿类中成药

五福化毒丸（片）

玄参、赤芍、青黛、黄连、桔梗、芒硝、甘草、连翘、生地黄、牛蒡子（炒）、水牛角浓缩粉

丸剂：黑色水蜜丸或大蜜丸，味甜、微苦、咸

片剂：黄色的糖衣片，除去糖衣后呈墨绿色，气微，味苦、微涩

清热解毒，凉血消肿

适用于血热毒盛、蕴结肌肤引起的小儿疮疖、痱毒、疖腮、发颐，症状为皮肤一处或多处红肿灼热疼痛，或单侧或双侧耳根腮腺部位肿痛，恶寒高热，口舌生疮，咽喉肿痛，牙龈出血；各种病毒、细菌感染性疾病

丸剂：大蜜丸，3g/丸；水蜜丸，每10丸重1g。口服。大蜜丸一次1丸；水蜜丸一次2g。2~3次/天。

大蜜丸：3g/丸；水蜜丸：1g/10丸。片剂：糖衣片，0.1g/片，口服。一次5片（3~6岁）或7片（7~14岁），3次/天；用于小儿痱毒，一次4~5片（2~6岁），7天为1个疗程

服药后可出现腹泻等胃肠不适症状

服药期间饮食宜清淡，忌辛辣、油腻的食物及海鲜

疮疡阴证者禁用

孕妇及小儿体质虚弱者慎用

九圣散

黄柏、苍术、乳香、没药、轻粉、红粉、薄荷、紫苏叶、苦杏仁

棕黄色至浅棕色粉末、气清香

解毒消肿，燥湿止痒

适用于湿毒瘀阻肌肤引起的湿疮、臁疮、黄水疮，症状为皮肤起红斑、丘疱疹，蔓延成片，瘙痒不止，或皮肤焮红肿赤、浸淫腐烂、疮口凹陷、日久不敛、或皮肤水疱、溃后糜烂、黄水滋流；湿疹、下肢皮肤溃疡、脓疱疮、脉管炎见上述证候者

外用。取药粉适量，撒布患处，或用花椒油或植物油调敷患处

6g/袋

不可内服，也不可大面积使用及久用

孕妇及对汞过敏者禁用

使用中如果皮损周围出现红斑水肿、灼热、瘙痒应立即停药

保存及使用时忌接触铝制器具

大风子油

大风子油、硼酸、冰片

乳白色半凝固液体，具冰片特有的香气

祛风除湿，润肤止痒

适用于血燥风湿引起的红肿疙瘩、雀斑粉刺、酒齄鼻、风湿疥癣、鹅掌风

外用。调匀，涂患处

15g/瓶

小败毒膏

黄柏、大黄、白芷、陈皮、蒲公英、金银花、天花粉、乳香（醋制）、当归、赤芍、木鳖子（打碎）、甘草

棕褐色至深褐色黏稠半流体，味苦、甜

清热解毒，消肿止痛

适用于湿热蕴结、热毒壅盛导致的疮疡初起红肿硬痛、风湿疙瘩、周身刺痒、乳痈胀痛、大便燥结

口服。一次10~20g，2次/天

60g/瓶

醒消丸

- 麝香、乳香（制）、没药（制）、雄黄
- 棕黄色至暗黄色水丸，气芳香，味微苦
- 行气活血，解毒消肿
- 适用于气滞血瘀、热毒郁滞肌肤引起的阳性痈疽肿毒，症状为肌肤局部红肿高凸、坚硬未溃破、灼热疼痛；体表急性感染性疾病
- 口服。一次 1.5~3g，2 次 / 天，用黄酒或温开水送服
- 每 50 丸重 30g（3g 或 9g/ 瓶）
- 不宜久服
- 孕妇、疮疡阴证者和体虚胃弱者慎服

蟾酥注射液

- 蟾酥
- 淡黄色至黄色澄明液体
- 清热解毒
- 适用于急、慢性化脓性感染，也可作为抗肿瘤辅助用药
- 肌内注射，一次 2~4ml，2 次 / 天。静脉滴注，一次 10~20ml，用 5% 葡萄糖注射液 500ml 稀释后缓慢滴注，1 次 / 天。抗感染，7 天为一个疗程；抗肿瘤，30 天为一个疗程
- 2ml/ 支、10ml/ 支

伤疖膏

- 黄芩、白芷、连翘、冰片、薄荷脑、生天南星、水杨酸甲酯
- 浅棕黄色片状橡胶膏、具薄荷及冰片的芳香凉气
- 清热解毒，消肿止痛
- 适用于热毒蕴结肌肤引起的疮疖、乳痈，症状为皮肤局部红肿热痛、疮疖未溃破，或乳房胀痛、乳汁不畅；体表急性感染性疾病、急性乳腺炎、静脉炎及其他皮肤创伤见上述证候者
- 外用。贴于患处，每天更换 1 次
- 用药期间忌辛辣、油腻的食物及海鲜
- 6.5cm×10cm/ 张
- 外用药，不可内服
- 皮肤过敏者慎用
- 疮疖溃破或肿疡阴证者禁用

外用应急软膏

- 黄芩、白芍、人参、党参、补骨脂、益母草、鱼腥草、鸭跖草、辛夷等
- 淡黄色软膏，具有特殊的樟脑气
- 消肿，止痛，抗感染，促进伤口愈合
- 适用于冻疮、Ⅰ～Ⅱ度烫伤、手足皲裂及小面积轻度擦挫伤
- 外用。涂于患处周围适量，1次/天
- 10g/ 盒、15g/ 盒

解毒消肿类中成药

痔炎消颗粒

- 地榆、槐花、白芍、三七、茵陈、枳壳、金银花、紫珠叶、火麻仁、白茅根
- 棕色至棕褐色或棕褐色至深棕褐色（无蔗糖）的颗粒，味苦、甜，或微甜（无蔗糖）、微涩
- 清热解毒，润肠通便，止血消肿，止痛
- 适用于血热毒盛引起的血栓及炎性外痔、肛裂、便秘
- 口服。一次 10~20g 或 3~6g（无蔗糖），3 次 / 天
- 10g/ 袋或 3g/ 袋（无蔗糖）
- 孕妇、脾胃虚弱及老年性便秘不属血热毒盛者慎服

獾油

- 獾油、冰片
- 淡黄色半透明黏稠液体，气辛凉
- 清热解毒，消肿止痛
- 适用于烧伤、烫伤、皮肤肿痛等火热灼肤病变、症状为局部皮肤红色或起水疱、基底部皮色鲜红或苍白、疼痛；Ⅰ度、Ⅱ度烧烫伤见上述证候者。也可用于新生儿剥脱性皮炎
- 15g/ 瓶、30g/ 瓶

牛黄化毒片

- 连翘、白芷、甘草、乳香、没药、人工牛黄、天南星（制）、金银花
- 浅黄色糖衣片，除去糖衣后显黄棕色，味苦、辛
- 解毒消肿，散结止痛
- 适用于疮疡、乳痈红肿疼痛
- 口服。一次8片，3次/天；小儿酌减
- 0.4g/ 片
- 疮疡阴证者慎用
- 不宜久服

牛黄醒消丸

- 人工牛黄、麝香、乳香（制）、没药（制）、雄黄
- 棕黄色至暗黄色水丸，气芳香，味微苦
- 清热解毒，消肿止痛
- 适用于痈疽发背、瘰疬流注、乳痈乳岩、无名肿毒
- 口服。用温黄酒或温开水送服，一次3g，1~2 次 / 天。患在上部，临睡前服；患在下部，空腹时服
- 3g/ 丸
- 疮疡阴证者以及胃弱、体虚者慎用
- 不宜久服

解毒消肿类中成药

西黄丸（胶囊）

- 人工牛黄、麝香、乳香（醋制）、没药（醋制）
- 丸剂：褐色糊丸，气芳香，味微苦
- 胶囊剂：内容物为灰黄色的粉末，气芳香，味微苦
- 清热解毒，活血化瘀，化痰散结，消肿止痛
- 适用于热毒壅结引起的痈疽疔毒、瘰疬、流注、癌肿
- 水丸：每20丸重1g（3g/瓶、9g/瓶或15g/瓶），口服。一次3g，2次/天，黄酒或温开水送服
- 胶囊剂：0.25g/粒，口服。一次4~8粒，2次/天，黄酒或温开水送服
- 服药后偶有发生药物性皮炎者
- 服药期间忌辛辣刺激食物
- 不可过量、久服
- 阴疽虚证及阴虚火旺者不宜服用
- 痈肿、疮疡脓溃外泄者勿服
- 孕妇忌服
- 气血两虚、脾胃虚弱及虚寒、化疗期间腹泻者慎服

清热消炎宁胶囊

- 肿节风
- 内容物为黑褐色粉末，味微苦、涩
- 清热解毒，消炎止痛，舒筋活络
- 适用于流行性感冒、咽喉炎、肺炎、细菌性痢疾、急性胃肠炎、阑尾炎、烧伤、疮疡脓肿、蜂窝织炎
- 口服。一次2~4粒，3次/天
- 外用。将内容物加温开水溶化后，按患处大小搽敷，2~3次/天
- 每粒含肿节风干浸膏0.5g

清血内消丸

- 金银花、大黄、玄明粉、栀子（姜制）等19味中药
- 黄褐色水丸，味苦、微咸
- 清热祛湿，消肿败毒
- 适用于脏腑积热、风湿毒热导致的疮疡初起红肿坚硬、痈疽不休、憎寒发热、二便不利
- 口服。一次6g，3次/天
- 每100丸重6g
- 不可久服
- 阴证疮疡者禁用
- 孕妇慎服

如意金黄散

- 黄柏、大黄、姜黄、陈皮、厚朴、苍术、白芷、天花粉、生天南星、甘草
- 黄色至金黄色粉末，气微香，味苦、微甘
- 清热解毒，消肿止痛
- 适用于热毒瘀滞肌肤引起的疮疡、丹毒、流注，症状为疮形高凸肿，或患部肌肤色红如染丹、灼热疼痛、边缘微突起、边界清楚，或伴全身发热，也可用于外伤瘀肿、内痔出血、压疮；丹毒、体表溃疡、急性蜂窝织炎、急性化脓性淋巴结炎、体表多发性脓肿、急性乳腺炎、脓性指甲炎、甲沟炎、会阴切口硬结、肛周脓肿见上述证候者
- 外用。一次适量。红肿、灼热、疼痛、用清茶调敷；漫肿无头，用醋或葱酒调敷；也可用植物油或蜂蜜调敷。每天数次
- 3g/袋、6g/袋、9g/袋或15g/袋
- 外敷本药可致过敏性皮疹
- 忌辛辣、油腻的食物及海鲜
- 外用药，不可内服
- 孕妇及皮肤过敏者慎用
- 疮疡阴证者禁用
- 疮疡已溃破者勿用

活血解毒丸

- 乳香（醋制）、没药（醋制）、蜈蚣、黄米（蒸熟）、石菖蒲、雄黄粉
- 黄褐色糊丸、气微香，味辛、苦
- 解毒消肿，活血止痛
- 适用于脏腑毒热、气血凝结导致的痈毒初起，乳痈乳岩见红肿高大、坚硬疼痛，以及结核、疔毒恶疮、无名肿毒
- 口服。1次3g，2次/天，温黄酒或温开水送服
- 每100粒重5g
- 不可久用
- 疮疡阴证者禁用
- 孕妇及胃弱者和疮疡成脓或已破溃者慎用

烧伤灵酊

- 虎杖、黄柏、冰片
- 红棕色或深棕色的澄清液体
- 清热燥湿，解毒消肿，收敛止痛
- 适用于各种原因引起的Ⅰ度、Ⅱ度烧伤
- 外用。喷洒于洁净的创面，3~4次/天，不需要包扎
- 50ml/瓶、100ml/瓶
- Ⅲ度烧伤及对乙醇过敏者不宜使用

解毒消肿类中成药

季德胜蛇药片
- 蜈蚣、七叶一枝花、蟾蜍皮、地锦草
- 褐棕色片，味苦辛
- 清热解毒，消肿止痛
- 适用于毒蛇、毒虫咬伤
- 口服。第一次20片，以后每隔6小时续服10片，危急重症者增加10~20片，并适当缩短服药间隔时间。不能口服药者，可行鼻饲法给药
- 外用。被毒虫咬伤后，以本品和水外搽，即可消肿止痛
- 0.4g/片
- 不可过量、久服
- 脾胃虚寒者以及肝肾功能不全者慎用

京万红
- 黄连、黄芩、黄柏、栀子、木鳖子等34味
- 深棕红色软膏，具特殊的油腻气
- 清热解毒，凉血化瘀，消肿止痛，去腐生肌
- 适用于水、火，电灼烫伤，疮疡肿痛，疮面溃烂，皮肤损伤；Ⅰ度、Ⅱ度烧烫伤，体表急性化脓性感染见上述证候者。也可用于慢性溃疡及压疮、冻疮、带状疱疹、新生儿尿布皮炎、皮肤缺损的治疗
- 外用。先用生理盐水清洗创面，然后将药膏涂敷于患处，或将药膏涂于消毒纱布上，覆盖创面，用消毒纱布包扎，每天换药1次
- 不可内服，也不可久用
- Ⅲ度烧伤及过敏者慎用
- 用药后如出现皮肤过敏者应及时停用

活血消炎丸
- 乳香（醋制）、没药（醋制）、石菖蒲浸膏、黄米（蒸熟）、人工牛黄
- 黄褐色小糊丸，气微香，味微苦
- 活血解毒，消肿止痛
- 适用于毒热结于脏腑经络导致的痈疽初起、乳痈结核、红肿作痛
- 口服。温黄酒或温开水送服，一次3g，2次/天
- 每100粒重5g
- 痈疽已溃破者、胃弱者慎用

复方虎杖烧伤油
- 虎杖、冰片
- 细粉混悬油溶液，静置后细粉沉淀，摇匀后呈均匀的棕黄色或棕红色的混悬油溶液，气香
- 清热解毒，敛疮止痛
- 适用于各种热源及化学物质引起的体表皮肤有红、肿、热、痛症状的Ⅰ度烧（烫）伤等
- 外用。涂于患处，2次/天
- 100ml/瓶

抗骨髓炎片
- 蒲公英、半枝莲、白头翁、金银花、紫花地丁、白花蛇舌草
- 糖衣片，除去糖衣后显棕黑色，味微苦，有引湿性
- 清热解毒，散瘀消肿
- 适用于热毒血瘀引起的附骨疽，症状为全身发热，局部漫肿疼痛、表面灼热、溃后流脓，病后肢体功能障碍；化脓性关节炎、化脓性骨髓炎见上述证候者
- 口服。一次8~10片，3次/天，或遵医嘱；儿童酌减
- 0.4g（素片重）/片（相当于原药材3g）
- 服药期间忌辛辣、油腻的食物
- 脾胃虚弱者慎服

连翘败毒丸
- 金银花、连翘、蒲公英、紫花地丁等27味中药
- 棕色水丸，味甘、苦
- 清热解毒，消肿止痛
- 适用于疮疖溃烂、灼热发热、流脓流水、丹毒疱疹、疥癣痛痒
- 口服。一次6g，2次/天；小儿一次2g（1~4岁）或4g（4~6岁）。温开水送服
- 每100粒重6g
- 服用本药可致药疹及重型药物性肝炎
- 不宜在服药期间同时服用滋补性中药
- 高血压、心脏病、孕妇及疮疡阴证者、气血两虚者和运动员慎服

拔毒膏
- 金银花、连翘、大黄、栀子、黄芩等26味中药
- 摊于布上或纸上的黑膏药
- 清热解毒，活血消肿，化腐生肌
- 适用于热毒瘀滞肌肤引起的疮疡，症状为肌肤红、肿、热、痛，或已成脓
- 外用。加热软化贴于患处，隔天换药1次，溃脓时每天换药1次
- 黑膏药：0.5g/张
- 不可内服，也不可久用
- 阴证疮疡及肿疡未成脓者禁用
- 孕妇慎用

复方片仔癀软膏
- 片仔癀粉、蛇药片
- 浅棕黄色软膏，具特殊的油腻气
- 清热，解毒，止痛
- 适用于病毒性、细菌性皮肤病，如带状疱疹、单纯疱疹、脓疱疮、毛囊炎、痤疮等
- 外用。涂于患处，2~3次/天
- 5g/支、10g/支

第二节　解毒消痈类

解毒消痈类中成药

金荞麦片

金荞麦浸膏

薄膜衣片，除去包衣后显褐色，味微涩

清热解毒，排脓祛瘀，止咳平喘

适用于急性肺脓肿、急慢性气管炎、喘息型慢性气管炎、支气管哮喘、细菌性痢疾、痈疖，症状为咳吐腥臭脓血痰液，或咳嗽痰多，喘息痰鸣，大便泻下赤白脓血等

口服。一次4~5片，3次/天

0.33g/片

鱼腥草注射液

鲜鱼腥草

微黄色或几乎无色的澄明液体

清热解毒，消痈排脓，利湿通淋

适用于痰热壅肺引起的脓疡、湿热下注引起的尿路感染、热毒壅盛引起的痈疖

肌内注射。一次2~4ml，一天4~6ml

静脉滴注。一次20~100ml，用5%~10%葡萄糖注射液稀释后应用

2ml/支、10ml/支、50ml/支、100ml/支

第三节　去腐生肌类

去腐生肌类中成药

疤痕止痒软化膏

薄荷脑、樟脑、复方五倍子浸膏、冰片、水杨酸甲酯

淡灰褐色片状橡胶膏，气芳香

活血柔皮，除湿止痒

适用于灼伤或手术后的增殖性瘢痕等

外用。按瘢痕大小剪取本品，贴在瘢痕表面，每2~3天换药1次

5cm×7cm/张、7cm×10cm/张

如瘢痕表面有破溃或起疱者，应暂停使用

疮疡膏

白芷、血竭、川芎、红花、当归、大黄、升麻、土鳖虫

摊于纸上的黑膏药

消肿散结，活血化瘀，拔脓生肌

适用于慢性下肢溃疡、乳腺炎及疖、痈

外用。加温软化，贴于患处

净重6.12g/张

九华膏

- 银朱、川贝母、硼砂、龙骨、滑石、冰片
- 粉红色软膏
- 清热消肿，止痛生肌
- 适用于湿热郁阻大肠引起的外痔、内痔嵌顿、直肠炎、肛窦炎，也可用于内痔术后（压缩法、结扎法、枯痔法等）
- 外用。一次适量，每天早、晚或大便后敷用或注入肛门内
- 10g/支
- 不可内服，也不宜长期使用
- 孕妇慎用

康复新液

- 美洲大蠊提取物
- 淡棕色液体，气微腥臭，味甜
- 通利血脉，养阴生肌
- 适用于金疮、外伤、溃疡、瘘管、烧伤、烫伤、压疮等的创面
- 外用。用纱布浸透药液敷于患处，对深部创面先清创，再用本品冲洗并用浸透本品的纱布填塞
- 100ml/瓶、50ml/瓶

龙珠软膏

- 珍珠（制）、硼砂、硇砂、琥珀、冰片、炉甘石（煅）、人工牛黄、麝香
- 浅褐色软膏，气香，有清凉感
- 清热解毒，消肿止痛，去腐生肌
- 适用于疖、痈属热毒蕴结证，也可用于浅Ⅱ度烧伤
- 疖痈：外用。取适量药膏涂抹患处，或摊涂在纱布上贴敷患处，1次/天，涂药宜厚，溃后涂药宜薄
- 烧伤：外用。清创后涂药包扎。分泌物多，创面红肿明显者，每天换药1次；分泌物少，创面红肿不明显者，隔日换药1次，10天为一个疗程
- 10g/支、15g/支
- 肿疡未溃者禁用
- 不可内服，也不可久用
- 孕妇及溃疡无脓腐者慎用

外用溃疡散

- 冰片、麝香、雄黄、朱砂、银朱、寒水石（凉制）、石决明（煅）
- 粉红色极细粉末，气香，味苦
- 生肌、收敛、消炎
- 适用于宫颈糜烂，外伤感染，口舌生疮，咽喉红肿，皮肤溃烂，各种溃疡、炎症
- 外用。涂患处
- 2g/瓶

去腐生肌类中成药

肤疡散

- 凹凸棒石
- 灰白色、淡灰色或青灰色的粉末，质轻而细腻
- 燥湿，去腐，生肌，促进溃疡愈合
- 适用于静脉曲张导致的慢性下肢溃疡（臁疮）等
- 外用。先用0.05%洗必泰溶液或0.2%碘伏消毒剂清洗创面，以消毒棉球吸干创面水分，然后将本品均匀撒布创面2~3mm厚，用消毒纱布紧密包扎，每天换药1~2次，30天为一个疗程
- 25g/袋

九一散

- 石膏（煅）、红粉
- 浅橙色或浅粉红色的细腻粉末
- 提脓拔毒，去腐生肌
- 适用于热毒壅盛引起的溃疡，症状为创面鲜活、脓腐将尽
- 外用。取本品适量均匀撒于患处，对于深部疮口及瘘管，可用含本药的纸捻条插入，外用油膏敷料盖贴，每天换药1次，或遵医嘱
- 1.5g/瓶
- 不可久用
- 肿疡未溃者禁用
- 溃疡无脓腐者慎用

生肌玉红膏

- 白芷、当归、轻粉、紫草、血竭、甘草、虫白蜡
- 紫红色软膏
- 解毒去腐，消肿生肌
- 适用于热毒壅盛引起的疮疡，症状为创面色鲜、脓腐将尽，或久不收口，也用于乳痈
- 外用。疮面清洗后外涂或摊涂在纱布上贴敷患处，1次/天
- 12g/盒
- 肿疡未溃者禁用
- 不可内服，也不可久用
- 溃疡脓腐未尽时不可早用

生肌散

- 没药、血竭、象皮、乳香、儿茶、冰片、龙骨、赤石脂
- 棕红色粉末，气微腥，有清凉感
- 解毒生肌
- 适用于疮疡久溃、肌肉不生、久不收口
- 外用。取本品适量，撒于患处
- 3g/瓶
- 肿疡未溃者禁用
- 溃疡脓腐未尽时，不可早用
- 皮肤过敏者慎用
- 外用药，不可内服

去腐生肌类中成药

复方炉甘石外用散
- 紫草、朱砂、炉甘石、血竭、铜绿（制）、乳香（制）、自然铜（煅）、磺胺嘧啶银、冰片等
- 淡粉紫色粉末，气清香
- 消炎止痛，收敛止痒，促进伤口愈合
- 适用于皮肤及伤口感染、渗出性湿疹、体表慢性顽固性溃疡及烧伤、烫伤等
- 外用。撒于患处，每1~2天换药1次
- 1g/瓶、3g/瓶、50g/瓶、100g/瓶
- 对磺胺类过敏者、对汞剂过敏者禁用
- 不能用在有毛发处

老鹳草软膏
- 老鹳草
- 棕褐色软膏
- 除湿解毒，收敛生肌
- 适用于湿毒蕴结引起的湿疹、痈、疔、疮、疖及小面积水、火烫伤
- 外用。涂敷患处，1次/天
- 10g/支、30g/支（每克含老鹳草生药1g）
- 过敏者禁用

紫花烧伤膏
- 紫草、黄连、当归、冰片、花椒、生地黄、熟地黄、甘草、麻油、蜂蜡
- 紫红色至紫棕色的软膏，气微香
- 清热凉血，化瘀解毒，止痛生肌
- 适用于Ⅰ度、Ⅱ度以下烧伤
- 外用。一次适量，清创后将药膏均匀涂敷于创面，1~2次/天，采用暴露疗法，特殊部位可用包扎疗法，或遵医嘱
- 20g/支、40g/支
- 不可内服
- 皮肤过敏者应及时停用

烫伤油
- 大黄、黄芩、紫草、地榆、马尾连、冰片
- 棕红色的油状液体
- 清热解毒，凉血去腐，止痛
- 适用于烧、烫伤及酸碱灼伤，症状为局部皮肤色红或起水疱、疱下基底部皮色鲜红或苍白、疼痛；Ⅰ度、Ⅱ度烧烫伤见上述证候者
- 外用。一次适量，创面经消毒清洗后，用棉球将药涂于患处，如有水疱，可先将水疱剪破再涂药，必要时可用纱布浸药盖于创面
- 10ml/瓶、30ml/瓶、50ml/瓶
- 如出现皮肤过敏应及时停用
- 孕妇慎用

创灼膏
- 石膏（煅）、炉甘石（煅）、甘石膏粉、冰片、白及
- 灰褐色软膏，具冰片香气
- 清热解毒，消肿止痛，去腐生肌
- 适用于烧伤、冻疮、压疮、外伤、术后创口感染、慢性湿疹，以及常见疮疖
- 外用。取软膏适量，涂敷患处。分泌物多，每天换药1次；分泌物少，2~3天换药1次
- 35g/支、250g/瓶
- 阴证溃疡及肿疡未溃者禁用

拔毒生肌散
- 铅丹、轻粉、红粉、龙骨（煅）、炉甘石（煅）、石膏（煅）、冰片、虫白蜡
- 粉红色的粉末，气香
- 拔毒生肌
- 适用于火热壅盛、热毒内蕴引起的溃疡，症状为创面脓液稠厚、腐肉不脱、久不生肌；体表急性化脓性疾病见上述证候者
- 外用。适量，撒于创面，或以膏药保护，每天换药1次
- 3g/瓶
- 不可内服，也不可久用
- 创面无脓及新鲜创面者禁用
- 孕妇及皮肤过敏者慎用

复方珍珠散
- 珍珠、麝香、石决明（煅）、石膏（煅）、龙骨（煅）、冰片、白石脂（煅）
- 白色粉末，气香
- 收湿敛疮，去腐生肌
- 适用于热毒蕴结引起的溃疡，症状为创面鲜活、脓腐将尽
- 外用。取药粉适量敷患处，脓多者每天换药1次，脓少时隔日换1次
- 1.5g/瓶
- 肿疡未溃者禁用
- 溃疡脓腐未尽时，不可早用
- 孕妇慎用

烧伤净喷雾剂
- 诃子、苦参、桉叶、五倍子、北刘寄奴
- 棕色液体，倒立瓶体，手按阀门药液即喷出粒状雾
- 解毒止痛，利湿消肿
- 适用于各种Ⅱ度以内的烧、烫伤属湿毒凝聚肌肤证者
- 外用。用时振摇倒置，距伤处15~30cm，揿压喷头，喷涂患处，3~4次/天
- 60ml/瓶
- 伤处皮肤破损者慎用

去腐生肌类中成药

橡皮生肌膏
- 血余炭、龟甲、象皮（制）、地黄、当归、石膏、炉甘石、蜂蜡
- 深褐色半固体油膏
- 去腐生肌，消炎长皮
- 适用于压疮、烧伤及大面积创面感染的后期治疗
- 外用。摊于脱脂棉上敷患处
- 50g/瓶、250g/瓶

赛霉安散
- 石膏、冰片、朱砂
- 淡粉红色粉末，气清香，味凉、微苦
- 清热止血，收敛祛湿，化腐生肌
- 适用于口、鼻、喉黏膜溃疡、发炎、出血，牙周溃疡、皮肤碰伤、刀伤、慢性溃疡、宫颈糜烂、阴道炎、痔疮、肛瘘、压疮等；也可作新生婴儿脐粉
- 外用。创口先用冷开水或茶水洗净擦干，敷满药粉，后用纱布包扎，旧伤口、溃疡或新伤口有红肿者，每天换药1次；口、鼻、喉及子宫颈、阴道等疾病，可将药粉直接撒于患处，2~3次/天
- 30g/瓶
- 勿与水混合使用

紫草膏
- 紫草、当归、生地黄、白芷、防风、乳香、没药
- 紫红色的软膏，具特殊的油腻气
- 化腐生肌，解毒止痛
- 适用于热毒蕴结引起的溃疡，症状为疮面疼痛、疮色鲜活、脓腐将尽
- 外用。摊涂在纱布上贴敷患处，每隔1~2天换药1次
- 15g/盒或20g/支
- 肿疡未溃者禁用
- 溃疡无脓腐者慎用

解毒生肌膏
- 紫草、乳香（醋制）、当归、轻粉、白芷、甘草
- 棕红色至紫红色的软膏
- 活血散瘀，消肿止痛，解毒排脓，去腐生肌
- 适用于各类创面感染、Ⅱ度烧伤
- 外用。摊涂在纱布上贴敷患处
- 15g/瓶或30g/瓶
- 不可内服，也不可久用
- 皮肤过敏者应及时停用
- 创面无脓者禁用
- 较大或较深的创面慎用

第四节　清热利湿类

清热利湿类

消痔栓
- 龙骨（煅）、轻粉、冰片、珍珠（制）
- 灰白色栓剂，味辛、凉
- 收敛，消肿，止痛，止血
- 适用于内、外痔疮
- 外用。一次1枚，1次/天，洗净肛门，将药塞入
- 2g/枚

消痔灵注射液
- 明矾、鞣酸、三氯叔丁醇、枸橼酸钠、低分子右旋糖酐注射液、亚硫酸氢钠、甘油
- 无色或微黄色的澄明液体
- 收敛止血
- 适用于内痔出血、各期内痔、静脉曲张性混合痔
- 肛门镜下内痔局部注射。根据痔的大小，每个内痔注入6~13ml，总量20~40ml
- 10ml/支、0.4g（硫酸铝钾）
- 内痔嵌顿发炎、赘皮性外痔忌用

京万红痔疮膏
- 地黄、穿山甲、木瓜、川芎、白芷、棕榈、血余炭等
- 深紫色的半固体油膏
- 清热解毒，化瘀止痛，收敛止血
- 适用于初期内痔、肛裂、肛周炎、混合痔等
- 外敷。便后洗净肛门，将膏挤入肛门内，1次/天
- 10g/支、15g/支

复方荆芥熏洗剂
- 防风、荆芥、透骨草、生川乌、蛤蟆草、生草乌、苦参
- 棕褐色的颗粒
- 祛风燥湿，消肿止痛
- 适用于外痔、混合痔、内痔脱垂嵌顿、肛裂、肛周脓肿、肛瘘急性发作
- 外用。一次10g，用1000~1500ml沸水冲开，趁热先熏后洗患处，每次20~30分钟，2次/天
- 10g/袋（相当原药材28g）

中央主题：**清热利湿类**

麝香痔疮栓

- 冰片、三七、麝香、珍珠、炉甘石粉、五倍子、人工牛黄、颠茄流浸膏
- 灰黄色弹头形或鱼雷形的栓剂，具冰片香气
- 清热解毒，消肿止痛，止血生肌
- 适用于大肠热盛引起的大便出血、血色鲜红，肛门灼热疼痛；各类痔疮和肛裂见上述证候者
- 肛门给药。早、晚或大便后塞于肛门内，一次1粒，2次/天，或遵医嘱
- 每粒相当于原药材0.33g
- 前列腺肥大、青光眼患者禁用
- 哺乳期妇女禁用

癣宁搽剂

- 苦参、樟脑、土荆皮、白鲜皮、关黄柏、徐长卿、石榴皮、洋金花、南天仙子、地肤子
- 棕红色澄清液体，具特异香气
- 清热除湿，杀虫止痒
- 适用于足癣、手癣、体癣、股癣等皮肤癣症
- 外用。涂擦或喷于患处，2~3次/天
- 20ml/瓶

熊胆痔灵膏（栓）

- 珍珠母、熊胆粉、冰片、炉甘石（煅）、胆糖膏、蛋黄油
- 膏剂：棕黄色软膏，有清香气
- 栓剂：棕黄色至棕色的栓剂
- 清热解毒，消肿止痛，敛疮生肌，止血
- 适用于痔疮肿痛出血、痔漏、肠风下血、肛窦炎及内痔手术出血
- 膏剂：10g/管，外用。洗净肛门，涂布于肛门内外，2次/天
- 栓剂：2g/粒，直肠给药。一次1粒，2次/天
- 皮肤破溃处禁用

痔宁片

- 地黄、槐米、当归、黄芩、枳壳、地榆（炭）、侧柏叶（炭）、白芍（酒制）、荆芥炭、刺猬皮（制）、乌梅、甘草
- 薄膜衣片，除去薄膜衣后显黑褐色，味苦、微酸
- 清热凉血，润燥疏风
- 适用于实热内结或湿热瘀滞引起的痔疮出血、肿痛
- 口服。一次3~4片，3次/天
- 0.48g/片
- 肠胃虚寒者慎用

痔疮片

- 大黄、蒺藜、白芷、冰片、功劳木、猪胆粉
- 糖衣片或薄膜衣片，除去包衣后显棕色至棕褐色，气芳香，味苦、凉
- 清热解毒，凉血止痛，祛风消肿
- 适用于各种痔疮、肛裂、大便秘结
- 口服。一次4~5片，3次/天
- 薄膜衣片，0.3g/片；糖衣片，片心重0.3g

痔疮栓

- 柿蒂、芒硝、大黄、冰片、田螺壳（炒）、橄榄核（炒炭）
- 黑褐色的鱼雷形栓剂
- 清热通便，止血，消肿止痛，收敛固脱
- 适用于各期内痔、混合痔的内痔部分轻度脱垂等
- 外用。直肠给药，一次1粒，2~3次/天，使用前可以用花椒水或温开水坐浴，7天为一个疗程，或遵医嘱
- 2g/粒（相当于原药材0.6g）

痔康片

- 豨莶草、槐花、黄芩、金银花、地榆炭、大黄
- 薄膜衣片，除去包衣后显棕褐色，味苦、涩
- 清热凉血，泻热通便
- 适用于热毒风盛或湿热下注引起的便血，肛门肿痛、有下坠感；Ⅰ期、Ⅱ期内痔见上述证候者
- 口服。一次3片，3次/天。7天为一个疗程，或遵医嘱
- 0.3g/片
- 脾胃虚寒者慎用

清热利湿类

肛泰栓

- 盐酸小檗碱、麝香、冰片等
- 暗深绿色鱼雷形栓剂，气香
- 凉血止血，清热解毒，燥湿敛疮，消肿止痛
- 适用于内痔、外痔、混合痔出现的便血、肿胀、疼痛
- 直肠给药。一次1粒，1~2次/天，早、晚或便后使用。使用时先将配备的指套戴在食指上，撕开栓剂包装，取出栓剂，轻轻塞入肛门内约2cm处
- 1g/粒

甘霖洗剂

- 甘草、苦参、白鲜皮、土荆皮、薄荷脑、冰片
- 棕黄色液体，气香
- 清热除湿，祛风止痒
- 适用于风、湿、热蕴于肌肤引起的皮肤瘙痒和下焦湿热引起的外阴瘙痒
- 皮肤瘙痒：取本品适量，稀释20倍，外擦患处，3次/天
- 外阴瘙痒：取本品适量，稀释10倍，冲洗外阴和阴道，再用带尾线的棉球蘸稀释5倍的药液，放入阴道内，次日取出，1次/天，患者使用本品后，无须再用水冲洗
- 150ml/瓶
- 酒精过敏者忌用
- 局部明显皮肤破损者忌用

马应龙麝香痔疮膏

- 珍珠、硼砂、冰片、琥珀、麝香、人工牛黄、炉甘石（煅）
- 浅灰黄色或粉红色软膏，气香，有清凉感
- 清热燥湿，活血消肿，去腐生肌
- 适用于湿热瘀阻引起的各类痔疮、肛裂，症状为大便出血，或疼痛，有下坠感；也用于肛周湿疹
- 外用。涂擦患处
- 10g/支

化痔栓

- 苦参、黄柏、次没食子酸铋、洋金花、冰片
- 暗黄褐色的栓剂
- 清热燥湿，收涩止血
- 适用于大肠湿热引起的内痔、外痔及混合痔
- 外用。患者取侧卧位，置入肛门2~2.5cm深处，一次1粒，1~2次/天
- 1.7g/粒
- 肠胃虚寒者及孕妇慎用

第四章
妇产科常用中成药

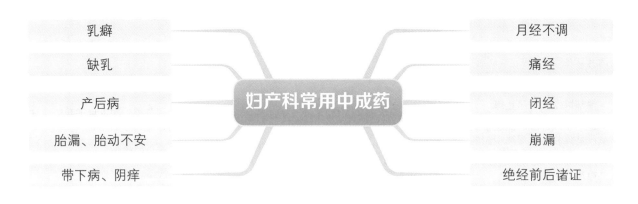

乳癖
缺乳
产后病
胎漏、胎动不安
带下病、阴痒

妇产科常用中成药

月经不调
痛经
闭经
崩漏
绝经前后诸证

第一节 月经不调

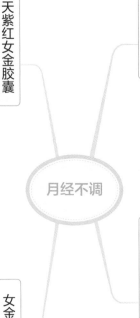

月经不调

天紫红女金胶囊

黄芪（蜜炙）、党参、茯苓、甘草（蜜炙）等36味中药

内容物为棕黄色至棕红色的颗粒和（或）粉末，气清香，味苦、微涩

益气养血，补肾暖宫

适用于气血两亏引起的肾虚宫冷、月经不调、崩漏带下、腰膝冷痛、宫冷不孕

口服。一次3粒，2~3次/天

0.35g/粒

孕妇及感冒发热者禁服

阴虚血热引起的月经不调、崩漏者不宜服用

女金丸

当归、白芍、川芎、熟地黄、党参等23味中药

棕褐色至黑棕色水蜜丸或大蜜丸，气芳香，味甜、微苦

益气养血，理气活血，止痛

适用于气虚两虚、气滞血瘀引起的月经不调，症状为月经提前或月经错后、月经量多、神疲乏力、经水淋漓不净、经行腹痛

口服。水蜜丸一次5g，大蜜丸一次1丸，2次/天

水蜜丸，每10丸重2g；大蜜丸，9g/丸

湿热蕴结、阴虚火旺引起的月经不调者不宜使用

八宝坤顺丸

白术、白芍、人参、茯苓、当归、川芎、熟地黄、生地黄、甘草、益母草、黄芩、牛膝、橘红、沉香、木香、砂仁、琥珀

黑褐色大蜜丸，味微苦

益气养血调经

适用于气血两虚引起的月经不调、痛经，症状为经期后错、经血量少、经行腹痛

口服。一次1丸，2次/天

9g/丸

八珍益母丸（胶囊）

党参、甘草、当归、益母草、白术（炒）、茯苓、白芍（酒）、川芎、熟地黄

丸剂：棕黑色水蜜丸、小蜜丸或大蜜丸，微有香气，味甜而微苦

胶囊剂：内容物为深棕色的颗粒和粉末，气微香，味微苦

益气养血，活血调经

适用于气血两虚兼有血瘀引起的月经不调，症状为月经周期错后，行经量少，淋漓不净，精神不振，肢体乏力

丸剂：水蜜丸，6g/袋；大蜜丸，9g/丸，口服。水蜜丸一次6g，小蜜丸一次9g，大蜜丸一次1丸，2次/天

胶囊剂：0.28g/粒，口服。一次3粒，3次/天

血热、气滞引起的月经不调者不宜服用

妇科得生丸

- 白芍、当归、羌活、益母草、柴胡、木香
- 绿褐色大蜜丸，气香，味苦、微辛
- 养血疏肝，活血调经
- 适用于气滞血瘀、肝气不疏引起的月经不调、月经前后诸证
- 口服。一次1丸，2次/天
- 9g/丸
- 服药期间忌食生冷及刺激性食物
- 孕妇禁服
- 单纯气血不足引起的月经失调者不宜服用

乌鸡白凤丸（片）

- 乌鸡、鹿角胶、鳖甲（制）、牡蛎（煅）、桑螵蛸等20味中药
- 丸剂：黑褐色至黑色水蜜丸、小蜜丸或大蜜丸，味甜、微苦
- 片剂：薄膜衣片，除去包衣后显棕色，味甜、微苦
- 补气养血，调经止带
- 适用于气血两虚引起的身体瘦弱、腰膝酸软、月经不调、崩漏带下
- 丸剂：小蜜丸，每45粒重9g；水蜜丸，每100粒重12g，36g/瓶，6g/袋；大蜜丸，9g/丸。口服。水蜜丸一次6g，小蜜丸一次9g，大蜜丸一次1丸，2次/天
- 片剂：0.5g/片，口服。一次2片，2次/天
- 气滞血瘀或血热实证导致的月经不调或崩漏者不宜用

养血调经膏

- 当归、白芍、牛膝、续断、鹿茸粉等19味中药
- 摊于布上的黑膏药
- 益气养血，温经活血
- 适用于气血两虚、寒凝血瘀引起的月经失调、痛经，症状为月经错后、经水量少、经期小腹冷痛、腰腿酸痛
- 外用。加温软化，贴于脐腹或腰部
- 15g/张
- 用药期间慎食寒凉食物
- 孕妇及痛经属瘀热者忌用

参茸白凤丸

- 人参、鹿茸（酒制）、党参（蜜炙）、当归（酒蒸）、熟地黄等18味中药
- 棕褐色至黑色水蜜丸或大蜜丸，气香，味微苦、甘
- 益气补血，调经安胎
- 适用于气血不足引起的月经不调、经期腹痛、经漏早产
- 口服。水蜜丸一次6g，大蜜丸一次1丸，1次/天
- 大蜜丸，9.4g/丸；水蜜丸，6g/丸
- 寒凝血瘀证、气滞血瘀证、肾阴阳不足证、痰阻胞脉证者忌用

月经不调

当归养血丸

- 当归、白芍（炒）、地黄、黄芪（蜜炙）、阿胶、牡丹皮、白术（炒）、香附（制）、茯苓、杜仲（炒）
- 暗棕色水蜜丸或大蜜丸，味甜、微苦
- 益气养血调经
- 适用于气血两虚引起的月经不调，症状为月经提前、经血量少或量多、经期延长、肢体乏力
- 口服。大蜜丸一次1丸，水蜜丸一次9g，3次/天
- 大蜜丸9g/丸；水蜜丸每10粒重1.5g
- 瘀血引起的月经不调者不宜用

少腹逐瘀丸

- 当归、赤芍、蒲黄、没药、川芎、肉桂、五灵脂（醋炒）、延胡索（醋制）、炮姜、小茴香（盐炒）
- 棕黑色大蜜丸，气芳香，味辛、苦
- 温经活血，散寒止痛
- 适用于寒凝血瘀引起的月经不调、痛经、产后腹痛
- 口服。温黄酒或温开水送（冲）服，大蜜丸，一次1丸，2~3次/天
- 9g/丸
- 服药期间忌食生冷寒凉食物
- 湿热为患、阴虚有热及气虚崩漏者忌服
- 孕妇禁服

调经丸

- 香附、益母草、当归、川芎、牡丹皮等21味中药
- 深褐色至黑色大蜜丸，气微，味苦、微甘辛
- 理气活血，调经止痛
- 适用于气滞血瘀引起的月经不调、痛经，症状为月经延期、经期腹痛、经血量少或有血块，或见经期乳胀、烦躁不安、崩漏带下
- 口服。一次1丸，2次/天
- 9g/丸
- 气血不足引起的月经失调、痛经者不宜服用
- 孕妇禁服

复方益母草膏

- 鲜益母草、川芎、木香、当归、白芍、地黄
- 棕黑色稠厚半流体，气微香，味苦、甜
- 调经活血，散瘀止痛
- 适用于经血不调、经闭经少、腰酸腹痛、产后血晕、胞衣不下、血瘀作痛
- 口服。一次10~20g，2~3次/天
- 100g/瓶
- 产后腹痛因瘀热引起者，应配合使用清热解毒药物

安坤颗粒

- 栀子、当归、白术、白芍、茯苓、牡丹皮、女贞子、墨旱莲、益母草
- 黄棕色或棕色颗粒，味甜、微苦
- 滋阴清热，养血调经
- 适用于阴虚血热所致的月经先期、月经量多、经期延长，症状为经期提前、经量较多、行经天数延长、月经色红质稀、腰膝酸软、五心烦热；放节育环后出血见上述证候者
- 开水冲服。一次 10g，2 次 / 天
- 10g/ 袋
- 脾胃虚寒者忌用

甘露膏

- 当归、益母草、川芎、丹参、白芍等 22 味中药
- 摊于布或纸上的黑膏药
- 温经止带，暖子宫，调经血
- 适用于妇女经期不准、经行腹痛、血寒白带、产后经血诸病
- 外用。温热软化，贴腹部或贴脐上
- 20g/ 张
- 孕妇忌用

止痛化癥胶囊

- 党参、黄芪（蜜炙）、当归、鸡血藤、白术（炒）等 19 味中药
- 内容物为棕褐色或黑褐色颗粒，气微香，味苦、微咸
- 益气活血，散结止痛
- 适用于气虚血瘀引起的月经不调、痛经、癥瘕，症状为行经后错，经量少、有血块，经行小腹疼痛，腹有癥块；慢性盆腔炎见上述证候者
- 口服。一次 4~6 粒，2~3 次 / 天
- 0.3g/ 粒
- 单纯气血不足引起的月经失调、痛经者忌用
- 外感时忌服

益母颗粒

- 益母草、当归、川芎、木香
- 黄棕色颗粒或浅棕色长方块，味甜、微苦
- 调经养血，化瘀生新
- 适用于气逆血滞、血亏血寒导致的经期不准、腹痛白带、腰酸倦怠、血虚头晕、耳鸣、产后败血不净
- 开水冲服。一次 14g，2 次 / 天
- 14g/ 袋（相当于原药材 5g）

月经不调

鹿胎膏

- 鹿胎粉、鹿茸、肉桂、当归、熟地黄等 24 味中药
- 棕褐色至黑褐色干膏块，味甘、微苦
- 益气养血，温肾助阳，生精补髓，活血调经，行气止痛
- 适用于肾气不足、气血亏虚、冲任气血失和、封藏失职引起的月经不调
- 口服。一次 10g，3 次 / 天，温黄酒或温开水送下
- 5g/ 块、10g/ 块、50g/ 块
- 肾虚兼有内热者不宜服用
- 经期出血量过多者慎服
- 孕妇禁服

十一味能消丸

- 藏木香、小叶莲、干姜、大黄、方海、沙棘膏、诃子肉、蛇肉（制）、北寒水石、硇砂、碱花（制）
- 黄棕色至黄褐色水丸，气微，味咸、微苦、涩
- 化瘀行血，通经催产
- 适用于经闭、月经不调、难产、胎盘不下、产后瘀血腹痛
- 口服。研碎后开水送服，一次 1~2 丸，2 次 / 天
- 1g/ 丸

吉祥安坤丸

- 沙棘、红花、木香、山奈、益母草、赤爬子、土木香、鹿茸、朱砂、人工牛黄、冬虫夏草、牛胆粉等
- 暗红色水丸，除去包衣显浅黄色，气香，味苦、微酸
- 适用于月经不调、产后发热、心神不安、头昏头痛、腰膝无力、四肢浮肿、乳腺肿胀
- 口服。一次 11~15 粒，1~2 次 / 天
- 每 10 粒重 2g

调经活血片

- 木香、白术、川芎、乌药、赤芍、当归、丹参、泽兰、红花、延胡索（醋制）、熟地黄、鸡血藤、香附（制）、菟丝子、吴茱萸（甘草水制）
- 糖衣片，除去糖衣后显棕色，气香，味苦
- 调经活血，行气止痛
- 适用于月经不调、行经腹痛
- 口服。一次 5 片，3 次 / 天
- 0.35g/ 片
- 气血不足引起的月经不调、痛经者不宜用

第二节　痛经

香附（醋制）、地黄、茯苓、当归、熟地黄等 22 味中药

黄棕色至棕色水丸，味咸、苦

疏肝理气，养血调经

适用于气滞血虚引起的痛经、月经量少、闭经，症状为胸胁胀痛、经行量少、行经小腹胀痛、经前双乳胀痛、经水数月不行

口服。一次 6g，2 次 / 天

6g/ 袋

阴虚血瘀者慎用；孕妇慎用

七制香附丸

丹参、延胡索（醋制）、五灵脂（醋炒）、蒲黄（炭）

糖衣浓缩丸，除去糖衣后，显黑棕色至黑褐色，味苦

活血调经止痛

适用于气血凝滞引起的痛经、月经不调，症状为经行不畅、有血块，或经量较多，经期腹痛，经水畅行后痛减

口服。一次 50 粒，2 次 / 天

每 10 粒重 1.8g

兼气血亏虚、肝肾不足者不宜单独使用

气虚体弱者慎用

妇女痛经丸

益母草、柴胡、木香、川芎、当归、白芍

黑棕色大蜜丸，气微香，味苦

养血化瘀，疏肝调经

适用于气滞血瘀引起的月经不调、痛经，症状为月经量少、有血块，经行后期或前后不定、经行小腹胀痛，或有癥瘕痞块

口服。一次 1 丸，2 次 / 天

9g/ 丸

寒凝血瘀、气血不足引起的月经不调、痛经者不宜服用

孕妇慎服

得生丸

痛经

三七、川芎、蒲黄、木香、延胡索、五灵脂、小茴香、冰片

淡灰黄色粉末，气微香，味微甘

活血止血，温经止痛

适用于寒凝血瘀引起的痛经、月经过多，症状为经乱无期，经血量多、色紫黯有血块，经行不畅，经前或经行小腹冷痛、喜热拒按，畏寒肢冷；原发性痛经、功能失调性子宫出血见上述证候者

散剂：2g/ 瓶，经期或经前 5 天口服。一次 1~2g，3 次 / 天

胶囊剂：0.4g/ 粒，经期或经前 5 天口服。一次 3~5 粒，3 次 / 天。经后可继续服用，一次 3~5 粒，2~3 次 / 天

服药期间饮食宜清淡，忌绿豆及辛辣刺激食物

患外感时停服

孕妇及虚证痛经和阴虚火旺者忌服

田七痛经散（胶囊）

香附（醋制）、益母草、肉桂、熟地黄、当归等 16 味中药

糖衣浓缩丸，除去糖衣后，显黑棕色至黑褐色，味苦

理气活血，温经散寒

适用于气滞血瘀寒凝引起的痛经、月经不调，症状为经前、经期小腹胀痛或冷痛拒按，得热痛减；原发性痛经、子宫内膜异位症痛经见上述证候者

口服。一次 6~9g，1~2 次 / 天，临经时服用

每 10 丸重 0.4g；6g/ 袋

孕妇及月经先期量多者忌服

有出血倾向及体虚、内热明显者慎服

不宜与人参及其制剂同服

经期禁食生冷食物

痛经丸

痛经

调经止痛片
- 党参、当归、大红袍、益母草、泽兰、川芎、香附（炒）
- 糖衣片或薄膜衣片，除去包衣后，显浅棕色至棕褐色，味甜、微麻、涩
- 益气活血，调经止痛
- 适用于气虚血瘀引起的月经不调、痛经、产后恶露不绝，症状为经行后错、经水量少、有血块、经行小腹疼痛、产后恶露不净
- 口服。一次6片，3次/天
- 薄膜衣片，0.35g/片；糖衣片，片心重0.4g
- 单纯气血不足导致的月经不调、血热瘀滞导致的产后恶露不净者不宜使用

妇康宁片
- 白芍、麦冬、党参、香附、当归、三七、艾叶（炭）、益母草
- 糖衣片或薄膜衣片，除去包衣后，显浅棕色至棕褐色，味微苦
- 养血调经，理气止痛
- 适用于血虚气滞引起的痛经、月经不调，症状为经期腹痛绵绵、喜温喜按，胸胁、乳房胀痛，月经周期延后，经血量少或正常、色淡或暗、质稀夹有血块
- 口服。一次8片，2~3次/天，或经前4~5日服至疼痛缓解停服
- 糖衣片，0.25g（片心重）/片；薄膜衣片，0.26g/片
- 孕妇忌服
- 糖尿病患者慎服
- 感冒时停服

痛经片
- 香附（醋制）、益母草、肉桂、熟地黄、当归等16味中药
- 糖衣片，除去糖衣后显棕色，味苦
- 理气活血，温经散寒
- 适用于气滞血瘀寒凝引起痛经，症状为经前、经期小腹胀痛或冷痛，经水色红紫黯、有块，块下痛减，得热则舒，伴乳房胀痛
- 口服。一次8片，3次/天，临经时服
- 0.6g/片
- 体虚、有热者忌用

痛经口服液
- 当归、川芎、白芍、香附（制）、乌药
- 红棕色液体，气香，味微苦、甘
- 行气活血，调经止痛
- 适用于气滞血瘀导致的痛经，症状为经前、经期腹部胀痛或痉挛性疼痛，以及经期头痛
- 口服。一次10~20ml，2~3次/天
- 10ml/支

妇科万应膏
- 当归、川芎、苏木、泽兰、茺蔚子等18味中药
- 棕红色片状橡胶膏，有较强中药气
- 温经散寒，活血化瘀，理气止痛
- 适用于宫寒血滞导致的月经不调、经期腹痛、腹冷经闭、腰痛带下等
- 外用。穴位贴敷，贴于关元、气海、肾俞、八髎等强壮穴位，一天更换1次，连续用药2~3周。痛经患者，可在经前1周即开始使用（经期可连续使用）
- 7cm×10cm/张
- 热证、体虚、出汗患者忌用
- 过敏者忌用

当归腹痛宁滴丸
- 当归油
- 肠溶滴丸，除去肠衣后显棕黄色
- 养血活血止痛
- 适用于血虚夹瘀引起的痛经、产后腹痛，症状为经行不畅，经色紫黯，经行小腹隐痛、喜温喜按，或产后小腹绵绵作痛，畏寒肢冷，面色无华，神疲乏力；原发性痛经、流产或产后腹痛见上述证候者
- 口服。一次10~15粒，1~2次/天
- 10mg或20mg（丸心重）/丸
- 湿热证者忌服
- 孕妇慎服
- 不宜食寒凉食物

复方益母口服液
- 益母草、当归、川芎、木香
- 黄棕色至棕色液体，味甜、微苦、辛
- 活血行气，化瘀止痛
- 适用于气滞血瘀引起的痛经，症状为月经期小腹胀痛拒按，经血不畅、血色紫黯成块，乳房胀痛，腰部酸痛等
- 口服。一次20ml，2次/天
- 10ml/支
- 气虚血瘀者不宜
- 感冒时禁服

益母丸
- 益母草、当归、川芎、木香
- 棕褐色大蜜丸，气香，味苦、微甜
- 行气活血，调经止痛
- 适用于气滞血瘀引起的月经量少、错后、有血块，小腹疼痛，经行痛减，产后恶露不净
- 口服。一次1丸，2次/天
- 9g/丸
- 气不摄血引起的月经过多者禁用

痛经

舒尔经颗粒

- 当归、白芍、陈皮、柴胡、赤芍、香附（醋制）、延胡索（醋制）、牡丹皮、桃仁、牛膝、益母草
- 浅棕黄色至棕黄色颗粒，味苦、微甜
- 活血疏肝，止痛调经
- 适用于痛经，症状为月经将至便觉性情急躁、胸乳胀痛或乳房有块、小腹两侧或一侧胀痛、经初行不畅、经色黯或有血块
- 开水冲服。一次10g，3次/天，经行前3天开始至经行后2天止
- 10g/袋

复方当归注射液

- 当归、川芎、红花
- 棕色澄明液体
- 活血通经
- 适用于血瘀经络引起的痛经、月经后期、痹证，症状为经行后错，经行不畅、有血块，经行腹痛，肢体关节疼痛
- 肌内、穴位或鞘内注射。肌内注射，一次1~2支，1次/天；穴位注射，一穴0.3~1ml，一次2~6穴，每天或隔天1次；腱鞘内注射，用注射用水稀释至浓度为5%~10%后使用，一次1~5ml
- 2ml/支
- 有出血倾向者及月经过多者慎用
- 有热象者不宜用
- 外感时禁用

妇科通经丸

- 巴豆（制）、干漆（炭）、香附（醋炒）、大黄（醋炒）、红花、沉香、木香、郁金、黄芩、莪术（醋煮）、三棱（醋炒）、艾叶（炭）、鳖甲（醋制）、硇砂（醋制）、穿山甲（醋制）
- 朱红色蜡丸，除去外衣后显黄褐色，气微，味微咸
- 破瘀通经，软坚散结
- 适用于气血瘀滞导致的闭经、痛经、癥瘕，症状为经水日久不行，小腹疼痛、拒按，腹有癥块，胸闷，喜叹息
- 口服。每早空腹，小米汤或黄酒送服，一次3g，1次/天
- 每10丸重1g
- 热结血瘀者慎用
- 无瘀滞者忌用
- 体虚者不宜用
- 外感时禁用

痛经宁糖浆

- 丹参、红花、香附（制）、当归（炒）、川楝子（炒）、延胡索（炒）、川芎（炒）、白芍（炒）、甘草（蜜炙）
- 棕褐色黏稠液体，味甜、微苦
- 活血理气止痛
- 适用于气滞血瘀引起的月经不调、痛经，症状为经行后错，经水量少、有血块，经行小腹疼痛，经水畅行后则痛减，经前烦躁
- 口服空腹时温服。一次25ml，2次/天。治疗痛经于经前7天开始服用，连续10天
- 150ml/瓶
- 忌食生冷及辛辣刺激性食物
- 气血亏虚型月经不调、痛经者不宜服用
- 孕妇禁服

痛经宝颗粒

- 肉桂、三棱、当归、丹参、莪术、五灵脂、红花、延胡索（醋制）、木香
- 黄色至棕黄色的颗粒，或为黄棕色至棕色的颗粒（无蔗糖），气香，味甜、微苦，或味微甜、微苦（无蔗糖）
- 温经化瘀，理气止痛
- 适用于寒凝气滞血瘀引起的痛经，症状为经期腹痛、少腹冷痛、月经不调、经色黯淡，或夹有血块、块下痛减；原发性痛经见上述证候者
- 温开水冲服。一次1袋，2次/天，于经前1周开始，持续服至月经来潮3天后停服，连续服用3个月经周期
- 4g/袋（无蔗糖）或10g/袋
- 忌食生冷食物，不宜洗凉水澡
- 气血亏虚及血热瘀滞导致的痛经、月经不调者不宜服用
- 孕妇及对本品过敏者禁服
- 月经量过多者慎服

第三节　闭经

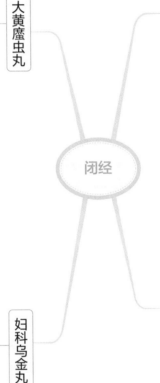

黄芩、地黄、白芍、甘草、熟大黄、土鳖虫（炒）、水蛭（制）、虻虫（去翅、足，炒）、蛴螬（炒）、干漆（煅）、桃仁、苦杏仁（炒）

黑色水蜜丸，气浓，味甘、微苦

适用于瘀血内停引起的癥瘕、闭经，症状为腹部肿块、肌肤甲错、面色黯黑、潮热羸瘦、经闭不行

口服。水蜜丸一次 3g，小蜜丸一次 3~6 丸，大蜜丸一次 1~2 丸，1~2 次/天

水蜜丸，36g/瓶；小蜜丸，3g/袋；大蜜丸，3g/丸

气虚血瘀者不宜用

体弱年迈者慎用

不可过量、久服

过敏者停用；感冒时停用

大黄䗪虫丸

妇科乌金丸

当归、肉桂、桃仁、红花、乌药等 17 味中药

褐色或棕褐色大蜜丸，气微，味苦

活血祛瘀，行气止痛

适用于气滞血瘀引起的闭经、痛经、月经不调、癥瘕痞块、产后腹痛，症状为月经闭止不行，或月经后期，经量过少，经色紫黯、夹有血块，经行不畅，腰腹疼痛

口服。黄酒或温开水送服，一次 1 丸，2 次/天

6g/丸

孕妇忌服

闭经

调经至宝丸

当归、木香、槟榔、黄芩、山楂、大黄、陈皮、香附（醋制）、苍术（米泔水炒）、枳实（麸炒）、鳖甲（醋制）、三棱（醋炒）、莪术（醋煮）、五灵脂（醋炒）、牵牛子（炒）

黑色水丸，气微，味苦

破瘀调经

适用于妇女气滞血瘀引起的闭经、痛经、月经不调、癥瘕积聚，症状为月经闭止，或经期紊乱，经行不畅，腹痛拒按，经量过少、血色紫黯、夹有血块

口服。每晚用藕节水或红糖水送服，1 次 12g，1 次/天

每 20 丸重 1g

血虚闭经、体质虚弱、大便溏薄、无瘀滞者及孕妇忌服

通经甘露丸

当归、红花、牛膝、牡丹皮、桃仁（去皮尖）、三棱（醋制）、莪术（醋制）、大黄（醋炒）、干漆（煅）、肉桂（去粗皮）

灰棕色水丸，味苦

活血祛瘀，散结消癥

适用于瘀血阻滞引起的闭经、痛经、癥瘕，症状为经水日久不行，或经期小腹疼痛拒按

口服。温黄酒或温开水送服，一次 6g，2 次/天

每 100 粒重 6g

服药期间忌生冷食物

热结血瘀闭经、癥瘕者不宜服用

孕妇忌服

感冒时停服

第四节　崩漏

断血流片（胶囊、颗粒）

- 断血流
- 片剂：糖衣片或薄膜衣片，除去包衣后显棕褐色，味苦、微涩
- 胶囊剂：内容物为棕褐色的粉末，味苦、微涩
- 颗粒剂：棕黄色至棕褐色颗粒，味甜、微苦
- 凉血止血
- 适用于血热妄行引起的月经过多、崩漏、吐血、衄血、咯血、尿血、便血，血色鲜红或紫红；功能失调性子宫出血、子宫肌瘤出血及多种出血症、单纯性紫癜、原发性血小板减少性紫癜见上述证候者
- 片剂：0.35g/片，口服。一次3~6片，3次/天
- 胶囊剂：0.35g/粒，口服。一次3~6粒，3次/天
- 颗粒剂：10g/袋、6.5g/袋，口服。一次1袋，3次/天
- 脾虚证、肾虚证、血瘀证者忌用
- 暴崩者慎用
- 妊娠期出血忌用

荷叶丸

- 荷叶、藕节、玄参、白芍、当归、知母、香墨、大蓟（炭）、小蓟（炭）、黄芩（炭）、地黄（炭）、棕榈（炭）、栀子（焦）、茅根（炭）
- 黑色大蜜丸，气微，味甘后微苦
- 凉血止血
- 适用于血热引起的咯血、衄血、尿血、便血、崩漏
- 口服。一次1丸，2~3次/天
- 9g/丸
- 虚寒性出血者忌用
- 体弱年迈者慎服

四红丹

- 当归、大黄、槐花（炭）、地榆（炭）、当归（炭）、大黄（炭）
- 黑色大蜜丸，味苦
- 清热止血
- 适用于吐血、衄血、便血、妇女崩漏下血
- 口服。一次1丸，2次/天
- 9g/丸
- 孕妇慎用；体弱年迈者慎服

益妇止血丸

- 何首乌（制）、益母草、黄芪、党参、白芍、白术、牡蛎、地榆、茜草等
- 黑色浓缩水蜜丸，味微苦
- 益气健脾，固冲止血
- 适用于脾气虚损、冲任不固引起的月经过多、崩漏，症状为经血量多、延期不止
- 口服。一次6g，3次/天，于月经来潮后第一天起服药，连服7天，3个月经周期为一个疗程
- 36g/瓶
- 偶见恶心及白细胞升高等不良反应
- 妊娠期妇女及肿瘤、血液病出血者忌服

葆宫止血颗粒

- 三七、地黄、白芍、柴胡（醋炙）、煅牡蛎、侧柏炭、金樱子
- 黄棕色至棕褐色颗粒；味甜、微苦
- 滋阴清热，固经止血
- 适用于冲任不固、阴虚血热引起的月经过多、经期延长，症状为月经量多或经期延长，经色深红，经质黏稠，或有小血块；功能性子宫出血及放置节育环后子宫出血见上述证候者
- 开水冲服。一次15g，2次/天，月经来后开始服药，14天为一个疗程，连服2个月经周期
- 15g/袋

三七片

- 三七
- 灰黄色或棕黄色的片，味苦而微甜
- 散瘀止血，消肿止痛
- 适用于咯血、吐血、衄血、便血、崩漏、外伤出血、胸腹刺痛、跌仆肿痛
- 口服。一次4~12片（小片）或一次2~6片（大片），3次/天
- 每片含三七0.25g（小片）、0.5g（大片）

止血宝胶囊

- 小蓟
- 内容物为绿褐色粉末，气微，味微咸、苦
- 凉血止血，祛瘀消肿
- 适用于鼻出血、吐血、尿血、便血、崩漏下血
- 口服。一次2~4粒，2~3次/天
- 0.3g/粒（含原药材3g）
- 阴虚火旺出血证者慎用

崩漏

中心主题：**崩漏**

宫血停颗粒
- 黄芪、升麻、当归、党参、蒲黄、益母草、龙骨（煅）、牡蛎（煅）、女贞子、墨旱莲、枳壳
- 棕黄色颗粒，味甜、微苦
- 益气活血，补益脾肾，固涩止血
- 适用于气虚血瘀引起的月经量多、崩漏，症状为经水量多、过期不止、或淋漓日久、有血块，经行小腹隐痛，伴神疲乏力
- 口服。开水冲服，1次20g，3次/天
- 20g/袋
- 孕妇及表邪未解者忌服
- 阴虚火旺之月经过多、崩漏者不宜服用

春血安胶囊
- 肉桂、山药、茯苓、柴胡、黄连、三七、熟地黄、五味子（制）、车前子、牡丹皮、附子（制）、牛膝、泽泻
- 内容物为黄棕色至深棕色的颗粒和粉末，气辛，味微酸、微苦
- 益肾固冲，调经止血
- 适用于肝肾不足、冲任失调引起的月经失调、崩漏、痛经，症状为经行错后、月经过多、崩漏下血、淋漓不净、经期腹痛；青春期功能失调性子宫出血、放置节育环后子宫出血见上述证候者
- 口服。一次6粒，3次/天，或遵医嘱
- 0.3g/粒

参茜固经颗粒
- 党参、白术、白芍、地黄、大蓟、小蓟、槐米、茜草、蒲黄、山楂、女贞子、墨旱莲
- 棕色颗粒，味甜、微苦
- 益气养阴，清热，活血止血
- 适用于气阴两虚、热迫血行引起的月经不调、崩漏，症状为经行提前、经血量多有血块、小腹隐痛，或经水非时而下、淋漓不净、口干喜饮、神疲肢倦、气短懒言、手足心热、纳少便溏、面色无华；功能性月经不调、功能性子宫出血、子宫肌瘤、放置宫内节育环后出血见上述证候者
- 温开水冲服。一次50g，2次/天，经前1周开始服用
- 25g/袋
- 寒凝血瘀、血虚引起的月经不调、崩漏者及脾胃虚寒和外有表邪未解者忌服

血安胶囊
- 棕榈
- 内容物为棕红色粉末，味涩
- 收敛止血调经
- 适用于经血过量、崩漏、淋漓不止、产后恶露不净等妇科出血证
- 口服。一次4粒，3次/天，或遵医嘱
- 0.5g/粒（相当于原药材10g）
- 月经过多、崩漏、产后恶露不净属瘀血者不宜单独服用

宫血宁胶囊
- 重楼
- 内容物为浅黄棕色至灰棕色的粉末，味苦
- 凉血止血，清热除湿，化瘀止痛
- 适用于崩漏下血、月经过多、产后或流产后子宫缩不良出血；功能性子宫出血属血热妄行证者；慢性盆腔炎之湿热瘀结引起的少腹痛、腰骶痛、带下增多
- 口服。月经过多或子宫出血期，一次1~2粒，3次/天，血止停服；慢性盆腔炎，一次2粒，3次/天，4周为一个疗程
- 0.13g/粒
- 脾虚、肾虚、瘀血证及妊娠期出血者忌服
- 胃肠道疾病、脾胃虚寒及暴崩者慎服

宫宁颗粒
- 茜草、蒲黄、三七、地榆、黄芩、地黄、仙鹤草、海螵蛸、党参、白芍、甘草
- 黄棕色或棕色颗粒，味甜、微苦
- 化瘀清热，止血调经
- 适用于放置宫内节育器后引起的月经过多者，经期延长属瘀热证者
- 口服。开水冲服，一次10g，3次/天，连服7天。月经过多者于经行前2天或来经时开始服药；经期延长者于经行第3天服药
- 10g/袋

止血灵胶囊
- 扶芳藤、地榆、黄芪、蒲公英
- 内容物为深棕色的粉末，味微苦
- 清热解毒，益气止血
- 适用于气虚血热引起的出血证，症状为月经过多、崩漏、产后恶露不净、痔疮出血、鼻出血；子宫肌瘤、功能性子宫出血、放环后出血、产后子宫复旧不全、痔疮、鼻出血见上述证候者
- 口服。一次2~3粒，3次/天；大出血用量可加倍
- 0.5g/粒（约相当于原料13g）
- 服药期间忌食肥甘厚味及辛辣食物
- 妊娠期出血者及血瘀证出血者忌服
- 暴崩者及脾胃虚寒者慎服

妇科止血灵
- 白芍、续断、山药、熟地黄、五味子、杜仲（炭）、槲寄生、牡蛎（煅）、海螵蛸、地榆（炒）、蒲黄（炒）
- 糖衣片，除去糖衣后，显黑褐色，味淡
- 补肾敛阴，固冲止血
- 适用于肾阴不足引起的崩漏、月经不调，症状为月经先后不定期，经量多或淋漓不止、色红质稠，伴头晕耳鸣、腰膝酸软、手足心热；功能性子宫出血见上述证候者
- 口服。一次5片，3次/天
- 100片/瓶
- 外有表邪未解者忌服
- 孕妇慎服
- 属气不摄血者不宜服用

第五节　绝经前后诸证

绝经前后诸证

坤宝丸
- 女贞子（酒制）、覆盆子、菟丝子、枸杞子、龟甲等23味中药
- 深棕色水蜜丸，味甘、微苦
- 滋补肝肾，镇静安神，养血通络
- 适用于肝肾阴虚导致的月经紊乱、潮热多汗、失眠健忘、心烦易怒、头晕耳鸣、咽干口渴、四肢酸楚、关节疼痛；妇女更年期综合征见上述证候者
- 口服。一次50粒，2次/天，连续服用2个月
- 每100粒重10g
- 脾肾阳虚者忌用

龙凤宝胶囊
- 山楂、党参、黄芪、淫羊藿、白附片、玉竹、肉苁蓉、牡丹皮、冰片
- 内容物为棕褐色的粉末，气香
- 补肾壮阳，健脾益气，宁神益智
- 适用于更年期综合征及神经衰弱
- 口服。一次2粒，3次/天
- 0.5g/粒
- 阴虚火旺证者忌用

更年安片
- 地黄、泽泻、麦冬、钩藤、玄参、茯苓、磁石、仙茅、牡丹皮、珍珠母、五味子、首乌藤、何首乌（制）、浮小麦、熟地黄
- 糖衣片，除去糖衣后显黑灰色，味甘
- 滋阴清热，除烦安神
- 适用于肾阴虚引起的绝经前后诸证，症状为烘热出汗、眩晕耳鸣、手足心热、烦躁不安；更年期综合征见上述证候者
- 口服。一次6片，2~3次/天
- 0.3g/片
- 脾肾阳虚者忌用
- 糖尿病患者慎用

更年宁心胶囊
- 熟地黄、黄连、白芍、黄芩、茯苓、阿胶
- 内容物为黄褐色或棕褐色粉末，味苦
- 滋阴清热，安神除烦
- 适用于妇女更年期综合征阴虚火旺证，症状为潮热面红、自汗盗汗、心烦不宁、失眠多梦、头晕耳鸣、腰膝酸软、手足心热等
- 口服。一次4粒，3次/天，4周为一个疗程
- 0.5g/粒
- 脾肾阳虚者忌用

第六节　带下病、阴痒

带下病、阴痒

花红颗粒（片）
- 一点红、菥蓂、白花蛇舌草、白背叶根、鸡血藤、地桃花、桃金娘根
- 颗粒剂：棕黄色颗粒，味甜、微苦
- 片剂：糖衣片或薄膜衣片，除去包衣后显灰褐色至棕褐色，味微苦、咸
- 清热解毒，燥湿止带，祛瘀止痛
- 适用于湿热瘀滞引起的带下病、月经不调，症状为带下量多、色黄质稠、小腹隐痛、腰骶酸痛、经行腹痛；慢性盆腔炎、附件炎、子宫内膜炎见上述证候者
- 颗粒剂：10g/袋，开水冲服。一次10g，3次/天，7天为一个疗程，必要时可连服2~3个疗程，每个疗程之间停服药3天
- 片剂：薄膜衣片，0.29g/片；糖衣片，片心重0.28g。口服。一次4~5片，3次/天，7天为一个疗程，必要时可连服2~3个疗程，每个疗程之间停药3天
- 气血虚弱引起的腹痛、带下者慎用

妇炎净胶囊
- 当归、苦玄参、地胆草、鸡血藤、两面针、横经席、柿叶、菥蓂、五指毛桃
- 内容物为棕褐色的粉末，气微香，味苦
- 清热祛湿，调经止带
- 适用于湿热蕴结引起的带下病、月经不调、痛经；慢性盆腔炎、附件炎、子宫内膜炎见上述证候者
- 口服。一次3粒，3次/天
- 0.4g/粒

康妇消炎栓
- 苦参、穿心莲、败酱草、紫花地丁、蒲公英、猪胆粉、紫草（新疆紫草）、芦荟
- 黑褐色的栓剂
- 清热解毒，利湿散结，杀虫止痒
- 适用于湿热、湿毒引起的带下病、阴痒、阴蚀，症状为下腹胀痛或腰骶胀痛、带下量多、色黄、阴部瘙痒，或有低热、神疲乏力、便干或溏而不爽、小便黄；盆腔炎、附件炎、阴道炎见上述证候者
- 直肠给药。一次1粒，1~2次/天
- 2.8g/粒
- 孕妇禁用
- 脾肾不足引起的虚寒带下病、阴蚀者禁用

苦参、苦木、冰片、硼酸、薄荷脑、蛇床子、珍珠层粉、盐酸小檗碱、枯矾

胶囊剂：内容物为浅棕黄色粉末，气香、味苦、辛

泡腾片：棕黄色片，气香

散剂：浅棕黄色粉末，气香，味苦、辛

清热解毒，燥湿止带，抗菌消炎，杀虫止痒

适用于湿热下注、带脉失约引起的赤白带下、阴痒阴肿，以及滴虫性、霉菌性、细菌性阴道炎、外阴炎等

胶囊剂、泡腾片：阴道用药。睡前洗净阴部，置胶囊（0.28g/粒）于阴道内，一次2粒；或将泡腾片（0.95g/片）送到阴部深处后穹隆处，一次1片。均为1次/天，7天为一个疗程

散剂：2g/瓶，阴道用药。喷于阴道内或直接涂擦于外阴或皮肤患处，一次2g，1~3次/天

孕妇忌用

脾胃阳虚型带下者慎用

外用药，切忌内服

月经期前至经净3天内停用

妇炎平胶囊（泡腾片、散）

赤芍、忍冬藤、大青叶、蒲公英、牡丹皮、川楝子、延胡索（制）、大血藤、大黄（制）、甘草

胶囊剂：内容物为棕色至褐色粉末，气香，味微苦、微甘

颗粒剂：棕色至棕褐色的颗粒，味甜、微苦

清热凉血，化瘀止痛

适用于瘀热蕴结引起的带下病、妇女腹痛，症状为带下量多、色黄质稠、有臭味，阴痒阴肿，或经色紫黯有块、小腹疼痛拒按、有灼热感，腰骶胀痛、心烦口苦、渴喜冷饮；急、慢性盆腔炎，附件炎，子宫内膜炎见上述证候者

胶囊剂：0.5g/粒，口服。一次6粒，2次/天，1个月为一个疗程

颗粒剂：6g/袋（相当于原药材27.7g），口服。开水冲服，一次12g，2次/天，1个月为一个疗程

孕妇忌服

气血虚弱型腹痛、带下者慎服

不宜与温补或温通类中药同服

妇乐胶囊（颗粒）

苦参、黄柏、当归、赤芍、丹参、土茯苓、三棱（醋制）、莪术（醋制）、延胡索（醋制）、川楝子（炒）、香附（醋制）、山药、芡实（炒）

棕褐色的水蜜丸或深褐色的大蜜丸，味苦，微甘

清热解湿，活血化瘀，软坚散结，消肿止痛

适用于湿热下注、毒瘀互阻引起的带下病、妇女腹痛、癥瘕

口服。大蜜丸：一次1丸，3次/天

10g/丸

偶见轻度腹泻、头晕、恶心、皮疹、胃脘不适等症状

孕妇忌服

月经期慎服

气血虚弱、脾肾阳虚引起的腹痛、带下量多者不宜服用

妇炎康丸

带下病、阴痒

椿皮、当归、白芍、黄柏（酒炒）、香附（醋制）

黄棕色至棕黑色浓缩水丸，味苦

清热，除湿，止带

适用于湿热引起的带下病，症状为带下量多、色黄、有味

口服。一次6g，2次/天

36g/瓶

白带属虚寒及肝肾阴虚证者忌服

白带丸

地菍、两面针、当归、穿破石、五指毛桃

糖衣片或薄膜衣片，除去包衣后显浅棕褐色至棕黑色，气微，味苦、酸、微涩

清热利湿，祛瘀止痛，收敛止带

适用于湿热瘀阻引起的小腹痛、带下病，症状为小腹隐痛，经色紫黯、有血块，带下色黄质稠；慢性盆腔炎见上述证候者

口服。一次3~4片，3次/天，20天为一个疗程

糖衣片，0.25g（片芯重）/片；薄膜衣片，0.26g/片

服药期间忌辛辣、生冷、油腻食物

孕妇忌服

血虚失荣腹痛及寒湿带下者慎服

宫炎平片

艾叶、独活、苍术、薄荷、黄柏、蛇床子、石菖蒲、黄芩、苦参、地肤子、茵陈、土荆皮、栀子、金银花

片剂：黄棕色的片，气香

洗液：棕色至深棕色液体，气芳香

清热燥湿，杀虫止痒

主治妇女湿热带下，症状为阴部瘙痒红肿，带下量多、色黄或如豆渣状，口苦口干，尿黄便结，舌质红苔黄腻，脉弦数；霉菌性、滴虫性及非特异性阴道炎见上述证候者

片剂：0.3g/片，外用。置阴道深部，每晚1片，或早、晚各1片，或遵医嘱，7天为一个疗程

洗液：60ml/瓶、120ml/瓶、220ml/瓶，外用。用10%浓度洗液（即取本品10ml加温开水至100ml混匀）擦洗外阴，用冲洗器将10%的洁尔阴洗液送至阴道深部冲洗阴道，1次/天，7天为一个疗程

寒湿带下者慎用

月经期前至经净3天内停用

切忌内服

洁尔阴泡腾片（洗液）

抗宫炎片（胶囊）

广东紫珠干浸膏、益母草干浸膏、乌药干浸膏

片剂：糖衣片或薄膜衣片，除去包衣后显棕色至棕褐色，味涩、微苦

胶囊剂：内容物为棕色至棕褐色的颗粒和粉末，气微，味涩、微苦

清热，祛湿，化痰，止带

适用于湿热下注引起的带下病，症状为赤白带下、量多味臭；宫颈糜烂见上述证候者

片剂：薄膜衣片，0.26g/片（含干浸膏0.25g）、0.52g/片（含干浸膏0.5g）；糖衣片，片心重0.42g（含干浸膏0.375g）。口服。一次6片（0.26g/片），或一次3片（0.52g/片），或一次4片（0.42g/片），3次/天

胶囊剂：0.5g/粒，口服。一次3粒，3次/天，或遵医嘱

偶见头晕及轻度消化道反应

红核妇洁洗液

山楂核

棕红色液体，具烟熏味

解毒祛湿，杀虫止痒

适用于湿毒下注引起的阴痒、带下病，症状为带下量多、色黄味臭，阴部瘙痒；霉菌性阴道炎和细菌性阴道炎见上述证候者

外用。用药前，用清水清洗阴部后擦干，取药液10ml于稀释瓶中，加温开水至100ml，摇匀后冲洗外阴和阴道，2次/天，连用7天；重症患者用药遵医嘱

10ml/袋、100ml/瓶

孕妇忌用

脾肾阳虚型带下者慎用

经期前至经净3天内停用

消糜栓

紫草、苦参、儿茶、黄柏、枯矾、冰片、人参皂苷

褐色至棕褐色的栓剂，气特异

清热解毒，燥湿杀虫，去腐生肌

适用于湿热下注引起的带下病，症状为带下量多色黄、质稠腥臭，阴部瘙痒；滴虫性阴道炎、霉菌性阴道炎、非特异性阴道炎、宫颈糜烂见上述证候者

阴道给药。一次1栓，1次/天

3g/栓

用药后可出现用药部位红肿、瘙痒、烧灼感等症状

月经期前至经净3天内停用

孕妇忌用

带下病、阴痒

妇科千金片（胶囊）

穿心莲、功劳木、千斤拔、金樱根、单面针、当归、鸡血藤、党参

片剂：糖衣片或薄膜衣，除去包衣后显灰褐色，味苦

胶囊剂：内容物为棕黄色至棕褐色粉末或颗粒，气微，味苦

清热除湿，益气化瘀

适用于湿热瘀阻引起的带下病、腹痛，症状为带下量多、色黄质稠、臭秽，小腹疼痛，腰骶酸痛，神疲乏力；慢性盆腔炎、子宫内膜炎、慢性宫颈炎见上述证候者

片剂：0.32g/片，口服。一次6片，3次/天

胶囊剂：0.4g/粒，口服。一次2粒，3次/天，14天为一个疗程，温开水送下

糖尿病患者慎用

妇科白带片（膏）

苍术、党参、山药、陈皮、柴胡、白术（炒）、车前子（炒）、荆芥、白芍、甘草

片剂：糖衣片，除去糖衣后显棕色，气微香，味微甜、酸而涩

健脾疏肝，除湿止带

适用于脾虚湿盛引起的带下病，症状为带下量多、连绵不断、色白质稀、无臭味，腰腿酸痛，纳少腹胀，便溏，倦怠乏力；慢性盆腔炎、慢性宫颈炎、肠功能紊乱等见上述证候者

片剂：0.35g/片，口服。一次4~5片，2次/天，4周为一个疗程

煎膏剂：100g/瓶，口服。一次15g，2次/天，4周为一个疗程

带下属阴虚内热者忌服

孕妇及湿热带下者慎服

糖尿病患者不宜服煎膏剂

除湿白带丸

党参、白术（麸炒）、山药、苍术、车前子（炒）等16味中药

灰褐色水丸，气微，味淡

健脾益气，除湿止带

适用于脾虚湿盛引起带下病，症状为带下量多、色白质稀，纳少，腹胀，便溏

口服。一次6~9g，2次/天

每20粒重1g

孕妇忌服

寒湿带下者慎服

中心主题：**带下病、阴痒**

盆炎净颗粒

- 赤芍、川芎、狗脊、忍冬藤、蒲公英、鸡血藤、益母草、车前草
- 深黄色或黄褐色颗粒，气微香，味甜、微苦
- 清热利湿，活血通络
- 适用于湿热瘀阻引起的带下病、少腹痛，症状为带下量多、色黄，小腹隐隐作痛；慢性盆腔炎见上述证候者
- 开水冲服。一次 12g，3 次 / 天
- 12g/ 袋（相当于原药材 23.4g）
- 孕妇忌服
- 体虚明显者不宜单独服用
- 脾肾阳虚腹痛、带下量多者不宜服用

治糜灵栓（泡腾片）

- 黄柏、儿茶、苦参、枯矾、冰片
- 栓剂：棕褐色鸭嘴形栓剂，气特异
- 泡腾片：棕褐色片，气微
- 清热解毒，燥湿收敛
- 适用于湿热下注引起带下病，症状为带下量多、色黄质稠、有臭味，或有大便干燥；细菌性阴道病、滴虫性阴道炎、宫颈糜烂见上述证候者
- 栓剂：3g/ 枚，阴道用药。一次 1 枚，隔日上药 1 次，睡前用 1：5000 高锰酸钾溶液清洗外阴部，然后用手将栓剂纳入阴道顶端，10 天为 1 个疗程
- 泡腾片：0.85g/ 片，一次 1 片，1 次 1 天
- 初用时，偶有局部轻微灼热感
- 孕妇及月经期妇女忌用
- 寒湿带下者慎用

康妇软膏

- 蛇床子、白芷、花椒、青木香、冰片
- 淡黄棕色软膏，具冰片香气
- 祛风燥湿，杀虫止痒
- 适用于湿热下注引起的阴痒、带下病，症状为外阴红肿、瘙痒，带下量多、色黄；外阴炎、外阴溃疡、阴道炎见上述证候者
- 外用。适量涂于洗净的患处，2~4 次 / 天
- 10g/ 管
- 寒湿带下者慎用
- 孕妇忌用
- 月经期前至经净3天内停用，切忌内服

金刚藤糖浆（胶囊、颗粒）

- 菝葜（金刚藤）
- 棕褐色的液体，气微，味甜，微涩
- 胶囊剂：内容物为棕黄色或棕褐色颗粒，气微香，味苦、涩
- 颗粒剂：深棕色的颗粒，味微苦、涩
- 清热解毒，消肿散结
- 适用于湿热瘀阻引起的带下病、妇女腹痛、癥瘕，症状为带下量多、色黄质稠、有臭味，或阴痒，或妇女腹部包块，小腹疼痛拒按、有灼热感
- 糖浆剂：150ml/ 瓶，口服。一次 20ml，3 次 / 天
- 胶囊剂：0.5g/ 粒，口服。一次 4 粒，3 次 / 天
- 颗粒剂：6g/ 袋，口服。开水冲服，一次 1 袋，3 次 / 天
- 偶见恶心呕吐、皮肤瘙痒、皮疹及肝损害
- 孕妇忌服
- 血虚失荣腹痛及寒湿带下者和糖尿病患者慎服
- 不宜与温经化瘀类药同用

金鸡片（胶囊、颗粒）

- 金樱根、鸡血藤、千斤拔、功劳木、两面针、穿心莲
- 片剂：糖衣片，除去糖衣后，显棕褐色，味苦
- 胶囊剂：内容物为棕色至棕褐色的粉末和颗粒，味苦
- 颗粒剂：棕褐色颗粒，味苦、微甜
- 清热解毒，健脾除湿，通络活血
- 适用于附件炎、子宫内膜炎、盆腔炎属湿热下注证者
- 片剂：每片含干膏粉 0.247g，口服。一次 6 片，3 次 / 天
- 胶囊剂：0.35g/ 粒，口服。一次 4 粒，3 次 / 天
- 颗粒剂：10g/ 袋，开水冲服。一次 10g，3 次 / 天
- 血虚失荣腹痛及寒湿带下者慎用
- 糖尿病患者慎用

妇宁栓

- 苦参、黄芩、没药、黄柏、乳香、莪术、儿茶、蛤壳粉、冰片、红丹、猪胆粉
- 棕色鱼雷形栓剂（棉条型内含棉条）
- 清热解毒，燥湿杀虫，祛腐生肌
- 适用于湿热下注引起的带下病、阴痒、阴蚀，症状为黄白带下、量多味臭，阴部瘙痒，或有小腹胀痛；阴道炎、阴道溃疡、宫颈糜烂见上述证候者
- 外用。洗净外阴部，将栓剂塞入阴道深部，每晚 1 粒，重症早、晚各 1 粒
- 1.6g/ 粒（棉条型每粒含原药材 3.59g）
- 月经期前至经净 3 天内停用

第七节　胎漏、胎动不安

保胎丸
- 熟地黄、艾叶（炭醋制）、荆芥穗、平贝母、槲寄生等17味中药
- 棕褐色至黑褐色大蜜丸，味甘、微辛
- 益气养血，补肾安胎
- 适用于气血不足、肾气不固引起的胎漏、胎动不安，症状为小腹坠痛，或见阴道少量出血，或屡次流产，伴神疲乏力、腰膝酸软
- 口服。一次1丸，2次/天
- 9g/丸
- 血热证者忌用

孕妇金花丸
- 当归、川芎、白芍、地黄、黄芩、黄柏、黄连、栀子（姜制）、金银花
- 深黄色水丸，气微，味苦
- 清热，安胎
- 适用于孕妇头痛、眩晕、口鼻生疮、咽喉肿痛、双目赤肿、牙龈疼痛、或胎动下坠、小腹作痛、心烦不安、口干咽燥、渴喜冷饮、小便短黄等症
- 口服。一次6g，2次/天
- 每100粒重6g

滋肾育胎丸
- 菟丝子、人参、续断、巴戟天、杜仲等16味中药
- 黑色包衣浓缩水蜜丸，除去包衣后，显深棕色，气微香，味微苦
- 补肾健脾，益气培元，养血安胎，强壮身体
- 适用于脾肾两虚、冲任不固引起的滑胎。对复发性流产和先兆性流产有防治作用
- 口服。一次5g，3次/天，淡盐水或蜂蜜水送服
- 60g/瓶
- 血热证者忌用

参茸保胎丸
- 党参、龙眼肉、菟丝子（盐制）、香附（醋制）等23味中药
- 深褐色水蜜丸，味甜、微辛
- 滋养肝肾，补血安胎
- 适用于肝肾不足、营血亏虚引起的身体虚弱、腰膝酸痛、少腹坠胀、妊娠下血、胎动不安
- 口服。一次15g，2次/天
- 60g/瓶
- 血热证者忌用

胎漏、胎动不安

第八节　产后病

生化丸
- 当归、川芎、桃仁、干姜（炒炭）、甘草
- 棕褐色大蜜丸，气微香，味微辛
- 养血祛瘀，温经止痛
- 适用于产后受寒恶露不行或行而不畅，夹有血块，小腹冷痛
- 口服。一次1丸，3次/天
- 9g/丸
- 孕妇及产后血热有瘀者忌服
- 产后出血量多者慎服

产后逐瘀片
- 益母草、当归、川芎、炮姜
- 薄膜衣片，除去包衣后显黄褐色，气香，味微辛
- 活血调经，去瘀止痛
- 适用于产后瘀血阻滞引起的恶露不绝，症状为恶露量少、淋漓不净、血色黯红、有较多血块、小腹刺痛、遇寒加重，或经行腹痛、经期延长；产后子宫复旧不全见上述证候者
- 口服。一次3片，3次/天
- 0.3g/片

产后病

产后病

妇康丸

- 当归、白芍、川芎、熟地黄、党参等 29 味中药
- 黑色水蜜丸，气香，味苦
- 益气养血，行气化瘀
- 适用于产后气血不足、虚中夹瘀、寒热错杂引起的恶露不绝、腹痛
- 口服。温开水或温黄酒送服，一次 9g，2 次 / 天。首次服妇康丸 1 袋，以后 5 次，每次服大蜜丸 2 丸，或水蜜丸 1 袋
- 大蜜丸：9g/ 丸；水蜜丸：9g/ 袋
- 血热证恶露不绝者忌服
- 产后大出血者慎服

益母草口服液（胶囊、膏、颗粒）

- 益母草
- 口服液：棕红色澄清液体，味甜、微苦
- 胶囊剂：蓝色胶囊剂，内容物为浅棕黄色至黄褐色的粉末，味苦
- 膏剂：棕黑色稠厚半流体，气微，味苦、甜
- 颗粒剂：棕黄色至棕褐色颗粒，味甜、微苦
- 活血调经
- 适用于血瘀引起的月经不调、产后恶露不绝，症状为经水量少、淋漓不净，产后出血时间过长；产后子宫复旧不全见上述证候者
- 口服液：10ml/ 支，口服。一次 10~20ml，3 次 / 天
- 胶囊剂：0.35g/ 粒，口服。一次 3~6 粒，3 次 / 天
- 膏剂：125g/ 瓶、250g/ 瓶，口服。一次 10g，1~2 次 / 天
- 颗粒剂：15g/ 袋，开水冲服。一次 15g，2 次 / 天
- 月经量多者慎用
- 气血不足、肝肾亏虚引起的月经不调者不宜单独使用

产后益母丸

- 当归、川芎、赤芍、香附、益母草、延胡索、熟地黄、红花、桃仁
- 棕褐色大蜜丸，气微，味甜
- 活血化瘀，理气止痛
- 适用于气滞血瘀引起的产后恶露不绝、痛经，症状为产后恶露淋漓不净、量少色黯、有块、腹痛拒按，或经行腹痛、胸胁胀痛；产后子宫复旧不全见上述证候者
- 口服。黄酒送服，一次 1~2 丸，2 次 / 天
- 6g/ 丸

新生化颗粒

- 当归、红花、川芎、桃仁、益母草、干姜（炭）、甘草（蜜炙）
- 黄棕色至黄褐色颗粒，味甘、微苦
- 活血祛瘀止痛
- 适用于产后恶露不行、少腹疼痛，也可用于上节育器后导致的阴道流血、月经过多
- 热水冲服。一次 2 袋，2~3 次 / 天
- 6g/ 袋，相当于原药材 9g
- 血热、湿热恶露不下者慎服

五加生化胶囊

- 当归、川芎、桃仁、刺五加、干姜（炮）、甘草
- 内容物是棕黄色粉末，味微苦
- 益气活血，活血祛瘀
- 适用于经期、流产、产后气虚血瘀引起阴道流血、血色紫黯或有血块，小腹疼痛、按压不减，腰背酸痛，自汗，心悸气短，舌质淡、兼见瘀点，脉沉弱
- 口服。一次 6 粒，2 次 / 天
- 0.4g/ 粒
- 产后血热有瘀滞者不宜用
- 外感时不宜用

加味生化颗粒

- 当归、桃仁、荆芥、赤芍、艾叶、川芎、炮姜、阿胶、益母草、甘草（蜜炙）
- 黄棕色颗粒，气微，味甜、微苦
- 活血化瘀，温经止痛
- 适用于瘀血不净、冲任不固引起的产后恶露不绝，症状为恶露不止、色紫黯或有血块，小腹冷痛
- 开水冲服。一次 30g，3 次 / 天
- 15g/ 袋
- 血热证者忌用；产后大出血者忌用

第九节　缺乳

缺乳

通乳颗粒

- 黄芪、熟地黄、通草、瞿麦、天花粉等 15 味中药
- 棕黄色至棕褐色颗粒，味甜或味微苦（无蔗糖）
- 益气养血，通络下乳
- 适用于产后气血亏损引起的少乳或无乳、乳汁不通
- 口服。一次 30g 或 10g（无蔗糖），3 次/天
- 15g/袋、30g/袋、5g/袋（无蔗糖）
- 恶露过多者不宜使用

乳泉颗粒

- 当归、王不留行、穿山甲（制）、天花粉、甘草（蜜炙）、漏芦
- 浅棕黄色至棕黄色颗粒，味甜、微苦
- 通经，活血，下乳
- 适用于产后乳少、乳汁不畅
- 口服。一次 15g，2 次/天
- 15g/袋
- 气血虚弱产后缺乳者慎用

下乳涌泉散

- 麦芽、通草、漏芦、当归、桔梗、王不留行（炒）、生地黄、白芍、川芎、白芷、天花粉、柴胡、甘草、穿山甲（烫）
- 粗粉，气微，味微苦
- 养血催乳
- 适用于产后少乳
- 口服。水煎服，一次 1 袋，水煎 2 次，煎液混合后分 2 次服
- 30g/袋
- 气血虚弱证产后缺乳者慎用

生乳灵

- 当归、党参、知母、生地黄、玄参、穿山甲（砂烫醋淬）、黄芪（蜜炙）、麦冬
- 黑棕色黏稠液体，味甜
- 滋补气血，通经下乳
- 适用于气血不足、乳络阻滞导致的乳汁少、质稀薄、色灰黄
- 口服。一次 100ml，2 次/天
- 100ml/瓶
- 肝郁气滞证产后缺乳者慎用

第十节　乳癖

乳癖

乳块消片（胶囊）

- 橘叶、丹参、地龙、川楝子、王不留行、皂角刺
- 片剂：糖衣片或薄膜衣片，除去包衣后显棕褐色，味苦
- 胶囊剂：内容物为棕色至棕褐色颗粒，味苦
- 疏肝理气，活血化瘀，消散乳块
- 适用于肝气郁结、气滞血瘀引起的乳腺增生、乳房胀痛
- 片剂 0.36g/片，口服。一次 4~6 片，3 次/天
- 胶囊剂：0.3g/粒，口服。一次 4~6 粒，3 次/天

乳宁颗粒

- 柴胡、丹参、白芍、当归、薄荷、茯苓、青皮、陈皮、香附（醋制）、王不留行、赤芍、白术（炒）
- 浅黄色至黄棕色颗粒，味甜、微苦
- 疏肝养血，理气解郁
- 适用于肝气郁结引起的乳癖，症状为经前乳房胀痛、两胁胀痛、乳房结节、经前疼痛加重；乳腺增生见上述证候者
- 开水冲服。一次 15g，3 次/天，20 天为一个疗程，或遵医嘱
- 15g/袋
- 有胃肠道反应及荨麻疹等不良反应
- 孕妇忌服

青乳消颗粒

- 青皮（炒）、夏枯草、浙贝母、乳香等
- 疏肝理气，化痰散结
- 适用于肝郁气滞兼痰凝血瘀引起的乳癖，症状为乳房结块、胀痛或触痛、每随情绪变化及月经周期而消长、经前加重、经后缓解，胸胁胀闷，烦躁易怒；乳腺囊性增生见上述证候者
- 饭后开水冲服。一次 10g，2 次/天，3 个月为一个疗程；或遵医嘱
- 10g/袋
- 可出现恶心，偶见头晕、口干、腹痛、腹泻或便干、月经提前或延后等不良反应
- 孕妇禁服
- 经期停服

乳结泰胶囊

- 瓜蒌、香附、赤芍、天南星、青皮
- 内容物为棕色至深褐色的粉末，味微苦
- 疏肝理气，化痰散结，活血止痛
- 适用于肝气郁结、痰瘀阻滞引起的乳癖，症状为乳房单侧或双侧结节肿块、压痛或胀痛，甚则痛连胸胁、每随喜怒及月经周期而消长、经前加重、经后减缓或消失；乳腺增生见上述证候者
- 口服。一次 4 粒，3 次/天
- 0.5g/粒

乳癖

乳疾灵颗粒

- 柴胡、丹参、青皮、赤芍、牡蛎、昆布、海藻、菟丝子、淫羊藿、香附（醋制）、鸡血藤、王不留行（炒）
- 棕黄色或棕褐色颗粒，味苦、微甜
- 疏肝解郁，祛痰软坚散结，调理冲任，活血消肿
- 适用于肝郁气滞、痰瘀互结引起的乳癖，症状为乳房肿块或结节、数目不等、大小不一、质软或中等硬，或经前疼痛；乳腺增生见上述证候者
- 开水冲服。一次 1~2 袋，3 次 / 天
- 14g/ 袋
- 孕妇忌服
- 甲状腺功能亢进患者慎服

乳结康丸

- 柴胡、郁金、枳壳、党参、白芍等 17 味中药
- 黑色浓缩水蜜丸，除去外衣显黑褐色，气香，味甘、微苦
- 疏肝解郁，化瘀祛痰，软坚散结，通络止痛
- 适用于肝郁气滞、痰凝血瘀引起的乳癖
- 饭后口服。一次 6g，3 次 / 天，8 周为一个疗程，或遵医嘱
- 6g/ 袋
- 偶见消化道反应及月经过多等症状
- 孕妇、哺乳期妇女禁服
- 经期停服

乳癖消片（胶囊、颗粒）

- 鹿角、蒲公英、昆布、木香、玄参、三七、赤芍、海藻、漏芦、连翘、红花、天花粉、鸡血藤、牡丹皮、夏枯草
- 片剂：糖衣片或薄膜衣片，除去包衣后显棕褐色至棕黑色，气微，味苦、咸
- 胶囊剂：内容物是灰褐色至棕褐色的粉末，气微，味苦、咸
- 颗粒剂：棕黑色颗粒，气微，味微甜
- 软坚散结，活血消痈，清热解毒
- 适用于痰热互结引起的乳癖、乳痈，症状为乳房结节、数目不等、大小形态不一、质地柔软，或产后乳房结块、红热疼痛；乳腺增生、乳腺炎早期见上述证候者
- 片剂：薄膜衣片，0.34g/ 片、0.67g/ 片；糖衣片，片心重 0.34g。口服。小片一次 5~6 片，大片一次 3 片，3 次 / 天
- 胶囊剂：0.32g/ 粒，口服。一次 5~6 粒，3 次 / 天
- 颗粒剂：8g/ 袋，口服。一次 8g，3 次 / 天
- 少数患者服药后可见月经提前；有水肿、消化道不适等轻微不良反应
- 孕妇及乳痈已化脓者和甲状腺功能亢进患者慎服
- 对橡胶膏及本药过敏者、患处皮肤破损或有溃疡者不宜贴敷

小金丸（胶囊）

- 地龙、香墨、乳香（制）、没药（制）、当归（酒炒）、人工麝香、木鳖子（去壳、去油）、草乌（制）、枫香脂、五灵脂（醋炒）
- 丸剂：黑褐色糊丸，气香，味微苦
- 胶囊剂：内容物是黄褐色粉末，气香，味微苦
- 散结消肿，化瘀止痛
- 适用于痰气凝滞引起的瘰疬、瘿瘤、乳岩、乳癖，症状为肌肤或肌肤下肿块、一处或数处、能推动、或骨及骨关节肿大、皮色不变、肿硬作痛
- 丸剂：每 100 丸重 3g、6g；每 10 丸重 6g。打碎后口服。一次 1.2~3g，2 次 / 天；小儿酌减
- 胶囊剂：0.3g/ 粒，口服。一次 4~10 粒，2 次 / 天
- 疮疡阳证者禁用
- 不可久服
- 胃弱者慎用

乳康片

- 丹参、三棱、莪术、天冬、乳香、没药、玄参、黄芪、牡蛎、瓜蒌、海藻、白术、浙贝母、夏枯草、鸡内金（炒）
- 薄膜衣片，除去包衣后，显棕褐色，味苦、微辛
- 疏肝解郁，活血化瘀，消积化痰，软坚散结，理气止痛
- 适用于肝郁气滞、痰瘀互结引起的乳癖，症状为单侧或双侧乳房肿块或结节、韧硬、触痛或胀痛、肿块边界欠清、与周围组织不粘连、每随情绪变化和月经周期而消长、经前加重、经后缓解，烦躁易怒；乳腺增生见上述证候者
- 饭后口服。一次 2~3 片，2 次 / 天，20 天为一个疗程。间隔 5~7 天，再服第二个疗程，也可连续服用
- 0.3g/ 片（含生药 1.5g）
- 宜于经前 10~15 天开始服用
- 孕妇忌服
- 胃弱者慎服

消核片

- 郁金、丹参、玄参、甘草、牡蛎、漏芦、海藻、昆布、白芥子、浙贝母、半枝莲、夏枯草、金果榄、白花蛇舌草
- 糖衣片，除去糖衣后显褐色，味苦
- 行气活血，化痰通络，软坚散结
- 适用于肝郁气滞、痰瘀互结引起的乳癖，症状为单侧或双侧乳房肿块或结节、可有触痛或胀痛、肿块边界欠清、与周围组织不粘连、每随喜怒及月经周期而消失，经前胀痛加重、经后减缓；乳痛症、乳腺小叶增生症、乳腺增生见上述证候者
- 口服。饭后开水送服，一次 4~7 片，3 次 / 天，连服 3 个月为一个疗程
- 0.46g/ 片
- 服药后可诱发药物性肝炎，引起肝损伤，少数可造成急性坏死性肝炎，甚至急性肝衰竭等不良反应
- 孕妇及肝功能不良者忌服
- 服药期间应定期监测肝功能

第五章

儿科常用中成药

小儿多动症及其他

积滞

疳证

厌食

儿科常用中成药

喉痹、乳蛾、口疮

咳嗽、痰喘

惊风

感冒

泄泻

第一节　感冒

感冒

小儿至宝丸

紫苏叶、广藿香、羌活、胆南星、天麻等 25 味中药

橙黄色至棕黄色的大蜜丸，气微香，味微苦，有辛凉感

疏风镇惊，化痰导滞

适用于小儿风寒感冒，症状为停食停乳、发热鼻塞、咳嗽痰多、呕吐腹泻

口服。一次 1 丸，2~3 次 / 天

1.5g/ 丸

小儿百寿丸

钩藤、薄荷、僵蚕、胆南星、天竺黄等 18 味中药

棕红色大蜜丸，气香，味甜

清热散风，消食化滞，化痰止咳，镇惊息风

适用于小儿风热感冒、积滞，症状为发热头痛、咳嗽痰多、脘腹胀满、停食停乳、不思饮食、呕吐酸腐、惊风抽搐；小儿上呼吸道感染、小儿胃肠型感冒、厌食、支气管炎、肺炎、高热惊厥见上述证候者

口服。一次 1 丸，2 次 / 天；1 岁以内小儿酌减

3g/ 丸

不可过量、久服

脾虚肝旺型慢脾风者及风寒或暑湿感冒者不宜服用

小儿风热清口服液

金银花、连翘、板蓝根、荆芥穗等 20 味中药

棕红色至棕褐色液体，味甜、微苦

疏散风热，清热解毒，止咳利咽

适用于小儿风热感冒，症状为发热、咳嗽、咳痰、鼻塞流涕、咽喉红肿疼痛

口服。3 岁以下一次 10~20ml，4 次 / 天；3~6 岁一次 20~40ml，4 次 / 天；6~14 岁一次 30~60ml，4 次 / 天，或遵医嘱。用时摇匀

10ml/ 支

儿童清热口服液

黄芩、蝉蜕、石膏、滑石、大黄、赤芍、金银花、板蓝根、广藿香、羚羊角片

棕色液体，味甜、微苦

清热解毒，解肌退热

适用于内蕴伏热、外感时邪导致的高热不退、烦躁不安、咽喉肿痛、大便秘结等症

口服。1~3 岁一次 10ml；4~6 岁一次 20ml；1 岁以内酌减。4 小时一次，热退停服

10ml/ 支

风寒感冒或脾虚大便稀薄者慎用

感冒

小儿清热宁颗粒
- 黄芩、人工牛黄、板蓝根、金银花、羚羊角粉、水牛角浓缩粉、冰片、柴胡
- 黄褐色的颗粒，味甜、微苦
- 清热解毒
- 适用于外感温邪、脏腑实热引起的壮热、高热不退、咽喉肿痛、烦躁不安、大便干结
- 开水冲服。1~2岁一次4g，2次/天；3~5岁一次4g，3次/天；6~14岁一次8g，2~3次/天
- 8g/袋
- 气虚、阴虚发热者忌用
- 脾胃虚弱者慎用

小儿热速清口服液
- 柴胡、黄芩、连翘、大黄、葛根、板蓝根、金银花、水牛角
- 红棕色澄清液体，气香，味甜、微苦
- 清热解毒，泻火利咽
- 适用于小儿外感高热、头痛、咽喉肿痛、鼻塞、流涕、咳嗽、大便干结
- 口服。1岁以内一次2.5~5ml；1~3岁一次5~10ml；3~7岁一次10~15ml；7~12岁一次15~20ml。3~4次/天
- 10ml/支
- 风寒感冒或脾虚大便稀薄者慎用

清热灵颗粒
- 黄芩、连翘、甘草、大青叶
- 棕黄色至黄棕色的颗粒，味甜、微苦
- 清热解毒
- 适用于感冒热邪壅肺证，症状为发热、咽喉肿痛
- 开水冲服。1岁以内一次5g，1~6岁一次10g，3次/天；7岁以上一次15g，3~4次/天
- 5g/袋、15g/袋、5g/袋（无蔗糖）
- 风寒外感者慎用

消食退热糖浆
- 柴胡、黄芩、知母、青蒿、槟榔、厚朴、牡丹皮、荆芥穗、大黄、水牛角浓缩粉
- 棕色澄清液体，味甜、微苦
- 清热解毒，消食通便
- 适用于小儿外感时邪、内兼食滞引起的感冒，症状为高热不退、脘腹胀满、大便不畅；上呼吸道感染、急性胃肠炎见上述证候者
- 口服。1岁以内一次5ml；1~3岁一次10ml；4~6岁一次15ml；7~10岁一次20ml；10岁以上一次25ml。2~3次/天
- 60ml/瓶、100ml/瓶、120ml/瓶

小儿金丹片
- 朱砂、橘红、川贝母、胆南星、前胡、玄参等26味中药
- 暗红色的片，气辛，味苦
- 祛风化痰，清热解毒
- 适用于外感风热、痰火内盛引起的感冒，症状为发热、头痛、咳嗽、气喘、咽喉肿痛、呕吐及高热惊风
- 口服。1岁以上一次0.6g；1岁以下酌减。3次/天
- 0.2g/片、0.3g/片
- 肺肾阴虚慢性喉痹者不宜服
- 脾虚肝旺慢脾风及阴虚风动者忌用
- 小儿脾胃虚弱者慎用
- 不宜过量、久服

小儿退热口服液（颗粒）
- 连翘、栀子、板蓝根、大青叶、金银花、淡竹叶、牡丹皮、黄芩、地龙、重楼、柴胡、白薇
- 口服液：红褐色液体，味苦、辛、微甜
- 颗粒剂：棕黄色的颗粒，气芳香，味甜、微苦
- 疏风解表，解毒利咽
- 适用于小儿风热感冒，症状为发热恶风、头痛目赤、咽喉肿痛及疖腮、喉痹
- 口服液：10ml/支，口服。5岁以下一次10ml；5~10岁一次20~30ml。3次/天，或遵医嘱
- 颗粒剂：5g/袋、15g/袋，开水冲服。5岁以下一次5g；5~10岁一次15g。3次/天，或遵医嘱

健儿清解液
- 菊花、连翘、山楂、金银花、苦杏仁、陈皮
- 淡黄色澄清液体，气香，味甜、微酸
- 清热解毒，祛痰止咳，消滞和中
- 适用于口腔糜烂、咳嗽咽痛、食欲不振、脘腹胀满等症
- 口服。一次10~15ml；婴儿一次4ml；5岁以内一次8ml；6岁以上酌加。3次/天
- 10ml/支
- 不宜同时服用滋补性方药
- 脾胃虚弱者慎用

菊花、连翘、地黄、地骨皮、广藿香、大青叶、板蓝根、白薇、薄荷、石膏

口服液: 棕红色液体，气微香，味苦、辛、微甜

茶剂: 浅棕色块状物，味甜、微苦

颗粒剂: 浅棕色颗粒，味甜、微苦

疏风解表，清热解毒

适用于小儿风热感冒，症状为发热重、头胀痛、咳嗽痰黏、咽喉肿痛；流行性感冒见上述证候者

口服液: 10ml/支，口服。1岁以下一次5ml；1~3岁一次5~10ml；4~7岁一次10~15ml；8~12岁一次20ml。2次/天，摇匀服用

茶剂: 6g/块，开水冲服。1岁以内一次6g；1~3岁一次6~12g；4~7岁一次12~18g；8~12岁一次24g。2次/天

颗粒剂: 12g/袋，开水冲服。1岁以内一次6g；1~3岁一次6~12g；4~7岁一次12~18g；8~12岁一次24g。2次/天

风寒感冒及体虚无实热火毒者忌服

里热炽盛者不宜服用

脾胃虚寒便溏者慎服

小儿感冒口服液（茶、颗粒）

防风、黄芩、金银花、荆芥穗、牛蒡子（炒）、蒲公英、紫苏叶、连翘、葛根、人工牛黄

黄褐色颗粒，味甜、微苦

宣肺解表，清热解毒

适用于小儿外感风热引起的感冒，症状为发热恶风、头痛咳嗽、鼻塞流涕、咽喉痛痒

开水冲服。1~2岁一次4g，2次/天；3~5岁一次4g，3次/天；6~14岁一次8g，2~3次/天

8g/袋

脾胃虚寒、大便溏薄者慎用

小儿解表颗粒

感冒

薄荷、黄芩、桔梗、前胡、白芷、荆芥穗、苦杏仁、牛蒡子、栀子（炒）、山楂（焦）、六神曲（焦）、麦芽（焦）、金银花、连翘、芦根

深棕色液体，味甜、微苦

疏散风热，清热止咳

适用于小儿外感风热引起的感冒，症状为发热、汗出不爽、鼻塞流涕、咳嗽咽痛

口服。1岁以内一次5ml；2~3岁一次5~10ml；4~6岁一次10~15ml；7~12岁一次15~20ml。3~4次/天；或遵医嘱

100ml/瓶或120ml/瓶

风寒感冒者及脾胃虚弱、大便稀薄者慎服

不宜与滋补性中成药同服

小儿感冒宁糖浆

羌活、荆芥穗、防风、白芷、葛根、地黄、川芎、黄芩、甘草、人工牛黄、苍术（炒）、苦杏仁（炒）

本品为黄棕色的片，气微香，味微苦

发汗解肌，清热透表

适用于外感风寒导致的发热恶寒、肌表无汗、头痛口渴、咽痛鼻塞、咳嗽痰多、体倦

口服。周岁以内一次1~2片；1~3岁一次2~3片；3岁以上一次3~5片。2次/天

0.23g/片

小儿清感灵片

第二节　咳嗽、痰喘

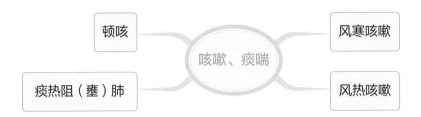

顿咳　　　　　　　　　咳嗽、痰喘　　　　　　　　风寒咳嗽

痰热阻（壅）肺　　　　　　　　　　　　　　　　风热咳嗽

一、风寒咳嗽

保童化痰丸

- 黄芩、黄连、胆南星（酒制）、天竺黄、前胡等 21 味中药
- 深黄色的大蜜丸，味苦、微甜
- 清热化痰，止咳定喘
- 适用于小儿肺胃痰热、感受风寒导致的头痛身热、咳嗽痰盛、气促喘急、烦躁不安
- 口服。一次 1 丸，2 次 / 天；周岁以内小儿酌减
- 3g/ 丸
- 不宜与滋补性方药同服
- 不宜过量、久服

风寒咳嗽

宝咳宁颗粒

- 紫苏叶、桑叶、前胡、浙贝母、麻黄等 16 味中药
- 灰绿色的颗粒，味甜、微苦
- 清热解表，止嗽化痰
- 适用于小儿外感风寒、内热停食导致的头痛身热、咳嗽痰盛、气促作喘、咽喉肿痛、烦躁不安
- 开水冲服。一次 2.5g，2 次 / 天；周岁以内小儿酌减
- 5g/ 袋

解肌宁嗽丸

- 紫苏叶、前胡、陈皮、葛根、桔梗、半夏（制）、苦杏仁、浙贝母、天花粉、枳壳、茯苓、木香、玄参、甘草
- 黑绿色的大蜜丸，味微苦、辛
- 解表宣肺，止咳化痰
- 适用于外感风寒、痰浊阻肺引起的小儿感冒发热、咳嗽痰多
- 口服。1 岁以内一次半丸；2~3 岁一次 1 丸。2 次 / 天
- 3g/ 丸

二、风热咳嗽

小儿清肺丸

- 前胡、天花粉、薄荷、桑白皮、苦杏仁（炒）等 15 味中药
- 深褐色的大蜜丸，味微苦
- 宣肺解表，止咳化痰
- 适用于急性气管炎、风热感冒、咳嗽、咳白黏痰或黄稠痰
- 口服。1 岁以内一次半丸；1~2 岁一次 1 丸；2~3 岁一次 1.5 丸；3 岁以上酌增。2 次 / 天
- 3g/ 丸

风热咳嗽

小儿清热止咳口服液

- 甘草、黄芩、麻黄、苦杏仁（炒）、石膏、板蓝根、北豆根
- 棕黄色的液体，味甘、微苦
- 清热宣肺，平喘，利咽
- 适用于小儿外感风热引起的感冒，症状为发热恶寒、咳嗽痰黄、气促喘息、口干音哑、咽喉肿痛
- 口服，1~2 岁一次 3~5ml；3~5 岁一次 5~10ml；6~14 岁一次 10~15ml。3 次 / 天，用时摇匀
- 10ml/ 支

风热咳嗽

小儿清肺化痰口服液（颗粒）

- 前胡、麻黄、石膏、苦杏仁（炒）、葶苈子、紫苏子（炒）、黄芩、竹茹
- 口服液：黄棕色至棕红色的液体，味甜、微苦
- 颗粒剂：棕黄色的颗粒，味甜、微苦
- 清热化痰，止咳平喘
- 适用于小儿风热犯肺引起的咳嗽，症状为呼吸气促、咳嗽痰喘、喉中作响
- 口服液：10ml/支，口服。1岁以内一次3ml；1~5岁一次10ml；5岁以上一次15~20ml。2~3次/天，用时摇匀
- 颗粒剂：6g/袋，开水冲服。1岁以内一次3g；1~5岁一次6g；5岁以上一次9~12g。2~3次/天
- 脾虚泄泻者慎用
- 风寒咳嗽、痰湿咳嗽、肺虚久咳者不宜服用
- 服药期间避免服用滋补性方药

小儿清肺止咳片

- 紫苏叶、菊花、葛根、川贝母、苦杏仁（炒）等16味中药
- 浅棕黄色至棕色的片，或为薄膜衣片，除去包衣后显浅棕黄色至棕色，气香，味微苦
- 清热解表，止咳化痰
- 适用于小儿外感风热、内闭肺火引起的身热咳嗽、气促痰多、烦躁口渴、大便干燥
- 口服。1岁以内一次1~2片；1~3岁一次2~3片；3岁以上一次3~5片。2次/天
- 素片，每片重0.15g、0.2g；薄膜衣片，每片重0.26g、0.21g

小儿麻甘颗粒

- 石膏、麻黄、甘草、黄芩、桑白皮、紫苏子、苦杏仁、地骨皮
- 棕黄色的颗粒，味甜、微苦
- 平喘止咳，利咽祛痰
- 适用于小儿肺炎喘咳、咽喉炎症
- 口服。1岁以内一次0.8g；1~3岁一次1.6g；4岁以上一次2.5g。4次/天
- 2.5g/袋

小儿止咳糖浆

- 甘草流浸膏、桔梗流浸膏、氯化铵、橙皮酊
- 红棕色的半透明黏稠液体，味甜
- 祛痰，镇咳
- 适用于小儿感冒导致的咳嗽
- 口服。2~5岁一次5ml；5岁以上一次5~10ml；2岁以下酌减。3~4次/天
- 60ml/瓶、100ml/瓶、120ml/瓶

小儿肺热咳喘口服液（颗粒）

- 麻黄、石膏、黄芩、甘草、苦杏仁、金银花、连翘、知母、板蓝根、麦冬、鱼腥草
- 口服液：棕红色液体，久置有少量沉淀，味苦、微甜
- 颗粒剂：棕黄色的颗粒，味甜
- 清热解毒，宣肺化痰
- 适用于热邪犯于肺卫引起的发热、汗出、微恶风寒、咳嗽、痰黄，或兼喘息、口干而渴
- 口服液：10ml/支，口服。1~3岁一次10ml，3次/天；4~7岁一次10ml，4次/天；8~12岁一次20ml，3次/天，或遵医嘱
- 颗粒剂：3g/袋，开水冲服。3岁以下一次3g，3次/天；3~7岁一次3g，4次/天；7岁以上一次6g，3次/天

小儿咳喘灵颗粒（口服液）

- 麻黄、甘草、瓜蒌、金银花、苦杏仁、板蓝根、石膏
- 颗粒剂：黄棕色的颗粒，味甜、微苦、辛
- 口服液：棕黄色的液体,味甜,有麻舌感
- 宣肺清热，止咳祛痰平喘
- 适用于上呼吸道感染、气管炎、肺炎咳嗽等
- 颗粒剂：10g/袋，开水冲服。2岁以内一次1g；3~4岁一次1.5g；5~7岁一次2g。3~4次/天
- 口服液：10ml/支，口服。2岁以内一次5ml；3~4岁一次7.5ml；5~7岁一次10ml。3~4次/天
- 服药期间避免服用滋补性方药

三、痰热阻（壅）肺

金振口服液
- 黄芩、大黄、甘草、羚羊角、人工牛黄、石膏、平贝母、青礞石
- 棕黄色至棕红色的液体，气芳香，味甜、微苦
- 清热解毒，祛痰止咳
- 适用于小儿痰热蕴肺引起的发热、咳嗽、咳吐黄痰、咳吐不爽、舌质红、苔黄腻；小儿急性支气管炎见上述证候者
- 口服。6个月~1岁一次5ml，3次/天；2~3岁一次10ml，2次/天；4~7岁一次10ml，3次/天；8~14岁一次15ml，3次/天
- 10ml/支

小儿消积止咳口服液
- 山楂（炒）、桔梗、连翘、蝉蜕、瓜蒌、槟榔、枳实、枇杷叶（蜜炙）、莱菔子（炒）、葶苈子（炒）
- 棕红色的液体，味甜、微苦
- 清热理肺，消积止咳
- 适用于小儿食积、咳嗽属痰热证，症状为咳嗽夜重、喉间痰鸣、腹胀、口臭等
- 口服。1岁以内一次5ml；1~2岁一次10ml；3~4岁一次15ml；5岁以上一次20ml。3次/天，5天为一个疗程
- 10ml/支
- 体质虚弱、肺气不足、肺虚久咳、大便溏薄者慎用
- 3个月以下婴儿不宜服用

小儿咳喘颗粒
- 麻黄、川贝母、苦杏仁（炒）、黄芩、天竺黄等15味中药
- 黄棕色至棕色颗粒剂，气微凉，味甜、微苦
- 清热宣肺，化痰止咳，降逆平喘
- 适用于小儿痰热壅肺引起的咳嗽、发热、痰多、气喘
- 温开水冲服。1岁以下一次2~3g；1~5岁一次3~6g；6岁以上一次9~12g。3次/天
- 6g/袋（相当于原生药12.63g）

小儿止嗽糖浆
- 玄参、麦冬、胆南星、杏仁水、焦槟榔等15味中药
- 深棕色的澄清液体，气香，味甜、微苦
- 润肺清热，止嗽化痰
- 适用于小儿痰热内蕴引起的发热、咳嗽、痰黄、咳吐不爽、口干舌燥、腹满便秘、久嗽痰盛
- 口服。一次10ml，2次/天；1岁以内酌减
- 10ml/瓶、120ml/瓶

痰热阻（壅）肺

儿童咳液
- 紫菀、百部、前胡、甘草、苦杏仁、桔梗、麻黄、枇杷叶、蓼大青叶
- 红棕色的液体，味甘、微苦
- 清热润肺，宣降肺气，祛痰止咳
- 适用于咳嗽气喘、咳痰黄稠或咳痰不爽、咽干喉痛；急、慢性气管炎见上述证候者
- 口服。1~3岁一次5ml；4岁以上一次10ml。4次/天
- 10ml/支
- 服药期间不宜同时服用滋补性方药
- 不可过量、久服

儿童清肺丸（口服液）
- 麻黄、苦杏仁（炒）、紫苏叶、细辛、薄荷等22味中药
- 丸剂：黑色的大蜜丸，味苦、辛辣
- 口服液：棕红色液体，气凉香，味甜、微苦
- 清肺，解表，止嗽
- 适用于小儿风寒外束、肺经痰热引起的面赤身热、咳嗽气促、痰多黏稠、咽痛声哑
- 丸剂：3g/丸，口服。一次1丸，2次/天；3岁以下一次半丸
- 口服液：10ml/支，口服。一次20ml；6岁以下一次10ml。3次/天
- 阴虚燥咳、体虚久嗽者忌用

小儿肺热平胶囊
- 地龙、甘草、珍珠、拳参、人工牛黄等17味中药
- 内容物为黄色至黄棕色的粉末，气辛，味苦
- 清热化痰，止咳平喘，镇惊开窍
- 适用于小儿痰热壅肺引起喘嗽，症状为喘咳、咳痰黄稠、壮热烦渴、神昏抽搐、舌质红苔黄腻
- 口服。6个月以内小儿一次0.125g；7~12个月一次0.25g；1~2岁一次0.375g；2~3岁一次0.5g；3岁以上一次0.75~1.0g。3~4次/天
- 0.25g/粒
- 不可久服
- 肝肾功能不良者忌用

小儿清肺散
- 茯苓、贝母、百部、黄芩、石膏、沉香、白前、冰片、清半夏、胆南星
- 浅黄色的粉末，味苦、凉
- 清热，化痰
- 适用于咳嗽喘促、痰涎壅盛
- 口服。一次0.25g，2次/天
- 0.5g/袋

痰热阻（壅）肺

小儿百部止咳糖浆

- 桔梗、麦冬、知母、黄芩、百部（蜜炙）、苦杏仁、桑白皮、陈皮、甘草、天南星（制）、枳壳（炒）
- 棕褐色的黏稠液体，味甜
- 清肺，止咳、化痰
- 适用于小儿痰热蕴肺引起的咳嗽、顿咳，症状为咳嗽、痰多、痰黄黏稠、咳吐不爽，或痰咳不已、痰稠难出；百日咳见上述证候者
- 口服。2岁以上一次10ml；2岁以内一次5ml。3次/天
- 10ml/瓶、100ml/瓶
- 顿咳患儿应及时隔离治疗4~7周

复方蛇胆陈皮末

- 朱砂、蛇胆汁、地龙（炒）、僵蚕（制）、陈皮、琥珀
- 棕褐色的粉末，味辛
- 清热化痰，祛风解痉
- 适用于风痰内盛引起的痰多咳嗽、惊风抽搐
- 口服。一次半瓶，4岁以下减半，2次/天
- 1.25g/瓶
- 肝肾功能异常者慎用
- 不宜过量、久服

四、顿咳

鹭鸶咯丸

- 麻黄、苦杏仁、石膏、甘草、细辛等15味中药
- 黑绿色大蜜丸，气微，味甜、苦
- 宣肺，化痰，止咳
- 适用于痰浊阻肺引起的顿咳、咳嗽，症状为咳嗽阵作、痉咳不已、痰鸣气促，或痰中带血、咽干声哑、咽红肿痛，或咳嗽痰多、黏稠难咳、面赤唇红、烦躁不宁、尿赤便干；小儿百日咳、急性支气管炎、肺炎及小儿咳喘见上述证候者
- 口服。梨汤或温开水送服，一次1丸，2次/天
- 1.5g/丸

羊胆丸

- 羊胆干膏、浙贝母、百部、白及、甘草
- 灰黄色的水丸，气微腥，味甘、苦
- 止咳化痰，止血
- 适用于痰火阻肺引起的咳嗽咳痰、痰中带血；百日咳见上述证候者
- 口服。一次3g，3次/天
- 60g/瓶

百咳宁片

- 青黛、白果、川贝母
- 糖衣片，除去糖衣后显蓝灰色，味淡
- 清热化痰，止咳定喘
- 适用于小儿邪热化火入里、痰浊壅肺引起的顿咳及咳嗽、哮喘，症状为阵发性痉咳，痰多黏稠，面红目赤，日轻夜重，咳剧时伴有深吸气样鸡鸣声，必待咳出痰涎、乳食后，痉咳方可缓解，或咳喘哮鸣、痰黄黏稠、口干咽燥、溲赤便干；小儿百日咳痉咳期、支气管炎、支气管哮喘见上述证候者
- 口服。1岁以内一次2片；1~3岁一次3~4片。3次/天
- 0.1g/片

顿咳

小儿百日咳散

- 麻黄、青蒿、百部、山楂、桔梗、陈皮、桑白皮、葶苈子、川贝母、紫苏子、牛蒡子、法半夏、旋覆花
- 淡棕色粉末，气微，味微苦
- 止咳化痰平喘
- 适用于小儿顿咳和各种咳嗽，症状为咳嗽阵作、昼轻夜重，咳时面红耳赤、涕泪交流，咳后回吼，吐出乳食痰液，痉咳方可暂停，剧咳时痰中带有血丝，甚则鼻出血及结膜下出血，可见舌系带溃疡；小儿百日咳痉咳期及支气管炎见上述证候者
- 口服。初生婴儿一次0.15g；1~6个月一次0.75g；6个月至2岁一次1.5g；3~5岁一次3g。2次/天
- 1.5g/袋

百咳静糖浆

- 黄芩、陈皮、桑白皮、瓜蒌仁（炒）、清半夏等16味中药
- 黑褐色的黏稠液体，气香，味微苦、涩
- 清热化痰，止咳平喘
- 适用于外感风热引起的咳嗽、咳痰；感冒，急、慢性支气管炎，百日咳见上述证候者
- 口服。1~2岁一次5ml；3~5岁一次10ml。3次/天
- 10ml/支，60ml/瓶、100ml/瓶、120ml/瓶
- 糖尿病、高血压、心脏病患者慎用

第三节　喉痹、乳蛾、口疮

人工牛黄、大黄、黄连、珍珠、雄黄、赤芍、乳香（制）、没药（制）、冰片、甘草、川贝母、天花粉

深土黄色粉末，味苦

清热解毒

适用于毒火内热引起的口舌生疮、咳嗽痰黄、咽喉肿痛、大便秘结

口服。1~3 岁一次 0.5g，2 次 / 天；1 岁以下酌减

0.5g/ 袋

不宜过量、久服

赛金化毒散

珍珠、雄黄、黄连、甘草、天花粉、川贝母、赤芍、乳香（制）、没药（制）、冰片、大黄、人工牛黄

胶囊剂：内容物是杏黄色至棕黄色的颗粒或粉末，味苦

散剂：杏黄色至棕黄色的粉末，味苦，有清凉感

清热解毒，活血消肿

适用于小儿疹后余毒未尽引起的烦躁、口渴、口疮、便秘、疖肿溃烂

胶囊剂：0.3g/ 粒，口服，一次 2 粒，1~2 次 / 天；3 岁以内小儿酌减。外用，将内容物敷于患处

散剂：0.6g/ 袋，口服，一次 0.6g，1~2 次 / 天；3 岁以内小儿酌减。外用，敷于患处

肺胃阴虚火旺引起的慢喉痹者，阴虚火旺、虚火上炎引起的口疮者不宜使用

脾胃虚弱、体质弱者慎服

不宜过量、久服

小儿化毒胶囊（散）

喉痹、乳蛾、口疮

玄参、薄荷、蝉蜕、蒲公英、牛蒡子（炒）、板蓝根、连翘、牡丹皮、青黛

棕色颗粒，味甜、微苦

清热解表，解毒利咽

适用于小儿感风热导致的发热头痛、咳嗽音哑、咽喉肿痛

开水冲服。1 岁以内一次 3g；1~5 岁一次 6g；5 岁以上一次 9~12g。2~3 次 / 天

6g/ 袋

夏季暑热重时，可加服藿香正气丸或六一散

小儿清咽冲剂

射干、金银花、金果榄、桔梗、玄参、麦冬、冰片、人工牛黄

黄棕色至棕褐色的颗粒，味甜、微苦，或味微甜、微苦（无蔗糖）

清热利咽，解毒止痛

适用于小儿肺胃热盛引起的喉痹、乳蛾，症状为咽喉肿痛、咳嗽痰盛、口舌糜烂；急性咽炎、急性扁桃体炎见上述证候者

开水冲服。1~2 岁一次 2g 或 1g（无蔗糖），2 次 / 天；3~5 岁一次 4g 或 2g（无蔗糖），3 次 / 天；6~14 岁一次 8g 或 4g（无蔗糖），2~3 次 / 天

8g/ 袋、4g/ 袋（无蔗糖）

虚火乳蛾、喉痹者不宜使用

小儿咽扁颗粒

第四节 惊风

白术、天竺黄、茯苓、党参、琥珀、钩藤、甘草、薄荷、朱砂、僵蚕（炒）等

黄褐色粉末，气香

解热镇惊，祛风止搐

适用于感冒发热、呕吐腹泻、痉挛惊风；小儿急惊风见上述证候者

散剂：0.5g/袋，口服。一次1袋，2~3次/天；6个月以下小儿酌减

泡腾片：0.3g/片，口服。将药片放杯中，加适量开水，自然发泡溶解后服用，6个月以下一次1片，3次/天；6个月至1岁一次2片，2次/天；1~2岁一次3片，2次/天，或遵医嘱

娃娃宁

茯苓、琥珀、全蝎、雄黄、朱砂、僵蚕（炒）、人工牛黄、胆南星、天竺黄、人工麝香

黄棕色至红棕色大蜜丸，气微香，味略苦

清热镇惊，祛风化痰

适用于小儿风痰壅盛引起的惊风，症状为高热神昏、惊风抽搐

口服。一次1丸，1~2次/天；周岁以内小儿酌减

1.5g/丸

脾胃虚寒引起的慢脾风者，阴虚火旺引起的虚风内动者慎用

不宜过量、久服

牛黄抱龙丸

朱砂、甘草、琥珀、山药（炒）、天竺黄、檀香、枳壳（炒）、茯苓、胆南星、枳实（炒）、红参

棕红色大蜜丸，味甘、微苦、辛

清热化痰，镇静安神

适用于饮食内伤引起的痰食型急惊风，症状为发热抽搐、烦躁不安、痰喘气急、惊厥不安

口服。一次1丸，2次/天；婴儿一次1/3丸，化服

1.8g/丸

不宜过量、久服

脾胃虚弱、阴虚火旺者慎用

琥珀抱龙丸

惊风

黄连、儿茶、冰片、香墨、胡黄连、熊胆粉、麝香、人工牛黄、牛胆汁

胶囊剂：内容物是黑色或墨绿色颗粒，气芳香，味苦，有清凉感

锭剂：黑色光亮的球形小锭，气芳香，味苦，有清凉感

清热，解毒，镇惊

适用于邪毒内蕴引起的口舌生疮、牙龈咽喉肿痛、小儿高热、烦躁易惊

胶囊剂：0.3g/粒、0.15g/粒，口服。一次1~2粒（0.3g/粒），或2~4粒（0.15g/粒），2次/天；3岁以内小儿酌减

锭剂：每10锭重1.5g，口服。一次2~4锭，2次/天；3岁以内小儿酌减

不宜用于肺胃阴虚引起的慢喉痹、脾虚肝旺慢惊风证或虚风内动证

脾胃虚弱、体弱小儿不宜久服

万应胶囊（锭）

人工牛黄、黄芩、栀子、天竺黄、川贝母等19味中药

黄棕色粉末，气芳香，味苦

祛风化痰，退热镇惊

适用于小儿痰热内蕴引起的急热惊风，症状为发热咳嗽、咳吐痰涎、大便不通；高热惊厥见上述证候者

口服。一次0.52g，3次/天；1岁以内遵医嘱酌减

0.26g/瓶

脾虚慢惊风者以及寒痰停饮咳嗽者不宜服

不宜过量、久服

小儿急惊风不宜单用本品

八宝惊风散

苍术、羌活、大黄、大黄（制）、制川乌、车前子、甘草

淡棕黄色颗粒，味甜、微苦

清热燥湿，消积止泻

适用于食滞胃肠引起的泄泻，症状为腹泻、大便含有不消化食物

开水冲服。6个月以内一次1g；6个月~3岁一次2g。2次/天

2g/袋

阴虚火旺、脾胃虚寒者慎用

不宜过量、久服

小儿泄泻停颗粒

茜草藤、乌梅、甘草

棕色至棕褐色颗粒，味甜、微苦

清热燥湿，固肠止泻

适用于湿热内蕴引起的小儿腹泻，症状为大便呈水样或蛋花汤样，或伴有发热、腹痛、恶心、呕吐等

开水冲服。1~6个月一次0.5g；7个月~2岁一次1g；2~3岁一次2g；4~6岁一次3g；7~14岁一次4g。3次/天，3天为一个疗程

0.5g/袋

脾虚或脾肾阳虚引起的虚寒泄泻者不宜服用

重度营养不良、感染性肠炎患者及大便有脓血者需配合其他治疗

脱水及病重患儿不宜单独使用本品

儿泻停颗粒

泄泻

茯苓、陈皮、砂仁、木香（煨）、赤石脂（煅）、肉豆蔻（煨）、伏龙肝

棕黄色颗粒，气香，味甜、微苦、辛凉

健脾和胃，利湿止泻

适用于脾胃虚弱引起的泄泻，症状为大便溏泻、纳少倦怠；小儿消化不良见上述证候者

开水冲服。1岁以内一次3g，1~2岁一次6g，3次/天；2~3岁一次12g，2次/天

12g/袋

不宜用于合并其他感染的小儿腹泻

外感寒邪、内蕴湿热腹泻者不宜服用

小儿止泻安颗粒

茯苓、儿茶、乌梅、地锦草、山楂（焦）、白芍、甘草

棕黄色颗粒，味甜、微涩

清热利湿，健脾止泻，缓急止痛

适用于小儿湿热壅遏大肠引起的泄泻，症状为大便稀薄如水样、腹痛、纳差；小儿秋季腹泻及慢性腹泻见上述证候者

口服。6个月以内一次1.5~3g；6个月~1岁一次3~6g；1~3岁一次6~10g；3~7岁一次10~15g；7~12岁一次15~20g。3~4次/天，或遵医嘱

3g/袋、5g/袋、10g/袋

虚寒泄泻者不宜服用

小儿泻速停颗粒

泄泻

止泻灵颗粒
- 党参、莲子、茯苓、白术（炒）、薏苡仁（炒）、白扁豆（炒）、山药、陈皮、泽泻、甘草
- 棕色或棕褐色颗粒，味甜、微辛
- 健脾益气，渗湿止泻
- 适用于脾胃虚弱引起的泄泻，症状为大便溏泄、饮食减少、腹胀、倦怠懒言；慢性肠炎见上述证候者
- 口服。一次 12g，3 次 / 天；6 岁以下儿童减半，或遵医嘱
- 12g/ 袋、6g/ 袋
- 感受外邪、内伤饮食或湿热腹泻者忌用

小儿腹泻宁袋泡剂（糖浆）
- 党参、葛根、白术、茯苓、甘草、广藿香、木香
- 袋泡剂：内装棕黑色颗粒，袋泡浸出液棕褐色，味微甜，气清香
- 糖浆剂：深棕色黏稠液体，气香，味甜、微涩
- 健脾和胃，生津止泻
- 适用于脾胃气虚引起的泄泻，症状为大便溏泻、腹胀腹痛、纳减、呕吐、口干、倦怠乏力、舌质淡苔白
- 袋泡剂：5g/ 袋，取本品置于杯中，用沸水加盖浸泡 20 分钟，呷服浸泡液。1 岁以内一次 1 包，2 次 / 天；1~3 岁一次 1 包，3 次 / 天；3~7 岁一次 1 包，4 次 / 天
- 糖浆剂：10ml/ 瓶，口服。10 岁以上儿童一次 10ml，2 次 / 天；10 岁以下儿童酌减
- 感受外邪、内伤食滞、湿热下注引起的泄泻者不宜使用

小儿泻痢片
- 黄连、黄芩、葛根、白芍、甘草、茯苓、厚朴、乌梅、滑石粉、山楂（焦）
- 糖衣片或薄膜衣片，除去包衣后显棕色至棕褐色，气微，味苦
- 清热利湿，止泻
- 适用于小儿湿热下注引起的痢疾、泄泻，症状为大便次数增多，或里急后重、下利赤白
- 口服。1 岁以内一次 1 片；2~3 岁一次 2~3 片；4 岁以上一次 4~6 片。4 次 / 天
- 薄膜衣片，0.18g/ 片；糖衣片，片心重 0.17g
- 寒湿或虚寒泻痢者忌服
- 外感疫毒不洁之物引起疫毒痢者不宜单用本药

小儿健脾贴膏
- 丁香、磁石、麝香、冰片、吴茱萸、五倍子
- 涂于胶布上的棕黑色圆形膏状物，具丁香香气
- 温中健脾，和胃止泻
- 适用于脾胃虚寒引起的小儿消化不良，症状为大便次数增多、内含不消化物
- 穴位贴敷。取足三里、天枢、中脘、关元等穴贴敷，久泻者加贴脾俞穴，1 次 / 天
- 0.4g/ 贴
- 湿热泄泻者不宜使用
- 有皮肤过敏者忌用
- 贴敷时间不宜过长

小儿康颗粒
- 白术、茯苓、山楂、太子参、葫芦茶、麦芽、白芍、乌梅、榧子、槟榔、蝉蜕、陈皮
- 红棕色颗粒，气香，味甜、微苦
- 健脾开胃，消食化滞，驱虫止痛
- 适用于脾胃虚弱、食滞内停引起的腹泻、虫积，症状为食滞纳少、烦躁不安、精神疲倦、脘腹胀满、面色萎黄、大便稀溏
- 温开水送服。1 岁以内一次 5g；1~4 岁一次 10g；4 岁以上一次 20g。3 次 / 天
- 5g/ 袋、10g/ 袋
- 外感寒热或湿热腹泻、腹痛者忌用
- 不宜久服

小儿腹泻外敷散
- 吴茱萸、丁香、胡椒、肉桂
- 棕黄色的粉末，气芳香，味辛
- 温中散寒，止痛止泻
- 适用于脾胃虚寒引起的泄泻，症状为大便溏泄，脘腹疼痛、喜温喜按
- 外用。用食醋调成糊状，敷于脐部。2 岁以下一次 1/4 瓶；2 岁以上一次 1/3 瓶。大便每天超过 20 次者，加敷涌泉穴，用量为 1/4 瓶，每 24 小时换药一次
- 5g/ 瓶
- 脐部有疮疖、破溃者不宜使用
- 皮肤过敏者忌用

小儿香橘丸
- 木香、陈皮、苍术（米泔炒）、白术（炒）、茯苓等 19 味中药
- 棕褐色大蜜丸，气微香，味苦
- 健脾和胃，消食止泻
- 适用于脾虚食滞引起的呕吐腹泻、脾胃不和、身热腹胀、面黄肌瘦、不思饮食
- 口服。一次 1 丸，3 次 / 天；1 岁以内小儿酌减
- 3g/ 丸
- 属风寒泻、暑湿泻以及胃阴不足厌食者忌用

婴儿健脾颗粒（口服液）

- 木香、白术（炒）、山药（炒）、鸡内金（炒）、川贝母、白扁豆（炒）、人工牛黄、碳酸氢钠
- 颗粒剂：淡黄色颗粒，气香，味甜
- 口服液：棕色液体，味甜、微苦
- 健脾，消食，止泻
- 适用于脾虚夹滞引起的泄泻，症状为大便次数增多、质稀气臭，消化不良，面色不华，乳食少进，腹胀腹痛，睡眠不宁；婴儿非感染性腹泻见上述证候者
- 颗粒剂：2g/袋，口服。1岁以内一次 1g；1~3岁一次 4g；4~7岁一次 8g。2 次/天
- 口服液：10ml/支，口服。6 个月以内一次 5ml；6 个月~1 岁一次 10ml；1~2 岁一次 15ml。3 次/天
- 风寒泄泻、湿热泄泻者忌用

胃肠安丸

- 木香、沉香、檀香、大黄、枳壳（麸炒）、厚朴（姜制）、麝香、巴豆霜、大枣（去核）、川芎、朱砂
- 朱红色水丸，气芳香，味甘、辛、苦
- 芳香化浊，理气止痛，健胃导滞
- 适用于湿浊中阻、食滞不化引起的腹泻、纳差、恶心、呕吐、腹胀、腹痛；消化不良、肠炎、痢疾见上述证候者
- 口服。小丸：一次 20 丸，3 次/天；1 岁内一次 4~6 丸，2~3 次/天；1~3 岁一次6~12丸，3次/天；3岁以上酌加。大丸：一次 4 丸，3 次/天
- 小丸每 20 丸重 0.08g；大丸每 4 丸重 0.08g
- 湿热或虚寒引起的泄泻、痢疾者不宜用
- 不可久用

香苏调胃片

- 广藿香、香薷、木香、紫苏叶、厚朴（姜制）等 16 味中药
- 糖衣片，除去糖衣后显深棕色，气微香，味甘、微辛
- 解表和中，健胃化滞
- 适用于胃肠积滞、外感时邪导致的身热体倦，饮食少进、呕吐乳食、腹胀腹泻、小便不利
- 口服。1 岁以内一次 1~2 片；1~3岁一次 2~3 片；3 岁以上一次 3~5 片。2 次/天，温开水送下
- 片心重 0.2g
- 食积无表证者慎用
- 孕妇忌服

泄泻

幼泻宁颗粒

- 白术（焦）、炮姜、车前草
- 黄棕色至深棕色的颗粒，味甜、微辣
- 健脾化湿，温中止泻
- 适用于脾胃虚寒引起的泄泻、消化不良
- 口服。1~6 个月婴儿一次 3~6g；6个月~1 岁一次 6g；1~6 岁一次 12g。3 次/天
- 6g/袋
- 湿热蕴结、积滞胃肠或久泻伤阴者忌用

抱龙丸

- 茯苓、赤石脂、广藿香、法半夏、陈皮等 27 味中药
- 棕褐色大蜜丸，气香，味甘、辛、辣
- 祛风化痰，健脾和胃
- 适用于脾胃不和、风热痰内蕴引起的腹泻，症状为食乳不化，恶心呕吐，大便稀，夹有不消化食物
- 口服。1 岁以内一次 1 丸；1~2 岁一次 2 丸。2~3 次/天
- 1.56g/丸
- 慢惊及久病、气虚者忌服
- 不宜用于湿热泄泻、伤食泄泻者
- 不可过量、久服

泻定胶囊

- 铁苋菜、石榴皮、丁香、炮姜、山楂（炭）
- 内容物为棕褐色粉末，微具焦香气，味微苦、涩
- 温中燥湿，涩肠止泻
- 适用于小儿寒湿内盛引起的泄泻，症状为泻下清稀，甚则呈水样，肠鸣辘辘，脘腹冷痛，食少纳呆
- 口服。1 岁以内一次 1 粒；1~2 岁一次 2 粒；3 岁以上一次 3 粒。4 次/天，温开水送服，5 天为一个疗程
- 0.25g/粒
- 脾胃湿热、大肠湿热泻痢者忌用

健脾康儿片

- 茯苓、陈皮、黄连、木香、人参、甘草、白术（麸炒）、使君子肉（炒）、鸡内金（醋制）、山楂（炒）、山药（炒）
- 黄棕色片，气微香，味苦
- 健脾养胃，消食止泻
- 适用于脾虚胃肠不和、饮食不节导致的腹胀腹泻、面黄肌瘦、食少倦怠、小便短少
- 口服。1 岁以内一次 1~2 片；1~3岁一次 2~4 片；3 岁以上一次 5~6 片。2 次/天
- 0.2g/片
- 寒凝气滞或脾胃湿热引起的泄泻者忌用

第六节 厌食

复方消食颗粒

- 苍术、白术、广山楂、薏苡仁、神曲茶、饿蚂蝗
- 淡棕色至棕色颗粒，味甜
- 健脾利湿，开胃导滞
- 适用于食滞胃肠引起的厌食，症状为食积不化、食欲不振、便溏消瘦
- 开水冲服。一次 14g，3 次 / 天；周岁以内小儿酌减
- 7g/ 袋（相当于总药材 7g）
- 胃阴不足厌食者忌用

乐儿康糖浆

- 党参、麦冬、黄芪、茯苓、大枣、山药、薏苡仁、何首乌（制）、太子参、山楂（焦）、炒麦芽、陈皮、桑枝
- 棕黄色至棕褐色黏稠液体，味甜、微苦
- 益气健脾，和中开胃
- 适用于脾胃气虚引起的食欲不振、面黄、身瘦；厌食症、营养不良见上述证候者
- 口服。1~2 岁一次 5ml；2 岁以上一次 10ml。2~3 次 / 天
- 100ml/ 瓶
- 食积化热或胃阴不足引起的厌食者忌用

儿康宁糖浆

- 党参、黄芪、麦冬、大枣、白术、茯苓、山药、薏苡仁、何首乌（制）、山楂（焦）、麦芽（炒）、桑枝
- 棕黄色至棕褐色黏稠液体，气芳香，味甜
- 益气健脾，消食开胃
- 适用于脾胃气虚引起的厌食，症状为食欲不振、消化不良、面黄肌瘦、大便稀溏
- 口服。一次 10ml，3 次 / 天
- 10ml/ 支；150ml/ 瓶
- 食积化热、胃阴不足引起的厌食者不宜使用

厌食

小儿肠胃康颗粒

- 蝉蜕、赤芍、蚕沙、党参、玉竹、谷芽、木香、甘草、麦冬、鸡眼草、地胆草、谷精草、夜明砂、盐酸小檗碱
- 红棕色颗粒，气香，味甜、微苦
- 清热平肝，调理脾胃
- 适用于肝经郁热、脾胃虚弱引起的厌食、夜啼，症状为腹胀腹泻，大便稀溏、夹有不消化食物残渣，食欲不振、纳呆食少、面色无华，或夜间啼哭、烦躁不安、面赤唇红、小便短赤；小儿厌食症、小儿营养不良、夜惊见上述证候者
- 开水冲服。一次 5~10g，3 次 / 天
- 5g/ 袋
- 脏腑虚寒者忌服

儿宝颗粒（膏）

- 茯苓、山药、陈皮、太子参、北沙参、山楂（炒）、麦芽（炒）、白芍（炒）、白扁豆（炒）、麦冬、葛根（煨）
- 颗粒剂：淡黄色至棕黄色颗粒，味甜、微酸
- 膏剂：棕褐色稠厚半流体，味甜、微酸
- 健脾益气，生津开胃
- 适用于脾气虚弱、胃阴不足引起的纳呆厌食、口干燥渴、大便久泻、面黄体弱、精神不振、盗汗
- 颗粒剂：4.5g/ 袋（低蔗糖型）、5g/ 袋、9g/ 袋（低蔗糖型）、10g/ 袋、15g/ 袋，开水冲服。1~3 岁一次 5g 或 4.5g（低蔗糖型）；4~6 岁一次 7.5g 或 6.8g（低蔗糖型）；6 岁以上一次 10g 或 9g（低蔗糖型）。2~3 次 / 天
- 膏剂：100g/ 瓶、220g/ 瓶，口服。1~3 岁一次 10g；4~6 岁一次 15g；6 岁以上一次 20~25g。2~3 次 / 天
- 食积内热厌食者忌用

第七节 积滞

清胃保安丸

茯苓、砂仁、陈皮、甘草、白术（麸炒）、山楂（炒）、六神曲（麸炒）、麦芽（炒）、青皮（醋制）、厚朴（姜制）、槟榔、枳实、枳壳（去瓤,麸炒）、白酒曲

黄色大蜜丸，气香，味甜、酸

消食化滞，和胃止呕

适用于食滞胃肠引起积滞，症状为小儿停食停乳、脘腹胀满、呕吐、心烦、口渴

口服。一次1丸，2次/天

3g/丸

脾胃虚弱、中焦虚寒者慎用

一捻金

大黄、槟榔、人参、朱砂、牵牛子（炒）

黄棕色至黄褐色粉末，气微，味微苦而涩

消食导滞，祛痰通便

适用于脾胃不和、痰食阻滞引起的积滞，症状为停食停乳、腹胀便秘、痰盛喘咳

口服。1岁以内一次0.3g；1~3岁一次0.6g；4~6岁一次1g。1~2次/天

1.2g/袋

不宜久服

肝肾功能不良者慎用

健胃消食片

陈皮、山药、山楂、太子参、麦芽（炒）

淡棕黄色片或薄膜衣片，也可为异型片，薄膜衣片除去包衣后显淡棕黄色，气略香，味微甜、酸

健胃消食

适用于脾胃虚弱引起的消化不良

口服。一次4~6片，3次/天；小儿酌减

0.5g/片

小儿疳证兼有虫积者，应当配合驱虫药

小儿化食丸

六神曲（炒焦）、麦芽（炒焦）、山楂（炒焦）、槟榔（炒焦）、莪术（醋制）、三棱（制）、牵牛子（炒焦）、大黄

棕褐色大蜜丸，味微苦

消食化滞，泻火通便

适用于食滞化热引起的积滞，症状为厌食、烦躁、恶心呕吐、口渴、脘腹胀满、大便干燥

口服。1岁以内一次1丸；1岁以上一次2丸。2次/天

1.5g/丸

脾虚夹积者慎用

不宜久服

小儿消食片

山楂、槟榔、陈皮、鸡内金（炒）、六神曲（炒）、麦芽（炒）

浅棕色的片，或为异型薄膜衣片，除去包衣后显浅棕色，气微，味甘、微酸

消食化滞，健脾和胃

适用于食滞肠胃引起积滞，症状为食少、便秘、脘腹胀满、面黄肌瘦

口服或咀嚼。1~3岁一次2~4片，3~7岁一次4~6片，3次/天。薄膜衣片：1~3岁一次2~3片，3~7岁一次3~5片，3次/天

0.3g/片；薄膜衣片0.4g/片

脾胃虚弱、内无积滞者慎用

小儿胃宝丸（片）

山药（炒）、山楂（炒）、麦芽（炒）、六神曲（炒）、鸡蛋壳（焙）

红、黄、绿及白色水丸，气香，味酸甜

消食化积，健脾和胃

适用于脾虚食滞引起的积滞，症状为停食停乳、呕吐腹泻、消化不良

丸剂 0.5g/丸，口服。一次2~3丸，3次/天；3岁以上酌增

片剂 0.5g/片，口服。一次2~3片，3次/天；3岁以上酌增

脾胃虚寒或食积内热者忌用

第八节 疳证

利儿康口服液

白术、莲子、陈皮、白芍、大枣、北沙参、麦芽（炒）、谷芽（炒）、鸡内金（制）、川楝子（醋炒）、柏子仁、龙骨（煅）、牡蛎（煅）、银柴胡、甘草

红棕色液体，气香，味甜、微苦

健脾，消食，开胃

适用于脾虚食滞引起的小儿疳积、厌食，症状为小儿体弱、厌食拒食、面黄肌瘦、精神倦怠、多汗烦躁、大便失常；小儿营养不良、小儿厌食症见上述证候者

口服。一次5ml（2岁以下）、10ml（2~10岁）或15ml（10岁以上），3次/天，或遵医嘱

10ml/支、50ml/瓶

气阴耗竭、脾胃衰败型干疳重症及胃阴不足型厌食者不宜服用

疳积散

茯苓、石燕（煅）、谷精草、威灵仙、石决明（煅）、使君子仁、鸡内金（炒）

灰黄色粉末，味微涩

消积化滞

适用于食滞脾胃引起的疳证，症状为不思乳食、面黄肌瘦、腹部膨胀、消化不良

口服。用热米汤加少量糖调服，一次9g，2次/天；3岁以内小儿酌减

9g/袋

疳积重症者忌用

健儿糖浆

萝藦、爵床

棕黑色液体，味甜、微苦

健脾补气，消积化滞

适用于脾胃虚弱、食滞肠胃引起的疳证，症状为纳呆食少、面黄肌瘦、脘腹胀满、大便不调等

口服。1岁以内一次5ml；1~2岁一次8ml；3~5岁一次10ml。3次/天，10天为一个疗程，或遵医嘱

10ml/支

疳积重症者慎用

疳证

儿童清热导滞丸

鸡内金（醋制）、莪术（醋制）、厚朴（姜制）、枳实、山楂（焦）等20味中药

棕褐色大蜜丸，味甜、微苦

健脾导滞，消积化虫

适用于食滞肠胃引起的疳证，症状为不思饮食、消化不良、面黄肌瘦、烦躁口渴、胸膈满闷、积聚痞块，也用于虫积腹痛

口服。一次1丸，3次/天；1岁以内酌减

3g/丸

脾胃虚弱，无虫积、内热者禁用

不可久服

化积口服液

红花、槟榔、雷丸、鹤虱、茯苓（去皮）、海螵蛸、鸡内金（炒）、三棱（醋制）、莪术（醋制）、使君子仁

黄棕色澄清液体，气清香，味甜、微苦

健脾导滞，化积除疳

适用于脾胃虚弱引起的疳证，症状为面黄肌瘦、腹胀腹痛、厌食或食欲不振、大便失调

口服。1岁以内一次5ml，2次/天；2~5岁一次10ml，2次/天；5岁以上一次10ml，3次/天。或遵医嘱

10ml/支

气液耗伤、脾胃衰败引起的干疳重证者不宜应用

不宜久服

健儿素颗粒

党参、麦冬、白芍、白术（炒）、薏苡仁、南沙参、稻芽（炒）、诃子

浅黄色颗粒，味甜

益气健脾，和胃运中

适用于脾胃气虚引起的疳证，症状为食欲不振、消化不良、腹满腹痛、面黄肌瘦

开水冲服。一次20~30g，3次/天

10g/袋、100g/瓶

疳积重症者不宜使用

静灵口服液

- 山药、远志、龙骨、茯苓、熟地黄、牡丹皮、泽泻、女贞子、知母（盐制）、黄柏、五味子、石菖蒲
- 棕褐色至深棕色液体，气香，味甜、微苦
- 滋阴潜阳，宁神益智
- 适用于儿童多动症，见注意力不集中、多动多语、冲动任性、学习困难、舌质红、脉细数等属肾阴不足、肝阳偏旺者
- 口服。3~5 岁一次 5ml，2 次 / 天；6~14 岁一次 10ml，2 次 / 天；14 岁以上一次 10ml，3 次 / 天
- 10ml/ 支
- 心脾两虚、痰火扰心引起的多动症患者不宜用

小儿多动症及其他

遗尿停胶囊

- 文冠果子仁霜等
- 内容物为淡黄色或棕黄色颗粒，味微苦、涩
- 益气健脾，补肾缩尿
- 适用于肾气不足、肺脾气虚引起的儿童功能性遗尿，症状为睡中遗尿、尿色清、神疲乏力、面色无华
- 口服。5~7 岁一次 6 粒；8~14 岁一次 8 粒。2 次 / 天
- 0.2g/ 粒
- 个别患儿服药后可出现轻微恶心、胃中不适等症状

小儿智力糖浆

- 龟甲、龙骨、远志、石菖蒲、雄鸡
- 棕褐色黏稠液体，气微香，味甜、微辛
- 调补阴阳，开窍益智
- 适用于小儿轻微脑功能障碍综合征
- 口服。一次 10~15ml，3 次 / 天
- 10ml/ 支
- 痰热内扰引起的多动症患者忌用

第六章

五官科常用中成药

五官科常用中成药
- 眼科疾病中成药
- 口腔科疾病中成药
- 耳鼻喉科疾病中成药

第一节　眼科疾病中成药

麝珠明目滴眼液
- 黄连、黄柏、大黄、珍珠（水飞）、麝香、冬虫夏草、石决明（煅）、冰片、蛇胆汁、猪胆（膏）、炉甘石（煅）、紫苏叶、荆芥
- 淡黄色粉末，具特异香气。溶剂为无色澄明液体
- 消翳明目
- 适用于老年性初、中期白内障及视疲劳，症状为眼部疲倦、眼酸胀痛、眼干涩、视物模糊
- 外用。滴眼，取本品1支（0.3g）倒入装有5ml生理盐水的滴眼瓶中，摇匀，即可滴眼。一次3滴，2次/天，一个月为一个疗程
- 0.3g/瓶，每瓶装溶剂5ml

障翳散
- 丹参、红花、茺蔚子、青葙子、决明子、蝉蜕等24味中药
- 黄色粉末，气芳香
- 行滞祛瘀，退障消翳
- 适用于老年性白内障及角膜翳
- 外用。临用时，将本品倒入滴眼用溶剂瓶中，摇匀后滴入眼睑内，一次2~3滴，3~4次/天
- 0.3g/瓶，滴眼用溶剂8ml/瓶
- 用药前应将药液摇匀，再行滴用
- 药液滴入内眦部或下眼睑结膜囊内，轻轻闭合眼睑，休息5分钟以上
- 滴药时避免药瓶口触及眼睑

眼科疾病中成药

增光片
- 党参、枸杞子、当归、泽泻、石菖蒲、五味子、远志（甘草水制）、麦冬、茯苓、丹皮
- 糖衣片，除去糖衣后，显棕褐色，味酸、微苦
- 补益气血，滋养肝肾，明目安神
- 适用于肝肾不足、气血亏虚引起的远视力下降、不能久视、干涩不舒
- 口服。一次4~6片，3次/天
- 每片含生药0.3g
- 非肝肾不足者慎服

熊胆丸
- 熊胆、龙胆、大黄、栀子、黄芩等17味中药
- 胶囊剂，内容物为棕褐色的粉末，气清凉，味苦、微辛
- 清热利湿，散风止痛
- 适用于风热或肝经湿热导致的目赤肿痛、羞明多泪
- 口服。一次4粒，2次/天；小儿酌减
- 0.25g/粒
- 脾胃虚寒者忌用

眼科疾病中成药

石斛明目丸

- 石斛、青葙子、决明子（炒）、蒺藜（去刺，盐制）、熟地黄等27味中药
- 棕红色光亮浓缩丸，除去外衣后显黄褐色，味微酸、苦、涩
- 平肝清热，滋肾明目
- 适用于肝肾两亏、虚火上升导致的瞳仁散大、视力减退、夜盲昏花、目涩羞明、头目眩晕、精神疲倦
- 口服。一次6g，2次/天
- 0.12g/丸
- 肝经风热、肝火上攻引起的实证者不宜使用
- 脾胃虚弱者慎用；孕妇慎服

八宝眼药

- 熊胆、硼砂（炒）、冰片、珍珠、朱砂、炉甘石（三黄汤飞）、荸荠、海螵蛸（去壳）、麝香
- 淡棕色的粉末，气香
- 消肿止痛，退翳明目
- 适用于肝胃火盛引起的目赤肿痛、眼缘溃烂、畏光怕风、眼角涩痒
- 外用。每次用少量，点于眼角，2~3次/天
- 0.3g/瓶

丹红化瘀口服液

- 丹参、川芎、当归、桃仁、红花、柴胡、枳壳
- 深棕色液体，气微，味微苦
- 活血化瘀，行气通络
- 适用于气滞血瘀导致的视物不清，或突然失明；视网膜中央静脉阻塞症吸收期见上述证候者
- 口服。一次10~20ml，3次/天
- 10ml/支
- 气虚体弱或阴虚体质者不宜单独使用

上清丸

- 菊花、荆芥、防风、薄荷、连翘、川芎、白芷、桔梗、栀子、黄芩（酒炒）、黄柏（酒炒）、大黄（酒炒）
- 黑棕色大蜜丸或黄褐色水丸，气微，味甘、苦
- 清热散风，解毒通便
- 适用于风热火盛引起的头晕耳鸣、目赤、鼻窦炎、口舌生疮、牙龈肿痛、大便秘结
- 口服。大蜜丸一次1丸，水丸一次6g，1~2次/天
- 大蜜丸9g/丸；水丸6g/袋
- 虚火上炎者慎用；脾胃虚寒者慎服

开光复明丸

- 栀子、黄芩、黄连、黄柏、大黄、龙胆等18味中药
- 黑褐色的大蜜丸，味甘而苦
- 清热散风，退翳明目
- 适用于肝胆热盛导致的暴发火眼、红肿痛痒、眼睑赤烂、云翳气蒙、羞明多眵
- 口服。一次1~2丸，2次/天
- 6g/丸
- 脾胃虚寒者慎用

马应龙八宝眼膏

- 琥珀、珍珠、冰片、硼砂、硇砂、炉甘石（煅）、麝香、人工牛黄
- 浅黄色至浅黄棕色的软膏，气香，有清凉感
- 清热退赤，止痒去翳
- 适用于风火上扰引起的眼睛红肿痛痒、流泪、眼睑红烂；沙眼见上述证候者
- 外用。点入眼睑内，2~3次/天
- 2g/支

眼科疾病中成药

明珠口服液
- 决明子、何首乌（制）、珍珠母、菊花、枸杞子等 15 味中药
- 红棕色至棕褐色液体，味苦、微甜
- 滋补肝肾，养血活血，渗湿明目
- 适用于肝肾阴虚引起中心性浆液性脉络膜视网膜病变，症状为视力下降、视瞻有色、视物变形等
- 口服。一次 10ml，3 次 / 天
- 10ml/ 支
- 风热、肝火实证者不宜用

珍珠明目滴眼液
- 珍珠液、冰片
- 无色澄明液体，有冰片香气
- 清热泻火，养肝明目
- 适用于肝虚火旺导致视力疲劳症和慢性结膜炎，长期使用可以保护视力
- 外用。滴于眼睑内，一次 1~2 滴，3~5 次 / 天
- 8ml/ 瓶、10ml/ 瓶

明目蒺藜丸
- 黄连、白芷、蒺藜、地黄、荆芥、旋覆花等 23 味中药
- 黄褐色水丸，气微，味微辛、苦
- 清热散风，明目退翳
- 适用于上焦火盛导致的暴发火眼、云蒙障翳、羞明多眵、眼边赤烂、红肿痛痒、迎风流泪
- 口服。一次 9g，2 次 / 天
- 每 20 粒重 1g
- 阴虚火旺者慎用

明目上清片
- 桔梗、熟大黄、天花粉、石膏、麦冬等 21 味中药
- 棕色至棕褐色的片，或为薄膜衣片，除去包衣后显棕色至棕褐色，味苦
- 清热散风，明目止痛
- 适用于外感风热引起的暴发火眼、红肿作痛、头晕目眩、眼边刺痒、大便燥结、小便赤黄
- 口服。一次 4 片，2 次 / 天
- 素片，0.60g/ 片；薄膜衣片，0.63g/ 片
- 脾胃虚寒者忌用

拨云退翳丸
- 密蒙花、蒺藜、菊花、蛇蜕、荆芥穗、蔓荆子等 17 味中药
- 黑褐色至黑色的大蜜丸，气芳香，味苦
- 散风清热，退翳明目
- 适用于风热上扰引起的目翳外障、视物不清、隐痛流泪
- 口服。一次 1 丸，2 次 / 天
- 9g/ 丸
- 阴虚火旺者忌用

石斛夜光丸（颗粒）
- 石斛、人参、山药、茯苓、甘草等 25 味中药
- 丸剂：棕色水蜜丸、棕黑色的小蜜丸或大蜜丸，味甜而苦
- 颗粒剂：棕黄色至棕色颗粒，味苦
- 滋阴补肾，清肝明目
- 适用于肝肾两亏、阴虚火旺引起的内障目暗、视物昏花
- 丸剂：水蜜丸 0.2g/ 粒，6g/ 袋；大蜜丸，9g/ 丸，口服。水蜜丸一次 6g，小蜜丸一次 9g，大蜜丸一次 1 丸，2 次 / 天
- 颗粒剂：2.5g/ 袋，开水冲服。一次 2.5g，2 次 / 天
- 肝经风热、肝火上攻引起的实证者不宜使用
- 脾胃虚弱者慎服

珍视明滴眼液
- 珍珠层粉、天然冰片、硼砂、硼酸
- 近无色至微黄色的澄明液体，气香
- 清热解痉，去翳明目
- 适用于肝阴不足、肝气偏盛引起的不能久视、轻度眼胀、眼痛、青少年远视力下降；青少年假性近视、视力疲劳、轻度青光眼见上述证候者
- 外用。滴于眼睑内，一次 1~2 滴，3~5 次 / 天；必要时可酌情增加
- 8ml/ 瓶、15ml/ 瓶

白敬宇眼药
- 熊胆、麝香、珍珠、炉甘石、海螵蛸、石决明、硇砂、冰片
- 乳黄色软膏，气香，味苦
- 清热消肿，止痛止痒，散风明目
- 适用于肝胃火盛引起的暴风客热、睑弦赤烂、胬肉攀睛
- 外用涂眼。取适量涂于睑缘部或眼睑内，2~3 次 / 天
- 1.2g/ 管
- 孕妇慎用

补益蒺藜丸
- 山药、茯苓、黄芪（蜜炙）、白术（炒）、白扁豆、芡实（麸炒）、当归、沙苑子、菟丝子、陈皮
- 棕色至棕褐色大蜜丸，气微香，味甘
- 健脾补肾，益气明目
- 适用于脾肾不足引起的眼目昏花、视物不清、腰酸气短
- 口服。一次 2 丸，2 次 / 天
- 6g/ 丸
- 脾胃湿热、肝胆实火者不宜使用

眼科疾病中成药

障眼明片
- 石菖蒲、决明子、肉苁蓉、葛根、青葙子等 23 味中药
- 糖衣片或薄膜衣片，除去包衣后显棕褐色，味甘，微酸
- 补益肝肾，退翳明目
- 适用于肝肾不足引起的干涩不舒、单眼复视、腰膝酸软，或轻度视力下降；早、中期老年性白内障见上述证候者
- 口服。一次 4 片，或一次 2 片（片重 0.42g），3 次 / 天
- 薄膜衣片，0.21g/ 片、0.42g/ 片；糖衣片，片心重 0.21g
- 脾胃虚寒者慎用

琥珀还睛丸
- 琥珀、菊花、青葙子、黄连、黄柏等 26 味中药
- 黄褐色至黑褐色大蜜丸，味甘、微苦
- 补益肝肾，清热明目
- 适用于肝肾两亏、虚火上炎引起的内外翳障、瞳仁散大、视力减退、夜盲昏花、目涩羞明、迎风流泪
- 口服。一次 2 丸，2 次 / 天
- 6g/ 丸
- 风热、肝火上扰致目疾者不宜用

黄连羊肝丸
- 黄连、黄芩、黄柏、木贼、龙胆、柴胡、青皮（醋制）、胡黄连、密蒙花、茺蔚子、决明子（炒）、石决明（煅）、夜明砂、鲜羊肝
- 黑褐色的大蜜丸，味苦
- 泻火明目
- 适用于肝火旺盛引起的目赤肿痛、视物昏暗、羞明流泪、眵肉攀睛
- 口服。一次 1 丸，1~2 次 / 天
- 9g/ 丸
- 阴虚火旺者慎用；脾胃虚寒者宜慎用
- 不可过量、久服

夏天无眼药水
- 夏天无提取物、天然冰片
- 淡黄色或黄棕色澄明液体
- 活血明目舒筋
- 适用于血瘀筋脉阻滞引起的青少年远视力下降、不能久视；青少年假性近视见上述证候者
- 外用。滴于眼睑内，一次 1~2 滴，3~5 次 / 天
- 5ml/ 支、8ml/ 支、10ml/ 支
- 青光眼患者不宜用
- 不宜滴眼药量过多、次数过频

明目地黄丸
- 山药、茯苓、泽泻、熟地黄、山茱萸（制）、牡丹皮、枸杞子、菊花、当归、白芍、蒺藜、石决明（煅）
- 黑褐色至黑色水蜜丸、黑色小蜜丸或大蜜丸，气微香，味先甜而后苦、涩
- 滋肾，养肝，明目
- 适用于肝肾阴虚引起的目涩畏光、视物模糊、迎风流泪
- 口服。水蜜丸一次 6g，小蜜丸一次 9g，大蜜丸一次 1 丸，2 次 / 天
- 水蜜丸，6g/ 袋；大蜜丸，9g/ 丸
- 肝经风热、肝火上扰者不宜使用
- 脾胃虚弱、运化失调者宜慎用；肝胆湿热内蕴者慎用

复方血栓通胶囊
- 三七、黄芪、丹参、玄参
- 内容物为灰黄色至灰褐色的粉末，味苦、微甘
- 活血化瘀，益气养阴
- 适用于血瘀兼气阴两虚引起的视网膜静脉阻塞，症状为视力下降或视觉异常、眼底瘀血征象、神疲乏力、咽干、口干；血瘀兼气阴两虚的稳定型劳累性心绞痛，症状为胸闷、胸痛、心悸、气短、乏力、心烦、口干
- 口服。一次 3 粒，3 次 / 天
- 0.5g/ 粒
- 痰瘀阻络、气滞血瘀者不宜应用

复方熊胆滴眼液
- 熊胆粉、天然冰片
- 淡黄色混悬液，气清香，味苦
- 清热降火，退翳明目
- 适用于肝火上炎、热毒伤络引起的白睛红赤、眵多、羞明流泪；急性细菌性结膜炎、流行性角结膜炎见上述证候者
- 外用。滴眼，一次 1~2 滴，6 次 / 天，或遵医嘱
- 5ml/ 瓶、8ml/ 瓶、12ml/ 瓶
- 虚寒证者忌用

复明片
- 羚羊角、蒺藜、木贼、菊花、车前子等 25 味中药
- 糖衣片或薄膜衣片，除去包衣后显黄棕色至棕褐色，气微香，味微苦
- 滋补肝肾，养阴生津，清肝明目
- 适用于肝肾阴虚引起的羞明畏光、视物模糊；青光眼，初、中期白内障见上述证候者
- 口服。一次 5 片，3 次 / 天
- 薄膜衣片，每片 0.31g；糖衣片，片心重 0.3g
- 脾胃虚寒者慎用

第二节 耳鼻喉科疾病中成药

```
          咽喉病 ── 耳鼻喉科    ── 耳病
                   疾病中成药
                            ── 鼻病
```

一、耳病

滴耳油
- 核桃油、黄柏、五倍子、薄荷素油、冰片
- 棕黄色澄清的液体，具冰片香气，味辛、凉
- 清热解毒，燥湿消肿
- 适用于肝经湿热蕴结引起的耳鸣耳聋，听力下降，耳内生疮、肿痛刺痒、破流脓水、久不收敛
- 外用滴耳。先擦净脓水，一次 2~3 滴，3~5 次/天
- 3g/瓶
- 虚证者慎用

耳炎液
- 白矾、竹叶柴胡、硼砂、麝香草酚
- 棕黄色黏稠液体，气芳香
- 清热消肿，敛湿去脓
- 适用于肝胆湿热引起的脓耳，症状为耳底肿痛、耳内流脓；急、慢性化脓性中耳炎见上述证候者
- 外用滴耳。一次 2~3 滴，2~3 次/天
- 5ml/瓶
- 虚证者慎用

耳聋丸
- 龙胆、黄芩、木通、地黄、泽泻、栀子、当归、甘草、羚羊角、九节菖蒲
- 黑褐色的小蜜丸或大蜜丸，味苦
- 清肝泻火，利湿通窍
- 适用于肝胆湿热引起的头晕头痛、耳聋耳鸣、耳内流脓
- 口服。小蜜丸一次 7g，大蜜丸一次 1 丸，2 次/天
- 小蜜丸每45丸重7g；大蜜丸7g/丸
- 阴虚火旺者、脾胃虚寒者慎用

通窍耳聋丸
- 柴胡、龙胆、木香、芦荟、黄芩、陈皮、当归、栀子（姜制）、青黛、熟地黄、天南星（矾制）、青皮（醋制）
- 白色光亮水丸，除去包衣呈绿褐色，味苦
- 清肝泻火，通窍润便
- 适用于肝经热盛引起的耳鸣耳聋、听力下降、耳底肿痛、头目眩晕、目赤口苦、胸膈满闷、大便秘结
- 口服。一次 6g，2 次/天
- 每 100 粒重 6g
- 阴虚火旺、脾胃虚寒者忌用

耳聋左慈丸
- 山药、茯苓、泽泻、磁石（煅）、熟地黄、山茱萸（制）、牡丹皮、竹叶柴胡
- 棕黑色水蜜丸、黑褐色小蜜丸或大蜜丸，味甜、微酸
- 滋肾平肝
- 适用于肝肾阴虚引起的耳鸣耳聋、头晕目眩
- 口服。水蜜丸一次 6g，小蜜丸一次 9g，大蜜丸一次 1 丸，2 次/天
- 水蜜丸，每 15 丸重 3g；小蜜丸，1g/丸；大蜜丸，9g/丸
- 肝火上炎、痰瘀阻滞引起的实证者慎用

二、鼻病

滴通鼻炎水

- 细辛、黄芩、白芷、辛夷、麻黄、蒲公英、苍耳子、石菖蒲
- 棕色的澄清溶液，气芳香，味微苦
- 祛风清热，宣肺通窍
- 适用于伤风鼻塞、鼻窒（慢性鼻炎）、鼻鼽（过敏性鼻炎）、鼻渊（鼻窦炎）等病
- 外用滴鼻。一次2~3滴，3~4次/天
- 10ml/瓶
- 高血压、心脏病患者慎用
- 肝肾功能不全者禁用

鼻窦炎口服液

- 辛夷、白芷、薄荷、茯苓、黄芪、荆芥、柴胡、苍耳子、川芎、栀子、黄芩、龙胆草、川木通、桔梗
- 深棕黄色至深棕褐色的液体，气芳香，味苦
- 疏散风热，清热利湿，宣通鼻窍
- 适用于风热犯肺、湿热内蕴引起的伤风鼻塞、鼻窒、鼻渊，症状为鼻塞不通或时轻时重、鼻气灼热、鼻涕黄稠或黏白、鼻黏膜红肿、嗅觉减退、多伴发热头痛或头昏不清、畏寒、咳嗽；急、慢性鼻炎，鼻窦炎，肥厚性鼻炎，慢性化脓性上颌窦炎见上述证候者
- 口服。一次10ml，3次/天，20天为一个疗程
- 10ml/支

鼻渊舒口服液（胶囊）

- 辛夷、薄荷、栀子、柴胡、白芷、黄芩、细辛、川芎、桔梗、茯苓、黄芪、苍耳子、川木通
- 口服液：棕黄色至棕褐色的液体；具有特异香气，味甜、微苦
- 胶囊剂：硬胶囊，内容物为棕黄色至棕褐色的颗粒和粉末，味苦
- 疏风清热，祛湿通窍
- 适用于鼻炎、鼻窦炎属肺经风热及胆腑郁热证者
- 口服液：10ml/支，口服。一次10ml，2~3次/天，7天为一个疗程
- 胶囊剂：0.3g/粒，口服。一次3粒，3次/天；7天为一个疗程；或遵医嘱

鼻病

鼻炎滴剂

- 辛夷油、金银花（提取液）、盐酸麻黄碱、黄芩苷、冰片
- 黄棕色的澄清液体
- 散风清热，宣肺通窍
- 适用于风热蕴肺引起的鼻塞、鼻流清涕或浊涕、发热、头痛；急、慢性鼻炎见上述证候者
- 外用滴鼻。一次2~4滴，2~4次/天，1个月为一个疗程
- 5ml/瓶（每1ml含黄芩苷20mg）
- 高血压、青光眼患者慎用

鼻咽清毒颗粒

- 野菊花、两面针、苍耳子、茅莓根、夏枯草、重楼、龙胆、党参
- 棕褐色颗粒，味先甜后苦
- 清热解毒，消炎散结
- 适用于鼻咽部慢性炎症、咽部肿痛以及鼻咽癌放射治疗后分泌物增多
- 口服。一次20g，2次/天，30天为一个疗程
- 20g/袋
- 外感风寒或气滞血瘀者慎用
- 不宜过量、久服

鼻通丸

- 辛夷、白芷、苍耳子（炒）、鹅不食草、薄荷、黄芩、甘草
- 黄褐色的大蜜丸，气微香，味甘
- 清风热，通鼻窍
- 适用于外感风热或风寒化热引起的鼻塞流涕、头痛、流泪；慢性鼻炎见上述证候者
- 口服。一次1丸，2次/天
- 9g/丸

鼻病

辛芩颗粒
- 细辛、黄芩、白芷、荆芥、防风、黄芪、白术、桂枝、石菖蒲、苍耳子
- 灰褐色的颗粒，味甜、微苦；或为棕黄色至棕褐色的颗粒，味微甜、微苦（无蔗糖）
- 益气固表，祛风通窍
- 适用于肺气不足、风邪外袭引起的鼻痒、喷嚏、流清涕、易感冒；过敏性鼻炎见上述证候者
- 开水冲服。一次 20g，3 次 / 天，20 天为一个疗程
- 20g/ 袋、5g/ 袋（无蔗糖）

辛夷鼻炎丸
- 辛夷、薄荷、甘草、菊花、紫苏叶、广藿香、苍耳子、板蓝根、山白芷、防风、鱼腥草、三叉苦、鹅不食草
- 黑色的包衣浓缩水丸，除去外衣后，显棕褐色，气芳香，味甘凉、微苦
- 祛风清热，消炎解毒
- 适用于治疗鼻炎，神经性头痛，感冒流涕、鼻塞不通
- 口服。一次 3g，3 次 / 天
- 每 10 粒重 1g

鼻炎康片
- 麻黄、广藿香、苍耳子、野菊花、当归、黄芩、猪胆粉、薄荷素油、鹅不食草、马来酸氯苯那敏
- 薄膜衣片，除去包衣后显浅褐色至棕褐色，味微甘而苦涩，有凉感
- 清热解毒，宣肺通窍，消肿止痛
- 适用于风邪蕴肺引起的急、慢性鼻炎及过敏性鼻炎
- 口服。一次 4 片，3 次 / 天
- 0.37g/ 片（含马来酸氯苯那敏 1mg）
- 用药期间不宜驾驶车辆、管理机械及高空作业等
- 孕妇及高血压患者慎用

鼻炎片
- 辛夷、防风、荆芥、白芷、知母、黄柏、桔梗、麻黄、甘草、连翘、细辛、苍耳子、野菊花、五味子
- 糖衣片或薄膜衣片，除去包衣后显棕色，气香，味苦
- 祛风宣肺，清热解毒
- 适用于急、慢性鼻炎风热蕴肺证，症状为鼻塞、流涕、发热、头痛
- 口服。一次 3~4 片（糖衣片）或 2 片（薄膜衣片），3 次 / 天
- 糖衣片，0.35g/ 片；薄膜衣片，0.5g/ 片

通窍鼻炎片
- 防风、白芷、黄芪、辛夷、白术（炒）、薄荷、苍耳子（炒）
- 暗红色圆形糖衣片，除去糖衣后显黄棕色至棕褐色，气芳香，味微苦、辛凉
- 散风固表，宣肺通窍
- 适用于风热蕴肺、表虚不固引起的鼻塞、时轻时重，鼻流清涕或浊涕，前额头痛；慢性鼻炎、过敏性鼻炎、鼻窦炎见上述证候者
- 口服。一次 5~7 片，3 次 / 天
- 0.31g/ 片
- 气滞血瘀者慎用

千柏鼻炎片
- 卷柏、羌活、千里光、决明子、麻黄、川芎、白芷
- 糖衣片，除去糖衣后显棕黑色，味苦
- 清热解毒，活血祛风，宣肺通窍
- 适用于风热犯肺、内郁化火、凝滞气血引起的伤风鼻塞、时轻时重，鼻痒气热，流涕黄稠，或鼻塞无歇、嗅觉迟钝；急、慢性鼻炎，鼻窦炎见上述证候者
- 口服。一次 3~4 片，3 次 / 天
- 100 片 / 瓶
- 外感风寒、肺脾气虚者慎用
- 不宜过量、久服

利鼻片
- 黄芩、辛夷、白芷、薄荷、细辛、蒲公英、苍耳子
- 糖衣片，除去糖衣后显棕褐色，味苦、微辛
- 清热解毒，祛风开窍
- 适用于风热蕴肺引起的伤风鼻塞、鼻渊、鼻流清涕或浊涕
- 口服。一次 4 片，2 次 / 天
- 片心重 0.25g
- 外感风寒或肺脾气虚者慎用
- 不宜过量、久服

辛芳鼻炎胶囊
- 辛夷、柴胡、川芎、白芷、黄芩、桔梗、薄荷、菊花、荆芥穗、枳壳（炒）、防风、细辛、蔓荆子（炒）、龙胆、水牛角浓缩粉
- 胶囊剂，内容物呈灰黄色粉末，味微辛、腥
- 发表散风，清热解毒，宣肺通窍
- 适用于慢性鼻炎、鼻窦炎
- 口服。一次 6 粒，2~3 次 / 天；小儿酌减。半个月为一个疗程
- 0.25g/ 粒

畅鼻通颗粒
- 桂枝、防风、白芍、荆芥、当归、薄荷、黄芩、甘草
- 棕黄色至黄棕色的颗粒，气芳香，味甜、微苦
- 调和营卫，解表散风
- 适用于外感风寒、营卫失和引起的恶风有汗、头痛、喷嚏，或鼻塞时轻时重，或疹块色白发痒；过敏性鼻炎、荨麻疹见上述证候者
- 开水冲服。一次 12g，3 次 / 天
- 12g/ 袋

香菊片（胶囊）
- 辛夷、防风、川芎、白芷、甘草、夏枯草、野菊花、生黄芪、化香树果序
- 片剂：糖衣片，除去糖衣后显棕黑色，气微香，味酸、微苦、甜
- 胶囊剂：内容物呈黄棕色至棕褐色，气微香，味甘、微酸、微苦
- 辛散祛风，清热通窍
- 适用于治疗急、慢性鼻窦炎，鼻炎等
- 片剂 0.3g/ 片，口服。一次 2~4 片，3 次 / 天
- 胶囊剂：0.3g/ 粒，口服。一次 2~4 粒，3 次 / 天

三、咽喉病

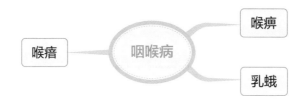

藏青果颗粒
- 西青果
- 浅棕黄色颗粒（或长方块状），味甜、微酸涩
- 清热，利咽，生津
- 适用于急、慢性咽炎，慢性喉炎，慢性扁桃体炎
- 开水冲服。一次 15g，3 次 / 天
- 0.6g/ 片

珠黄散
- 珍珠、人工牛黄
- 淡黄色粉末，气腥
- 清热解毒，去腐生肌
- 适用于咽喉热毒内蕴引起的咽痛，咽部红肿、糜烂，口腔溃疡，久不收敛
- 口服。一次 0.3~0.9g，2~3 次 / 天，温开水送下；2 岁以下小儿酌减
- 外用。取药粉适量吹喷于患处，2~3 次 / 天
- 0.3g/ 瓶
- 孕妇、老年人、儿童、素体脾胃虚弱及虚火喉痹、口疮者慎用

喉痹

众生丸
- 蒲公英、紫花地丁、黄芩、天花粉等 17 味中药
- 糖衣浓缩丸，除去糖衣后，呈棕黑色，味苦、微辛
- 疏风清热，解毒消肿
- 适用于风热外袭、热毒壅盛引起的喉痹、急乳蛾、疖肿
- 口服。一次 4~6 丸，3 次 / 天
- 外用。适量捣碎，用冷开水调匀涂患处
- 每丸含原生药 2g
- 孕妇及虚火喉痹、乳蛾、阴疽漫肿者忌用
- 风寒感冒咽痛者，脾虚大便溏薄者，老年人、儿童和素体脾胃虚弱者慎服

冰硼散
- 冰片、硼砂（煅）、朱砂、玄明粉
- 粉红色粉末，气芳香，味辛凉
- 清热解毒，消肿止痛
- 适用于热毒蕴结、火毒上灼咽喉引起的急喉痹、牙宣、口疮
- 散剂：0.6g/ 瓶、1.2g/ 瓶或 3g/ 瓶，外用。取少量吹敷患处，每天数次
- 贴片：0.15g/ 片，外用。取贴片0.5~1 片贴敷患处，每天数次
- 不宜过量、久用
- 虚寒性溃疡者禁用
- 新生儿慎用或忌用
- 孕妇及虚火上炎者慎用

热毒清片

- 重楼、冰片、南板蓝根、蒲公英、甘草
- 糖衣片或薄膜衣片，除去包衣后显淡褐色或带白色花斑，气清香，味微甜而辛麻
- 清热解毒，消肿散结
- 适用于热毒内盛引起的腮腺炎、扁桃体炎、喉头炎、上呼吸道感染等
- 口服。一次 3~4 片，3 次 / 天；小儿酌减
- 0.3g/ 片
- 虚火上炎者、脾胃虚弱者慎服

咽速康气雾剂

- 人工牛黄、珍珠、蟾酥、雄黄、冰片、麝香等
- 黄色混悬型液体，放置后可分层，喷射时有特异香气，味辛
- 解毒，消肿，止痛
- 适用于咽喉肿痛，单、双乳蛾的肺胃实热证
- 外用。用前将本品充分振摇，倒置，喷头圆口对准口腔，闭气，按阀门上端喷头，药液呈雾状喷入口腔，闭口数分钟，一次喷 3 下，3 次 / 天。7 天为一个疗程
- 4.75g/ 瓶（含药液 2.5ml）
- 虚火乳蛾者不宜单独使用
- 孕妇忌用
- 不宜长期使用或短时间内连续多次使用
- 用药后用药部位有麻、胀不适感，一般 30 分钟可消失，不需特殊处理

利咽解毒颗粒

- 板蓝根、金银花、连翘、麦冬、大青叶等 16 味中药
- 棕黄色至棕褐色的颗粒，味甜、微苦，或味苦（无糖型）
- 清肺利咽，解毒退热
- 适用于外感风热引起的咽痛、咽干、喉核红肿、两腮肿痛、发热恶寒；急性扁桃体炎、急性咽炎、腮腺炎见上述证候者
- 开水冲服。一次 1 袋，3~4 次 / 天
- 20g/ 袋（相当于原药材 19g）、6g（无蔗糖，相当于原药材 19g）
- 咽痛初起兼见恶寒发热、鼻流清涕者，风寒喉痹者忌用
- 虚火乳蛾、喉痹者不宜使用

乳蛾

六神丸

- 人工牛黄、人工蟾酥、麝香、雄黄、冰片、珍珠
- 黑色有光泽的小水丸，味辛辣
- 清凉解毒，消炎止痛
- 适用于烂喉丹痧，咽喉肿痛，喉风喉痛，单、双乳蛾，小儿热疖，痈疡疔疮，乳痈发背，无名肿毒
- 口服。3 次 / 天，温开水吞服；1 岁以内一次 1 粒；1~2 岁一次 2 粒；2~3 岁一次 3~4 粒；4~8 岁一次 5~6 粒；9~11 岁一次 8~9 粒；成年人一次 10 粒
- 外用。可敷在皮肤红肿处，以丸数粒，用冷开水或米醋少许化开，敷搽四周，每天数次。如红肿已将出脓或已穿烂，切勿再敷
- 每 1000 粒重 3.125g
- 阴虚火旺者忌用；孕妇忌用
- 老人、儿童及素体脾胃虚弱者慎服
- 不宜久服
- 外用不可入眼

北豆根片（胶囊）

- 北豆根提取物
- 片剂：糖衣片或薄膜衣片，除去包衣后显灰棕色至黑棕色，味苦
- 胶囊剂：硬胶囊，内容物为灰棕色至黑棕色的颗粒及粉末，味苦
- 清热解毒，止咳祛痰
- 适用于咽喉肿痛、扁桃体炎、慢性支气管炎
- 片剂：每片含总生物碱 15mg、30mg。口服。一次 60mg，3 次 / 天
- 胶囊剂: 每粒含总生物碱 30mg，口服。一次 2 粒，3 次 / 天
- 阴虚火旺或脾胃虚寒者慎用

冬凌草片

- 冬凌草
- 糖衣片或薄膜衣片，除去包衣后显绿棕色至绿褐色或棕色至棕褐色，味苦
- 清热解毒，消肿散结，利咽止痛
- 适用于热毒壅盛引起的咽喉肿痛、声音嘶哑；扁桃体炎、咽炎、口腔炎见上述证候者；癌症的辅助治疗
- 口服。一次 2~5 片，3 次 / 天
- 薄膜衣片，0.26g/ 片；糖衣片，片心重 0.25g
- 虚火乳蛾、喉痹、口疮者慎用

清音丸

- 葛根、茯苓、甘草、诃子肉、川贝母、百药煎、乌梅肉、天花粉
- 褐色水蜜丸或大蜜丸，味甘、微酸、涩
- 清热利咽，生津润燥
- 适用于肺热津亏引起的咽喉不利、口舌干燥、声哑失音
- 口服。温开水送服或嚼化。水蜜丸一次 2g，大蜜丸一次 1 丸，2 次 / 天
- 水蜜丸，每 100 粒重 10g；大蜜丸，3g/ 丸
- 邪毒火旺急喉痹者慎用

西瓜霜润喉片

- 冰片、西瓜霜、薄荷素油、薄荷脑
- 淡红色的片，气芳香，味甜而辛凉
- 清音利咽，消肿止痛
- 适用于防治咽喉肿痛、声音嘶哑、喉痹、喉痛、喉蛾、口糜、口舌生疮、牙痛；急、慢性咽喉炎，急性扁桃体炎，口腔溃疡，口腔炎，牙龈肿痛等上呼吸道及口腔疾病
- 含服。每小时含化小片 2~4 片，大片 1~2 片
- 0.6g/ 片、1.2g/ 片
- 阴虚火旺者慎用

铁笛丸（口服液）

- 麦冬、玄参、茯苓、甘草、桔梗、青果、凤凰衣、诃子肉、浙贝母、瓜蒌皮
- 丸剂：褐色大蜜丸，味甜、苦、酸
- 口服液：棕褐色液体，久置有微量沉淀，气香，味甜、微苦酸
- 润肺利咽，生津止渴
- 适用于阴虚肺热津亏导致的咽干声哑、咽喉疼痛、口渴烦躁
- 丸剂：3g/ 丸，口服或含化。一次 2 丸，2 次 / 天
- 口服液：10ml/ 支，口服。一次 10ml，2 次 / 天

金鸣片

- 地黄、硼砂（煅）、乌梅、玄参、麦冬、人工牛黄、冰片、丹参、薄荷脑、珍珠粉、玄明粉
- 淡棕色片，有薄荷香气，味甘、微酸咸
- 清热生津，开音利咽
- 适用于慢性咽炎，慢性喉炎，咽喉肿痛，声哑失音，用声过度后的咽干、喉痒、发声费力、起声困难等症
- 含化。一次 1~2 片，3~4 次 / 天
- 0.6g/ 片
- 急喉痹、急喉喑者慎用；脾胃虚寒者慎用

金嗓散结丸

- 马勃、莪术（醋制）、金银花、桃仁（燀）、玄参等 16 味中药
- 棕黑色的水蜜丸或大蜜丸，气微，味甘、微苦
- 清热解毒，活血化瘀，利湿化痰
- 适用于热毒蕴结、气滞血瘀引起的声音嘶哑，声带充血、肿胀；慢性喉炎、声带小结、声带息肉见上述证候者
- 口服。水蜜丸一次 60~120 粒，大蜜丸一次 1~2 丸，2 次 / 天
- 水蜜丸，每 10 粒重 1g；大蜜丸，9g/ 丸
- 虚火喉喑者慎用

金嗓清音丸

- 玄参、地黄、麦冬、黄芩、牡丹皮、赤芍等 16 味中药
- 黑褐色大蜜丸或水蜜丸，气微，味甘
- 养阴清肺，化痰利咽
- 适用于肺热阴虚引起的慢喉喑、慢喉痹，症状为声音嘶哑、咽喉肿痛、咽干；慢性喉炎、慢性咽炎见上述证候者
- 口服。大蜜丸一次 1~2 丸，水蜜丸 60~120 粒（6~12g），2 次 / 天
- 大蜜丸，9g/ 丸；水蜜丸，每 10 粒重 1g
- 急喉痹、急喉喑者慎用

喉瘖

第三节　口腔科疾病中成药

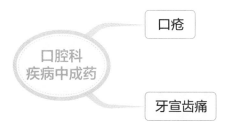

口腔科疾病中成药
- 口疮
- 牙宣齿痛

一、口疮

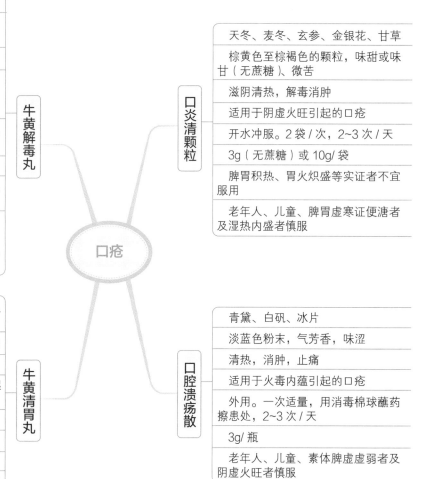

口疮

牛黄解毒丸
- 人工牛黄、桔梗、黄芩、大黄、甘草、雄黄、石膏、冰片
- 棕黄色大蜜丸，有冰片香气，味微甜而后苦、辛
- 清热解毒，消肿止痛
- 适用于火热内盛引起的口疮、急喉痹、急乳蛾、暴风客热、牙宣、牙痛及便秘等病症
- 口服。1 丸 / 次，2~3 次 / 天，或遵医嘱
- 3g 或 9g/ 丸
- 孕妇及阴虚热盛引起的口疮、喉痹、牙痛者忌服
- 小儿、老年人、肝肾功能不良者、过敏体质者、素体虚寒者及脾胃虚弱便溏者，以及高血压、心脏病、肝病、糖尿病、肾病等慢性病严重者慎服

口炎清颗粒
- 天冬、麦冬、玄参、金银花、甘草
- 棕黄色至棕褐色的颗粒，味甜或味甘（无蔗糖）、微苦
- 滋阴清热，解毒消肿
- 适用于阴虚火旺引起的口疮
- 开水冲服。2 袋 / 次，2~3 次 / 天
- 3g（无蔗糖）或 10g/ 袋
- 脾胃积热、胃火炽盛等实证者不宜服用
- 老年人、儿童、脾胃虚寒证便溏者及湿热内盛者慎服

牛黄清胃丸
- 人工牛黄、黄芩、黄柏，菊花、连翘、栀子等
- 黑褐色大蜜丸，气微，味苦，有凉舌感
- 清胃泻火，润燥通便
- 适用于心胃火盛，上蒸口腔咽喉引起的口疮、口糜、牙宣、乳蛾、喉痹
- 口服。2 丸 / 次，2 次 / 天
- 6g/ 丸
- 孕妇忌服
- 老年人、儿童、素体脾胃虚寒者及单纯阴虚火旺者慎服

口腔溃疡散
- 青黛、白矾、冰片
- 淡蓝色粉末，气芳香，味涩
- 清热，消肿，止痛
- 适用于火毒内蕴引起的口疮
- 外用。一次适量，用消毒棉球蘸药擦患处，2~3 次 / 天
- 3g/ 瓶
- 老年人、儿童、素体脾虚虚弱者及阴虚火旺者慎服

口疮

青黛散
- 青黛、硼砂（煅）、黄连、冰片、人中白（煅）、薄荷、儿茶、甘草
- 靛灰色粉末
- 清热解毒，消肿止痛，敛疮生肌
- 适用于火毒内蕴、循经上炎引起的口疮、龈衄、喉痹
- 外用。用凉开水或淡盐水洗净口腔，取药粉适量吹撒患处，2~3 次 / 天
- 1.5g/ 瓶
- 老年人、儿童、素体脾虚虚弱者及阴虚火旺者慎服

石膏散
- 石膏、冰片
- 白色粉末，气凉香，味辛
- 清热祛火，消肿止痛
- 适用于胃火上升引起的口疮、牙宣
- 外用。取药粉适量，敷患处
- 3g/ 瓶
- 孕妇、老年人、儿童及素体脾胃虚弱者和阴虚火旺者慎用

锡类散
- 人工牛黄、象牙屑、青黛、珍珠、壁钱炭、人指甲、冰片
- 灰蓝色的粉末，有冰片的香气
- 解毒化腐，敛疮
- 适用于心胃火盛、上灼咽喉引起的急喉痹、口疮、口糜
- 内服，0.3~0.5g/ 次，3 次 / 天；外用，取药粉适量，吹敷患处，每天 1~2 次。或遵医嘱
- 0.3g/ 瓶
- 虚火上炎引起的急喉痹、口疮、口糜者，以及老年人、儿童、素体脾胃虚弱者慎服

清胃黄连丸
- 黄连、石膏、黄芩、栀子、连翘、知母等
- 黄色至深黄色的水丸；味微苦
- 清胃泻火，解毒消肿
- 适用于肺胃火盛、上蒸口咽牙龈引起的口疮、喉痹、牙宣
- 口服。9g/ 次，2 次 / 天
- 9g/ 袋
- 孕妇及体弱、年迈者慎服
- 阴虚火旺者忌服
- 脾胃虚寒及风寒、虚火引起牙痛、龈肿出血者禁服

导赤丸
- 黄连、黄芩、栀子（姜炒）、连翘、木通、赤芍、玄参、大黄、滑石、天花粉
- 黑褐色的大蜜丸，味甘、苦
- 清热泻火，利尿通便
- 适用于火热内盛引起的口疮、喉痹、便秘、淋证
- 口服。1 丸 / 次，2 次 / 天，1 岁以内酌减
- 3g/ 丸
- 脾虚便溏及内寒者忌服
- 儿童、孕妇、哺乳期妇女及体弱年迈者慎服

白清胃散
- 石膏、玄明粉、硼砂、冰片
- 白色粉末；味咸涩而微凉
- 清热泻火，消肿止痛
- 适用于胃火上升引起的口疮、牙宣
- 外用。取药粉少量，吹敷患处，每天数次
- 3g/ 瓶
- 老年人、儿童、素体脾胃虚弱者及阴虚火旺、虚火上炎者慎用

珍黛散
- 珍珠、人工牛黄、青黛、滑石、冰片
- 灰蓝色粉末，气芳香，味微凉
- 清热解毒，止痛生肌
- 适用于毒火内蕴、上攻口腔引起的口疮
- 外用。取药粉适量，吹撒涂搽患处，每天 3~4 次；症状较重者可加服 1/2 瓶，2~3 次 / 天
- 1.5g/ 瓶
- 老年人、儿童、素体脾虚虚弱者及阴虚火旺者慎服

栀子金花丸
- 栀子、黄连、黄芩、黄柏、金银花、知母、天花粉、大黄
- 黄色至黄褐色的水丸，味苦
- 清热泻火，凉血解毒
- 适用于肺胃热盛引起的口疮、牙宣、牙痛、暴风客热
- 口服。9g/ 次；3 岁以内一次 1.5g，4~6 岁一次 3g。均为每天 1 次
- 9g/ 袋
- 阴虚火旺者忌服
- 孕妇、年迈体弱者、儿童及素体脾胃虚弱者慎服

二、牙宣齿痛

齿痛冰硼散
- 硼砂、硝石、冰片
- 白色粉末，气香，味凉、涩
- 散郁火，止牙痛
- 适用于火热上攻，蕴久火毒结聚，上蒸口腔、牙龈引起的口疮、牙宣
- 外用。取药粉少量吹敷患处，每天数次
- 3g/瓶
- 老年人、儿童及素体脾胃虚弱者、阴虚火旺者慎用

补肾固齿丸
- 熟地黄、紫河车、骨碎补、生地黄、鸡血藤、山药等
- 薄膜衣水丸，除去包衣后显棕褐色，味咸、微苦、辛
- 补肾固齿，活血解毒
- 适用于肾虚火旺，虚火上炎，蕴结于牙龈引起的牙宣
- 口服。4g/次，2次/天
- 1g/30丸
- 实热证牙宣者慎服

蜂胶牙泰
- 蜂胶等
- 蜂胶溶于乙醇制成的酊剂
- 清热解毒，泻火止痛
- 适用于胃火热毒引起的急性冠周炎、牙周炎的辅助治疗
- 胶剂：1.5ml/瓶或3ml/瓶，外用。用钝头弯针将药液适量注入牙周袋，每天1次，3天为一个疗程
- 贴膜：1cm×1.5cm，外用。依溃疡大小，剪贴患处，1片/次，2~3次/天
- 喷剂：10ml/瓶，外用。直接喷入口腔或患处，每次喷射2~3下，每天4~6次
- 对蜂胶及乙醇过敏者忌用

固齿散
- 龟甲、川芎、香附、白芷、荷叶、花椒、木槿皮、大青叶
- 灰棕色粉末，气微香，味咸、微辛
- 滋阴降火，消肿止痛
- 适用于阴虚火旺，虚火上炎引起的牙宣
- 外用。一次0.5g，用水调和涂擦牙龈处，每次2~3分钟，2次/天
- 5g/瓶
- 孕妇慎用

牙宣齿痛

牙痛一粒丸
- 蟾酥、朱砂、雄黄、甘草
- 黄褐色水丸，气微，味辛、有麻舌感
- 解毒消肿，杀虫止痛
- 适用于火毒内盛引起的各种风火牙痛、龋齿肿痛
- 外用。1~2丸/次，2~3次/天，填入龋齿洞内或肿痛的牙缝处，外塞一块棉花，防止药丸滑脱
- 0.3g/125丸

牙痛药水
- 高良姜、荜茇、丁香、细辛、冰片
- 浅棕色澄明液体，气香，味辛、凉
- 消炎防蛀止痛
- 适用于风火牙痛，牙龈红肿、疼痛及蛀牙牙痛、神经性牙痛；也可用于冻疮痒痛
- 外用。取药液适量，涂擦患处或滴入龋洞内，2~3次/天
- 5ml/瓶
- 患处溃破不宜涂擦

齿痛消炎灵颗粒
- 荆芥、防风、牡丹皮、生地黄、青黛、细辛、白芷、青皮、石膏、甘草
- 黄棕色至棕褐色的颗粒，味甜、微苦或味微苦（无蔗糖）
- 疏风清热，凉血止痛
- 适用于脾胃积热，风热上攻，郁结牙龈、智齿冠周引起的牙痛、牙宣、牙痛、尽牙痈
- 开水冲服。1袋/次，3次/天，首次加倍
- 10g/袋（无蔗糖）或20g/袋
- 老年人、儿童及素体脾胃虚弱者、阴虚火旺者慎用

复方牙痛宁搽剂
- 八角茴香、松花粉、薄荷脑、茵陈、荆芥、荜茇、丁香、花椒、甘草、冰片
- 褐色液体，气芳香，味麻、涩、微苦、清凉
- 消炎止痛
- 适用于牙痛、牙齿炎、牙周炎、牙周肿痛，以及咽喉炎、口腔炎、口腔溃疡；还可用于软组织损伤及咳嗽
- 外用。口腔用药，用小棉球蘸取药液0.5ml放在肿痛处，2次/天或临睡前用
- 5ml/瓶
- 孕妇慎用

第七章

骨伤科常用中成药

骨伤科常用中成药 ── 跌打损伤

骨痹（骨质增生、骨关节炎）

第一节　跌打损伤

乳香、没药、樟脑、血竭、冰片、薄荷脑、麝香草酚、水杨酸甲酯、丁香罗勒油、氯仿、香精

橙红色油状液体，有特殊香气及清凉感

活血化瘀，消肿止痛

适用于扭挫伤痛、风湿痹痛、冻疮红肿

外用。用适量涂搽患处，一天数次。必要时用湿毛巾热敷后，随即涂擦

6ml/瓶、9ml/瓶

过敏者停用

风痛灵

丁香、当归、血竭、儿茶、红花、熟大黄、木香、骨碎补（烫）、土鳖虫、乳香（制）、没药（制）、赤芍、自然铜（煅）、甘草

黑褐色大蜜丸，气微腥，味苦、涩

舒筋活血，消瘀止痛

适用于跌打损伤、闪腰岔气、瘀血作痛、筋骨疼痛

口服。一次1丸，2次/天，饭后服用

6g/丸

止痛紫金丸

跌打损伤

牛白藤、假蒟、地耳草、牛尾菜、鹅不食草等32味中药

棕褐色至黑褐色水丸，气微，味微辛辣

消肿止痛，舒筋活络，止血生肌，活血祛瘀

适用于挫伤筋骨，新、旧瘀痛，创伤出血，风湿瘀痛

口服。水蜜丸一次3g，大蜜丸一次1丸，2次/天；小儿及体虚者减半

水蜜丸，每66丸重3g；大蜜丸，6g/丸

不可过量、久服

中华跌打丸

生川乌、生草乌、乌药、白及、白芷等23味中药

微红色大片状橡胶膏，布面具有小圆孔，气芳香

散瘀活血，舒筋止痛，祛风散寒

适用于跌打损伤、风湿痹病，症状为伤处瘀肿疼痛、腰肢酸麻

外用。贴于患处

5cm×7cm/张、8cm×9.5cm/张

皮肤破损者忌用

过敏者应停止用药

风湿热痹、关节红肿热痛者慎用

少林风湿跌打膏

三七、重楼、草乌、麝香、冰片等

胶囊剂：内容物为灰黄色至浅棕黄色的粉末，具有特异性香气，味略感清凉，并有麻舌感

气雾剂：淡黄色液体，喷射时，有特异香气

止血愈伤，活血化瘀，消肿止痛，排脓祛毒

适用于跌打损伤，瘀血肿痛，创伤出血，以及呕血、咯血、鼻出血、便血、尿血、痔血、妇女崩漏和疮疡肿毒；软组织挫伤、闭合性骨折、支气管扩张及肺结核咯血、胃及十二指肠溃疡出血、创伤及手术出血和皮肤感染性疾病见上述证候者

散剂、胶囊剂：口服。一次 0.25~0.5g，小儿按 1/4 剂量（2~5 岁）或 1/2 剂量（5~12 岁）服用，4 次 / 天。刀枪伤、跌打诸伤，无论轻重，凡出血者均用温开水送服；瘀血肿痛而未出血者用酒送服。凡遇较重的跌打损伤，可先服保险子 1 粒；轻伤及其他病症不必服用。妇科病，除月经过多及红崩用温开水送服外，其他疾病用酒送服

外用。根据创口情况，取药粉适量用酒调敷患处。出血伤口，清创后加适量药粉于伤口包扎；一般伤口，每次取药 0.1g；消肿止痛，每次取药 0.3~0.4g。喷剂外用喷患处，3~4 次 / 天

散剂：4g/ 瓶，内有保险子 1 粒

胶囊剂：0.25g/ 粒（32 粒 / 盒），内有保险子 2 粒

喷剂：30ml/ 瓶

孕妇、有严惩心律失常者及对本药有中毒过敏史者禁服

疮毒已化脓者，切勿外敷患处

云南白药（胶囊、喷剂）

三七、冰片、骨碎补、红花、接骨木、赤芍、草乌（制）、雪上一枝蒿

片剂：糖衣片，除去糖衣后显棕褐色，味微苦

胶囊剂：内容物为棕色至深棕色粉末，味微苦

舒筋活血，散瘀止痛

适用于跌打损伤、风湿瘀阻、关节痹痛；急、慢性扭挫伤，神经痛见上述证候者

片剂：每片含骨碎补以柚皮苷计，不得少于 0.5mg。口服。一次 3 片，3 次 / 天

胶囊剂：0.25g/ 粒，口服。一次 3 粒，3 次 / 天

心血管疾病患者慎用

三七伤药片（胶囊）

跌打损伤

血竭、红花、儿茶、乳香（制）、没药（制）、冰片、麝香、朱砂

散剂：朱红色至紫红色粉末或易松散的块，气香，味辛、苦，有清凉感

胶囊剂：内容物为朱红色至紫红色的粉末或易松散的块，气香，味辛、苦，有清凉感

化瘀消肿，止痛止血

适用于跌仆损伤、血瘀疼痛、外伤出血

散剂：1.5g/ 瓶、3g/ 瓶。口服，一次 1~1.5g，1~3 次 / 天，饭后服；外用，调敷患处

胶囊剂：0.5g/ 粒，口服。一次 2~3 粒，1~3 次 / 天

不宜过量、久服

皮肤过敏者勿用

七厘散（胶囊）

麻黄、马钱子粉、乳香（制）、没药（制）

黄褐色至深黄褐色粉末，遇热或重压易黏结，气微香，味微苦

活血散瘀，消肿止痛

适用于跌打损伤、瘀血肿痛

口服。一次 2.5g，1 次 / 天，饭后服用

外用。创伤青肿未破者以酒调敷患处

2.5g/ 袋

不可过量、久服

服用本品若出现口唇麻木、舌僵等现象，应立即停药

小儿及体弱者慎用

破伤出血者不可外敷

心脏病、高血压患者慎用

九分散

跌打损伤

冯了性风湿跌打药酒
- 丁公藤、麻黄、桂枝、羌活、白芷等 27 味中药
- 棕黄色至红棕色液体,气香,味微苦、甘
- 祛风除湿,活血止痛
- 适用于风寒湿痹,症状为手足麻木、腰腿酸痛;跌扑损伤、瘀滞肿痛
- 口服,一次 10~15ml,2~3 次 / 天。外用,擦于患处。若有肿痛黑瘀,用生姜捣碎炒热,加入药酒适量,敷于患处
- 250ml/ 瓶、500ml/ 瓶
- 湿热痹病者慎用
- 脾胃虚弱者、酒精过敏者、体虚多汗者慎服;小儿慎用或不用
- 不可过量、久服

外用无敌膏
- 乳香、没药、苏木、重楼、蕲蛇等 58 味中药
- 摊于布上的黑膏药,气腥香
- 活血消肿,祛风除湿,通痹止痛,清热拔毒
- 适用于跌打损伤、风湿麻木、肩腰腿痛、疮疖红肿疼痛
- 外用。加温软化,贴于患处
- 30g/ 张
- 哺乳期妇女忌用
- 皮肤破损处不宜
- 过敏者应停止用药

伸筋丹胶囊
- 地龙、红花、防己、马钱子（制）、乳香（醋制）、没药（醋炒）、香加皮、骨碎补（烫）
- 内容物为棕黄色至棕褐色的颗粒和粉末,气微香,味苦
- 舒筋通络,活血祛瘀,消肿止痛
- 适用于血瘀络阻导致的骨折后遗症、颈椎病、肥大脊椎炎、慢性关节炎、坐骨神经痛、肩周炎
- 口服。一次 5 粒,3 次 / 天,饭后服用
- 0.15g/ 粒
- 不宜过量、久服
- 哺乳期妇女禁用
- 心脏病患者慎用

克伤痛搽剂
- 当归、红花、川芎、丁香、生姜、樟脑、松节油
- 红棕色澄清液体,气香
- 活血化瘀,消肿止痛
- 适用于急性软组织扭挫伤,症状为皮肤青紫瘀斑、血肿疼痛
- 外用。涂擦患处并按摩至局部发热,2~3 次 / 天
- 30ml/ 瓶、40ml/ 瓶、100ml/ 瓶
- 皮肤破损处不宜使用
- 酒精过敏者忌用

双虎肿痛宁
- 生川乌、生草乌、节肢蕨、黄杜鹃根、生天南星、生半夏、樟脑、薄荷脑
- 棕黄色至棕色澄清液体,气微香
- 化瘀行气,消肿止痛,舒筋活络,祛风除湿
- 适用于跌打损伤、风湿痹证,症状为关节、筋肉局部肿胀疼痛,活动受限
- 外用。3~4 次 / 天,外擦患处
- 60ml/ 瓶、80ml/ 瓶
- 皮肤破溃处慎用
- 严禁内服
- 过敏者应立即停药

正骨水
- 九龙川、猪牙皂、买麻藤、过江龙等 26 味中药
- 棕红色澄清液体,气芳香
- 舒筋活络,散瘀镇痛,祛风除湿
- 适用于跌打扭伤、各种骨折
- 外用。用药棉蘸药液轻搽患处,重症者用药液湿透药棉敷患处 1 小时,2~3 次 / 天
- 12ml/ 瓶、30ml/ 瓶、45ml/ 瓶、88ml/ 瓶
- 忌内服、久用、过量使用
- 不能搽入伤口
- 过敏者暂停使用

回生第一丹（胶囊）
- 血竭、当归、土鳖虫、乳香（醋制）、自然铜（煅,醋淬）、麝香、朱砂
- 丹剂：棕褐色粉末,气辛香,味微苦
- 胶囊剂：内容物为棕褐色粉末,气辛香,味微苦
- 活血散瘀,消肿止痛
- 适用于跌打损伤、闪腰岔气、伤筋动骨、皮肤青肿、血瘀疼痛
- 丹剂：1g/ 瓶,口服。用温黄酒或温开水送服,一次 1g,2~3 次 / 天
- 胶囊剂：0.2g/ 粒,口服。用温黄酒或温开水送服,一次 5 粒,2~3 次 / 天
- 不可过量、久服

伤科接骨片
- 红花、三七、土鳖虫、朱砂、没药（制）、海星（制）、鸡骨（制）、冰片、自然铜（煅）、乳香（制）、甜瓜子、马钱子粉
- 薄膜衣片,除去包衣后显深褐色,味苦、腥
- 活血化瘀,消肿止痛,舒筋壮骨
- 适用于跌打损伤、闪腰岔气、伤筋动骨、瘀血肿痛
- 口服。成人一次 4 片；10~14 岁一次 3 片。3 次 / 天,以温开水或黄酒送服
- 0.36g/ 片
- 10 岁以下禁用
- 不可过量、久服
- 脾胃虚弱者慎用

骨质宁搽剂

- 云母石、枯矾、黄连
- 黄色液体，手捻有滑腻感
- 活血化瘀，消肿止痛
- 适用于瘀血阻络引起的骨性关节炎、软组织损伤，症状为肿胀、麻木、疼痛及活动功能障碍
- 外用。以适量涂于患处，3~5次/天
- 50ml/瓶，100ml/瓶
- 使用本品过敏者不宜使用

骨折挫伤胶囊

- 红花、大黄、当归、猪骨（制）、黄瓜子（制）、自然铜（煅）、乳香（制）、没药（制）、血竭、土鳖虫
- 内容物为灰棕色粉末，味辛辣
- 舒筋活络，消肿散瘀，接骨止痛
- 适用于跌打损伤、瘀血肿痛、扭腰岔气等
- 口服。用温黄酒或温开水送服，一次4~6粒，3次/天；小儿酌减
- 0.29g/粒
- 胃弱者慎服

损伤速效止痛气雾剂

- 血竭、樟脑、红花、乳香（醋制）、冰片、麝香
- 在耐压容器中的药液为紫红色的澄清液体，揿压阀门，药液即呈雾粒喷出，具特异的香气
- 消肿止痛，活血化瘀，消炎生肌，舒筋活络
- 适用于跌打损伤，扭拉伤，挫撞伤，掖擦伤，骨折、脱臼疼痛等急性运动创伤
- 外用。用时摇匀倒置，距伤处15~30cm，揿压喷头，喷涂患处5~10层（层间干后再喷涂），1~3次/天
- 20ml/瓶，内含药液10ml
- 外用本品皮肤过敏者，应停止用药

神农镇痛膏

- 三七、胆南星、白芷、狗脊、羌活等25味中药
- 棕黑色的片状橡胶膏，气芳香
- 活血散瘀，消肿止痛
- 适用于跌打损伤；风湿关节痛、腰背酸痛
- 外用。贴于皮肤未破损的患处，1次/天
- 10cm×7cm/贴
- 风湿热痹、关节红肿热痛者不宜用
- 皮肤破损处及皮肤过敏者不宜用

跌打损伤

沈阳红药片（胶囊）

- 当归、红花、三七、川芎、白芷、延胡索、土鳖虫
- 片剂：糖衣片，除去糖衣后，显浅黄色至黄棕色，味甜、微辛、苦
- 胶囊剂：内容物为浅黄色至棕黄色的粉末，味微甜、微辛、苦
- 活血止痛，祛瘀生新
- 适用于跌打损伤、筋骨肿痛，也可用于血瘀络阻引起的风湿麻木
- 片剂 0.25g/片，口服。一次2片，2次/天；儿童减半
- 胶囊剂：0.25g/粒，口服。一次2粒，3次/天
- 风湿热痹、关节红肿热痛者慎用
- 经期停服

奇应内消膏

- 山柰、重楼、天南星、乳香（制）、没药（制）、姜黄（片）
- 附着在泡沫塑料薄片上的黄褐色或棕褐色药膏，气香
- 行气活血，消肿止痛
- 适用于跌打扭伤等引起的急性闭合性软组织损伤，局部肿胀、疼痛等
- 外用。贴于患处，每天换药一次，7天为一个疗程
- 7.5cm×10cm/贴
- 皮肤破损处忌用
- 对本品过敏者不宜使用

独一味片（胶囊）

- 独一味
- 片剂：薄膜衣片或糖衣片，除去包衣后显深棕色，味微苦
- 胶囊剂：内容物为深棕色的颗粒和粉末，味微苦
- 活血止痛，化瘀止血
- 适用于多种外科手术后的刀口疼痛、出血，外伤骨折，筋骨扭伤，风湿痹痛，以及崩漏、痛经、牙龈肿痛、出血
- 片剂：薄膜衣片，每片0.28g；糖衣片，片心重0.26g。口服。一次3片，3次/天，7天为一个疗程，或必要时服
- 胶囊剂：0.3g/粒，口服。一次3粒，3次/天。7天为一个疗程，或必要时服

祛伤消肿酊

- 连钱草、生草乌、冰片、莪术、血竭等20味中药
- 黄棕色液体，气芳香
- 活血化瘀，消肿止痛
- 适用于跌打损伤，症状为皮肤青紫瘀斑、肿胀疼痛、关节屈伸不利；急性扭挫伤见上述证候者
- 外用。用棉花浸取药液涂擦于患处，3次/天
- 20ml/瓶
- 切勿口服
- 皮肤破损处不宜涂用
- 使用本品过敏者，应停止用药

跌打丸
- 三七、当归、白芍、赤芍、桃仁等 24 味中药
- 黑褐色至黑色大蜜丸,气微腥,味苦
- 活血散瘀,消肿止痛
- 适用于跌打损伤、筋断骨折、瘀血肿痛、闪腰岔气
- 口服。一次1丸,2次/天,饭后服用
- 3g/丸
- 脾胃虚弱者慎用

消肿止痛酊
- 木香、防风、荆芥、细辛、五加皮等 21 味中药
- 黄褐色澄清液体,气芳香,味辛、苦
- 舒筋活络,消肿止痛
- 适用于跌打扭伤、风湿骨痛、无名肿毒及腮腺炎肿痛
- 外用,擦患处。口服,一次 5~10ml,1~2 次 / 天。必要时饭前服用
- 30ml/瓶、50ml/瓶、100ml/瓶
- 皮肤破损处禁用
- 外用时不宜擦腹部
- 对酊剂过敏者勿用

舒筋定痛酒
- 当归、红花、血竭、乳香(醋制)、没药(醋制)、延胡索(醋制)香附(醋制)、自然铜(煅,醋淬)、骨碎补
- 红棕色澄清液体,气香,味苦
- 舒筋活血,散瘀止痛
- 适用于跌打损伤、扭伤、血瘀肿痛
- 口服。一次20ml,3次/天,饭后服用
- 外用。涂于患处,3~4 次 / 天
- 150ml/瓶、300ml/瓶
- 肝功能异常及酒精过敏者忌用
- 高血压、心脏病患者慎服

筋痛消酊
- 乳香、川芎、郁金、紫荆皮、自然铜等 31 味中药
- 深棕色澄清液体,具樟脑、冰片香气
- 活血化瘀,消肿止痛
- 适用于治疗急性闭合性软组织损伤
- 外用。用药棉浸渍药液,湿敷患处 1 小时,3 次 / 天
- 30ml/瓶、80ml/瓶
- 开放性损伤者忌用
- 皮肤过敏者不宜用

跌打损伤

息伤乐酊
- 防风、白芷、三七、肉桂、大黄、草乌、血竭、鸡血藤、艾叶、透骨草、地黄、薄荷素油、樟脑、紫草、雄黄
- 棕红色澄清液体,气芳香
- 活血化瘀,消肿止痛
- 适用于急性扭挫、跌仆筋伤导致的皮肤青紫、瘀血不散、红肿疼痛、活动不利,也可用于风湿痹痛
- 外用。将患处洗净,涂擦,一次 2~5ml,3~5 次 / 天。皮下瘀血肿胀严重者可用纱布浸药液,湿敷患处
- 20ml/瓶、40ml/瓶
- 风湿热痹、关节红肿热痛者慎用
- 皮肤破伤者忌用
- 对酊剂过敏者勿用

接骨丸
- 郁金、续断、甜瓜子、土鳖虫、地龙(广地龙)、桂枝(炒)、骨碎补、自然铜(煅,醋淬)、马钱子粉
- 黑褐色水丸,味苦
- 活血散瘀,消肿止痛
- 适用于跌打损伤见青紫肿痛,闪腰岔气,筋断骨折,瘀血肿痛
- 口服。一次 3g,2 次 / 天
- 每 100 粒重 12g
- 不可过量服、久服

跌打活血散
- 红花、三七、当归、大黄、冰片、血竭、骨碎补(烫)、续断、乳香(炒)、没药(炒)、儿茶、土鳖虫
- 红棕色粉末,气香,味微苦
- 舒筋活血,散瘀止痛
- 适用于跌打损伤、瘀血疼痛、闪腰岔气
- 口服。温开水或黄酒送服,一次 3g,2 次 / 天,饭后服用
- 外用。以黄酒或醋调敷患处
- 3g/瓶
- 皮肤破伤处不宜外敷
- 脾胃虚弱者慎用

跌打镇痛膏
- 大黄、降香、樟脑、黄芩、黄柏、虎杖、土鳖虫、生草乌、马钱子(炒)、两面针、冰片、薄荷素油、水杨酸甲酯、薄荷脑
- 棕黑色片状橡胶膏,气芳香
- 活血止痛,散瘀消肿,祛风胜湿
- 适用于急、慢性扭挫伤,慢性腰腿痛,风湿关节痛
- 外用。贴于患处
- 10cm×7cm/贴、10cm×400cm/贴
- 破伤出血者不可外敷
- 皮肤过敏者慎用
- 不可过量、久用

跌打损伤

三七胶囊
- 三七
- 内容物为灰黄色粉末，味微苦
- 舒筋活血，散瘀止痛
- 适用于跌打损伤、风湿瘀阻、关节痹痛；急、慢性扭挫伤，神经痛见上述证候者
- 口服。一次3片，3次/天
- 0.3g/粒
- 肝、肾功能异常者禁用
- 6岁以下儿童慎用

麝香祛痛气雾剂（搽剂）
- 独活、冰片、樟脑、麝香、红花、龙血竭、薄荷脑、地黄、三七
- 气雾剂：在耐压容器中的药液为橙红色的澄清液体，气芳香
- 搽剂：橙色澄清液体，气芳香
- 活血祛瘀，舒筋活络，消肿止痛
- 适用于跌打损伤、瘀血肿痛、风湿瘀阻、关节疼痛
- 外用。喷涂或涂搽患处，按摩5~10分钟至患处发热，2~3次/天；软组织扭伤严重或有出血者，将药液喷湿或浸湿的棉垫敷于患处
- 气雾剂：每瓶内容物重72g，含药液56ml
- 搽剂：56ml/瓶
- 风湿热痹、关节红肿热痛者慎用
- 对酒精过敏者慎用

活血止痛胶囊（散）
- 当归、三七、冰片、乳香（制）、土鳖虫、自然铜（煅）
- 胶囊剂：内容物为灰褐色的粉末，气香，味辛、苦、凉
- 散剂：灰褐色粉末，气香，味辛、苦、凉
- 活血散瘀，消肿止痛
- 适用于跌打损伤、瘀血肿痛
- 胶囊剂：0.37g/粒，口服。用温黄酒或温开水送服，一次4粒，2次/天
- 散剂：3g/瓶，口服。用温黄酒或温开水送服，一次1.5g，2次/天

独圣活血片
- 当归、三七、香附（四制）、延胡索（醋制）、鸡血藤、大黄、甘草
- 糖衣片或薄膜衣片，除去包衣后显棕褐色，味苦、辛
- 活血消肿，理气止痛
- 适用于跌打损伤、瘀血肿胀及气滞血瘀引起的痛经
- 口服。一次3片，3次/天
- 薄膜衣片，每片重0.41g；糖衣片，片心重0.4g

愈伤灵胶囊
- 红花、冰片、续断、三七、当归、土鳖虫、自然铜（煅）、黄瓜子（炒）、落新妇提取物
- 内容物显棕色至棕褐色，气香，味苦、微辛、凉
- 活血散瘀，消肿止痛
- 适用于跌打挫伤、瘀血阻络引起的筋骨肿痛，也可用于骨折的辅助治疗
- 口服。一次4~5粒，3次/天
- 0.3g/粒

竭红跌打酊
- 红花、血竭、苏木、乳香、没药、儿茶、当归尾、白矾、安息香、芦荟
- 深棕色的澄清液体
- 散瘀消肿，活络止痛
- 适用于跌打损伤、筋骨扭伤、局部青紫肿痛
- 外用。用棉花浸药液后擦患处，2~3次/天
- 30ml/瓶
- 皮肤破损处勿用
- 对酊剂过敏者勿用

按摩乳
- 乳香、没药、乌药、樟脑、川芎、郁金、芸香浸膏、颠茄流浸膏、水杨酸甲酯、薄荷素油、肉桂油、丁香油、硬脂酸、单硬脂酸甘油酯
- 类白色的乳状液，气芳香
- 活血化瘀，和络止痛
- 适用于运动劳损、肌肉酸痛、跌打扭伤、无名肿痛
- 外用。按摩时涂擦患处
- 70ml/瓶、100ml/瓶
- 切勿内服
- 皮肤破伤者忌用
- 过敏者应立即停止使用

舒康贴膏
- 山楂核精
- 黄白色至灰黄色的片状橡胶膏，具烟熏气
- 活血，化瘀，止痛
- 适用于软组织闭合性急性损伤和慢性劳损
- 外用。贴于患处
- 5cm×7cm/贴、6cm×10cm/贴、7cm×10cm/贴、7cm×100cm/贴
- 局部皮肤破损或过敏者禁用

跌打损伤

治伤胶囊
- 防风、羌活、生关白附、天南星、白芷
- 内容物为浅黄色粉末，味苦，稍有麻舌感
- 祛风散结，消肿止痛
- 适用于跌打损伤引起的外伤红肿，内伤胁痛等
- 口服。用温黄酒或温开水送服，一次 4~6 粒，1~2 次 / 天，或遵医嘱
- 外用。将内容物用白酒或醋调敷患处
- 0.25g/ 粒

红药贴膏
- 三七、白芷、川芎、冰片、樟脑、当归、红花、土鳖虫、水杨酸甲酯、薄荷脑、颠茄流浸膏、硫酸软骨素、盐酸苯海拉明
- 淡红色片状橡胶膏，气芳香
- 祛瘀生新，活血止痛
- 适用于跌打损伤、筋骨瘀痛
- 外用。洗净患处，贴敷，1~2 天更换一次
- 7cm×10cm/ 贴
- 对橡皮膏过敏及皮肤有破伤出血者不宜用

红药气雾剂
- 三七、川芎、当归、白芷、土鳖虫、红花、冰片、薄荷脑等
- 贮在耐压容器中，药液为棕色至棕红色液体，喷射时有芳香气味
- 活血逐瘀，消肿止痛
- 适用于跌打损伤、局部瘀血肿胀、筋骨疼痛
- 外用。喷于患处，4~6 次 / 天
- 30g/ 瓶、50g/ 瓶、60g/ 瓶、100g/ 瓶
- 皮肤破损者慎用

五虎散
- 当归、防风、红花、天南星（制）、白芷
- 橘黄色至暗黄色粉末，气微香，味微辛
- 活血散瘀，消肿止痛
- 适用于跌打损伤、瘀血肿痛
- 口服。温黄酒或温开水送服，一次 6g，2 次 / 天
- 外用。白酒调敷患处
- 6g/ 袋
- 不可过量、久服

伤痛宁片
- 甘松、细辛、乳香（制）、没药（制）、延胡索（醋制）、香附（制）、山奈、白芷
- 土黄色的片，气特异，味辛辣、苦
- 散瘀止痛
- 适用于跌打损伤、闪腰岔气，症状为皮肤青紫、瘀斑、肿胀、疼痛、活动受限
- 口服。一次 5 片，2 次 / 天
- 0.36g/ 片

伤痛宁膏
- 黄柏、白芷、儿茶、红花、延胡索、樟脑、薄荷脑、冰片、水杨酸甲酯
- 暗黄色的片状橡胶膏，气芳香
- 活血散瘀，消肿止痛
- 适用于关节扭伤，肌肉拉伤、韧带损伤等软组织损伤
- 外用。贴于患处
- 6.5cm×10cm/ 贴
- 凡对橡胶膏过敏或皮肤糜烂、破裂者不宜贴用
- 过敏者应立即停用

跌打损伤

跌打万花油
- 野菊花、乌药、水翁花、徐长卿、大蒜等
- 棕红色澄清油状液体，气芳香
- 止血止痛，消炎生肌，消肿散瘀，舒筋活络
- 适用于治疗跌打损伤、撞击扭伤、刀伤出血、烫伤等
- 外用。擦敷患处
- 10ml/瓶、15ml/瓶、25ml/瓶、50ml/瓶

跌打七厘散
- 红花、血竭、三七、当归（酒制）、乳香（醋制）、没药（醋制）、麝香、冰片、朱砂、儿茶
- 黄色粉末，气香，味甜、微辛、苦
- 活血散瘀，消肿止痛
- 适用于跌打损伤、外伤出血
- 口服。一次0.5~1g，2~3次/天，也可用酒送服，饭后服用
- 外用。调敷患处
- 1.5g/袋
- 肝肾功能不全者慎用
- 不宜过量、久服

接骨七厘散
- 当归、硼砂、血竭、乳香（炒）、没药（炒）、土鳖虫、骨碎补（烫）、自然铜（煅）、大黄（酒炒）
- 棕色至红棕色粉末，气微香，味苦
- 活血化瘀，接骨止痛
- 适用于跌打损伤、骨折筋伤、血瘀疼痛
- 口服。一次5片，2次/天，黄酒送下
- 0.3g/片

舒筋活血片
- 红花、香附（制）、香加皮、络石藤、狗脊（制）、伸筋草、泽兰叶、槲寄生、鸡血藤、自然铜（煅）
- 黄褐色的片，味苦
- 舒筋活络，活血散瘀
- 适用于筋骨疼痛、肢体拘挛、腰背酸痛、跌打损伤
- 口服。一次5片，3次/天
- 0.3g/片

舒筋活血定痛散
- 当归、红花、血竭、乳香（醋制）、没药（醋制）、延胡索（醋制）、骨碎补、香附（醋制）、自然铜（煅）
- 红褐色粉末，气微香，味微苦
- 舒筋活血，散瘀止痛
- 适用于跌打损伤、闪腰岔气、伤筋动骨、血瘀肿痛
- 口服。温黄酒或温开水冲服，一次6g，2次/天，饭后服用
- 外用。以白酒调敷患处
- 12g/袋

腰疼丸
- 续断、牛膝（酒炒）、南藤（山蒟）、补骨脂（盐炒）、吉祥草、山药
- 棕黑色大蜜丸，气微香，味甘、微苦
- 行气活血，散瘀止痛
- 适用于腰部闪跌扭伤、劳损，症状为腰痛、遇劳加重
- 口服。一次1~2丸，2次/天
- 9g/丸
- 阴虚火旺者慎用

三花接骨散
- 三七、血竭、西红花、当归、川芎等18味中药
- 暗红色粉末，气香，味苦
- 活血化瘀，消肿止痛，接骨续筋
- 适用于骨折筋伤、瘀血肿痛
- 口服。一次5g，2次/天
- 5g/袋
- 不宜过量、久服

第二节　骨痹（骨质增生、骨关节炎）

附桂骨痛片

- 党参、当归、附子（制）、川乌（制）、白芍（炒）、淫羊藿、乳香（制）、肉桂
- 咖啡色糖衣片，片心褐色
- 温阳散寒，益气活络，消肿止痛
- 适用于阳虚寒湿引起的颈椎病及膝部骨性关节炎，症状为骨关节疼痛、屈伸不利、麻木肿胀、遇热则减、畏寒肤冷
- 口服。一次6片，3次/天，饭后服，3个月为一个疗程。如需继续治疗，必须停药1个月后遵医嘱服用
- 0.33g/片
- 关节红肿热痛者慎用
- 不可过量、久服

止痛透骨膏

- 白芷、藤黄、急性子、威灵仙、川芎、蜂蜜
- 贴膏，药心为棕黄色的长方形类膏状物，气微香
- 祛风散寒，活血行滞，通络止痛
- 适用于膝、腰椎部骨性关节炎属血瘀、风寒阻络证者，症状为关节疼痛、肿胀、压痛或功能障碍，舌质黯或有瘀斑等
- 外用。贴于患处。腰椎，每次3~5贴；髋、膝关节，每次2~4贴；屈伸不利者可加贴委中穴1贴，48小时换药1次，可连续贴敷2周
- 7g/贴
- 关节红肿热痛者不宜应用
- 不可过量、久用
- 孕妇及皮肤破损处忌用
- 对本品过敏者勿用

骨痹

抗骨增生丸（胶囊）

- 牛膝、熟地黄、肉苁蓉（酒制）、鸡血藤、狗脊（盐制）、女贞子（盐制）、淫羊藿、莱菔子（炒）、骨碎补
- 丸剂：黑色水蜜丸，小蜜丸或大蜜丸，味甜甘、微涩
- 胶囊剂：内容物为棕黄色至棕黄色的颗粒和粉末，味甜、微涩，或味微苦、涩
- 补腰肾，强筋骨，活血止痛
- 适用于骨性关节炎肝肾不足、瘀血阻络证，症状为关节肿胀、麻木、疼痛、活动受限
- 丸剂：水蜜丸，每10粒重1.1g；小蜜丸，3g/袋；大蜜丸，3g/丸。口服。水蜜丸一次2.2g，小蜜丸一次3g，大蜜丸一次1丸，3次/天
- 胶囊剂：0.35g/粒，口服。一次5粒，3次/天
- 关节红肿热痛者慎用

壮骨伸筋胶囊

- 红参、狗骨、茯苓、葛根、淫羊藿、鹿衔草、熟地黄、骨碎补（制）、肉苁蓉、鸡血藤、威灵仙、豨莶草、延胡索（醋制）、山楂、洋金花
- 内容物为棕色的颗粒，气微，味微苦
- 补益肝肾，强筋壮骨，活络止痛
- 适用于肝肾两虚、寒湿阻络所致的神经根型颈椎病，症见疼痛、麻木、患处活动受限
- 口服。一次6粒，3次/天，4周为一个疗程，或遵医嘱
- 0.3g/粒
- 关节红肿热痛者慎用
- 不可过量、久服
- 高血压、心脏病患者慎用
- 青光眼患者忌服

骨痹

颈痛颗粒
- 三七、白芍、川芎、延胡索、威灵仙、葛根、羌活
- 黄棕色颗粒，气香，味辛、微苦
- 活血化瘀，行气止痛
- 适用于血瘀气滞、脉络痹阻引起神经根型颈椎病，症状为颈部僵硬疼痛，肩背窜痛，上肢窜麻、窜痛
- 开水冲服。一次 4g，3 次 / 天，饭后服用
- 4g/ 袋
- 消化道溃疡、肾性高血压等患者慎服

颈复康颗粒
- 黄芪、党参、白芍、地黄、石决明等 21 味中药
- 黄褐色或棕褐色的颗粒，味微苦
- 活血通络，散风止痛
- 适用于风湿瘀阻引起的颈椎病，症状为头晕、颈项僵硬、肩背酸痛、手臂麻木
- 开水冲服。一次 1~2 袋，2 次 / 天，饭后服用
- 5g/ 袋
- 脾胃虚弱者慎用

骨刺消痛片（胶囊）
- 秦艽、白芷、甘草、制川乌、制草乌、粉萆薢、穿山龙、薏苡仁、天南星（制）、红花、当归、徐长卿
- 片剂：糖衣片，除去糖衣后显黄褐色，味微麻、辣、咸
- 胶囊剂：内容物是棕褐色的粉末，味微，有麻辣感
- 祛风止痛
- 适用于风湿痹阻、瘀血阻络引起的痹病，症状为关节疼痛、腰腿疼痛、屈伸不利；骨性关节炎、风湿性关节炎、风湿病见上述证候者
- 片剂：0.3g/ 片，口服。一次 4 片，2~3 次 / 天
- 胶囊剂：0.3g/ 粒，口服。一次 4 粒，2~3 次 / 天
- 湿热痹证者忌用
- 不可过量

骨刺宁胶囊
- 山楂、砂仁、乌梅、白芷、红花、威灵仙、急性子
- 内容物是浅黄棕色至黄棕色的颗粒，气腥，味苦、微甜
- 活血化瘀，通络止痛
- 适用于瘀阻脉络引起的骨性关节炎，症状为关节疼痛、肿胀、麻木、活动受限
- 口服。一次4粒，3次/天，饭后服
- 0.3g/ 粒
- 关节局部红肿热痛者不宜用

骨质增生镇痛膏
- 红花、骨碎补、川芎、猪牙皂、当归尾等 19 味中药
- 浅棕黄色片状橡胶膏，气芳香
- 温经通络，祛风除湿，消瘀止痛
- 适用于各种骨质增生性关节炎，也可用于风湿性关节炎，症状为关节肿胀、麻木、疼痛、活动受限
- 外用。贴于患处，1~2 次 / 天
- 7cm×10cm/ 贴
- 皮肤破损处勿贴
- 若出现皮疹或过敏反应则停止使用

通络祛痛膏
- 当归、川芎、丁香、荜茇、干姜、红花、山柰、花椒、胡椒、肉桂、大黄、薄荷脑、冰片、樟脑
- 淡黄色至淡棕色的片状橡胶膏，气芳香
- 活血通络，散寒除湿，消肿止痛
- 适用于瘀血停滞、寒湿阻络引起的腰、膝部骨性关节炎，症状为关节刺痛或钝痛，关节僵硬、屈伸不利，畏寒肢冷
- 外用。贴于患处，一次 1~2 帖，1 次 / 天
- 7cm×10cm/ 贴
- 关节红肿热痛者以及过敏者慎用
- 皮肤皮损处忌用

骨友灵搽剂
- 红花、续断、防风、川乌（制）、何首乌（制）、威灵仙、延胡索（醋制）、鸡血藤、蝉蜕
- 棕色溶液，气特异，并有醋的气味
- 活血化瘀，消肿止痛
- 适用于瘀血阻络引起的骨性关节炎、软组织损伤，症状为关节肿胀、疼痛、活动受限
- 外用。涂于患处，热敷 20~30 分钟，一次 2~5ml，2~3 次 / 天
- 10ml/ 瓶、20ml/ 瓶、40ml/ 瓶、50ml/ 瓶、60ml/ 瓶、100ml/ 瓶
- 不可久用
- 过敏者应停用

骨苓通痹丸
- 麻黄、羌活、独活、白土茯苓、淫羊藿、鸡矢藤、肉苁蓉、骨碎补、当归、黄芪、鸡血藤、白芥子等
- 棕褐色浓缩丸，味微苦
- 蠲痹通络，化痰祛湿，养肝益肾
- 适用于肝肾两虚、痰湿阻络引起的尪骨症，症状为关节、肌肉疼痛肿胀，肢体麻木、屈伸不利，肌肉瘦削
- 口服。一次 22 丸，3 次 / 天；或遵医嘱
- 0.18g/ 丸
- 个别患者服药后有轻度胃脘不适感

骨痹

关节止痛膏
- 樟脑、薄荷素油、辣椒流浸膏、颠茄流浸膏、水杨酸甲酯、盐酸苯海拉明
- 淡黄色片状橡胶膏，气芳香
- 活血散瘀，温经镇痛
- 适用于寒湿瘀阻经络引起的风湿关节痛及关节扭伤
- 外用。贴于患处，一次1~2片，持续12小时，1次/天
- 5cm×7cm/贴、7cm×10cm/贴
- 风湿热痹、关节红肿热痛者慎用
- 忌贴于创伤处
- 过敏者应立即停药

伤湿止痛膏
- 樟脑、冰片、薄荷脑、伤湿止痛流浸膏、水杨酸甲酯、芸香浸膏、颠茄流浸膏
- 淡黄绿色至淡黄色的片状橡胶膏，气芳香
- 祛风湿，活血止痛
- 适用于风湿性关节炎、肌肉疼痛、关节肿痛
- 外用。贴于患处
- 7.5cm×10cm/贴
- 凡对橡胶膏过敏或皮肤糜烂、破裂者不宜贴用
- 过敏者应立即取下

腰痛宁胶囊
- 甘草、麻黄、全蝎、马钱子粉、土鳖虫、川牛膝、乳香（醋制）、没药（醋制）、僵蚕（麸炒）、苍术（麸炒）
- 内容物是黄棕色至黄褐色的粉末，气微香，味微苦
- 消肿止痛，疏散寒邪，温经通络
- 适用于寒湿郁阻经络引起的腰椎间盘突出症、坐骨神经痛、腰肌劳损、腰肌纤维炎、风湿性关节痛，症状为腰腿痛、关节痛及肢体活动受限
- 口服。黄酒对少量温开水送服，一次4~6粒，1次/天，饭后服或睡前半小时服
- 0.3g/粒
- 小儿忌服
- 不可过量、久服
- 心脏病、高血压患者及脾胃虚寒者慎用

筋骨痛消丸
- 丹参、乌药、桂枝、秦艽、地黄、白芍、威灵仙、鸡血藤、香附（醋制）、川牛膝、甘草
- 棕褐色浓缩丸，气微香，味微苦
- 活血行气，温经通络，消肿止痛
- 适用于血瘀寒凝引起的骨性关节炎，症状为膝关节疼痛、肿胀、活动受限
- 口服。一次6g，2次/天，温开水送服，30天为一个疗程
- 6g/袋
- 风湿热痹、关节红肿热痛者慎用

代温灸膏
- 辣椒、肉桂、生姜、肉桂油
- 橘黄色片状橡胶膏，气芳香
- 温通经脉，散寒镇痛
- 适用于风寒阻络引起的腰背、四肢关节冷痛；风寒内侵导致的脘腹冷痛、虚寒泄泻；慢性胃肠炎、慢性风湿性关节炎见上述证候者
- 外用。每个穴位贴1张
- 4cm×4cm/贴
- 风湿热痹、关节红肿热痛及脾胃积热致胃脘灼热疼痛者慎用
- 皮肤破裂者不宜贴用
- 过敏者停用

根痛平颗粒
- 白芍、牛膝、地黄、甘草、葛根、桃仁（燀）、红花、乳香（醋制）、没药（醋制）、续断、狗脊（烫）、伸筋草
- 棕色或棕褐色的颗粒，气香，味甜、微苦，或气香，味微甜、微苦（无蔗糖）
- 活血，通络，止痛
- 适用于风寒阻络引起的颈、腰椎病，症状为肩颈疼痛、活动受限、上肢麻木
- 开水冲服。一次1袋，2次/天，饭后服用，或遵医嘱
- 12g/袋、8g/袋（无蔗糖）

麝香镇痛膏
- 麝香、红茴香根、生川乌、辣椒、樟脑、水杨酸甲酯、颠茄流浸膏
- 淡棕色片状橡胶膏，气芳香
- 散寒，活血，镇痛
- 适用于风湿性关节痛、关节扭伤
- 外用。贴于患处
- 7cm×10cm/贴
- 风湿热痹、关节红肿热痛者慎用
- 凡对橡胶膏过敏或皮肤糜烂、破裂者不宜贴用

第八章

皮肤科常用中成药

当归、苦参

黄褐色大蜜丸，气微，味苦

活血化瘀，燥湿清热

适用于血燥湿热导致的头面生疮、粉刺疙瘩、湿疹刺痒，症状为颜面、胸背粉刺疙瘩，皮肤红赤发热，或伴脓头、硬结、酒齄鼻

口服。一次1丸，2次/天

9g/丸

脾胃虚寒者慎用

当归苦参丸

金银花、蒲公英、马齿苋等

棕褐色略黏稠液体，气香

清热解毒，凉血除湿，杀虫止痒

主治湿热阻于皮肤引起的湿疮，症状为瘙痒、红斑、丘疹、水疱、渗出、糜烂等，或湿热下注引起的阴痒、白带量多等症；急性湿疹或阴道炎见有上述证候者

急性湿疹：一次适量，外涂皮损处，有糜烂面者可稀释5倍后湿敷，2次/天

阴道炎：用药前，先用清水洗净局部，用蒸馏水将10ml药液稀释5倍，用带尾线的棉球蘸药液后置于阴道内，每晚换1次，或遵医嘱

50ml/瓶

阴性疮疡者禁用

皮肤干燥、肥厚、伴有裂口者忌用

月经期妇女、重度宫颈糜烂者禁用

用药部位出现烧灼感、瘙痒、红肿时应立即停用，并用清水洗净

皮肤康洗液

茜草、桃仁、荆芥穗（炭）、蛇蜕（酒制）、赤芍、当归、白茅根等

白色水丸，除去外衣后显黑褐色，味微苦

清热利湿解毒，凉血活血散瘀

适用于血热风盛、湿毒瘀结引起的瘾疹、湿疹、粉刺酒齄、疖肿，症状为皮肤风团、丘疹，皮肤红赤、肿痛、瘙痒，大便干燥

口服。一次20粒，2次/天

每100粒重18g

皮肤病血毒丸

皮肤科常用中成药

防风、苦参、当归、乌梢蛇（白酒制）、蛇床子、关黄柏、苍术（泡）、红参须、牡丹皮、蛇胆汁、人工牛黄

黑色包衣浓缩水丸，除去包衣后显棕褐色，气香，味苦、辛

养血祛风，燥湿止痒

适用于风湿热邪蕴于肌肤引起的瘾疹、风疹，症状为皮肤风团色红、时隐时现、瘙痒难忍或皮肤瘙痒不止，皮肤干燥，无原发皮疹；慢性荨麻疹、皮肤瘙痒见上述证候者

口服。一次2.5g，3次/天

每10丸重1.25g

哺乳期妇女慎用

乌蛇止痒丸

羊踯躅、补骨脂、生姜

棕褐色澄清液体，气香

温经通脉

适用于经络阻隔、气血不畅引起的油风，症状为头部毛发成片脱落，头皮光亮、无痛痒；斑秃见上述证候者

外用。涂搽患处，2~3次/天

20ml/瓶

局部皮肤破损处禁用

不可过量、久服

生发搽剂

当归、赤芍、三七、防风、桃仁、红花、白芷、苍术、黄芪、马齿苋、牡丹皮

糖衣片，除去糖衣后显棕褐色，气微香，味微苦

活血化瘀，祛风通络

适用于经络阻隔、气血不和引起的白癜风，症状为白斑散在不对称、边界较清楚，皮肤苍白

口服。一次4片，同时使用白灵酊涂患处，3次/天，3个月为一个疗程

0.33g/片

阴血亏虚者慎用

妇女月经期经量多者停服

本病病程缓慢，治疗时间应在3个月以上

白灵片

消痤丸

升麻、柴胡、麦冬、野菊花、黄芩等 16 味中药

黑色浓缩丸，丸心显黑褐色，气微香，味苦

清热利湿，解毒散结

适用于湿热毒邪聚结肌肤引起的粉刺，症状为颜面皮肤光亮油腻、黑头粉刺、脓疱、结节，伴有口苦、口黏、大便干；痤疮见上述证候者

口服。一次 30 粒，3 次／天

每 10 丸重 2g（相当于原生药 4.85g）

脾胃虚寒者慎用

复方珍珠暗疮片

黄柏、地黄、玄参、赤芍、黄芩、山银花、蒲公英、猪胆粉、山羊角、当归尾、大黄（酒制）、川木通、珍珠层粉、水牛角浓缩粉、北沙参

薄膜衣片或糖衣片，除去包衣后显棕褐色，气香，味微苦

清热解毒，凉血消斑

适用于血热蕴阻肌肤引起的粉刺、湿疮，症状为颜面部红斑、粉刺疙瘩、脓疱，或皮肤红斑丘疹、瘙痒；痤疮、红斑丘疹性湿疹见上述证候者

口服。一次 4 片，3 次／天

薄膜衣片，0.33g／片；糖衣片，片心重 0.3g

脾胃虚寒者慎服

皮肤科常用中成药

青蛤散

青黛、黄柏、蛤壳（炒）、轻粉、石膏（煅）

浅蓝色粉末

清热解毒，燥湿杀虫

适用于湿热毒邪浸淫肌肤引起的湿疮、黄水疮，症状为皮肤红斑、丘疹、疱疹、糜烂湿润，或脓疱、脓痂

外用。用花椒油调匀涂抹患处

15g／袋

不可长期、过量或大面积使用

不可内服

切忌入眼

金花消痤丸

栀子（炒）、金银花、黄芩（炒）、大黄（酒制）、黄连、桔梗、薄荷、黄柏、甘草

黑色浓缩水丸，丸心黑褐色，味苦

清热泻火，解毒消肿

适用于肺胃热盛引起的痤疮（粉刺）、口舌生疮、胃火牙痛、咽喉肿痛、目赤、便秘、尿黄赤等

口服。一次 4g，3 次／天

4g／袋

脾胃虚寒者慎用

皮肤科常用中成药

蟹黄肤宁软膏

- 螃蟹壳、黄柏、苦参、昆布、蛤壳
- 淡黄色至黄色软膏，气微
- 清热燥湿，杀虫止痒
- 适用于湿热浸淫引起的手癣、足癣、体癣、股癣，症状为患处红斑、丘疹、水疱渗出、糜烂瘙痒、脱屑疼痛；皮肤真菌病见上述证候者
- 外用。一次 1g，涂患处后，轻揉 1 分钟，2 次 / 天，2~3 周为一个疗程
- 10g/ 支
- 外用禁与眼睛接触
- 湿疹、接触性皮炎、麻疹等疾病患者禁用

镇银膏

- 黄连、白鲜皮、花椒、知母等
- 祛风解毒，活血润燥
- 适用于血热型、血燥型、血瘀型等各种证型的寻常型银屑病
- 外用。先清洗患处皮肤，再将药膏均匀涂于皮损处，厚 1~2mm，用塑料薄膜包封，5 天换药一次；头部皮损，先剪去头发，按同法处理，10 天换药一次；躯干、四肢，20 天换药一次
- 100g/ 管
- 炎症明显，有肿胀、渗出、糜烂者不宜使用

银屑灵膏

- 当归、苦参、防风、土茯苓、生地黄、金银花、连翘、黄柏、白鲜皮、赤芍、蝉蜕、甘草
- 黑褐色稠厚半流体，味甜、微苦
- 清热燥湿，活血解毒
- 适用于湿热蕴肤、郁滞不通引起的白疕，症状为皮损呈红斑湿润、偶有浅表小脓疱、常见于四肢屈侧部位；银屑病见上述证候者
- 口服。一次 33g，2 次 / 天，或遵医嘱
- 100g/ 瓶、300g/ 瓶、33g/ 瓶
- 银屑病血虚风燥证者不宜使用

清热暗疮片

- 人工牛黄、甘草、金银花、大黄浸膏、穿心莲浸膏、蒲公英浸膏、珍珠层粉、山豆根浸膏、栀子浸膏
- 糖衣片，除去糖衣后呈棕褐色，气微，味苦
- 清热解毒，凉血散瘀，泻火通腑
- 适用于治疗痤疮、疖痛等
- 口服。一次 2~4 丸，3 次 / 天，14 天为一个疗程
- 0.28g/ 片
- 脾胃虚寒者慎用

湿毒清胶囊

- 地黄、蝉蜕、苦参、当归、丹参、白鲜皮、甘草、黄芩、土茯苓
- 内容物为浅黄棕色至棕褐色的粉末，味微苦
- 养血润肤，祛风止痒
- 适用于血虚风燥引起的风瘙痒，症状为皮肤干燥、脱屑、瘙痒，伴有抓痕、血痂、色素沉着；皮肤瘙痒症见上述证候者
- 口服。一次 3~4 粒，3 次 / 天
- 0.5g/ 粒
- 湿热俱盛或火热炽盛者慎用
- 孕妇及过敏体质者慎用

参考文献

[1] 徐俊本，陈凯章. 常见病中成药实用速查宝典 [M]. 北京：中国中医药出版社，2014.

[2] 徐世军. 中成药临床对证选用速查 [M]. 北京：人民卫生出版社，2012.

[3] 何少霞. 实用家庭中成药 [M]. 武汉：湖北科学技术出版社，2016.

[4] 李世文，康满珍. 中成药新用途 [M]. 第 6 版 . 郑州：河南科学技术出版社，2017.

[5] 戴德银. 新编简明中成药手册 [M]. 第 4 版 . 郑州：河南科学技术出版社，2017.

[6] 梁华梓，李洪春. 临床中成药速查手册 [M]. 第 2 版 . 郑州：河南科学技术出版社，2018.

[7] 詹锦岳. 实用中成药速查手册 [M]. 北京：化学工业出版社，2016.

[8] 黄世敬. 中成药临床合理应用手册 [M]. 北京：金盾出版社，2011.

[9] 阮时宝，马少丹. 实用中成药荟萃 [M]. 福州：福建科学技术出版社，2017.

[10] 郇宜俊，张宝华，杜大军. 家庭实用中成药 [M]. 第 2 版 . 北京：人民卫生出版社，2017.

[11] 蒋燕. 家庭常备中成药速查手册 [M]. 北京：金盾出版社，2015.

[12] 张彪. 中成药用药指导 [M]. 北京：中国中医药出版社，2015.